用技术赢得天下，
靠德行赢得未来。
Lead the field with skill,
Win the future with virtue.

——王锡山

第2版

NOSES

经自然腔道取标本手术学
——胃肠肿瘤

Natural Orifice Specimen Extraction Surgery
——Gastrointestinal Tumor

主　编　王锡山

副主编　傅传刚　江志伟　刘　骞　王贵玉

人民卫生出版社

图书在版编目（CIP）数据

经自然腔道取标本手术学：胃肠肿瘤 / 王锡山主编 .—2 版 . —北京：人民卫生出版社，2018

ISBN 978-7-117-26840-0

Ⅰ.①经… Ⅱ.①王… Ⅲ.①胃肿瘤 – 外科手术②肠肿瘤 – 外科手术 Ⅳ.① R735

中国版本图书馆 CIP 数据核字（2018）第 119288 号

| 人卫智网 | www.ipmph.com | 医学教育、学术、考试、健康，购书智慧智能综合服务平台 |
| 人卫官网 | www.pmph.com | 人卫官方资讯发布平台 |

经自然腔道取标本手术学
——胃肠肿瘤
第 2 版

主　　编：王锡山
出版发行：人民卫生出版社（中继线 010-59780011）
地　　址：北京市朝阳区潘家园南里 19 号
邮　　编：100021
E - mail：pmph @ pmph.com
购书热线：010-59787592　010-59787584　010-65264830
印　　刷：北京画中画印刷有限公司
经　　销：新华书店
开　　本：889 × 1194　1/16　印张：31
字　　数：960 千字
版　　次：2016 年 7 月第 1 版　2018 年 8 月第 2 版
　　　　　2018 年 8 月第 2 版第 1 次印刷（总第 2 次印刷）
标准书号：ISBN 978-7-117-26840-0
定　　价：338.00 元

打击盗版举报电话：010-59787491　E-mail：WQ @ pmph.com
（凡属印装质量问题请与本社市场营销中心联系退换）

编者名单

（以姓氏拼音为序）

鲍传庆　无锡市第三人民医院

蔡建春　厦门大学附属中山医院

陈海鹏　齐齐哈尔市第一医院

陈路川　福建省肿瘤医院

陈瑛罡　哈尔滨医科大学附属第二医院

冯　毅　山西省肿瘤医院

傅传刚　同济大学附属东方医院

关　旭　国家癌症中心／
　　　　中国医学科学院北京协和医学院肿瘤医院

胡军红　河南大学淮河医院

胡俊杰　湖北省肿瘤医院

江　波　山西省肿瘤医院

江志伟　南京军区南京总医院

姜　争　国家癌症中心／
　　　　中国医学科学院北京协和医学院肿瘤医院

李蜀华　自贡市第一人民医院

刘　江　南京军区南京总医院

刘　骞　国家癌症中心／
　　　　中国医学科学院北京协和医学院肿瘤医院

刘　正　国家癌症中心／
　　　　中国医学科学院北京协和医学院肿瘤医院

楼　征　海军军医大学附属长海医院

彭　健　中南大学湘雅医院

秦长江　河南大学淮河医院

孙东辉　吉林大学白求恩第一医院

汤庆超　哈尔滨医科大学附属第二医院

田艳涛　国家癌症中心／
　　　　中国医学科学院北京协和医学院肿瘤医院

王贵玉　哈尔滨医科大学附属第二医院

王锡山　国家癌症中心／
　　　　中国医学科学院北京协和医学院肿瘤医院

魏晟宏　福建省肿瘤医院

吴　淼　宜宾市第二人民医院

谢光伟　徐州市中心医院

熊治国　湖北省肿瘤医院

许炳华　无锡市第三人民医院

杨　明　国家癌症中心／
　　　　中国医学科学院北京协和医学院肿瘤医院

叶再生　福建省肿瘤医院

于　刚　淄博市临淄区人民医院

于周满　山东大学齐鲁医院（青岛）

张　骞　哈尔滨医科大学附属第二医院

张　卫　海军军医大学附属长海医院

赵志勋　国家癌症中心／
　　　　中国医学科学院北京协和医学院肿瘤医院

赵紫罡　内蒙古自治区肿瘤医院

郑阳春　四川省肿瘤医院

周海涛　国家癌症中心／
　　　　中国医学科学院北京协和医学院肿瘤医院

编写秘书　关　旭　赵志勋　刘　正　姜　争　杨　明

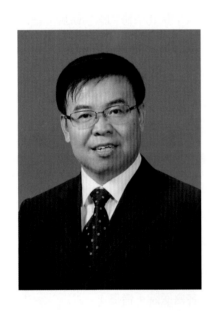

王锡山

教授、主任医师、博士生导师、国家癌症中心 / 中国医学科学院北京协和医学院肿瘤医院结直肠外科主任。

现任中国医师协会结直肠肿瘤专业委员会主任委员、中国抗癌协会大肠癌专业委员会候任主任委员、中国抗癌协会大肠癌专业委员会青年委员会主任委员、中国医师协会结直肠肿瘤专业委员会 NOSES 专业委员会主任委员、中国抗癌协会常务理事、中国抗癌协会肿瘤转移专业委员会副主任委员、中国抗癌协会整合肿瘤学分会副主任委员、中国医师协会外科医师分会 MDT 专业委员会副主任委员、中国医师协会外科医师分会常委、中华医学会肿瘤学分会结直肠肿瘤学组副组长、中国 NOSES 联盟主席。担任龙江学者特聘教授、吉林大学客座教授、厦门大学客座教授、空军总医院客座教授。担任《中华结直肠疾病电子杂志》主编、《中国肿瘤临床与康复杂志》副主编、《中华胃肠外科杂志》《中国实用外科杂志》《中华实验外科杂志》《肿瘤研究与临床》等十余种杂志的编委。已发表 SCI 论文 53 篇，累计影响因子 156.5，共发表核心期刊论文共 249 篇。主编及参编结直肠癌专著 10 部，主编出版原卫生部音像教材 31 部。担任国家重点研发计划"精准医学研究"重点专项"结直肠癌诊疗规范及应用方案的精准化研究"项目负责人。先后主持国家自然科学基金面上项目 3 项，国家"十一五"科技支撑计划、国家城市癌症早诊早治筛查、北京市科委科技计划等 20 余项课题，总经费 3000 余万。获得中国抗癌协会科技三等奖一项、省部级科技进步二等奖四项，发明专利共两项。

开展新技术主要包括：2010 年开展国际首例直肠癌 NOTES 术，2013 年提出类-NOTES（NOSES）概念，并完善了系列新术式十余种，目前已完成该手术 500 余例，手术例数居世界领先。建立以齿状线作为低位、超低位吻合保肛手术的判定标准，提出保肛手术的"风险投资论"，使保肛手术有了更为科学规范的诊疗体系。开展以右半结肠联合胰十二指肠切除术为代表的多种疑难手术。提出联合脏器切除和多脏器切除概念的区分。根据肿瘤侵及邻近脏器是癌性侵润或炎性侵润预后不同，提出细化 T4 分期的建议。并详细阐述了肿瘤的功能外科概念。在直肠癌扩大根治术的基础上，提出了直肠癌选择性扩大根治术，充分保留患者术后的生理功能。此外，新技术还包括：经下腹横切口行直肠癌根治术、经骶尾入路的直肠癌根治术、保留大网膜的结肠癌根治术、保留直肠壶腹的全结肠切除术。上述开展的临床工作是肿瘤功能外科概念的系列体现，为改善结直肠肿瘤的治疗现状，起到了巨大的推动作用。

目前，共培养硕士、博士研究生共 87 人，其中包括科室主任 1 人，教授、副教授 14 人，研究生导师 10 人。多名学生被派往美国、英国、瑞典、日本等地进行留学深造。在学生所获荣誉中，主要包括省级五四青年奖章 1 人，"省青年科技奖" 1 人，"中华肿瘤明日之星" 3 人。同时，在毕业学生中，多人在国内重要协会组织担任重要职位，并在各学科中发挥着中流砥柱作用。

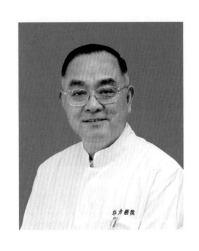

傅传刚

教授、主任医师、博士研究生导师，同济大学特聘教授，上海市东方医院（同济大学附属东方医院）普外科主任、胃肠肛肠外科主任、内镜中心主任。

美国结直肠外科医师协会荣誉委员

中国医师协会外科医师分会肛肠外科医师分会主任委员

中国医师协会结直肠肿瘤分会外科委员会副主任委员

中国医师协会结直肠肿瘤分会 NOSES 专业委员会副主任委员

中国中西结合医学会大肠肛门病专业委员会顾问（前任副主任委员）

上海市普外专业委员会大肠肛门病学组顾问（前任组长）

中国抗癌学会大肠癌专业委员会常委

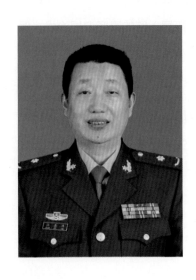

江志伟

教授、主任医师、博士研究生导师，原南京军区南京总医院全军普通外科研究所副所长，现江苏省中医院普通外科行政主任。

国家卫计委医管中心加速康复外科专家委员会委员，结直肠学组组长

中国医药教育协会加速康复外科专业委员会主任委员

中国医师协会结直肠肿瘤分会加速康复外科专业委员会主任委员；

中国医师协会外科医师分会加速康复外科专业委员会副主任委员

中国医师协会外科医师分会机器人外科专业委员会副主任委员

中国研究型医院学会腹腔镜与机器人专委员副主任委员

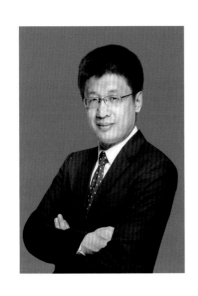

刘 骞

教授、主任医师、博士研究生导师，国家癌症中心 / 中国医学科学院北京协和医学院肿瘤医院结直肠外科副主任。

中华医学会外科学分会胃肠外科学组委员

中华医学会外科学分会青年委员会委员

中国研究型医院学会肿瘤外科分会副主任委员

中国医师协会结直肠肿瘤专业委员会微创委员会副主任委员

中国医促会结直肠疾病分会副主任委员

中国医师协会整合医师分会肿瘤专业委员会副主任委员

中国医师协会结直肠肿瘤专业委员会青年委员会副主任委员

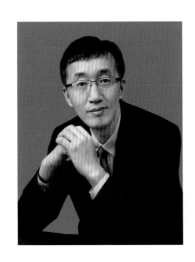

王贵玉

教授、主任医师、硕士研究生导师，哈尔滨医科大学附属第二医院结直肠肿瘤外科主任，肿瘤中心副主任。

中华医学会外科学分会实验外科学组委员

中国医师协会结直肠肿瘤医师分会常委

中国医师协会结直肠肿瘤医师分会微创外科委员会副主任委员

中国医师协会整合医学分会整合肿瘤专业委员会副主任委员

中国医师协会结直肠肿瘤医师分会亚微外科委员会副主任委员

中国抗癌学会大肠癌专业委员会委员

中华医学会肿瘤学分会青年委员

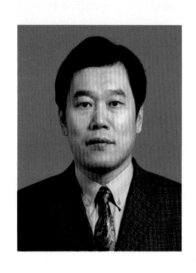

国家癌症中心最新数据显示，我国结直肠癌的发病率在所有恶性肿瘤中排名前五位，其发病率和死亡率还仍在逐年攀升，这种现状对我国结直肠肿瘤的防治提出了严峻的考验。外科手术，作为结直肠肿瘤最主要的治疗手段，近年来取得了相当大的进步，尤其是在微创治疗方面。

锡山教授作为我院结直肠外科主任，同时也是国内结直肠肿瘤治疗的领军人物。在过去几年里，我院结直肠外科在锡山教授的带领下取得了很多可喜的成绩，尤其是针对结直肠肿瘤的外科治疗，他提出的"微创中的微创，疑难中的疑难"两个目标，也体现出他所具有的创新意识和开拓精神。他是这么说的，也确实是这么做的，其中NOSES术就是"微创中的微创"最好的体现和诠释。在锡山教授的带领下，我院 NOSES 术的年手术例数高达 200 余台，这一数字不仅领跑于中国，在世界也是首屈一指的。

当然，任何一种技术的创新都一定要以规范作为前提条件，对于肿瘤治疗的创新更是要慎之又慎。让我感到欣喜的是，NOSES 术这一创新技术一直都在致力于如何进行规范化开展，这种规范化的实施不仅仅体现在个人，而是要求整个行业都要有自己的准则。在锡山教授的带领下，NOSES 术也出版了相关指南和共识，为所有已经开展或想开展 NOSES 术的医生提供了有力的参照标准。同时，为了推进 NOSES 的规范化治疗，以国家癌症中心为平台，共举办了 16 场"中国 NOSES 巡讲"和 28 期"NOSES 学习班"等一系列培训活动，累计影响人数超过万人，这也为 NOSES 术规范化的普及起到了巨大的推动作用。

一年前，锡山教授就已撰写了一本《经自然腔道取标本手术——结直肠肿瘤》专著。书籍出版后，在肿瘤外科领域内引起了强烈的反响和好评。仅不到两年时间，锡山教授又在第 1 版书籍的基础上完善了结直肠 NOSES 理论体系，又融入了胃 NOSES 的创新术式，并将其再版著说，此举对于 NOSES 术在我国胃肠领域的发展来说意义深远。这也为我国胃肠肿瘤的微创治疗能够走向世界前列注入了新的活力。

2018 年 6 月

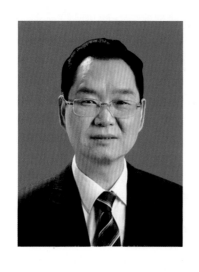

近日收到王锡山教授的邀请,为其新书《经自然腔道取标本手术学——胃肠肿瘤》作序,我欣然接受。

我们知道,21 世纪的外科有两个发展方向,一是器官移植,一是微创外科。经自然腔道取标本手术,是在传统腔镜腹部外科手术基础上,进一步向更加微创、更加美观方向发展的具体成果,它纠正了在腹壁做大切口取标本的缺点。

王锡山教授根据其多年的手术经验,结合国内外相关文献编写了这本书。他在第一时间将新书的书稿与我分享,通读后,确实受益良多,也让我对 NOSES 术有了更深层次的认识。通过书中介绍的内容可知,NOSES 术已经不再是结直肠领域的"专宠",胃肿瘤也可以开展NOSES 手术,并且书中对胃肿瘤 NOSES 手术进行了系统的分类和命名,这对胃 NOSES 术的规范化开展具有重要意义。书中还提到了肝切除术也是 NOSES 术的适应证范畴,详细介绍了结直肠癌和肝转移癌同期手术切除,并介绍经直肠取手术标本的具体操作方法。

近年来,无论是在胃肠外科还是肝胆外科,腔镜技术均取得了前所未有的发展和突破,NOSES 就是其中一个最具代表性的技术革新。此时,王锡山教授再次修订出版这本书,非常必要。全书对 NOSES 的介绍有理有据,图文并茂,是一本值得阅读的参考书。因此,我非常乐意向全国普通外科医生推荐这本新书《经自然腔道取标本手术学——胃肠肿瘤》!

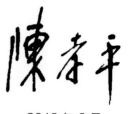

陈孝平

2018 年 6 月

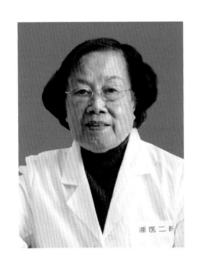

非常荣幸能够再次收到锡山教授的邀请，为他的新书《经自然腔道取标本手术学——胃肠肿瘤》作序。距第 1 版《经自然腔道取标本手术——结直肠肿瘤》出版仅一年多的时间，NOSES 理论体系又得到了进一步的更新和完善，这也不得不使我对 NOSES 术所表现出的强大生命力而感到深深的震撼和惊喜。

当下，NOSES 术在结直肠领域的地位已经不能同日而语，在短短几年时间里，NOSES 术迅速崛起。过去还只是一种单一的手术技术，如今却发展成为一个具有完整理论体系的外科手术学，这对于一个外科技术来讲，确实难能可贵。如今在各种大型学术会议中，在各类手术视频比赛里，在各大杂志期刊平台上，NOSES 术已经越来越多地受到外科同道的青睐和推崇，并且已逐渐成为结直肠微创治疗领域的主角。不仅如此，在过去的一年里，中国 NOSES 联盟和中国医师协会结直肠肿瘤 NOSES 专业委员会成立、《结直肠肿瘤 NOSES 手术专家共识》发表、NOSES 大数据共享平台建设、全国 79 家中心参与的大型多中心临床研究成果发表等，这一系列成果的取得也都在昭示着一个全新微创时代的到来。

在外科领域中，微创技术多种多样，但像 NOSES 术这样起步晚、发展快的技术还实属罕见。NOSES 术能取得今天的成绩，确实有它成功的道理。从客观条件讲，开展 NOSES 术所需的设备平台更加"接地气"。尤其是腹腔镜技术已在我国广泛开展应用，甚至成为胃肠肿瘤治疗的常规手段，这恰好为 NOSES 术的开展提供了强有力的设备保障和支持。从主观条件讲，NOSES 术既能实现外科医生对"无瘢"手术的美好向往，也能满足患者对微创手术提出的"高要求"和"高标准"，这种技术可以很自然地将医生的追求和患者的需求巧妙融合在一起，这也为 NOSES 术的推广、普及注入了源源不断的动力。

"枫林新叶催陈叶，雏凤清于老凤声"，纵观外科学的发展，其实就是一个不断推陈出新的过程，我也相信在该术问世后，NOSES 术的发展将会再次走上一个新的高度，我也十分期待这一天的到来。

郑树

2018 年 6 月

第 2 版前言

丁酉辞旧岁，戊戌迎新春。面对《经自然腔道取标本手术学——胃肠肿瘤》即将成稿之际，心中百感交集、感悟颇多。还记得曾在《经自然腔道取标本手术——结直肠肿瘤》（第 1 版）中写下："NOSES 是理念与技术的融合，是灵感与实践的碰撞，是信任与动力的互助，是规范与创新的相约，是发展与祝愿的前行。"如果说第 1 版书中 NOSES 在技术与理念层面还略显稚嫩，且仅局限于结直肠肿瘤，而第 2 版 NOSES 的视野则更宽了，范围更广了，概念与内涵也更加丰富了，且将 NOSES 上升为一种更为完善的理论体系，这也标志着胃肠微创外科步入一个新时代。

在中国 NOSES 联盟中，每一位外科医生都是不凡的。自 NOSES 联盟成立以来，他们勤奋好学，态度认真，敬畏生命，呵护患者，用"博学之，审问之，慎思之，明辨之，笃行之"来形容再恰当不过。在 NOSES 联盟微信群里，大家共同分享 NOSES 的成功，也探讨 NOSES 面临的挑战，大到 NOSES 的理念与价值、卫生经济学、社会心理学等问题，小到 NOSES 的每个手术细节、技术经验和操作难点。"一个好的外科医生敢于否定自己的那天，才真正成长起来"。中国 NOSES 联盟成员都真正成长起来了，由于敬畏生命，所以才认真对待技术，对于 NOSES 学习班的欢迎，对于中国 NOSES 巡讲的热衷，联盟成员彼此坦诚相待，毫无保留，齐心协力，共同分享、完善、提高 NOSES 术。联盟成员更是做到了"用欣赏的眼光看待别人成绩，用挑剔的目光看待自己的不足"，正是大家的鼓励、努力、奉献，致力于共同发出中国好声音，这才有了第 2 版 NOSES 专著面世的渊源。

《经自然腔道取标本手术学——胃肠肿瘤》（第 2 版）是在《经自然腔道取标本手术——结直肠肿瘤》（第 1 版）的基础上，完善了 NOSES 概念，丰富了 NOSES 内涵，在一些共性问题上，如无瘤术与无菌术、适应证与禁忌证方面进行了修订与完善。丰富了结直肠的术式，如就低位直肠癌 NOSES Ⅰ式完善了 A、B、C、D、E 五种方法，使不同的病情都有了相应的术式，从而使超低位保肛成为最大可能。事实上，联盟成员已开展了胃 NOSES 系列术式，包括经口、经肛、经阴道途径的 NOSES，但由于书籍版面有限，加之部分术式图片质量欠佳，不能将每种术式均一一展现，但道理都是相通的，完成标本切除和消化道重建后，经自然腔道取出标本。同时，第 2 版 NOSES 增加了专家经验章节，大家非常感兴趣，方法众多，各有千秋，可以让读者集百家之长，了解更多 NOSES 的操作技巧。但不管何种技术，开展 NOSES 的核心仍是要遵循肿瘤的功能外科和损伤效益比原则，也就是要把患者的利益放到第一位，切忌为了技术而技术。

胃肠肿瘤 NOSES 术的开展，还要基于外科医生成熟的腹腔镜操作技术和严格的手术适应证，更要遵守 NOSES 术的共识与指南，尤其是对于年轻医师，只有这样才能保障 NOSES 术健康有序地推进和发展。如果你认为 NOSES 术的优势只是腹壁少了一个取标本的切口，你就真的"out"了。事实上，NOSES 不仅是体现在腹壁美容效果好，腹壁功能障碍少，患者疼痛轻，更能帮助患者忘记癌症这一痛苦的经历，更有助于患者建立信心，这也间接体现了心理学、社会心理学等诸多好处。此外，NOSES 术也是快速康复外科理念的重要体现，该技术更适合病期早、病灶小的患者，所以无论是患者的短期疗效，还是患者的远期预后，都是十分可观的，这也是一个"好上加好"的技术，不仅使医生具有成就感，也使患者更好地感受微创带来的益处。

展望 NOSES，它在现有的理论框架下，腹部很多脏器均可开展，胃肠自不必细说，肝左外叶切除经阴道取出标本、小肠肿瘤切除经阴道取标本、大的胆囊切除经阴道取标本、妇科肿瘤切除，NOSES 应该都是最佳选择。所以我们期待更多胃肠专科、肝胆专科和妇科的专家加入，积累发展完善 NOSES 技术，我们也十分期待第 3 版 NOSES 专著的问世。

NOSES 是医生的杰作，更是患者的福音，它是中国的，更是世界的。

于《中华结直肠疾病电子杂志》主编室

2018 年 2 月 22 日

目　录

资 源 目 录

网络增值服务

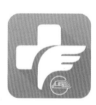

人卫临床助手

中国临床决策辅助系统

Chinese Clinical Decision Assistant System

扫描二维码，
免费下载

第一章　总　论

在传统外科发展的历程中，手术瘢痕和疼痛被认为是手术的必然产物。近年来，经自然腔道内镜手术（natural orifice transluminal endoscopic surgery，NOTES）的出现让人们彻底转变了对外科治疗的理念，完成内脏手术可以不经过体表入路，NOTES 手术作为微创时代先锋，成为人们追求的新目标。但由于多种因素的制约，导致 NOTES 的开展受到了极大阻碍。经自然腔道取标本手术（natural orifice specimen extraction surgery，NOSES）作为微创外科的一名新秀，在众多的微创外科技术中异军突起，逐渐引起国内外学者的广泛关注和热议。NOSES 术巧妙结合了 NOTES 的无切口理念和腹腔镜技术操作的可行性，既表现出了完美的微创效果，又兼具良好的安全性和可操作性。

第一节　手术切口的分类及意义

过去认为，外科手术切口和疼痛是外科手术必然的过程与经历，切口的大小直接关系到手术的成功与否。虽然腹腔内操作彰显外科医生风采，但也不能忽视手术切口对患者的一系列影响。

与开腹和常规腹腔镜手术相比，NOSES 最直观的优势就体现在避免了腹壁的取标本切口。然而，避免这个小的腹壁切口是否真的有必要，这也是开展 NOSES 前必须面对的"理念性"问题。微创从广义上讲是一种理念，从狭义上讲就是指手术入路，即手术切口的大小，而腹壁切口就是反映手术微创效果最直接、最有效的证据。切口是引起患者术后疼痛的最主要因素，切口大小与手术创伤成正相关，切口越大，手术对体表神经的损伤越大，进而会使患者术后疼痛越发严重。Wolthuis 等开展的一项研究对比了 NOSES 术后和常规腹腔镜术后患者的短期疗效，结果显示常规腹腔镜组患者术后疼痛程度明显高于 NOSES 组患者，而且术后对止痛药具有更强的依赖性。剧烈的切口疼痛也是影响患者术后恢复的一个重要因素。此外，腹壁辅助切口也会增加术后相关并发症的风险，包括切口感染、切口疝甚至切口肿瘤种植等。同时，手术切口引发患者的焦虑、恐慌、烦躁等不良情绪，甚至会导致全身状态改变，这会很大程度影响患者的术后恢复；术后手术瘢痕的刺激和牵拉，也会让患者具有强烈消极的心理暗示；此外，手术切口还会直接影响患者的美观，尤其是对于从事特殊职业或未婚的年轻女性。由此可见，手术切口绝不是一个可以被忽略的小问题，它不仅是一种微创理念的直观体现，也体现了不同时代人们对微创的追求。同时，避免腹壁切口也能够使患者真正受益。基于此，笔者建议根据手术切口的大小对切口进行分类（表 1-1），为评估手术切口的创伤性提供客观参考依据。

事实上，无论 NOTES 术还是 NOSES 术以及各种所谓的微创手术，在腹腔内手术操作与开腹手术是一样的，均涉及分离、游离、切除及消化道重建。所不同的恰恰体现在切口上，因此微创从广义上理解是一种理念，从狭义上理解就是手术入路的不同，而腹壁切口所带来的功能障碍，恰恰是开展 NOTES 和 NOSES 术的必要性所在。

表 1-1 手术切口分类

切口分类	切口长度	适用手术举例
微小切口	<2cm	腹腔镜手术戳卡孔、腹腔穿刺孔等（图 1-1）
小切口	2~5cm	阑尾切除手术、胆囊切除手术等（图 1-2）
中切口	5~10cm	手辅助腹腔镜下乙状结肠癌根治术等（图 1-3）
大切口	10~20cm	右半结肠癌根治术等（图 1-4）
超大切口	≥ 20cm	右半结肠联合胰十二指肠切除术等（图 1-5）

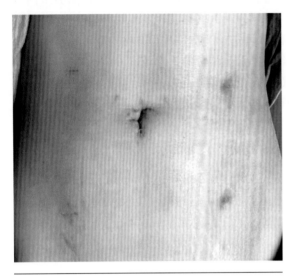

图 1-1 微小切口（腹腔镜手术戳卡孔）

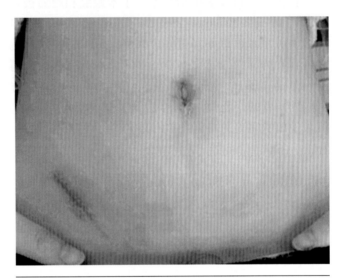

图 1-2 小切口（阑尾切除手术）

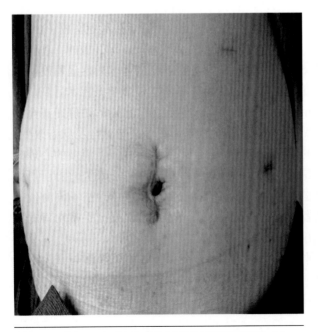

图 1-3 中切口（手辅助腹腔镜下乙状结肠癌根治术）

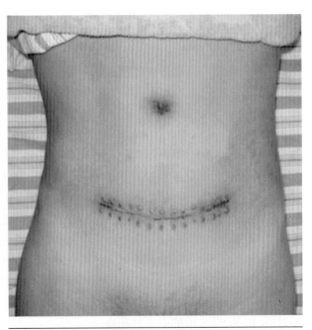

图 1-4 大切口（直肠癌扩大根治术）

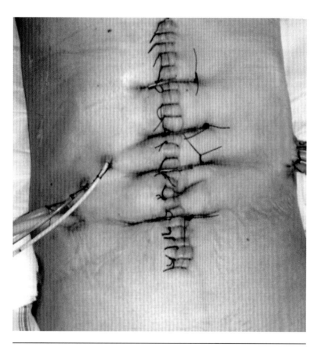

图 1-5 超大切口（右半结肠联合胰十二指肠切除术）

第二节　NOSES 的提出及命名演变

　　随着医学的发展，临床医生和患者自身越来越关注治疗后的生活质量，在完成肿瘤根治的同时，追求更高的生活质量已成为医患的共同目标。在这一背景下，肿瘤治疗中功能外科理念应运而生。何为肿瘤功能外科呢？就是要求在手术根治的基础上，最大限度地保留组织器官的功能。由此可见，微创理念与功能外科二者在本质上是辩证统一的，微创的最终目的在于保功能。广大患者特别是年轻女性，希望尽可能减少切口瘢痕，甚至看不到切口瘢痕。手术瘢痕直接影响患者的身心健康，从心理学角度看，手术瘢痕所造成的心理创伤是永恒的。外科医生的理念需要从"根治性"向"功能性"转变，不再只是简单地将病变组织切除，需要尝试新术式，尽可能保留机体的自主功能，减少不必要的医源性损伤。

　　近年来，在 NOTES 的基础之上，通过结合不同的器械设备和操作方法，一系列与 NOTES 相关的概念也逐渐被提出，例如 pre-NOTES、pure-NOTES、hybird-NOTES 以及笔者之前提出的类 -NOTES 等。虽然命名的方法各有不同，但所有技术都是为了达到一个共同的目标，即最大程度地追求微创效果，避免腹壁辅助切口，减少腹壁功能障碍。但由于目前经自然腔道取标本手术命名的复杂多样，可能导致在文献检索和学术交流时出现混乱。结合国际通用的表述方式以及中文语言习惯，建议在国内将该技术称为"经自然腔道取标本手术"，英文表述为"natural orifice specimen extraction surgery"，英文缩写为"NOSES"。建议在国内外期刊发表有关经自然腔道取标本手术的论文时，应使用统一命名，以便文献检索和学术交流。

　　那么何谓 NOSES 呢？其定义是使用腹腔镜器械、TEM 或软质内镜等设备完成腹腔内手术操作，经自然腔道（直肠、阴道或口腔）取标本的腹壁无辅助切口手术。该手术与常规腔镜手术最大的区别就在于标本经自然腔道取出，避免了腹壁取标本的辅助切口，术后腹壁仅存留几处微小的戳卡瘢痕。目前，可以开展 NOSES 术的器官主要涉及结直肠、胃、小肠、肝胆、胰脾、膀胱以及子宫、卵巢等。该术式经自然腔道取标本，腹壁瘢痕小，通过巧妙结合 NOTES 理念和常规腹腔镜操作技术，更符合现阶段微创技术发展形势，更具有临床推广的潜力和空间。

第三节 NOSES 分类

　　根据取标本的途径不同，NOSES 术主要分为三种，即经肛门取标本 NOSES 术、经阴道取标本 NOSES 术以及经口取标本 NOSES 术（图 1-6）。目前临床应用最广的就是前两种方式，尤其是经肛门取标本。经肛门取标本主要适用于肿瘤较小、标本容易取出的患者；经阴道取标本主要适用于肿瘤较大，经肛门取出困难的女性患者。除此两种取标本途径外，也有学者开始尝试开展经口取标本的 NOSES 术，包括袖状胃切除术、胃间质瘤切除术、肝活检术、胆囊切除术、脾切除术等。但由于食管管腔狭长、管壁弹性差，术者在开展经口取标本手术时，一定要严格谨慎把握手术适应证。

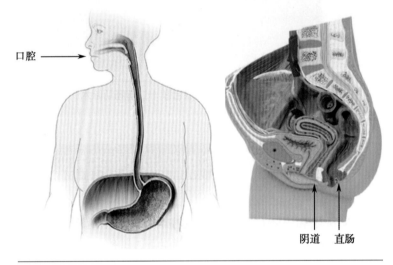

口腔

阴道　直肠

图 1-6　取标本途径示意图

　　根据取标本的方式不同，NOSES 术又可分为三类，分别是标本外翻体外切除（外翻切除式）（图 1-7）、标本拉出体外切除（拉出切除式）（图 1-8）、标本体内切除拖出体外（切除拖出式）（图 1-9）。不同的手术方式都有其不同的操作特点和技巧，但影响术式选择的决定性因素就是肿瘤的位置与大小。在结直肠 NOSES 术中，外翻切除式主要适用于低位直肠肿瘤，拉出切除式主要适用于中位直肠肿瘤，而切除拖出式的适应范围最为广泛，包括高位直肠、乙状结肠、左半结肠、右半结肠以及全结肠。在胃 NOSES 术中，所有的取标本方式都是采用切除拖出式。

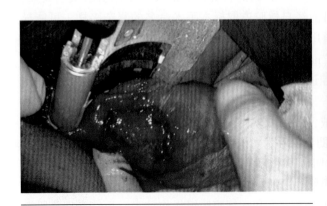

图 1-7　外翻切除式

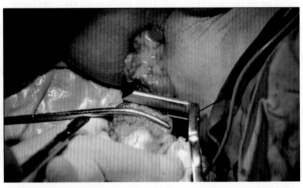

图 1-8　拉出切除式

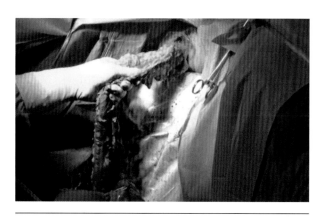

图 1-9 切除拖出式

第四节 结直肠肿瘤 NOSES 手术方式

王锡山教授在《结直肠肿瘤经自然腔道取标本手术》一书中阐述了十种不同的结直肠肿瘤 NOSES 术，手术适应范围遍及结直肠的各个部位。其中直肠手术包括 5 种方式，分别针对高、中、低位直肠肿瘤；结肠手术包括 5 种术式，分别适用于左半结肠、右半结肠以及全结肠。具体的手术方式详见**表 1-2**。随着对 NOSES 理论认识的不断加深，低位直肠的 NOSES 术式又得到了进一步更新完善，共包括 5 种手术方式。除了之前提出的 NOSES Ⅰ式 A 法、B 法以外，现又将结肠肛管吻合术（Parks）、经括约肌间隙切除术（ISR）、结肠经肛管拉出术（Bacon）融入到 NOSES Ⅰ式中，并分别命名为 NOSES Ⅰ式 C 法、D 法和 E 法。

表 1-2 结直肠肿瘤 NOSES 术十种术式

术式简称	手术名称	取标本途径	肿瘤位置
CRC-NOSES Ⅰ式 （A 法 -E 法）	腹部无辅助切口经肛门取标本的腹腔镜下低位直肠癌根治术	直肠	低位直肠
CRC-NOSES Ⅱ式	腹部无辅助切口经直肠拉出切除标本的腹腔镜下中位直肠癌根治术	直肠	中位直肠
CRC-NOSES Ⅲ式	腹部无辅助切口经阴道拉出切除标本的腹腔镜下中位直肠癌根治术	阴道	中位直肠
CRC-NOSES Ⅳ式	腹部无辅助切口经直肠拖出标本的腹腔镜下高位直肠癌根治术	直肠	高位直肠 / 乙状结肠远端
CRC-NOSES Ⅴ式	腹部无辅助切口经阴道拖出标本的腹腔镜下高位直肠癌根治术	阴道	高位直肠 / 乙状结肠远端
CRC-NOSES Ⅵ式	腹部无辅助切口经肛门拖出标本的腹腔镜下左半结肠癌根治术	直肠	左半结肠 / 乙状结肠近端
CRC-NOSES Ⅶ式	腹部无辅助切口经阴道拖出标本的腹腔镜下左半结肠癌根治术	阴道	左半结肠 / 乙状结肠近端
CRC-NOSES Ⅷ式	腹部无辅助切口经阴道拖出标本的腹腔镜下右半结肠癌根治术	阴道	右半结肠

术式简称	手术名称	取标本途径	肿瘤位置
CRC-NOSES IX式	腹部无辅助切口经肛门拖出标本的腹腔镜下全结肠切除术	直肠	全结肠
CRC-NOSES X式	腹部无辅助切口经阴道拖出标本的腹腔镜下全结肠切除术	阴道	全结肠

由于 NOSES 手术方式较多，每种术式的操作要点及适应范围又有所区别。因此，在临床实践中，我们要结合患者的实际情况，根据不同手术的操作特点，谨慎选择手术适应证。根据笔者经验，在术式选择时有几个重要原则需要遵循。第一，术者需准确判断肿瘤位置，尤其对于直肠癌患者。准确地判断肿瘤位置，是选择最佳手术方式的前提和基础。术前可以进行结肠三维重建 CT 检查，同时术中还需结合腹腔镜探查和肛诊确定肿瘤位置。第二，肿瘤大小的判定也是决定手术成败的关键因素。这里所指的肿瘤大小主要强调的是肿瘤环周直径，确定肿瘤的大小需密切结合术前影像学检查和术中仔细的探查。第三，如果标本大小同时符合经肛门和经阴道取出时，要尽量选择经肛门取标本，这样可以避免阴道不必要的损伤。

第五节 胃肿瘤 NOSES 手术方式

根据胃肿瘤不同的生长部位，采用不同的手术切除方式，胃窦部肿瘤常采用远端胃切除手术，胃体部肿瘤采用胃次全切除手术，胃底部肿瘤采用全胃切除手术。胃肿瘤取标本途径主要包括经阴道和直肠，主要以阴道为主。由于阴道的愈合能力强、延展性好，所以胃肿瘤标本经阴道取出是首选途径，但此方式仅适合女性患者。对于男性患者，尤其是从事特殊职业，或患者有强烈意愿并能理解手术存在的相关风险，可以采用经直肠取标本途径。但经直肠取标本术后存在肠漏的风险，同时腹腔感染的风险也有所增加，因此该方式存在很大的争议。然而，从技术层面讲，经直肠取标本也是一种手术操作方式，还是有必要了解一下，但不做常规推荐。此外，对于病灶较小的胃肿瘤患者，也可以采取经口取标本。具体胃肿瘤 NOSES 的手术方式及命名详见**表1-3**。

表1-3 **胃肿瘤 NOSES 术九种术式**

术式简称	手术名称	取标本途径	肿瘤位置
GC-NOSES I式	腹部无辅助切口经肛门取标本的腹腔镜下远端胃切除术（毕I式）	直肠	胃下区及胃体小弯侧（病灶未超过一个分区）
GC-NOSES II式	腹部无辅助切口经阴道取标本的腹腔镜下远端胃切除术（毕I式）	阴道	胃下区及胃体小弯侧（病灶未超过一个分区）
GC-NOSES III式	腹部无辅助切口经肛门取标本的腹腔镜下远端胃切除术（毕II式）	直肠	胃下区及胃体小弯侧（病灶未超过一个分区）
GC-NOSES IV式	腹部无辅助切口经阴道取标本的腹腔镜下远端胃切除术（毕II式）	阴道	胃下区及胃体小弯侧（病灶未超过一个分区）

术式简称	手术名称	取标本途径	肿瘤位置
GC-NOSES Ⅴ式	腹部无辅助切口经肛门取标本的腹腔镜下近端胃切除术	直肠	胃底贲门部（病灶未超过一个分区）
GC-NOSES Ⅵ式	腹部无辅助切口经阴道取标本的腹腔镜下近端胃切除术	阴道	胃底贲门部（病灶未超过一个分区）
GC-NOSES Ⅶ式	腹部无辅助切口经肛门取标本的腹腔镜下全胃切除术	直肠	病灶累及两个分区
GC-NOSES Ⅷ式	腹部无辅助切口经阴道取标本的腹腔镜下全胃切除术	阴道	病灶累及两个分区
GC-NOSES Ⅸ式	腹部无辅助切口经口取标本的胃肿瘤切除术	口腔	病灶最大径小于2cm

第六节 中国 NOSES 的临床开展

尽管 NOSES 术仍处于起步阶段，但在中国 NOSES 联盟中开展的多中心研究结果显示国内已有 79 家医院开展了 NOSES 术，当然实际开展情况可能还远不止这个数字。根据中国 NOSES 联盟成员单位注册情况来看，开展 NOSES 的中心已有 200 余家，这充分表明 NOSES 术目前在我国的开展已颇具规模。此外，该研究结果表明目前开展 NOSES 手术例数超过 10 例的中心有 10 家，其中有 4 家中心手术例数超过 50 例。此外，从开展时间角度分析，2013 年以前结直肠 NOSES 术病例总数仅为 74 例，2014 年共 84 例，2015 年共 114 例，2016 年就已经达到 220 例，截至 2017 年 9 月 NOSES 术例数就已经达到 226 例。这一结果也表明 NOSES 术具有巨大的临床推广潜力和空间。

NOSES 术能在我国广泛开展的原因主要包括以下几个因素。第一，腹腔镜技术在我国已经广泛开展，在很多医院甚至已经取代了开腹手术，成为一种常规治疗手段。因此，腹腔镜技术的广泛开展为 NOSES 术的普及提供了必要的前提和基础。第二，从结直肠肿瘤及良性疾病的发病角度分析，约有 50%~60% 的患者可以考虑行 NOSES 术。再考虑技术因素，有 30%~40% 患者也可以从 NOSES 术中获益。第三，对于如何提高腹腔镜技术而言，很多外科医生已经进入瓶颈期。由于器械设备的限制，腹腔镜技术很难再有新的突破。而 NOSES 术的出现，在腹腔镜技术的设备基础上，结合"无瘢"理念，让 NOSES 这一微创手术变成了"微创中的微创"，这一点也充分迎合了微创外科发展的大趋势。第四，NOSES 术技术本身表现出的微创优势，包括避免腹壁辅助切口，减轻患者术后疼痛，保留腹壁功能，具有良好的美容效果等。第五，中国 NOSES 联盟和 NOSES 专委会的成立以及快速发展的网络媒体，也为 NOSES 术的推广普及提供了重要的平台和媒介。第六，在王锡山教授等多位学术带头人的大力号召和推动下，国内广泛开展 NOSES 巡讲和 NOSES 学习班等活动，以及《结直肠肿瘤经自然腔道取标本手术》专著的出版发行，也为中国 NOSES 的发展提供了巨大帮助。

第七节 中国 NOSES 学术组织建立

2017 年 6 月，在王锡山教授的大力倡导下，中国两大 NOSES 专业学术组织，即中国 NOSES 联盟（图 1-10）和中国医师协会结直肠肿瘤专委会 NOSES 专业委员会（图 1-11），正式成立了。这两个学术组织也将致力于提高和完善我国 NOSES 技术的整体水平，规范 NOSES 技术在行业内的开展和普及，这也为我国 NOSES 技术占领世界微创高地打下了坚实基础，这对 NOSES 技术的推广和普及起到了重要的推动作用。

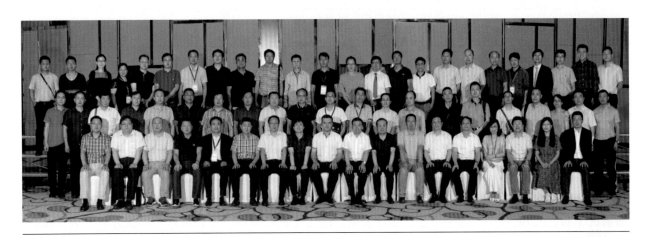

图 1-10 中国 NOSES 联盟

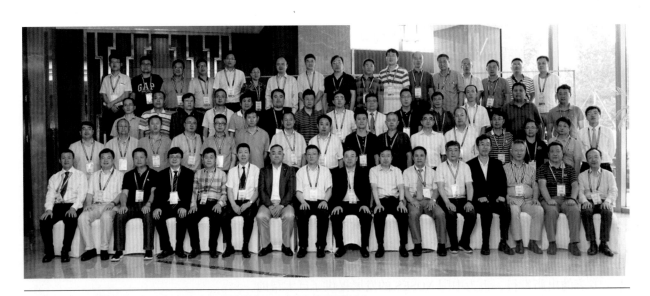

图 1-11 中国医师协会结直肠肿瘤专业委员会 NOSES 专业委员会

虽然中国 NOSES 联盟成立时间较短，但不到半年时间，联盟成员已增长近 300 人，联盟所有成员均为已开展过 NOSES 术的外科医生，这也间接表明 NOSES 术在我国的推广范围之广，掌握人数之多。联盟成立以来，也取得了很多显著成果。由中国 NOSES 联盟及中国医师协会结直肠肿瘤委员会

NOSES 专业委员会成员组成的专家团队共同起草的首部《结直肠肿瘤经自然腔道取标本手术专家共识（2017 版）》已于《中华结直肠疾病电子杂志》顺利发布（图 1-12）。该《共识》针对 NOSES 命名的演变、NOSES 定义、NOSES 设备基础与技术要求、NOSES 适应证与禁忌证、NOSES 无菌操作与无瘤操作、NOSES 并发症预防及处理、NOSES 临床研究开展等 13 个议题进行了深入的讨论和总结。这为我国 NOSES 技术的规范化开展提供了重要参考依据和行业准则。此外，由中国医学科学院肿瘤医院牵头，在全体联盟成员的共同努力和参与下，开展了一项全国大型多中心 NOSES 回顾性研究，研究成果也已在《中华结直肠疾病电子杂志》发表。该研究也是迄今为止国内外参与中心数最多、纳入 NOSES 病例数最多的一项研究（图 1-13）。该研究通过汇总来自全国 79 家中心的 718 例结直肠肿瘤病例，分析了目前 NOSES 在我国开展的整体现状。同时，该研究通过结合 NOSES 患者的一般资料、围术期资料、术后病理资料以及患者随访资料，进一步论证了 NOSES 术在结直肠肿瘤治疗中具有良好的安全性和可行性，也为我国 NOSES 术的推广和普及提供了更加真实客观的循证医学证据。此外，在联盟主席王锡山教授的号召下，在各联盟成员单位的配合下，中国 NOSES 联盟在全国范围内共举办了 10 场中国 NOSES 巡讲活动，该活动通过学术报告分享、手术视频解析和现场 NOSES 手术演示等多种形式，全面探讨了目前 NOSES 技术涉及的难点和热点问题，让 NOSES 技术能够从理论层面真正落地，让更多没有开展过 NOSES 术或经验不足的外科医生真正掌握这项技术的操作要点，这也为 NOSES 术的全面推广起到了巨大的推动作用。

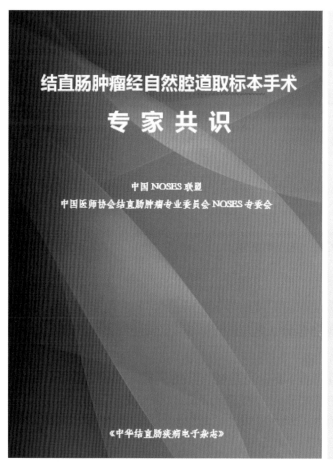

图 1-12 《结直肠肿瘤经自然腔道取标本手术专家共识》

中华结直肠疾病电子杂志 2017 年 12 月 第 6 卷 第 6 期 Chin J Colorec Dis（Electronic Edition），December 2017, Vol.6, No.6 · 469 ·

·论著·

79 家医院 718 例结直肠肿瘤经自然腔道取标本手术回顾性研究

关旭[1,2] 王贵玉[2] 周主青[2,3] 周海涛[1,2] 陈瑛罡[2] 汤庆超[2] 宋军民[2] 蔡建春[2] 鲍传庆[2] 张宏[2] 刘雁军[2] 熊治国[2] 吴淼[2] 宋纯[2] 郑阳春[2] 白月奎[2] 蒋嘉睿[2] 燕速[2] 汪泳[2] 胡清林[2] 马丹[2] 任柯[2] 熊德海[2] 张兴宏[2] 杨明春[2] 符炜[2] 李蜀华[2] 张诗峰[2] 柳俊刚[2] 莫显伟[2] 宫红彦[2] 江波[2] 王铁[2] 张安平[2] 朱平[2] 付涛[2] 胡军红[2] 贾文焯[2] 秦长江[2] 苏琪[2] 王道荣[2] 吴万庆[2] 赵紫罡[2] 朱洪波[2] 金武勇[2] 靖昌庆[2] 李德钢[2] 刘文志[2] 刘志春[2] 庞黎明[2] 汤东[2] 王小强[2] 杨国山[2] 姚坤厚[2] 张学明[2] 赵磊[2] 钟晓刚[2] 周雷[2] 朱州[2] 白雪峰[2] 陈超武[2] 陈诗伟[2] 陈泽华[2] 戴凌[2] 付振保[2] 高峰[2] 高浩[2] 高磊[2] 龚剑锋[2] 姜海[2] 介建政[2] 金伟森[2] 李德川[2] 李军[2] 蔺宏伟[2] 刘宝林[2] 刘春庆[2] 刘明[2] 孟建彬[2] 邱健[2] 饶贵安[2] 孙东辉[2] 孙学军[2] 邰建东[2] 王志刚[2] 谢光伟[2] 谢铭[2] 韦烨[2] 严俊[2] 阎立昆[2] 杨丰[2] 杨鹤鸣[2] 杨万军[2] 陈路川[2] 叶再生[2] 喻志革[2] 赵中海[2] 钟鸣[2] 朱玉萍[2] 傅传刚[2,3] 王锡山[1,2]

【摘要】 目的 通过收集国内 79 家医院开展的结直肠肿瘤经自然腔道取标本手术（NOSES）病例，阐述 NOSES 术在结直肠肿瘤中的应用现状及其可行性。方法 本研究最终共纳入 718 例结直肠肿瘤 NOSES 病例，收集资料包括患者术前一般资料、手术相关资料、术后病理资料以及随访资料。结果 患者一般资料显示：患者平均年龄为 59.4±10.8 岁，患者平均 BMI 指数为 22.9±6.3 kg/m[2]，直肠 NOSES 术患者占总数的 72.3%，有 3.5% 的患者接受了术前新辅助治疗；术后病理资料显示，I~IV 期患者分别占 31.3%、26.8%、30.8%、0.8%；中分化腺癌比例占病例总数的 62.1%，肿瘤最大直径平均为 4.1±1.8 cm，淋巴结检出数目平均为 13.4±3.5 枚。本研究中 76.2% 的患者行腹腔镜直肠前切除术联合经自然腔道取标本手术；90.4% 的患者采用经直肠取标本，经阴道取标本病例占 9.6%；NOSES 手术时间平均为 210.5±39.4 分钟，术中出血量平均为 61.8±23.1 ml，术后排气时间平均为 44.5±10.3 小时，术后进食时间平均为 64.9±14.6 小时，术后住院时间为 12.1±4.0 天，并发症发生率为 10.6%，术后肛门功能障碍者占总数的 1.5%，未发现阴道功能障碍者。结论 结直肠肿瘤 NOSES 术在我国广泛开展，且表现出巨大的推广潜力。同时，NOSES 术符合肿瘤根治术要求，并具有良好的近期疗效，因此该技术是一种安全可靠的微创外科技术。

【关键词】 结直肠肿瘤； 经自然腔道取标本手术； 腹腔镜手术； 微创外科

Retrospective study of 718 colorectal neoplasms treated by natural orifice specimen extraction surgery in 79 hospitals *Guan Xu[1,2], Wang Guiyu[2], Zhou Zhuqing[2,3], Zhou Haitao[1,2], Chen Yinggang[2], Tang Qingchao[2], Song Junmin[2], Cai Jianchun[2], Bao Chuanqing[2], Zhang Hong[2], Liu Yanjun[2], Xiong Zhiguo[2], Wu Miao[2], Song Chun[2], Zheng Yangchun[2], Jiang Jia Rui[2], Yan Su[2], Wang Yong[2], Hu Qinglin[2], Ma Dan[2], Ren Ke[2], Xiong Dehai[2], Zhang Xinghong[2], Yang Mingrui[2], Bai Yuekui[2], Fu Wei[2], Li Shuhua[2], Zhang Shifeng[2], Liu Jungang[2], Mo Xianwei[2], Gong Hongyan[2], Jiang Bo[2], Wang Tie[2], Zhang Anping[2], Zhu Ping[2], Fu Tao[2], Hu Junhong[2], Jia Wenzhuo[2], Qin Changjiang[2], Su Qi[2], Wang Daorong[2], Wu Wanqing[2], Zhao Zonggang[2], Zhu Hongbo[2], Jin Wuyong[2], Jing Changqing[2], Li Degang[2], Liu Wenzhi[2], Liu Zhichun[2], Pang Liming[2], Tang Dong[2], Wang Xiaoqiang[2], Yang Guoshan[2], Yao Kunhou[2], Zhang Xueming[2], Zhao Lei[2], Zhong Xiaogang[2], Zhou Lei[2], Zhu Zhou[2], Bai Xuefeng[2], Chen Chaowu[2], Chen Shiwei[2], Chen Zehua[2], Dai Ling[2], Fu Zhenbao[2], Gao Feng[2],*

图 1-13 全国大型多中心结直肠肿瘤 NOSES 回顾性研究

第八节 取标本途径选择

NOSES 术与常规腹腔镜手术最大的差异就在于标本的取出途径。NOSES 术虽然有效地避免了腹壁辅助切口，但标本经自然腔道取出过程中，是否会损伤自然腔道，以及自然腔道损伤的程度如何，这也是 NOSES 手术必须回答的问题。在取标本途径的选择时必须遵循两大原则，即肿瘤的功能外科原则和损伤效益比原则。经肛门取出标本是否会引起肛门括约肌损伤，是否对患者术后排便功能有影响等都是我们需要考虑的问题。近年来，经肛门取标本的 NOSES 术相关报道逐渐增多，但经肛门取标本术后患者肛门功能异常或括约肌损伤的报道结果却很少见。此外，笔者开展的多中心研究结果显示开展的经肛门 NOSES 手术中，仅有 1.5% 的患者术后出现了不同程度的肛门功能障碍，这也是很多低位直肠前切除手术面临的共同问题。目前，国际上很多学者都采用韦克斯纳肛门功能评分表来评估患者术后的肛门功能。因此，严格把握适应证、术中进行充分扩肛、标本取出过程中避免暴力拉拽、仔细轻柔操作是预防 NOSES 手术肛门括约肌损伤的有效措施。

　　阴道是 NOSES 术中除直肠以外的另一种取标本途径。在直肠手术过程中，阴道的额外损伤常受到伦理和性别因素的限制，导致其开展也存在一定的局限性，但经阴道取标本也具有明显优势，该方法可以用于肿瘤较大、标本无法经直肠取出的患者。此外，也可以完成妇科肿瘤的同期切除。笔者建议阴道切口位置应选择在阴道后穹隆处，在截石位时，阴道后穹隆是阴道最低处，后穹隆也是阴道最易扩张的部分。又由于阴道后穹隆的位置深在，周围没有神经分布，并不影响性刺激的产生。因此，后穹隆处损伤对性生活并不会造成明显影响。目前，根据多中心的患者随访资料结果显示，并没有发现明显的阴道功能损伤病例。除此两种常见取标本途径外，也有学者开始尝试经口取标本的 NOSES 术。目前，已有研究报道了经口取标本在活体动物模型及临床患者中的初步应用，其中包括袖状胃切除术、肝活检术、胆囊切除术、脾切除术等。经口取标本 NOSES 术也同样表现出了良好的微创优势，同时这一技术更是对 NOSES 理论体系的补充和完善。但由于食管解剖结构的特殊性，术者在开展该术式时一定要严格把握手术适应证，也要掌握适当的手术操作技巧。

第九节　NOSES 在多脏器切除中的应用

　　对于结直肠癌伴有远处转移或其他部位的病变可以同时手术切除的患者，也可以选择 NOSES 术进行治疗。在多脏器切除术中，NOSES 术的手术适应证要更为严格，不仅要求结直肠肿瘤局部病期早，同时其他部位病变也需要满足可同期手术切除的指征。对于结直肠肿瘤局部病期较晚，或其它病变无法手术切除的患者，我们不建议选择 NOSES 手术。目前，国内有多个中心也开展了 NOSES 在多脏器切除手术中的应用，包括右半结肠联合直肠经阴道取出（图 1-14）、直肠癌伴肝转移的同期手术治疗、直肠癌伴子宫肌瘤的同期手术治疗以及直肠癌伴肺转移的同期手术治疗（图 1-15）等。这类手术虽然体表切口小，但实质仍为多脏器切除手术，手术仍具有较大的创伤。因此，在术前需要对各个器官功能进行充分的评估，从而判断患者是否能够耐受手术打击；此外，还需进行多学科的充分合作，选择最佳的手术方案。只有综合考虑到各个方面，治疗才能有的放矢、从容不迫。

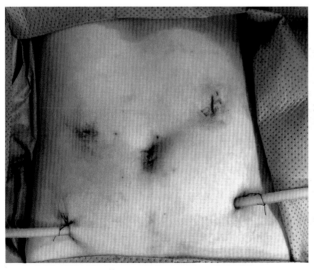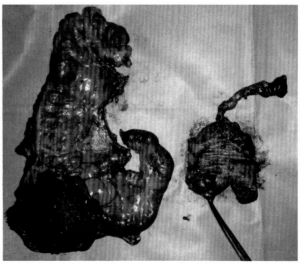

图 1-14　右半结肠联合直肠癌同期手术切除

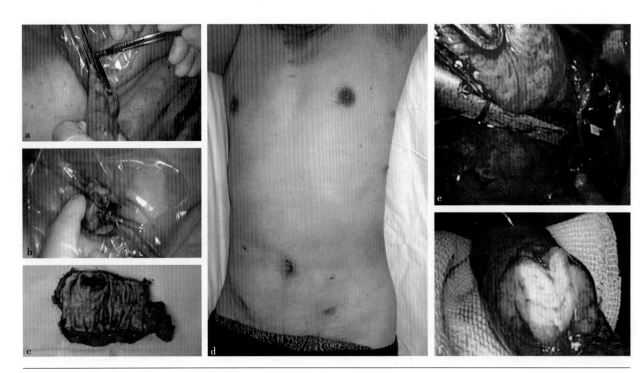

图 1-15 直肠癌伴肺转移同期手术切除

a.标本经肛门拉出体外切除；b.抵钉座置入乙状结肠，荷包缝合；c.直肠标本；d.术后体表瘢痕；e.胸腔镜下切除肺转移瘤；f.肺转移瘤标本

第十节 NOSES 的优势与不足

　　NOSES 手术采用经自然腔道取标本，避免了常规腹腔镜手术所需的腹壁辅助切口，进一步减少了手术带来的创伤。然而，NOSES 的优势远不只是少了一个腹壁切口那么简单。

　　看得见的是少了个切口，看不见的是多了份信心。常规开腹手术腹壁上是一条十几甚至二十公分的切口，传统腹腔镜手术是几个小孔加一条五六公分长的切口，腹腔镜 NOSES 手术是腹壁上只有几个小孔。虽然腹壁上有无切口既不关生死又不关并发症，但是患者由此引发的精神上的压力、生活上的困扰却不容小觑。对于爱美的人来说，身上多一个斑点都是瑕疵，何况是身上附着一根张牙舞爪的"蜈蚣虫"，更别说在艰难融入正常生活后腹壁偶尔的刺痛又从潜意识里把思绪拉回到患者的角色。如果少个伤口能让患者找回生活的信心，重新回归社会，这个努力就值得每位医生去尝试。

　　看得见的是减轻了疼痛，看不见的是加速了康复。没有了腹壁切口，另一个直接的受益就是减轻了疼痛。患者麻醉苏醒后就敢下床，术后一天就可以自由行走。治病却没有痛苦感受，治疗的信心也增加了好几倍。因为下床早，活动好，可以避免动、静脉血栓的发生；因为疼痛轻，咳痰易，大大降低肺部感染的几率。因为胃肠功能恢复快，可以早期进食，又进一步促进了恢复。

　　看得见的是美容效果，看不见的是功能保全。对于直肠癌手术来说，肿瘤位置越低，保肛的可能性越小。然而，NOSES Ⅰ式的几种方法通过特殊的操作方式，在保证肿瘤根治的前提下，大大增加了保肛的可能性，同时又不增加患者术后并发症的发生率。使患者肛门功能得到了保全，也大大增加了患者术后的生活质量。

　　此外，从外科医生角度来讲，由于 NOSES 手术使用的是常规微创手术器械，因此大大提高了外科医生对该手术的操控性和适应性，也更有利于外科医生对技术要领的学习和掌握。与 NOTES 术相比，NOSES 术可以更好地暴露术野，提供良好的操作空间，进而大大增加了手术的安全性。

作为一种新兴微创技术，NOSES 术也存在一定的不足，主要包括以下几个方面。第一，与开腹和常规腹腔镜手术比较，NOSES 术的适应证更为严格，适应开展人群相对局限；第二，由于 NOSES 术需要进行一些特殊操作，其技术要求更高，对无菌操作和无瘤操作要求更为严格；第三，NOSES 术对团队配合能力以及配合默契程度提出了更高要求，尤其是在消化道重建和标本取出环节。

（王锡山　郑阳春）

▶ 【展望】

如今，国内有关 NOSES 术的研究和报道越来越多，大量研究结果也表明 NOSES 术具有良好的微创效果和可行性。但尽管如此，仍有很多没有开展过 NOSES 的外科医生对这一技术存有质疑，不建议其在临床中推广。每想到此，笔者便想起几年前很多外科医生对腹腔镜技术也存在偏见，认为腹腔镜技术没有多大优势，对其反对、抵触之声也是不绝于耳。但就在很多人还在质疑和犹豫时，腹腔镜技术在短短几年里迅速崛起。这也表明开展微创手术已经是外科发展的大势所趋，这种趋势不会因个人意志的转移而发生改变。因此，当无法抗拒发展趋势时，我们唯有改变自己、提高自己才能真正跟得上时代的步伐。在现阶段，我们仍无法找到一种微创技术能完美至极、无可挑剔。因此，我们在面对一项新技术时，哪怕它能有一点点的创新和改进，也值得我们去学习和掌握。最后，笔者呼吁对于 NOSES 这一微创技术，我们要以认真的态度看待它，以严谨的态度完善它，以科学的态度发展它。

（王锡山）

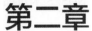

第二章　NOSES 的围术期准备

　　围术期准备，特别是肠道准备，是结直肠检查和手术前的常规程序，目的在于清洁肠道、便于手术操作。随着快速康复外科理念的推广，围术期准备的内容也在不断调整改进，但由于 NOSES 手术操作的特殊性，围术期准备至关重要，涉及肠道准备、女性患者的阴道准备以及患者术前的心理准备等诸多方面，只有做好各个方面的准备，才能达到最满意的手术效果。

第一节　肠道准备

　　与常规腹腔镜手术相比，NOSES 术的标本取出途径与消化道重建方式有着很大的区别，术中很多操作涉及无菌术的把控，因此 NOSES 对肠道准备提出了很严格的要求。如术前准备不充分，肠内容物较多，很容易导致术中肠内容物进入腹腔，继而因腹腔污染发生感染，甚至手术失败。

　　肠道准备是指包括控制饮食、导泻、灌肠及联合口服抗生素的肠道准备方法。这一概念最早在 20 世纪 50 年代提出，主要认为肠道准备可以减少或清除粪块、减少感染和吻合口并发症的概率。传统的肠道准备理念认为，理想的肠道准备应具备以下特点：①使结肠完全空虚；②操作安全、便捷、迅速；③可有效降低肠道内细菌数量；④可减少抗生素用量；⑤不影响水电解质平衡；⑥刺激性小，患者耐受程度好；⑦性价比高，患者顺应性好；⑧对肠道影响小，术后肠道功能恢复快。

　　肠道准备药物中，电解质溶液、甘露醇、复方聚乙二醇电解质、硫酸镁、磷酸钠盐口服液、酚酞（果导片）等均属于作用程度较剧烈的肠道准备药物，在应用过程中应注意水和电解质的补充，避免出现水电解质紊乱。而蓖麻油、液状石蜡和小剂量番泻叶冲剂具有起效慢、作用缓和的特点，可配合流食联合应用于具有不全肠梗阻的患者的肠道清洁准备。

　　近年来，有学者提出肠道准备不能减少术后伤口感染和吻合口并发症发生率的观点，使肠道准备的运用价值首次受到了重大冲击。研究发现肠道准备对患者吻合口漏发生率及切口感染率等指标不产生显著影响，随机对照研究也显示肠道准备并不改善患者预后。随着快速康复理念的兴起，关于无肠道准备的临床研究陆续在国内外开展，并陆续证明了无肠道准备并不增加并发症的发生率，但是仍存在一定的非一致性和不确定性，原因是目前大多数研究缺乏统一的肠道准备标准及抗生素预防应用方案。但是对于 NOSES 手术，肠道准备这一环节是不可缺少的，这也是术中无菌操作的有力保障。

　　拟行 NOSES 术的患者行术前肠道准备，可参考如下方案：①饮食调整：术前 3 天开始半流质饮食，术前 2 天全流质饮食，术前 1 天禁食，根据患者营养状态给予至少 1 天静脉营养支持；②口服导泻剂：无梗阻症状患者目前常用方法为术前 1 天口服导泻剂；③术前灌肠：至少术前 1 天清洁灌肠。

第二节　阴道准备

手术部位消毒是预防手术部位感染的重要步骤，对于常规结直肠肿瘤手术，阴道消毒并不是常规步骤。然而，在 NOSES 手术中，阴道是取标本的主要途径，因此需要严格的阴道消毒和准备。在美国，目前只有聚维酮碘（PVP-I）批准在阴道中使用，在其他国家也有选用葡萄糖酸氯己定。碘是一种公认的抗菌剂，但局部皮肤刺激和染色限制了它的使用。这些缺点可通过引入一个稳定的部分——聚维酮来克服。聚维酮是水溶性的，不需要酒精之类的溶媒，可减少对皮肤和黏膜表面刺激。与其他手术消毒剂不同，聚维酮碘是非致敏性，应用在皮肤和黏膜时不会引起刺激或疼痛；尽管如此，有些患者仍可能产生过敏反应。聚维酮碘的安全隐患包括在无角化上皮保护的体腔（如阴道）可发生碘残留。应用 10% 聚维酮碘进行两分钟的阴道准备可导致碘的吸收。因为存在碘吸收的风险，聚维酮碘不应该用于严重碘过敏患者。

葡萄糖酸氯己定通过破坏细菌的细胞膜，致使细胞内容物的泄漏和减少细菌计数来发挥作用。有研究表明，与碘试剂相比，应用氯己定（0.5% 和 4.0%）后皮肤菌群减少更明显。多种浓度的葡萄糖酸氯己定均是有效的，且经常联合 70% 异丙酯用作皮肤准备。与无酒精方案相比，葡萄糖酸氯己定配伍酒精有更强和更持久的抗菌活性。

阴道手术准备并没有指定方案，为了避免刺激性，葡萄糖酸氯己定配伍高浓度的乙醇（例如 70% 异丙醇，通常用于皮肤准备）不应该应用于阴道。配伍低浓度的方案，通常具有良好的耐受性，可用于阴道准备。

拟行经阴道取标本的 NOSES 患者，可采用如下方案进行阴道准备和相关操作：①术前 3 日使用 3‰ 碘附或 1‰ 新洁尔灭冲洗阴道，每天一次；②手术当日，冲洗阴道后，3‰ 碘附消毒宫颈，用纱布球擦干阴道黏膜及宫颈，然后留置导尿管；③术区消毒时，外阴、阴道及肛门周围等部位需要在原有基础上再消毒 2 次；④术中则需要严格按照无菌和无瘤原则进行操作；⑤术后可于阴道内留置一块碘附纱布，并于术后 48 小时取出，视情况对纱布进行定期更换。

第三节　伴发疾病的处理原则

结直肠肿瘤患者以老年患者居多，许多老年患者在接受手术之前都伴发一种或几种老年常见疾病，如高血压、糖尿病、慢性阻塞性肺疾病（COPD）、肾功能或肝功能不全等。手术治疗像一把双刃剑，一方面可以达到切除病灶的目的，手术的创伤性同时对患者机体来说又是一种打击，尤其对于免疫力较低和机体各系统存在伴发病的老年患者，手术的创伤性影响更加凸显，围术期伴发疾病的处理不力，往往会使本来完美的手术治疗功亏一篑。对于限期手术治疗的结直肠肿瘤患者来说，术前如何调整这些伴发疾病对于整体治疗的结果至关重要。

1. **高血压**　高血压病是影响外科手术效果和预后的主要疾病之一，对于结直肠癌术前伴发高血压的患者，应根据不同分级给予相应调整。

术前处理：术前应详细询问病史，掌握患者高血压病史特点及常用降压药物品种、剂量和血压变化规律。对于结直肠癌手术患者，采用口服降压药降压时，尽量选用每天一次的长效药物，合理选择联合用药，减少副反应，尽量避免选用容易引起停药综合症的 β_2 受体阻断剂类降压药物。中青年患者应控制血压在正常水平，老年及多年高血压病史者应将血压稳定至 140/90mmHg 为宜，同时伴有糖尿病和肾病者的降压目标为 130/80mmHg。术前应给予镇静剂治疗，以保证睡眠，利于血压稳定。对于癌性肠梗阻或穿孔等需要急诊手术的，应在术前准备时适当控制血压，伴有 1、2 级高血压者宜控制在正常高值，3 级高血压者宜控制在 160/100mmHg 以下，同时密切监测血压及血容量变化。

术后处理：术后应该注意保持呼吸道通畅，合理补液，维持血流动力学稳定，避免补液过多过快，同时避免补液不足导致低血压，应注意疼痛及低氧容易引发的高血压和心动过速诱发心肌缺血甚至心梗。注意维持体温正常，进行正确术后镇痛，尽量降低引起血压波动的因素。如术后血压超过 160/100mmHg，可以给予硝苯吡啶舌下含服，同时伴有冠心病的血压超过 180/110mmHg 可使用硝酸甘油持续静脉滴注，使血压维持在正常高值水平即可，切不可降压过低，以免产生由于灌注不足导致的心血管事件及脑、肾功能损伤。由于术后 48 小时是发生充血性心力衰竭和肺水肿的高峰期，术后 72 小时内最容易发生心肌梗死，因此除了普通病房的必要监护之外，术后应该根据血压及循环情况酌情考虑转至 ICU 治疗，对于手术创伤较大或同时伴有冠心病的高龄患者，术后重症监护 48~72 小时是必要的，同时应加强与呼吸科和心内科联合会诊，密切监护伴发高血压的肿瘤术后患者。

2. 糖尿病　术前处理：目前，国际上对于糖尿病患者围术期的血糖控制水平仍存在争议，但是对于术前血糖控制的相关要点基本达成共识：①术前血糖应控制在 6.0~8.0mmol/L，餐后血糖控制在 11.1mmol/L；②预防酮症酸中毒；③维持水、电解质平衡；④避免控制血糖过程中的低血糖事件发生。对于使用胰岛素的患者，术前 2 日应停用长效胰岛素，调整血糖过程中应每日多次监测；对于非胰岛素治疗的糖尿病患者，术前 3 日停用长效药物，短效药物可使用至手术前夜或手术日。

术后处理：术后患者通常处于禁食阶段，由于手术及麻醉打击，患者血糖容易出现波动，因此患者术后应给予血糖监测，一般建议每 2 小时一次，逐渐平稳后可 4~6 小时一次。对于完全给予 TPN（完全肠外营养）的患者，由于胰岛素的贴壁效应，除了注意碳水化合物与胰岛素配比之外，应注意滴速对血糖波动的影响，应密切监测、及时摇匀药液使胰岛素均匀分布，同时可配合皮下胰岛素注射。患者逐渐恢复饮食的过程中，应恢复术前的血糖控制方案，即逐渐恢复口服降糖药或皮下注射胰岛素。如术前未查出糖尿病或未经正规治疗的患者，应及时请内分泌专家会诊制订血糖控制方案。

3. 肺功能不全　老年人呼吸系统的解剖结构和生理功能都会出现退行性变化，术前肺功能对于术中代偿能力和术后恢复都有着重要的影响，因此，术前肺功能评估不可忽视。

术前评估和处理：影响肺功能的主要因素包括年龄、肥胖、COPD、吸烟以及外伤等。术前对于患者年龄、肥胖程度、呼吸系统疾病史、吸烟史及胸部外伤史的综合评估是必要的。当然，肺功能检查是判断肺功能的金标准。术前肺功能测定指标包括肺活量（VC）、最大肺活量（FVC）、第一秒最大呼气量（FEV_1）、FEV_1/FVC、每分钟最大通气量（MVV）、呼气流速峰值（PFF）、用力肺活量为 25%、50% 和 70% 时的气流量（FEF_{25}、FEF_{50}、FEF_{75}），测定值的 75% 为肺功能异常。此外，胸片、肺部 CT 也是辅助诊断肺功能的常用检查。

吸烟的患者应在术前尽早戒烟，至少戒烟 1 周，术前 1 周对于有明确肺部感染的患者可给予抗生素治疗，在痰培养结果出来之前可选择经验性用药，对于常年吸烟或伴发慢性支气管炎、肺气肿的患者，可给予雾化吸入扩张支气管、消炎和祛痰治疗。此外术前进行呼吸功能训练及咳痰训练对于腹部手术的患者术后适应切口、改变呼吸方式、提高呼吸功能有很大帮助，应指导患者进行深呼吸、胸式呼吸和术前后咳痰训练。

术前的呼吸功能调整以尽量控制肺部感染及祛痰治疗为主，对于器质性病变引起的严重的肺部功能不良没有可逆的治疗方式，因此对于伴肺功能不全需行限制手术的患者来说，术中及术后的监护则更加重要。术中麻醉应选择生理干扰少、麻醉效果好、醒后并发症少的硬膜外麻醉方式。术前除注意防治肺部感染之外，应同时加强营养支持，纠正贫血和低蛋白血症，提高机体免疫力，降低术后切口感染的几率。鼓励早期呼吸功能锻炼、早期离床活动，也可降低因卧床时间过长引起的肺部感染。

术后处理：术后根据患者麻醉复苏过程中血氧恢复及自主呼吸恢复程度决定回普通病房或进入重症监护室监护。无论是否重症监护，均应持续给予低流量吸氧，注意肺功能监测，防止肺部并发症的发生。主要包括：血氧监测，血气分析检测，保证水、电解质平衡。鼓励术后早期离床活动，深呼吸防止肺部感染，预防性应用抗生素，雾化吸入及化痰药物治疗。

4. **肾功能不全**　术前准备：应当重视术前肾功能的评估，早期发现及时处理可有效减少手术风险。医生应在患者入院时注意询问患者是否有肾病史，是否存在排尿量的异常、贫血、浮肿等可以反映肾功能的基本体征。肾功能的实验室检查指标包括：肌酐清除率、肌酐、尿素氮、血清钾离子浓度。根据肾功能损伤程度，可以将肾功能不全分为四期：肾功能储备代偿期、肾功能不全期、肾功能衰竭期、尿毒症期。其中，衰竭期和尿毒症期禁忌行择期手术，肾功能不全期应认真对待，调整肾功能后可行择期手术。根据实验室检查，肌酐清除率 >50mmol/min 时无需特殊治疗，30~50mmol/min 时术前应补液，防止血容量不足，并避免使用肾毒性药物。当肌酐清除率在 15~29mmol/min 时应控制性输液。慢性肾衰晚期并长期接受透析治疗者，可在术前 1~2 天接受透析治疗，调整水、电解质平衡。

肾功能不全患者行手术治疗应注意术中掌握手术时间和创伤程度，应尽量缩短手术时间，同时在肿瘤根治原则基础上降低创伤程度，减少出血和输血，严密监测体液及电解质平衡，努力寻找疾病矛盾的平衡点，达到个体化治疗。

术后处理：肾功能不全的患者由于体液免疫功能下降及贫血，机体抵抗力低，术后易并发感染，术后应注意防治感染，应选用无肾毒性的抗生素。同时仍应注意体液及电解质平衡，加强营养支持。营养支持应以葡萄糖和脂肪为能源，限制氮源摄入，监测尿素氮和肌酐，其水平接近正常时再给予充足的白蛋白或氨基酸，可选择阶段性营养支持组合方法补充营养。此外，为保证肾血流灌注，术后应注意改善微循环，保持血压及血容量，如有术后血容量不足或者低血压，需及时纠正，避免肾功能损伤加剧。术前长期接受透析治疗者，可在术后 2~3 天恢复常规透析。

5. **肝功能不全**　术前处理：慢性肝病患者如肝功能正常，术前不需特殊治疗。急性肝炎导致肝功能异常的患者，手术可能促进肝衰竭发生，应在术前积极进行抗病毒和保肝治疗，改善肝功能。肝硬化者手术风险较大，应于术前充分评估，肝功能 Child 分级是术前评估肝硬化的金标准。

对于短期内无法解决原发肝脏疾病者，术前应积极改善患者的凝血功能、营养状态，同时注意控制腹水、评估肝脏疾病导致的肾脏功能损伤程度以及是否存在感染情况。由于结直肠癌根治术后存在吻合口愈合过程，因此改善营养状态，纠正肝功能异常造成的低蛋白血症，对于肠道手术尤为重要。对于存在腹水的患者，应在术前尽可能消除腹水，限制水、钠摄入，适当使用利尿剂，调整白蛋白。凝血功能障碍者应给予补充维生素 K 或酌情输注血小板、凝血酶原复合物。如术前存在梗阻性黄疸，应在术前行 ERCP 引流或行 PTCD。

术后处理：肝功能异常患者，术后应注意监测肝功能，给予保肝治疗。针对腹水、黄疸、营养不良及凝血功能障碍等潜在并发症提前积极调整，预防肝性脑病的发生。术后应补充足够的热量防止蛋白质消耗，尽早由 TPN 过渡到肠内营养。可给予预防性抗生素控制感染，抗酸药防止应激性溃疡。对于凝血功能异常者，术后可继续补充维生素 K 及血液制品。对于肝性脑病，积极防治和提前消除诱因则更加重要。预防措施包括：术中积极清除肠道积血，术后严格控制蛋白质摄入，应用肠道不吸收的抗生素来抑制肠道菌群的繁殖。一旦出现了肝性脑病，则需禁止摄入蛋白质，纠正碱中毒和低钾血症，并口服乳果糖以减少肠道产氨。

6. **冠心病**　术前处理：根据患者冠心病病情的程度不同，手术风险也不同，处理原则也不同。稳定性心绞痛的患者，手术可增加围术期急性心肌缺血发作的危险性，应给予相应调整并在取得患者家属同意的情况下，选择患者整体状态相对较好的时机行择期手术治疗，同时酌情缩短手术时间和降低创伤范围。目前评估增加风险的因素有：日常活动可诱发；心电图持续存在 ST 段下移和 T 波改变；同时患有高血压。增加急性心力衰竭风险的因素有：心脏肥大，心胸比 >0.55；左心室射血分数 <0.4；既往多次心肌梗死或心力衰竭史。对于 4 周内发生过心绞痛的患者，围术期极易发生急性心肌梗死，应果断延迟手术，并请心内科会诊给予相应治疗，待稳定后再考虑手术治疗。对于 6 个月内发生过心肌梗死的患者，除了急诊手术之外应禁忌行择期手术。

术后处理：经过手术这一心理和生理双重的打击后，伴发有冠心病的患者术后心肌缺血可加重，因此冠心病患者术后应严密监测循环及呼吸功能，调整水、电解质平衡，积极预防急性心肌梗死。预防重于治疗，建议对心肌梗死患者术后一周内监测心电图。同时注意调整可能伴发的高血压和心动过速，防止血容量不足，严密监控和维持水、电解质平衡，防止脱水和低钾血症的发生。此外充分吸氧对于改善心肌供氧，降低心肌梗死发生率也很重要。冠心病患者术后如突然发生不明原因低血压、呼吸困难、紫绀、心律失常或充血性心衰征象，应首先考虑心肌梗死的可能，应立即观察心电图，配合血清酶学检查，第一时间作出诊断，及时给予正确处理。

对术前伴发疾病的调整固然重要，然而许多慢性伴发疾病已造成患者相应系统不可逆的器质性损伤，因此并非所有伴发病都能够在肿瘤限期手术治疗期限内完全调整到正常范围，因而，过分强调及时手术治疗或伴发疾病的完全缓解单方面的重要性都是不科学，也是不人文的，对于围术期伴发疾病的调整应持因人而异、恰到好处的观点。对于计划行手术治疗同时又存在伴发病和禁忌证的肠癌患者，医生应做到以人为本、因病制宜，既要遵循疾病的基本治疗原则，又要尊重患者选择治疗方式和接受治疗风险的意愿。

第四节　心理准备

术前患者可因缺乏疾病知识、惧怕手术或其他问题而产生焦虑、不安的心理因素，故医护人员应熟练运用心理学知识做好心理指导。术前患者常见的心理问题包括担心手术的危险性、不理解麻醉的过程、不知道疼痛的程度、对病情的悲观情绪。解决这些问题最有效的方法是消除不安情绪，增强患者的安全感。

医护人员可以通过了解和掌握患者及亲属对结直肠肿瘤的诊断、治疗、护理的认识程度及思想状况，进行分析，采取积极的措施，去除患者焦虑、紧张、恐惧、不安、消沉、悲观等不良的心理反应，充分保证患者睡眠、休息和食欲，增加机体免疫力和对手术的耐受力，使患者及亲属对手术治疗有正确的态度和良好的心理准备。

在交待病情和给予治疗的过程中，医生、护士的解释必须一致，否则将增加患者的不良心理反应，从而失去治疗的信心。如果患者的心理承受力差，可将手术的危险性以及术后可能出现的并发症向亲属说明。避免在其他患者面前议论某患者的病情。如患者有一定的承受力，可将病情告诉他，适当指出严重程度，并强调早期手术治疗的重要性和必要性。对过度焦虑、紧张的患者，可适当使用镇静、安眠药物，以保证其休息。

（王锡山　陈瑛罡）

第三章　腹腔镜下腹盆腔解剖学标识及探查要点

在传统开腹手术中，外科医生完全在直视下通过直接触摸组织，判定组织的解剖结构，并完成所有手术操作。然而，随着腹腔镜技术的不断发展，这种传统的外科操作模式受到了严峻挑战。传统开腹手术与腹腔镜手术在手术操作各个环节均表现出巨大差异，但均少不了对解剖标识的判定、识别和运用。对于解剖结构的判定，腹腔镜技术虽缺少了开腹手术的触觉反馈，但在其他方面仍表现出了明显优势。第一，与传统开腹手术比较，腹腔镜探查仅需在腹壁上置入一个戳卡，即可完成腹腔、盆腔的全面探查，表现出良好的微创效果；第二，腹腔镜可以通过调整镜头位置、改变镜头角度等操作，对更加深在隐蔽的组织器官进行探查，其探查范围要大于传统开腹手术；第三，腹腔镜具有明显放大作用，可以更加清晰地观察组织解剖结构和病变具体情况，尤其是对于细小血管和神经的判定，更表现出了巨大优势。第四，腹腔镜使手术具有更强的观赏性，更方便进行学习和交流。基于腹腔镜技术的这些优势，可以确保手术操作具有更好的安全性。然而，腹腔镜也存在不足，其适应证比开腹手术更为严格，缺少触觉反馈，无法发现小肠、系膜、大网膜及肝实质内的病灶等。本章将结合腹腔、盆腔脏器的解剖学基础知识和术中高清腹腔镜照片，从一个全新角度讲解腹腔、盆腔脏器镜下的解剖结构以及腹腔镜探查操作的要点。

肝脏与胆囊

肝脏主要位于右季肋区和腹上区，大部分为肋弓所覆盖，仅在腹上区、右肋弓间露出并直接接触腹前壁，肝上面则与膈及腹前壁相接。从体表投影看，肝上界在右锁骨中线第5肋骨，右腋中线平第6肋骨处；肝下界与肝前缘一致，起自肋弓最低点，沿右肋弓下缘左上行，至第8、9肋软骨结合处离开肋弓，斜向左上方，至前正中线，到左侧至肋弓与第7、8软骨之结合处。

肝脏是结直肠肿瘤发生血行转移最常见的器官。因此，无论术前肝脏的影像学检查结果如何，术中肝脏探查都是手术至关重要的一个环节。探查肝脏时，腹腔镜镜头的戳卡孔位置选择在脐部或脐周即可清晰地完成肝脏探查。肝脏探查的主要内容包括肝脏的形态、大小、质地以及是否存在占位。

首先，探查肝镰状韧带右侧肝脏膈面（图3-1），正常状态下可以探查到肝脏Ⅳa段、Ⅳb段、Ⅴ段、Ⅵ段、Ⅶ段、Ⅷ段表面。助手将肝脏下缘提起，探查肝脏脏面，此时可以看到肝门区域和胆囊（图3-2）。随后，将镜头绕过镰状韧带探查左侧肝脏膈面（图3-3），可探查到肝脏Ⅱ段、Ⅲ段表面（图3-4）。助手将肝左叶提起，可探及肝脏Ⅱ段、Ⅲ段的脏面以及肝脏尾叶（图3-5）。

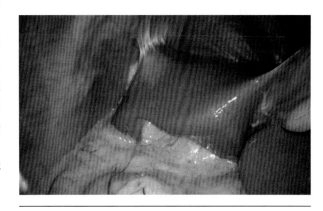

图3-1　肝右叶膈面

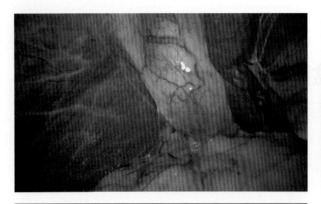

图 3-2　胆囊

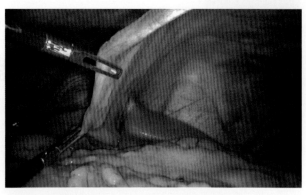

图 3-3　镰状韧带

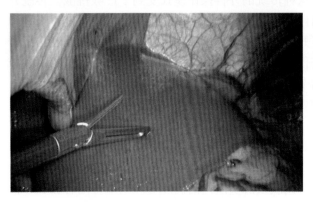

图 3-4　肝左叶膈面

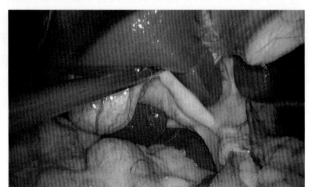

图 3-5　肝脏尾叶

胃

　　胃大部分位于左季肋区，小部分位于腹上区。正常情况下，胃前壁右侧邻肝左叶，左侧邻膈和左肋弓，在剑突下贴腹前壁。后壁邻左肾、左肾上腺、胰、脾和横结肠等，胃底与膈和脾相邻（**图 3-6**）。腹腔镜进行胃探查时，需要探查胃的位置和形态。为全面探查，助手可用无损伤钳将肝左叶提起，即可探查胃前壁，包括胃底、胃体及胃窦 3 部分结构均可以清晰暴露于术野（**图 3-7、图 3-8**）。胃底是胃向上高起的部位，相当于贲门的水平线以上的部分。胃窦部是胃的远端部分，相当于幽门近端 7~8cm 的范围，胃窦与胃底部之间的部分即为胃体部。

　　此外，腹腔镜下也可探查到胃韧带的分布和走行。肝胃韧带与肝十二指肠韧带：肝胃韧带连接肝左叶下横沟和胃小弯，肝十二指肠韧带连接肝门与十二指肠，共同构成小网膜，为双层腹膜结构（**图 3-9**）。肝十二指肠韧带中含胆总管、肝动脉和门静脉。胃结肠韧带：位于胃大弯下部与横结肠之间，内有胃网膜血管走行，向下即延伸为大网膜。胃膈韧带：由胃大弯上部胃底连接膈肌。脾胃韧带：位于胃大弯上部与脾之间。

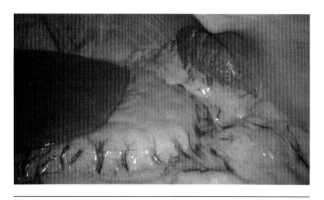

图 3-6　胃的毗邻脏器

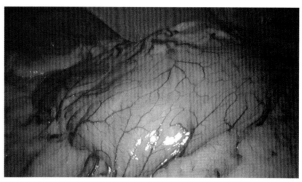

图 3-7　胃体与胃底

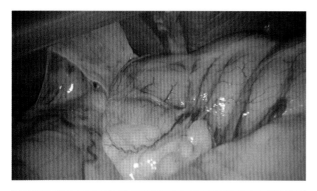

图 3-8　胃窦

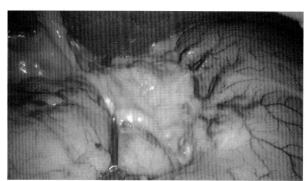

图 3-9　小网膜囊

大网膜

大网膜是连接胃大弯至横结肠的腹膜，大网膜共有四层，胃前、后壁的腹膜在胃大弯处结合，形成大网膜的前两层，向下延伸至脐平面稍下方，然后向后上折返，包被横结肠，形成大网膜的后两层。在胃大弯与横结肠之间的大网膜只有两层，为胃结肠韧带。正常状态下，大网膜呈围裙状遮被下方腹腔脏器表面（图 3-10）。在手术操作过程中，为更好地暴露术野，可调整患者体位，或用无损伤钳将大网膜移至术野外。

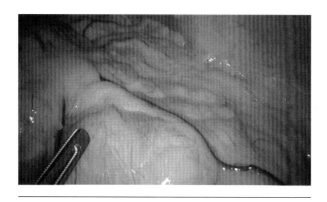

图 3-10　大网膜

脾脏与胰腺

脾位于左季肋区，胃底与膈之间，其位置可随呼吸及体位的不同而有变化。脾的膈、脏两面均暴露于腹膜腔内。脾的膈面光滑隆凸，朝向外上，与膈相贴（图3-11）。脾脏面凹陷，中央为脾门，是脾血管和神经出入之处。由于脾位置深在，在进行腹腔镜探查时，往往无法将脾完全暴露。

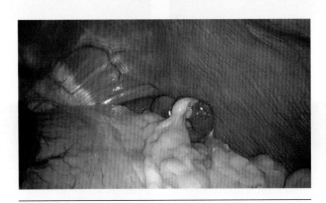

图 3-11　脾的位置

胰腺位于胃的后方，横行于腹后壁，横跨在第 1、2 腰椎的前面，分为胰头、胰体、胰尾 3 部分。右侧的胰头被十二指肠环绕，二者结合紧密并有管道连通不可分离，左侧胰尾抵住脾门。十二指肠位于腹腔的后上部，呈 C 字形从右侧包绕胰头，分为上部、降部、水平部和升部等四部分。由于胰与十二指肠被结肠系膜覆盖，因此对于系膜肥厚的患者，常无法进行探查（图 3-12）。但如果病人体态偏瘦，腹腔镜下可以观察到胰头和十二指肠的位置和形态。十二指肠空肠曲的后上壁被十二指肠悬肌固定在腹后壁。十二指肠悬肌由肌纤维与结缔组织构成，表面有腹膜覆盖，临床上称 Treitz 韧带，是手术中确认空肠起始部的重要标志（图 3-13）。

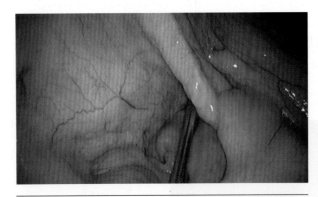

图 3-12　胰腺下缘

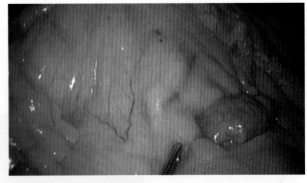

图 3-13　Treitz 韧带

空肠与回肠

空肠起始端连接十二指肠，占小肠全长的 2/5，位于腹腔的左上部。回肠末端续接于结肠起始部，占小肠的下 3/5，位于脐区和右髂区，和空肠都属于腹膜内位器官，借肠系膜悬附于腹后壁。空肠和回肠之间没有明显的分界线。正常状态下，空、回肠会被大网膜所覆盖。如要探查小肠，助手需将大网膜推至上腹部以显露小肠进行探查（图 3-14、图 3-15）。此外，在手术操作过程中，小肠往往会遮挡术野，尤其是下腹或盆腔手术操作时。因此，术者可调整患者体位，靠自身重力作用使小肠移至术野外，必要时也可使用无损伤钳将小肠推出术野。

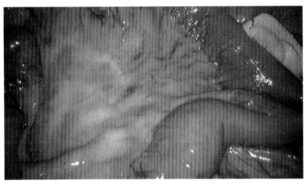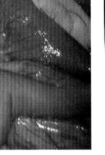

图 3-14　空肠及系膜

图 3-15　末端回肠及系膜

结肠

结肠包括盲肠、升结肠、横结肠、降结肠和乙状结肠。结肠比小肠短而粗，全长约为小肠的 1/4，正常成人全长约 135cm。在右髂窝内起始于盲肠，在第 3 骶椎平面续接于直肠。盲肠最粗，直径约6cm，向远侧肠腔管径逐渐变小，乙状结肠末端直径只有 2.5cm，这是结肠肠腔最狭细的部位。大部分结肠固定于腹后壁，结肠的排列酷似英文字母 M，将小肠包围在内。

升结肠位于盲肠与结肠肝曲之间，其长度因盲肠位置的高低而异。升结肠后壁借结缔组织贴附于右肾和腰大肌前面，活动度甚小。腹腔镜探查右半结肠，需要将小肠及大网膜推向左上方，此时可探及回肠末端、盲肠、阑尾及升结肠的腹侧面（图 3-16、图 3-17）。对于肠系膜菲薄的患者，回肠、结肠血管以及其与十二指肠胰头的关系也可以显露。

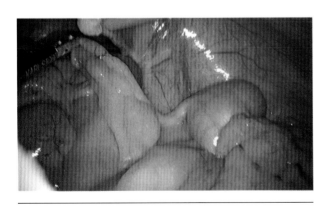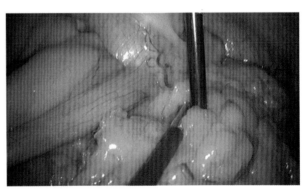

图 3-16　阑尾

图 3-17　末端回肠及升结肠起始部

横结肠起自结肠肝曲，向左横行，止于结肠脾曲。横结肠由横结肠系膜连于腹后壁，活动度大，横结肠中部下垂至脐或低于脐平面。横结肠探查时，助手可将横结肠及大网膜推向上腹，对于系膜菲薄的患者，可以观察到横结肠系膜内结肠中血管的走行（图3-18）。结肠肝曲位于肝下方和右肾下端的前方。结肠脾曲位置较结肠肝曲高，接近脾和胰尾，故结肠脾曲的位置较高较深。

降结肠自结肠脾曲起，沿左肾与腰大肌前面下行，至左髂嵴处续于乙状结肠。探查时，助手将小肠及大网膜推向右侧，降结肠、结肠系膜、系膜内血管走行以及 Treitz 韧带可以得到显露（图3-19）。

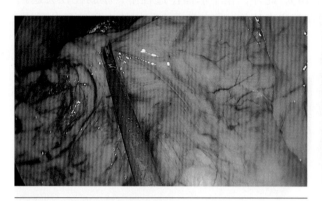

图 3-18　横结肠及其系膜血管

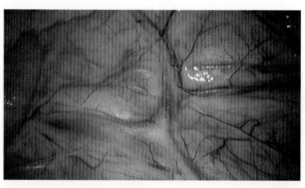

图 3-19　肠系膜下血管走行

乙状结肠自左髂嵴水平开始，沿左髂窝转入盆腔内，全长呈"乙"字形弯曲，至第3骶椎平面续于直肠。乙状结肠借乙状结肠系膜连于骨盆侧壁，活动度较大（图3-20）。探查时助手将小肠推至右侧，此时乙状结肠走行、结肠系膜以及边缘血管均可显露出来（图3-21）。对于系膜菲薄患者，左侧输尿管、左侧生殖血管也可显露出来（图3-22）。

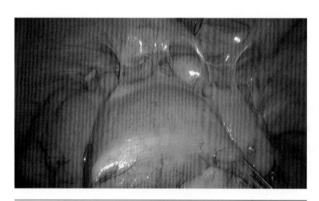

图 3-20　乙状结肠与侧腹壁生理粘连

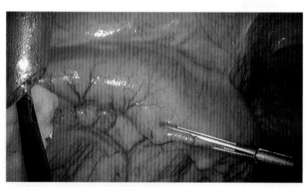

图 3-21　乙状结肠及边缘血管弓

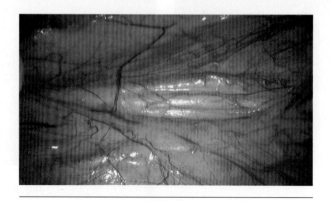

图 3-22　左侧输尿管及生殖血管

盆腔

在传统开腹手术中，由于盆腔位置狭小深远，其解剖结构很难清晰显露，且往往仅有术者和一助可以观察到。然而，通过腹腔镜进行盆腔探查可以完全克服开腹手术存在的不足。盆腔探查时，首先需将患者置于头低足高体位，将小肠移至上腹部，充分暴露盆腔。

探查盆腔时，女性患者首先可探及子宫位于盆腔中部，其位置可随膀胱与直肠的充盈程度或体位而有变化。助手用无损伤钳将子宫抬起后，整个盆腔结构，包括直肠上段、双侧卵巢、双侧髂血管、Douglas 窝等结构均可清晰显露（图 3-23）。对于男性患者，由于没有子宫遮挡，整个盆腔可以更容易显露于术野（图 3-24）。对于系膜菲薄患者，也可观察到双侧输尿管及其走行（图 3-25）。

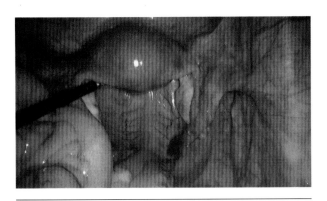

图 3-23 盆腔（女性）

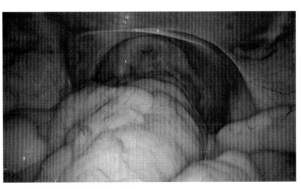

图 3-24 盆腔（男性）

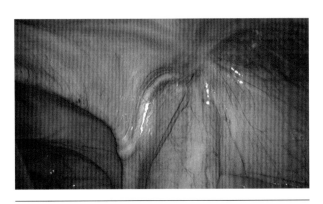

图 3-25 右侧输精管及生殖血管

手术探查是实施各类手术的第一步，也是确保手术顺利实施最重要的一步。手术探查过程中需要对各个脏器的解剖结构、位置形态进行一个全面详细的了解。与传统开腹手术相比，腹腔镜探查表现出腹壁创伤更小、探查范围更广、组织暴露更清晰等明显优势。在腹腔镜探查过程中，术者应根据探查的位置，通过改变患者体位、结合助手牵拉等方法，更好地暴露术野来完成手术探查。

（王锡山 陈海鹏）

第四章　腹部无辅助切口经肛门外翻切除标本的腹腔镜下低位直肠癌根治术

（CRC-NOSES I 式 A 法、B 法，外翻法）

▶【前言】

　　NOSES I 式主要适用于肿瘤较小的低位直肠癌患者。相比常规腹腔镜直肠癌根治术，NOSES I 式在手术范围、淋巴结清扫等方面无明显差异，其主要区别在于消化道重建和标本取出这两个环节。NOSES I 式的操作要点表现为经肛门将直肠外翻至体外，在体外直视下切除直肠肿瘤，再进行全腹腔镜下乙状结肠与直肠的端－端吻合。此外，NOSES I 式还可以于直视下准确判断肿瘤下切缘距离，避免肿瘤下切缘阳性，并能够大大提高超低位保肛手术的可能性。目前，低位直肠癌 NOSES I 式主要包括两种消化道重建方法，即 NOSES I 式 A 法和 B 法。两种方法在操作方式上略有区别，A 法涉及无瘤术的应用问题，B 法不涉及无瘤术的问题，因此 B 法比 A 法适应证略宽一些，但二者均能达到相同的手术效果。NOSES I 式在保证肿瘤根治的基础上，表现出手术创伤小、恢复快、美容效果好等明显优势，是一种值得被外科医生掌握和推广的技术。

第一节　适应证与禁忌证

▶【适应证】（图 4-1~ 图 4-3）

1. 低位直肠癌或良性肿瘤；
2. 浸润溃疡型肿瘤，且侵犯肠管小于 1/2 周；
3. 隆起型肿瘤，肿瘤环周径小于 3cm；
4. 肿瘤下缘距齿状线 2~5cm 为宜。

▶【禁忌证】

1. 肿瘤侵犯肠管大于 1/2 周；
2. 肿瘤环周径大于 3cm；
3. 黏液腺癌或印戒细胞癌，且术中无法明确下切缘状况；
4. 过于肥胖者（BMI>35kg/m^2）。

图 4-1　适用 I 式的肿瘤位置
示意图

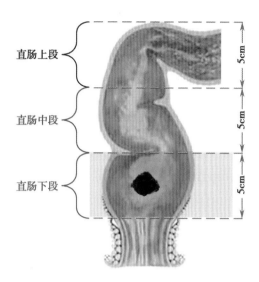

图 4-2　肠镜：肿瘤位于距肛
门 3~5cm，溃疡隆起
型，最大径为 3cm

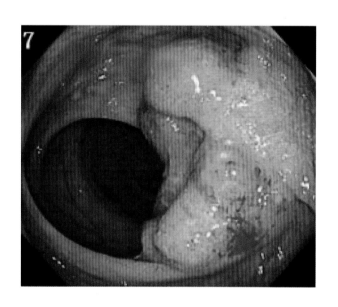

图 4-3　直肠 MRI：女性，T3，
距齿状线 2.0cm，最
大径 2.7cm

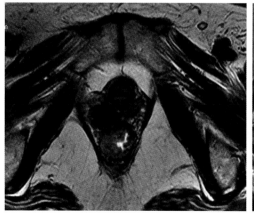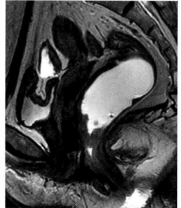

第二节　麻醉、体位、戳卡位置与术者站位

▶▶【麻醉方式】

全身麻醉或全身联合硬膜外麻醉。

▶▶【手术体位】

患者取功能截石位，右侧大腿需稍平一些，有利于术者操作（图 4-4）。

图 4-4　患者体位

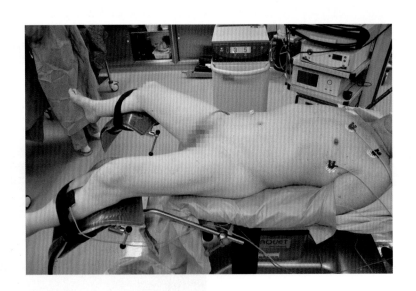

▶▶【戳卡位置】

1. 腹腔镜镜头戳卡孔（10mm 戳卡）　脐窗内；

2. 术者主操作孔（12mm 戳卡）　右侧髂前上棘与脐连线中外 1/3 偏下位置为宜，使得低位直肠深部操作容易一些，尤其在低位直肠壁裸化时，可形成垂直角度横断直肠系膜；

3. 术者辅助操作孔（5mm 戳卡）　位于脐右侧 10cm 左右，这样在直肠深部操作时，可减少与腹腔镜镜头的干扰；

4. 助手辅助操作孔（5mm 戳卡）　位于脐与左髂前上棘连线中外 1/3 处为宜，主要起到提拉作用，同时，靠外侧便于放置引流管；

5. 助手主操作孔（5mm 戳卡）　脐水平左上方，靠内侧腹直肌外缘为宜（图 4-5）。

图 4-5 戳卡位置（五孔法）

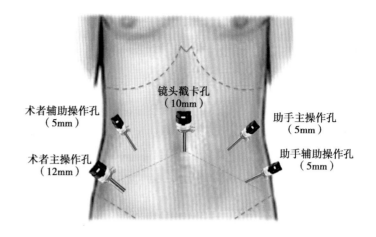

镜头戳卡孔
（10mm）

术者辅助操作孔
（5mm）

助手主操作孔
（5mm）

术者主操作孔
（12mm）

助手辅助操作孔
（5mm）

【术者站位】

术者站位于患者右侧，助手站位于患者左侧，扶镜手站位于术者同侧（图 4-6）。

图 4-6 术者站位

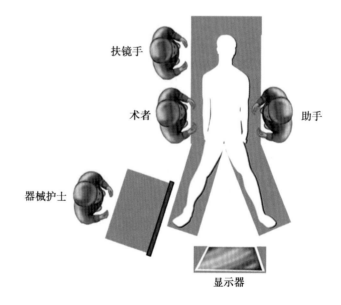

扶镜手

术者

助手

器械护士

显示器

【特殊手术器械】

超声刀、60mm 直线切割闭合器、弧形切割闭合器、29mm 环形吻合器、无菌保护套。

第三节　手术操作步骤、技巧与要点

▶▶ 【探查与手术方案制订】

1. 常规探查　按照肝脏、胆囊、胃、脾脏、大网膜、结肠、小肠、直肠和盆腔顺序逐一进行探查（图 4-7、图 4-8）。

图 4-7　探查肝脏、胃

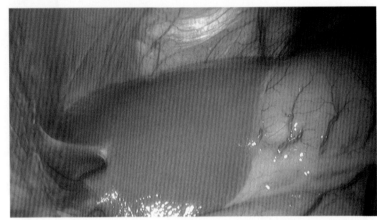

图 4-8　探查大网膜

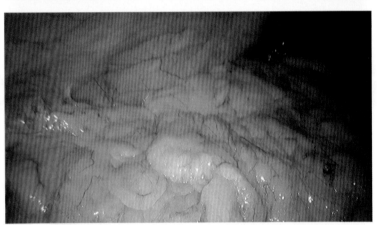

2. 肿瘤探查　腹腔镜下低位直肠肿瘤常无法探及，大多数肿瘤位于腹膜返折以下（图 4-9）。术者可以用右手行直肠指诊，与左手操作钳进行会合，来判定肿瘤位置及大小，是否适合行该手术（图 4-10）。

图 4-9　探查肿瘤位置

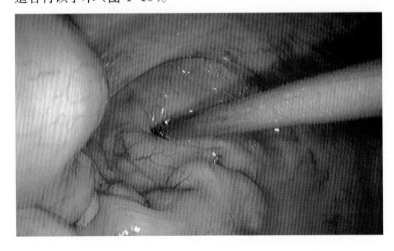

图 4-10　术中腹腔镜联合直肠指诊探查

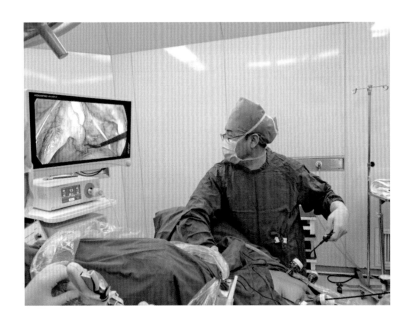

3. **解剖结构判定**　包括对乙状结肠、直肠系膜的肥厚程度，血管弓的长度，预切除范围的判定（图 4-11、图 4-12）。

图 4-11　判定乙状结肠长度及系膜厚度

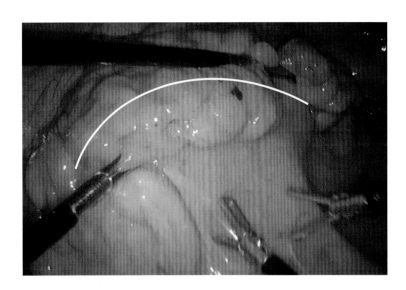

图 4-12　判断血管弓的长度

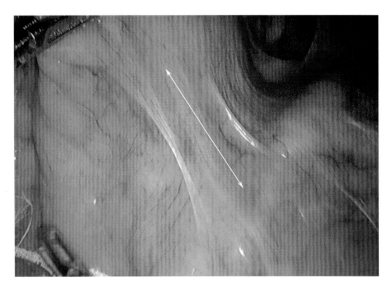

▶▶【解剖与分离】▶

资源一　肠系膜下动静脉切断与系膜游离

1. 第一刀切入点　患者取头低足高体位，用1/2纱布条将小肠挡于上腹部，能显露整个盆腔及肠系膜下动静脉根部。第一刀切入点在骶骨岬下方3~5cm，尤其是肥胖患者，往往有一菲薄处，用超声刀从此处开始游离（图4-13）。

图 4-13　第一刀切入点

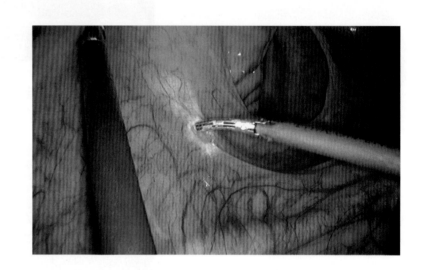

配合技巧

　　助手左手钳提起直肠前壁向上、向腹壁方向，使直肠在盆腔展示完整走行。助手右手钳提起肠系膜下血管处，使其根部至直肠及盆底腹膜返折处完全进入视野。

图 4-14　进入 Toldts 间隙

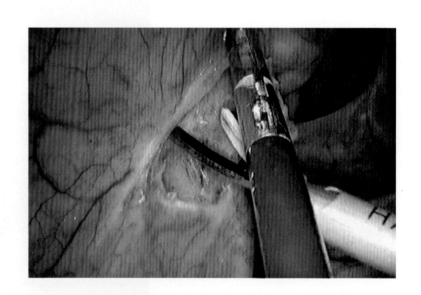

经验分享

　　切开系膜后，刀头汽化产生热量，用刀头上下推动，进入 Toldts 间隙后可见白色蜂窝状组织，证明进入到正确的间隙中（图4-14）。

2. **肠系膜下动静脉游离与离断**　沿 Toldts 间隙上下分离，直肠系膜能提起一定空间，再开始向肠系膜下动静脉根部游离（图 4-15）。同时，向左侧沿 Toldts 间隙上下扩大空间。可见游离平面光滑、平整、干净，清晰可见左侧输尿管走行及蠕动（图 4-16）。肠系膜下动脉根部毗邻关系清晰，遂用超声刀分离清扫根部脂肪结缔组织，充分裸化后，双重结扎切断肠系膜下动静脉（图 4-19、图 4-20）。勿用超声刀上下剥离，而应选定切除线，由近及远整块分离，血管根部不宜裸化过长，够结扎即可。

图 4-15　向肠系膜下动脉根部游离

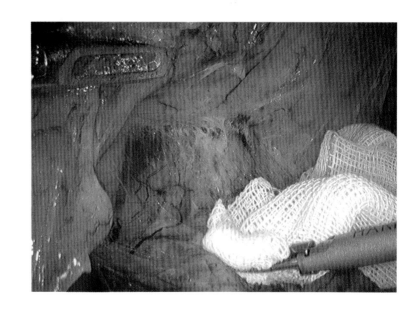

小纱布妙用

　　超声刀的"点游离"与小纱布的"面游离"相结合，"点面"结合，拓展空间。

图 4-16　显露输尿管

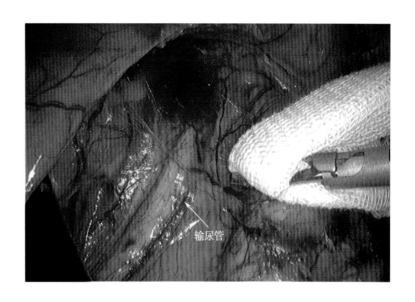

输尿管

图 4-17　纱布置于系膜后方

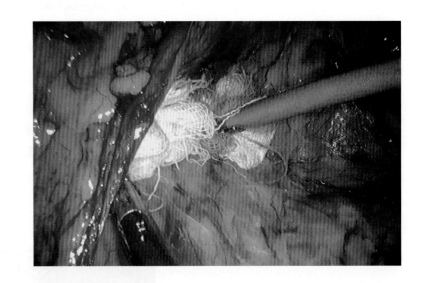

小纱布妙用

　　将小纱布条垫于肠系膜下动静脉后方及左外侧，既可以作为保护标识，又可防止细微渗血（图 4-17）。

图 4-18　系膜后方可见纱布标识

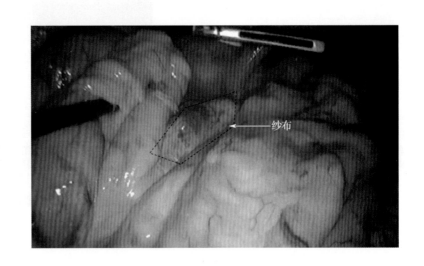

操作技巧

　　乙状结肠系膜无血管区，菲薄透明。转换镜头方向，可见在乙状结肠系膜无血管区后方纱布（图 4-18）。

图 4-19　裸化肠系膜下动脉根部

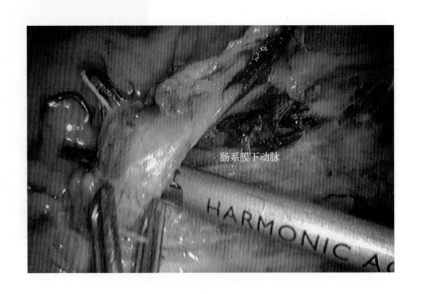

操作技巧

　　应将动脉两侧的神经束尽量推向后腹壁，避免切开腹主动脉前筋膜，以免损伤神经。

图 4-20a　结扎切断肠系膜下动脉

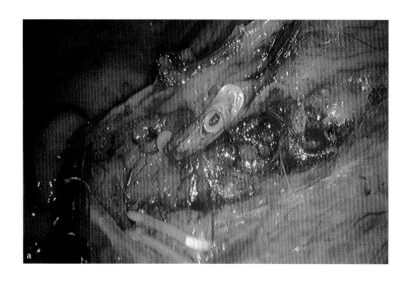

图 4-20b　结扎切断肠系膜下静脉

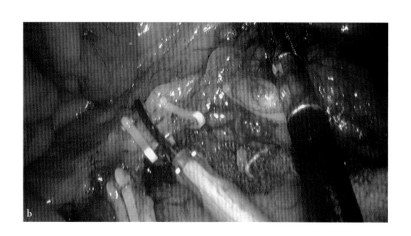

　　3. 直肠系膜的游离　当肠系膜下动静脉离断后，助手左手钳提起直肠右侧系膜，右手钳提起肠系膜下动静脉断端翻转，术者沿 Toldts 间隙进一步向外向下分离乙状结肠系膜至右髂总动脉处（图 4-21），用一纱布条垫于此处系膜后方（图 4-22）。沿骶前间隙分离，可见下腹下神经，在其分叉处向左右分离，在神经表面用超声刀匀速推行分离（图 4-23）。沿骶前间隙向下向左右游离（图 4-24、图 4-25），向下至尾骨水平。两侧可见肛提肌（图 4-26）。

图 4-21　沿 Toldts 间隙向外侧游离

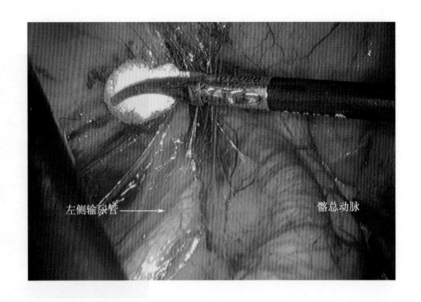

左侧输尿管 ←　　　　　　　　　　　髂总动脉

操作技巧

　　术者也可使用"花生米"于 Toldts 筋膜间隙内进行钝性分离。

图 4-22　系膜后方垫入纱布

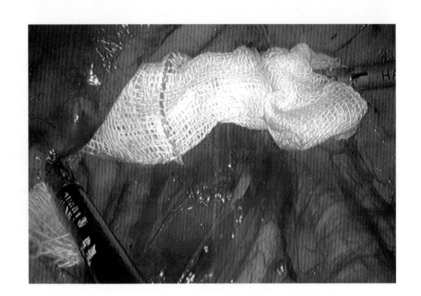

图 4-23　右侧下腹下神经及分支

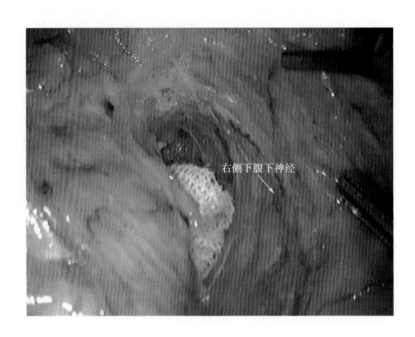

右侧下腹下神经 ↙

图 4-24　由骶前间隙向右游离

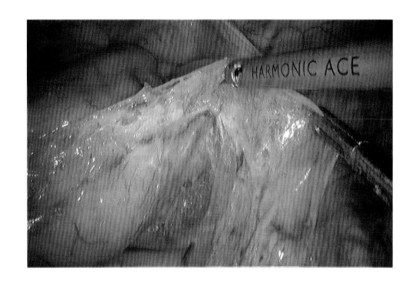

图 4-25　由骶前间隙向左游离

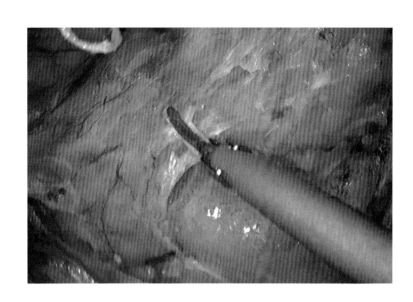

图 4-26　向下游离至肛提肌平面

操作技巧

　　骶前分离一定沿着正确的间隙，过深易伤及骶前静脉导致出血，过浅则易导致直肠系膜切除不完整。

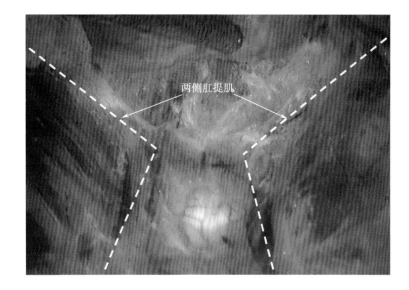

两侧肛提肌

4. 直肠右侧的游离　　如果直肠后壁游离充分，直肠右侧分离则容易进行，如同一层薄膜。助手左手钳提起膀胱底（男性患者）或用举宫器将子宫举起（女性患者），右手提起直肠系膜，直肠系膜边界清楚可见（图 4-27）。用超声刀沿解剖界限分离至腹膜返折，并横行切开腹膜返折右侧（图 4-28）。

图 4-27　游离直肠右侧壁

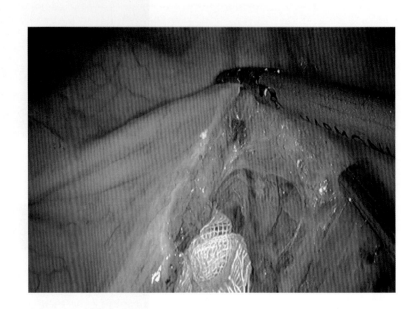

图 4-28　切开腹膜返折右侧

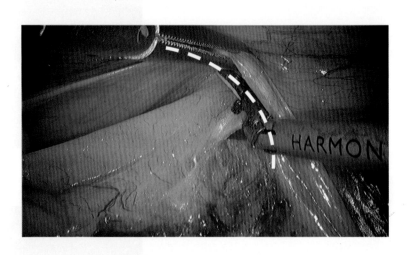

5. 乙状结肠及直肠左侧的游离　　打开乙状结肠与腹壁粘连处（图 4-29），并由外侧向内侧分离，注意保护生殖血管和输尿管。将乙状结肠翻向右侧，可见系膜后方的纱布条（图 4-30），按其标识打开系膜，可以防止输尿管等组织器官的损伤。向上方游离时，多数病例不需要游离结肠脾曲，向下方沿解剖边界游离至腹膜返折处与右侧会师（图 4-31、图 4-32）。

图 4-29　游离乙状结肠生理性粘连处

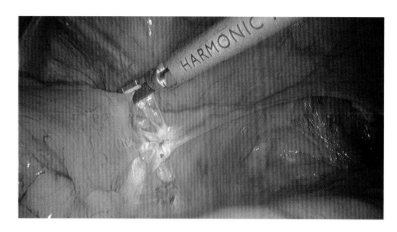

图 4-30　向内侧游离乙状结肠系膜

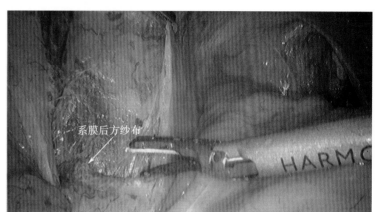

系膜后方纱布

图 4-31　向下方游离乙状结肠系膜

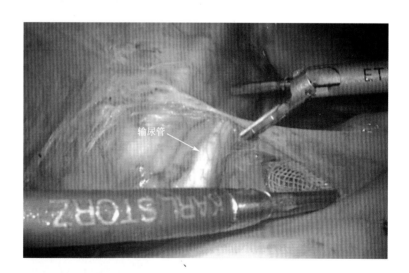

输尿管

图 4-32　完全切开腹膜返折

经验分享

　　力争直肠两侧游离平面在同一水平，并在直肠后壁左右贯通。术者再次行直肠指诊，确立游离裸化肠管超过肿瘤下缘 2~3cm。

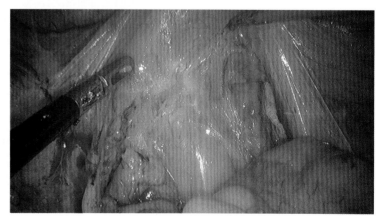

6. 肿瘤下方肠管的裸化　沿直肠前壁向下分离，显露双侧精囊（男性患者）或阴道后壁（女性患者）。此时，助手做直肠指诊再次确认肿瘤位置，力争超过肿瘤下缘 2~3cm。同时，分别进一步裸化直肠右侧肠壁及左侧肠壁（图 4-33、图 4-34）。

图 4-33　裸化直肠右侧壁

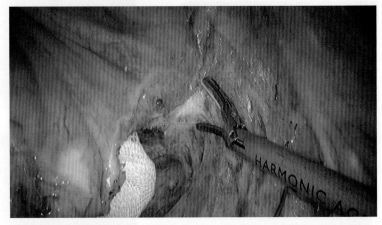

图 4-34　裸化直肠左侧壁

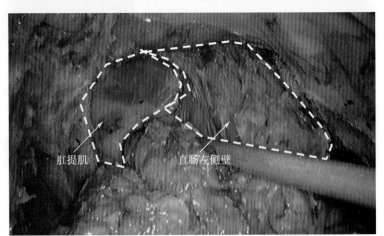

7. 乙状结肠系膜裁剪　将乙状结肠拉向左侧，在系膜后方垫入纱布（图 4-35），目测裁剪范围，确定吻合预切定线（图 4-36）。进一步向预切线游离，靠近肠壁时尽量不用血管夹，避免吻合时嵌入。超声刀游离至肠壁并尽量裸化肠管 2~3cm（图 4-38）。

图 4-35　乙状结肠系膜后方垫入纱布

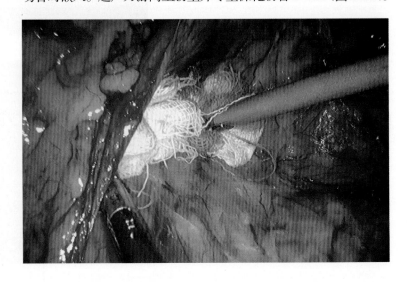

图 4-36　裁剪乙状结肠系膜

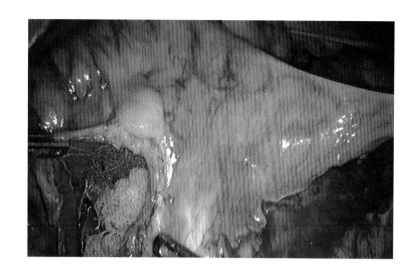

图 4-37　结扎切断乙状结肠系膜血管

操作技巧

　　将系膜提起可见直肠上动静脉走行，用超声刀游离出乙状结肠动静脉，保留侧上血管夹，切除侧无需血管夹，超声刀离断即可，目的使标本翻出时减少副损伤（**图 4-37**）。

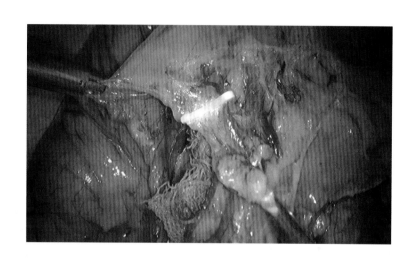

图 4-38　裸化乙状结肠肠壁

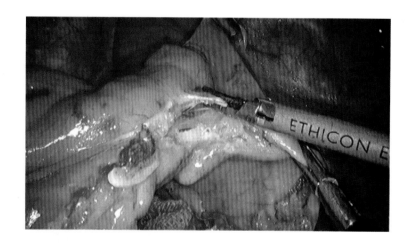

》【标本切除与消化道重建】

资源二　Ⅰ式A法
消化道重建及标本
取出

资源二十二　Ⅰ式
A法消化道重建及
标本取出（动画）

NOSES Ⅰ式 A 法：

1. 标本切除

严格遵循无菌原则和无瘤原则，经肛门置入无菌塑料保护套，至肿瘤上方5cm。用卵圆钳夹持抵钉座，经肛门保护套内肿瘤的对侧滑入直肠近端，至预切定线上方（图4-39、图4-40）。观察肠管血运，用直线切割闭合器在裸化的肠管预切线处切割闭合乙状结肠（图4-41），并将抵钉座留在乙状结肠肠腔内。用碘附纱布条消毒断端。经肛置入卵圆钳伸至直肠断端，夹持肠系膜断端及肠壁，将直肠外翻拉出肛门外（图4-42，图4-43）。标本翻出体外后，肿瘤位置清晰可见。用碘附盐水冲洗，确认无误后用闭合器在肿瘤下缘1~2cm处切断直肠（图4-44）。移除标本，直肠断端可自行还纳回腹腔。

图 4-39a　经肛门置入抵钉座

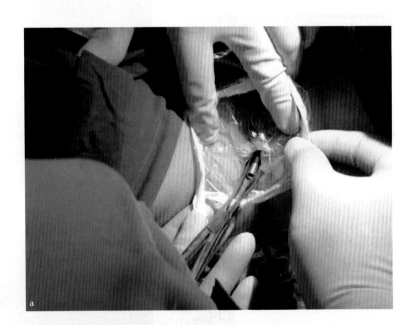

图 4-39bcd　将抵钉座从肿瘤的对侧置
　　　　　　入肠腔

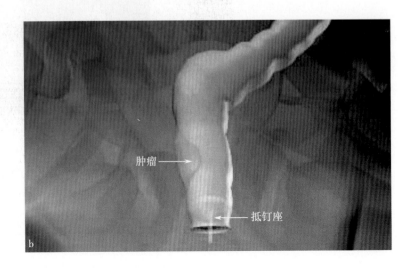

肿瘤

抵钉座

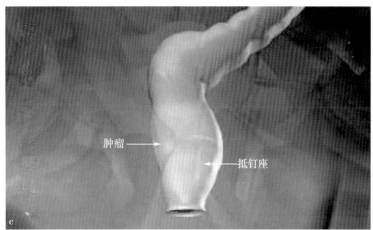

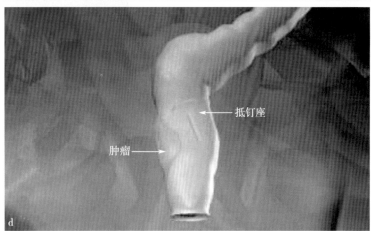

图 4-40　将抵钉座送入乙状结肠

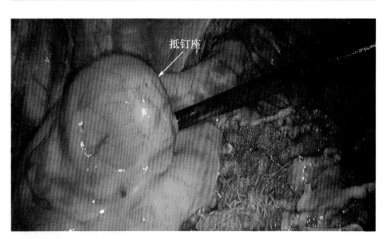

图 4-41　切割闭合乙状结肠

操作技巧

　　外翻标本过程中，术者可于腹腔内向外用力推动标本，协助标本翻出。

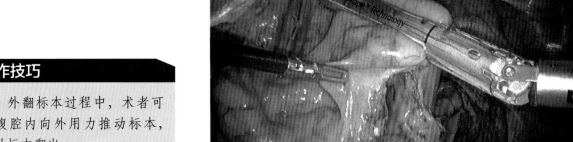

图 4-42　经肛门将标本翻出体外

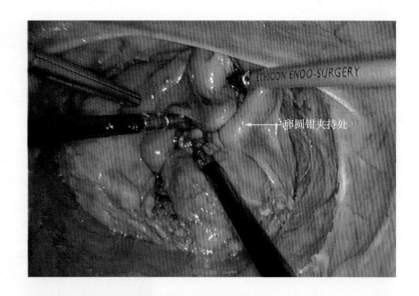

图 4-43　标本翻出后盆腔展示

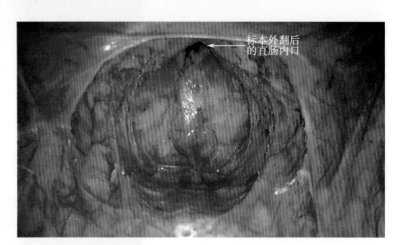

图 4-44　用闭合器切除标本

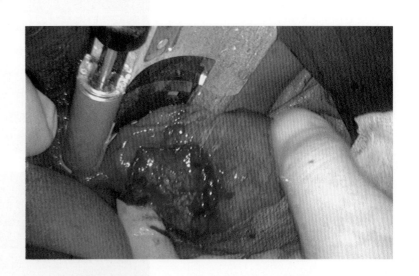

　　2. **消化道重建**　充分进行扩肛，经肛注入碘附盐水，在腹腔镜下观察直肠断端有无渗漏；在乙状结肠断端将抵钉座连接杆取出（图 4-45）。经肛置入环形吻合器，完成乙状结肠直肠端 – 端吻合术（图 4-46、图 4-47）。

图 4-45　取出抵钉座连接杆

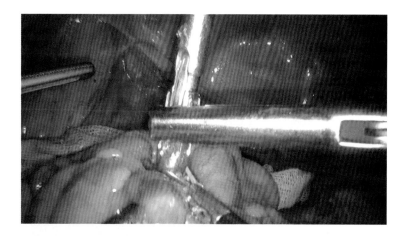

图 4-46　经肛置入环形吻合器并旋出穿刺针

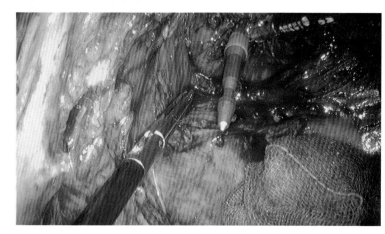

图 4-47　乙状结肠直肠端 - 端吻合

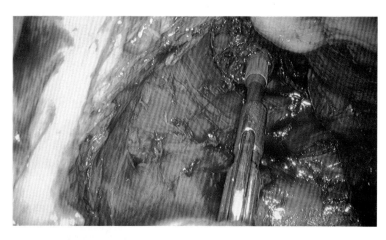

图 4-48　危险三角

经验分享

　　图中危险三角处可行"8"字缝合，降低术后吻合口漏的发生率（**图 4-48**）。

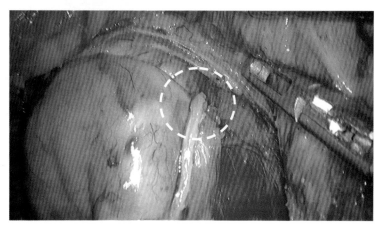

资源三 Ⅰ式B法
消化道重建及标本
取出

NOSES Ⅰ式B法：

1. 标本切除 用直线切割闭合器在裸化的肠管预切线切割闭合乙状结肠（图4-49），用碘附纱布条消毒断端。助手将卵圆钳经肛门伸至直肠残端，夹持肠系膜残端及肠壁。将直肠匀速外翻拉出肛门外（图4-50）。外翻后切开肠壁（图4-51），经外翻后的肠壁通道将抵钉座送入盆腔（图4-52）。用碘附盐水冲洗标本，无误后用凯途闭合器在肿瘤下缘1~2cm处切断直肠（图4-53、图4-54）。移除标本。

图4-49 切割闭合乙状结肠

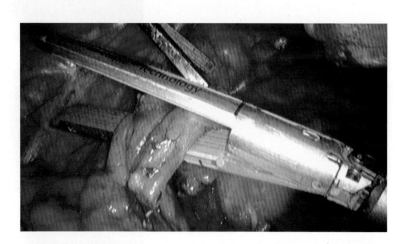

图4-50 经肛门将标本翻出体外

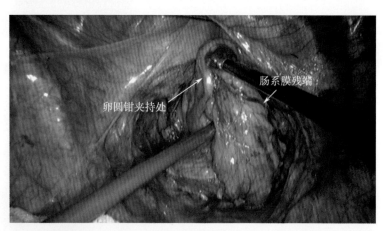

图4-51 切开直肠肠壁

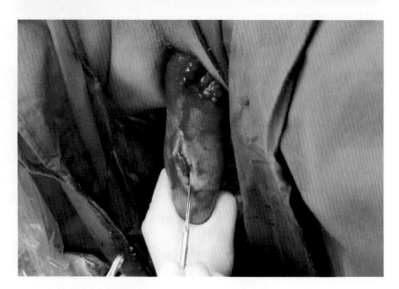

图 4-52a　经肛将抵钉座送入盆腔

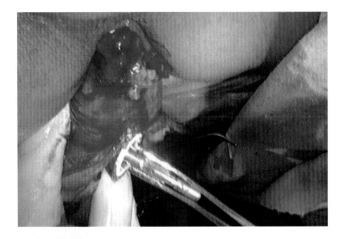

经验分享

此法可避免抵钉座接触挤压肿瘤，最大程度达到无菌术和无瘤术的要求。

图 4-52b　经肛将抵钉座送入盆腔

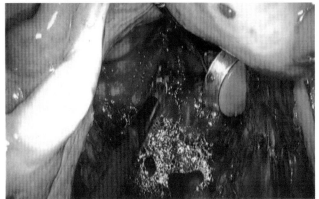

图 4-53　充分显露肿瘤下切缘

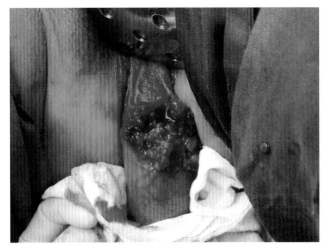

图 4-54　切除标本

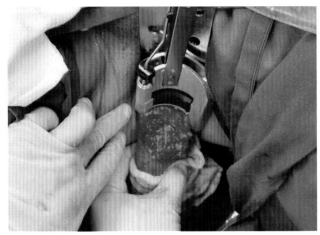

资源四　超低位经肛门吻合口加固

2. 消化道重建　在乙状结肠断端处肠壁切开一小口，并用碘附纱布条进行消毒（图 4-55），将抵钉座置入乙状结肠肠腔内（图 4-56），用直线切割闭合器关闭乙状结肠切口（图 4-57）。在乙状结肠断端将抵钉座连接杆取出（图 4-58）。经肛门置入环形吻合器，旋出穿刺杆，行乙状结肠直肠端 - 端吻合（图 4-59）。并通过注水注气试验检查吻合口通畅确切，生理盐水冲洗，确切止血，分别经左右下腹戳卡孔放置引流管（图 4-60、图 4-61）。对于超低位保肛患者，也可经肛对吻合口进行加固缝合（图 4-62）。

图 4-55　切开乙状结肠肠壁并进行消毒

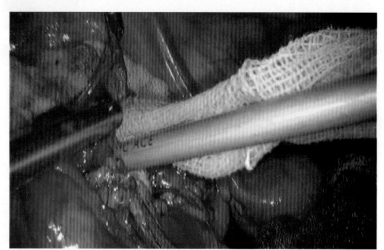

图 4-56　将抵钉座置入乙状结肠近端

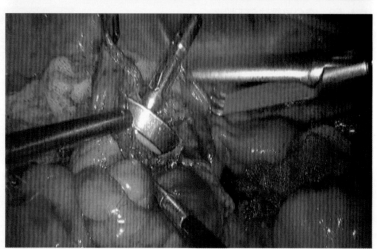

图 4-57　闭合乙状结肠肠壁

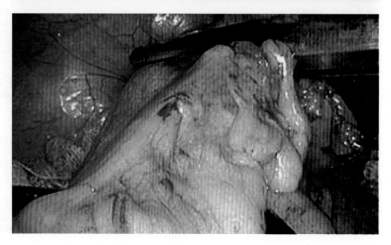

图 4-58　取出抵钉座连接杆

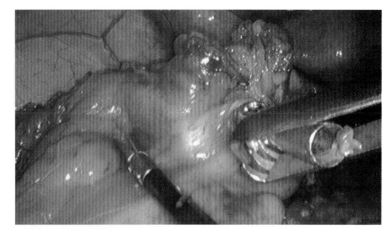

图 4-59　乙状结肠直肠端－端吻合

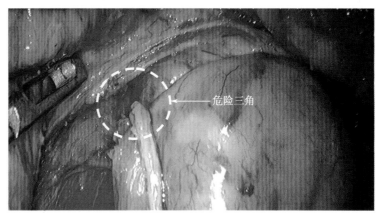

危险三角

图 4-60　置入左侧引流管

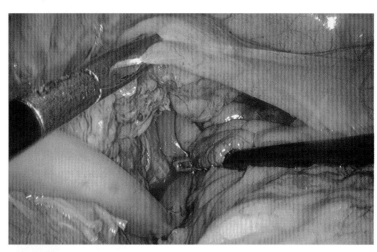

图 4-61　置入右侧引流管

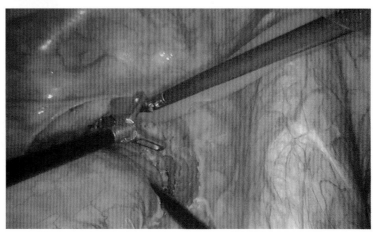

图 4-62　经肛吻合口加固缝合

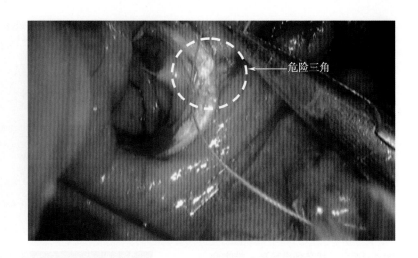

——危险三角

▶▶ 【术后腹壁及标本展示】（图 4-63，图 4-64）

图 4-63　腹壁照片

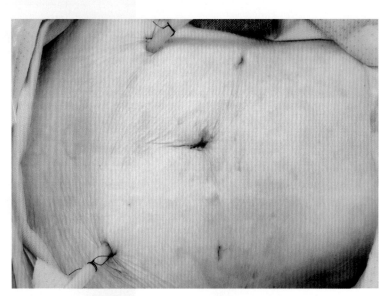

图 4-64　标本照片（外翻后）
　　　　　标本照片（复原后）

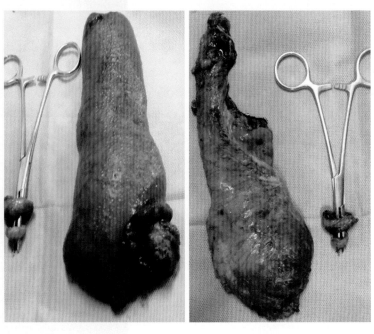

（王锡山　关　旭）

第四节　手术相关要点、难点、热点剖析

▶ 【直肠分段标准的重新定义以及低位、超低位吻合保肛手术概念】 ▷

目前关于直肠的分段标准并不一致：传统的解剖学以腹膜返折为界，将直肠分为上段和下段，腹膜覆盖于直肠上二分之一或三分之一，根据腹膜与直肠的关系，也可将直肠分为腹膜内直肠和腹膜外直肠。男性的前腹膜返折距离肛缘 7~9cm，女性的前腹膜返折距离肛缘 5~7.5cm。外科更加关注直肠癌的保肛问题，通常可以根据肿瘤下缘到肛缘的距离把直肠分为上段直肠 10~15cm，中段直肠 6~10cm 和下段直肠 3~6cm。习惯上也将直肠的下三分之一段定为低位直肠，而另一种较为直观的方法是直肠指诊可触及的部分即为低位直肠。

笔者在此建议直肠的分段以及低位、超低位吻合的判断标准以齿状线作为标志，齿状线作为一个恒定的解剖标志，是胚胎期原始直肠的内胚叶与外胚叶交接的地方，齿状线及其上方约 1.5cm 范围对控便功能有重要意义。这样不仅便于测量，而且统一判断标准也便于各医院协作总结统计分析数据。具体直肠分段建议如下：距齿状线 5cm 以内为下段直肠，距离齿状线 5~10cm 为中段直肠，距离齿状线 10cm 以上称为上段直肠（图 4-65）。同样，以齿状线作为参照标准，我们提出了直肠癌低位吻合保肛手术和超低位吻合保肛手术的概念，低位吻合保肛手术就是指吻合口位置在齿状线上方 2~5cm，而超低位吻合保肛手术是指吻合位置在齿状线至其上方 2cm 以内（图 4-66）。当然，"齿状线"这个标志虽然位置恒定，但不存在于体表，所以要求外科医生在吻合后，需用肛门拉钩轻拉肛门，这样既可以观察吻合是否确切，又可以准确判定吻合的位置。一般来说，上中段直肠癌，保留肛门括约肌的手术可以完成。但对距离齿状线 5cm 以下的直肠癌，保肛手术要根据患者的具体条件而定，如：患者的身高、体重、性别、病理类型、局部侵犯状况等因素。对于这一点，术前判定是有一定困难的，需详细的术前检查评估，才能做出较科学合理的判断。即使这样，有些患者仍需在手术当中方能决定具体的手术方式。

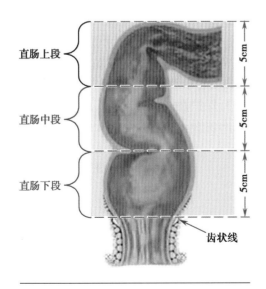

图 4-65　直肠分段

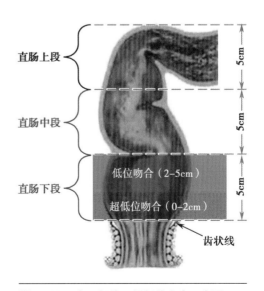

图 4-66　直肠低位、超低位吻合示意图

▶▶【直肠上动脉"血管架桥"技术在直肠癌低位、超低位吻合保肛手术中的应用】

　　直肠癌根治手术中吻合口的血运情况是影响吻合口愈合的重要因素。在直肠癌根治术后进行消化道重建时，远近端肠管的血运会发生改变，术中选择血管保留及判断肠管生机至关重要。肠管血运如何改变与术者手术操作、系膜血管解剖学因素密切相关。结直肠壁的血液供应直接来源于边缘血管弓，保留边缘血管弓完整通畅是决定肠管血供的关键。其中乙状结肠动脉最下支与直肠上动脉之间的Sudeck危险区是直肠癌根治术中尤其应注意的关键点。

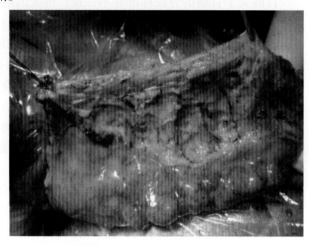

　　直肠上动脉"血管架桥"的技术要领：术中清扫肠系膜下动脉根部淋巴结时，采用肠系膜下动脉血管鞘内解剖方法在根部结扎，裸化直肠上动脉至与乙状结肠动脉最下支分叉处上方结扎直肠上动脉，以保留直肠上动脉及其所属血管分支与乙状结肠边缘弓之间的吻合支，达到用直肠上动脉"血管架桥"的目的，以保证吻合口近端肠管血供（图4-67）。直肠上动脉血管架桥技术在直肠癌根治术中是安全可行的，可有效解决消化道重建时系膜血管边缘弓不连续导致的吻合口血供障碍，对于肠管长，且血管系膜弓短的部分低位直肠癌患者，可增加保肛几率。

图4-67　直肠上动脉"血管架桥"展示

▶▶【超低位保肛术行保护性造口的利与弊】

　　在低位、超低位直肠吻合保肛手术中，吻合口漏是最严重的并发症之一。保护性造口术可通过临时的粪便转流，使直肠吻合口保持相对清洁，并降低肠管内压力来保护吻合口，降低吻合口漏的发生几率。然而，吻合口漏的决定因素主要包括吻合口的血运、张力、局部的感染情况以及全身的营养状态。保护性造口并不能从根本上改变这些影响因素。此外，保护性造口本身也可能出现各种并发症，如造瘘口回缩、造口疝、感染、坏死等。再者，保护性造口患者还需二次手术进行造口还纳，还纳仍然存在吻合口漏、肠梗阻、切口感染等并发症的风险，在一定程度上增加了患者的手术创伤以及医疗费用。

　　根据笔者经验，不建议对低位或超低位保肛患者，进行常规末段回肠或横结肠保护性造口，只有在患者存在术后吻合口漏的高危因素，如术前长期肠梗阻导致肠管水肿、营养状态极差、全身感染重、术前新辅助放疗导致肠管充血水肿较重等情况下可选择性进行保护性造口。同时，对于实施造口的患者，要定期给予扩肛或直肠灌洗，保持对肠道的刺激，避免出现因"用进废退"导致吻合口狭窄或局部瘢痕愈合造成肠管闭合的发生。

（王锡山　关 旭）

第五章 腹部无辅助切口经肛门取标本的腹腔镜下低位直肠癌根治术

（CRC-NOSES I式 C法，Park法）

▷【前言】

低位直肠癌由于解剖位置特殊使保肛手术增加了难度。目前直肠癌多采用双吻合器吻合，增加了保肛的机会，但由于吻合器尺寸的限制，对骨盆狭窄及肥胖患者，闭合器很难在盆底肌平面切断闭合直肠。Parks 于 1982 年提出了经腹直肠癌切除术，经肛门结肠肛管吻合的术式，后经许多学者引用证实了该术式在不影响长期疗效的前提下，为更多的直肠癌患者提供了保肛机会，且弥补了双吻合器在低位直肠癌保肛术中的不足。NOSES I式 C法，即腹部无辅助切口经肛门切断拉出标本、乙状结肠肛管单层吻合的腹腔镜下超低位直肠癌根治术，既是对传统 Parks 术的升华，也是对低位直肠 NOSES 理论体系的完善。该术式特点鲜明：①在保证直肠癌根治的前提下，充分发挥了 NOSES 术微创的优势，术后损伤小、疼痛轻、恢复快；②经肛门切断拉出标本、乙状结肠肛管手工单层吻合，可吸收线缝合两端，因可吸收线组织相容性好，减少了吻合钉与组织相容性不良的弊端，减轻了吻合口炎症反应，减少吻合口狭窄的可能。③该术式最大限度保护肛管内外括约肌，保留肛门功能，充分保证了术后的控便功能。

第一节 适应证与禁忌证

▷【适应证】（图 5-1~ 图 5-3）

1. 低位直肠癌或良性肿瘤；
2. 肿瘤侵犯肠管大于 1/2 周，标本无法经肛门外翻取出者；
3. 隆起型肿瘤，肿瘤环周径小于 3cm；
4. 肿瘤下缘距齿状线 2~3cm 为宜。

▷【禁忌证】

1. 肿瘤局部浸润较重者；
2. 肿瘤环周径大于 3cm，经肛门拖出困难者；
3. 黏液腺癌或印戒细胞癌，且术中无法明确下切缘状况；
4. 过于肥胖者（BMI>35kg/m²）。

图 5-1　适用 I 式的肿瘤位置示意图

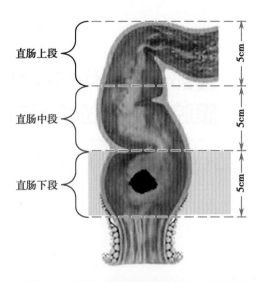

图 5-2　肠镜：肿瘤距肛门 3~5cm，溃疡隆起型，最大径为 2.5cm

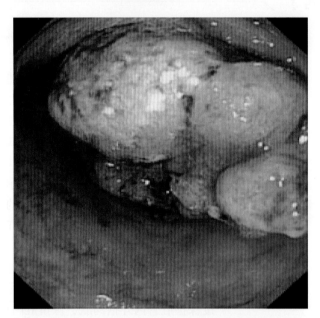

图 5-3　直肠 MRI：女性，T3，肿瘤距齿状线 2.0cm，最大径 2.8cm

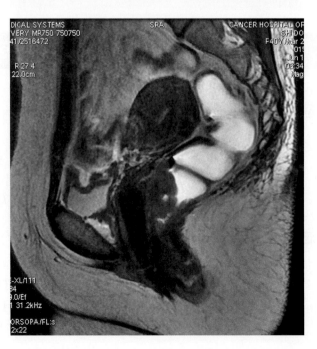

第二节　麻醉、体位、戳卡位置与术者站位

▶【麻醉方式】

全身麻醉或全身联合硬膜外麻醉。

▶【手术体位】

患者取功能截石位，右侧大腿需稍平一些，有利于术者操作（图 5-4）。

图 5-4　患者体位

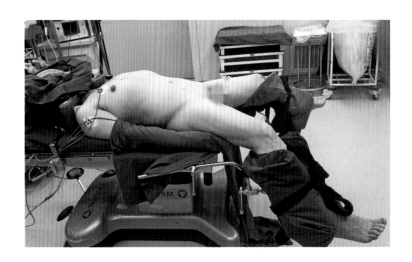

▶【戳卡位置】

1. 腹腔镜镜头戳卡孔（10mm 戳卡）　脐窗内；

2. 术者主操作孔（12mm 戳卡）　右侧髂前上棘与脐连线中外 1/3 偏下位置为宜，使得低位直肠深部操作容易一些，尤其在低位直肠壁裸化时，可形成垂直角度横断直肠系膜；

3. 术者辅助操作孔（5mm 戳卡）　位于脐右侧 10cm 左右，这样在直肠深部操作时，可减少与腹腔镜镜头的干扰；

4. 助手辅助操作孔（5mm 戳卡）　位于脐与左髂前上棘连线中外 1/3 处为宜，主要起到提拉作用，同时，靠外侧便于放置引流管；

5. 助手主操作孔（5mm 戳卡）　脐水平左上方，靠内侧腹直肌外缘为宜（图 5-5）。

图 5-5 戳卡位置（五孔法）

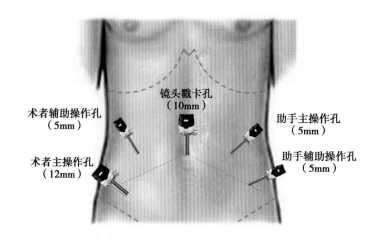

镜头戳卡孔
（10mm）

术者辅助操作孔
（5mm）

助手主操作孔
（5mm）

助手辅助操作孔
（5mm）

术者主操作孔
（12mm）

>> 【术者站位】 >

腹部操作：术者站位于患者右侧，助手站位于患者左侧，扶镜手站位于术者同侧；会阴部操作：术者位于患者两腿之间，助手分别位于患者左侧和右侧（图 5-6）。

图 5-6a 术者站位（腹部操作）

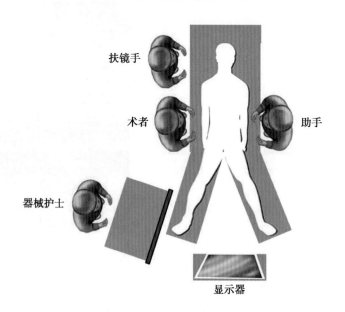

扶镜手

术者

助手

器械护士

显示器

图 5-6b 术者站位（会阴部操作）

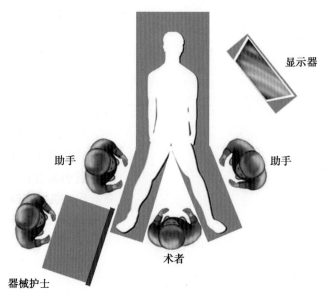

显示器

助手

助手

术者

器械护士

【特殊手术器械】

超声刀、针式电刀、肛门牵开器。

第三节　手术操作步骤、技巧与要点

【探查与手术方案的制订】

在详细的术前检查和术前方案评估的基础上，探查分三步：

1. **常规探查**　进镜至腹腔，观察肝脏、胆囊、胃、脾脏、结肠、小肠、大网膜和盆腔有无肿瘤种植（图 5-7）。

2. **肿瘤探查**　此术式适用于低位直肠癌，肿瘤位于腹膜返折以下，术者可通过肛诊判断肿瘤的位置、大小，并判断进行该手术可能性的大小。

3. **解剖结构的判定**　判定乙状结肠及其系膜长度及系膜肥厚程度，是否合适经肛门拉出体外。

图 5-7　探查盆腔

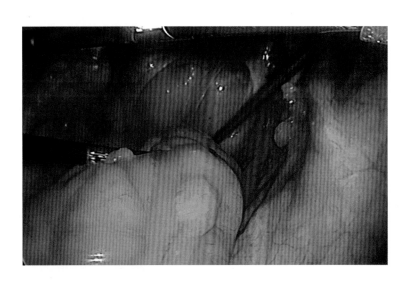

【解剖与分离】

1. **第一刀切入点**　术者用超声刀在骶骨岬下方直肠系膜薄弱处行第一刀切割，刀头热量产生汽化，沿直肠系膜骶前间隙扩散（图 5-9）。用刀头上下拨动，可见白色骶前筋膜，表明此间隙正确（图 5-10）。用超声刀上下扩展空间，有时可见下腹下神经走行（图 5-11）。

图 5-8　助手提起肠系膜充分暴露术野

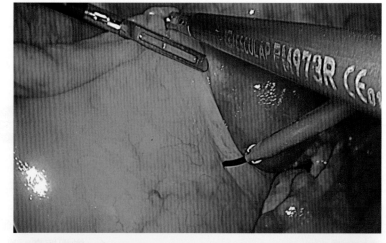

图 5-9　第一刀切入点

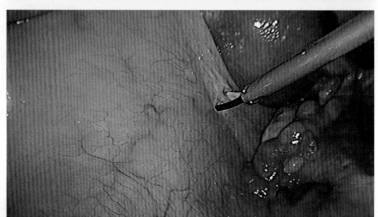

图 5-10　进入 Toldts 间隙

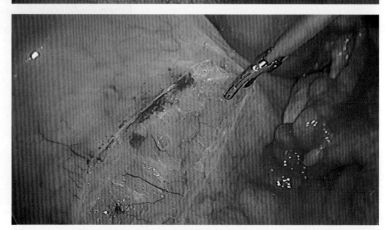

图 5-11　显露下腹下神经

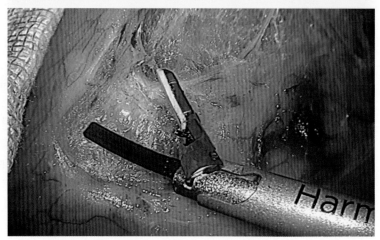

2. 肠系膜下动、静脉根部的游离与离断　术者用左手持钳沿直肠上动脉及肠系膜下动脉走行将系膜挑起，形成一定张力。右手持超声刀，沿 Toldts 间隙向系膜根部及左侧、外侧进行游离（图 5-12），游离过程中注意保护输尿管及生殖血管。超声刀在肠系膜下动脉根部预切线逐层分离，清扫血管根部淋巴结（图 5-13）。在此处血管的裸化不宜过长，够结扎即可（图 5-14）。结扎并切断肠系膜下动脉（图 5-15）。而后继续向外侧游离，可发现肠系膜下静脉，充分显露静脉后，将其结扎并切断（图 5-16、图 5-17）。

图 5-12　向肠系膜下动脉根部游离

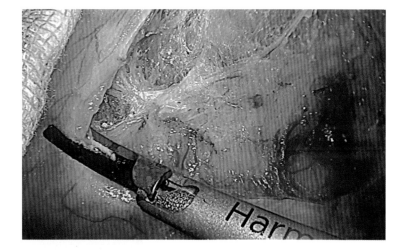

操作技巧

　　游离过程中，要尽量使超声刀工作面在上方，在视野下进行操作可以防止出现副损伤。

图 5-13　清扫肠系膜下动脉根部淋巴结

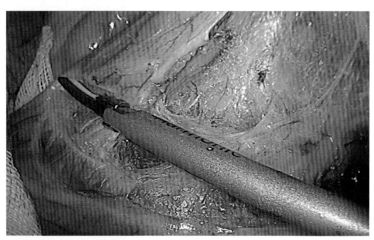

图 5-14　裸化肠系膜下动脉

操作技巧

　　肠系膜下动脉、静脉应分开结扎。如遇到肠系膜动脉静脉伴行紧密，也可将其一起结扎切断。

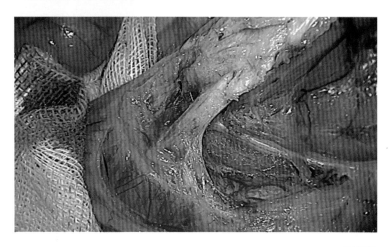

图 5-15　结扎切断肠系膜下动脉

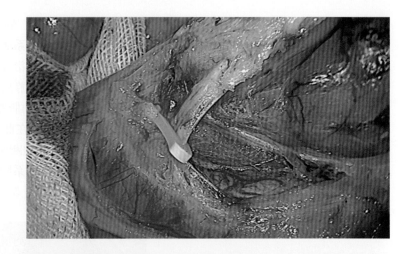

图 5-16　显露肠系膜下静脉

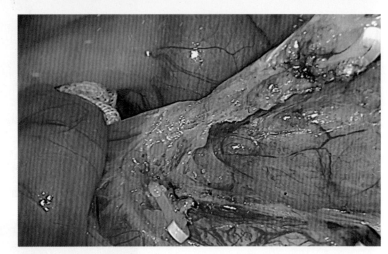

图 5-17　结扎切断肠系膜下静脉

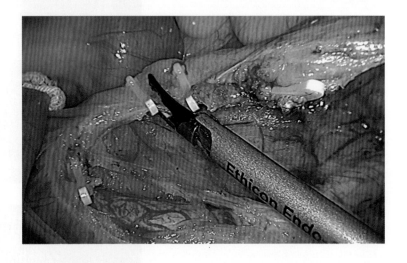

3. 乙状结肠系膜的游离　当肠系膜下动静脉离断后，可部分打开乙状结肠系膜无血管区。助手左手持钳提拉系膜，右手钳夹肠系膜下动静脉断端翻转。术者向下向外侧进一步分离乙状结肠系膜间隙至左髂总动脉分叉处（图5-18），注意保护输尿管及生殖血管（图5-19），放置一纱布条于此区域（图5-21）。沿此间隙继续向下游离直肠右侧壁及直肠后壁（图5-22）。

图 5-18　向下向外侧分离乙状结肠系膜

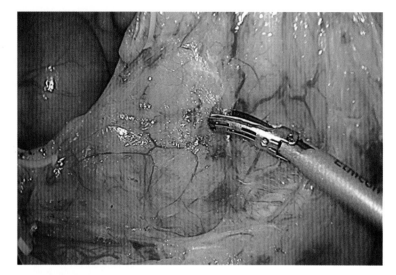

经验分享

　　乙状结肠系膜处血管弓不完全游离，避免术中牵拉误伤血管弓，影响血运导致手术失败。

图 5-19　显露和保护输尿管和生殖血管

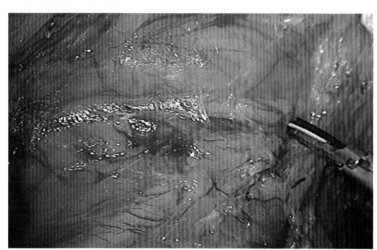

图 5-20　可用纱布钝性分离

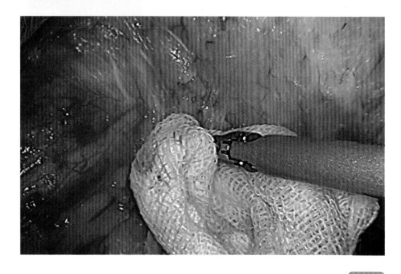

经验分享

　　在此处系膜游离过程中，术者可用超声刀夹持纱布，进行钝性剥离 Toldts 间隙（图5-20）。

图 5-21　小纱布置于系膜后方

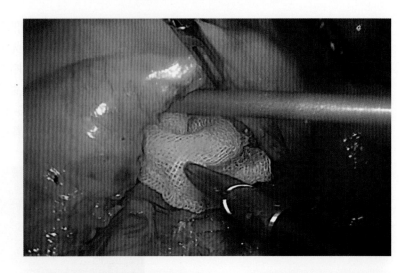

图 5-22　沿 Toldts 间隙向下方游离

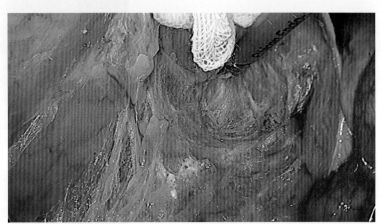

4. 直肠右侧壁及后壁的游离　寻找直肠右侧黄白交界线，沿此标志进行直肠右侧壁游离（图 5-23）。直肠右侧壁的游离需与直肠后壁游离相结合（图 5-24，图 5-25）。在腹膜返折处，从右侧切开腹膜返折，进行直肠前间隙的游离（图 5-26）。

图 5-23　直肠右侧壁游离

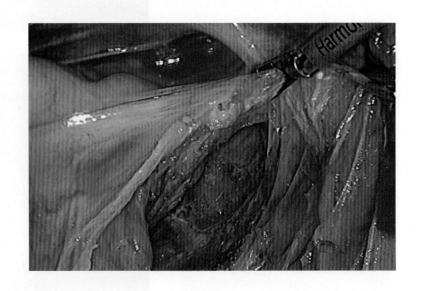

图 5-24　直肠后壁与右侧壁的游离相
　　　　　结合

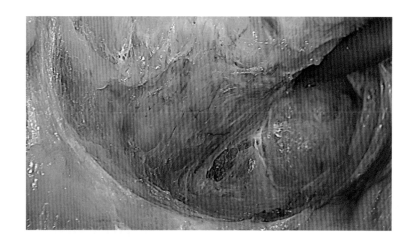

图 5-25　直肠后壁的游离

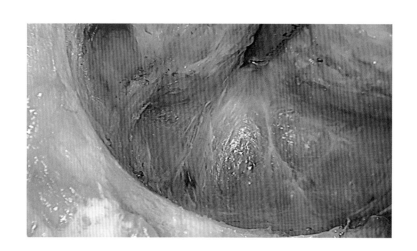

经验分享

　　根据本术式的操作特点，直肠远端需要游离至肛提肌裂孔，直至齿状线水平。

图 5-26　切开腹膜返折右侧

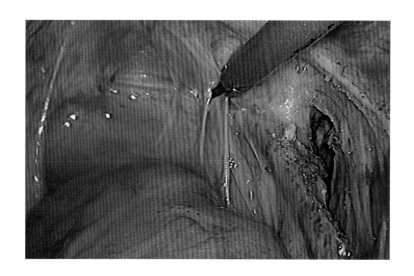

5.乙状结肠及直肠左侧壁与前壁游离　切断乙状结肠粘连带，沿 Toldts 筋膜向内侧游离，可发现置于系膜后方的纱布（图 5-27），打开系膜向上、向下充分游离（图 5-28、图 5-29）。向下方游离直肠左侧至腹膜返折处与右侧会师（图 5-30）。直肠前壁游离时，要注意显露并保护双侧精囊（男性患者）或阴道后壁（女性患者）（图 5-31，图 5-32）。同时，进一步分别裸化直肠肠壁，直至齿状线水平（图 3-33）。

图 5-27　打开乙状结肠左侧腹膜

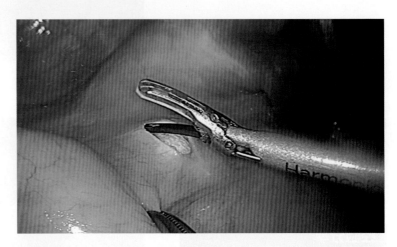

图 5-28　于乙状结肠外侧向上游离

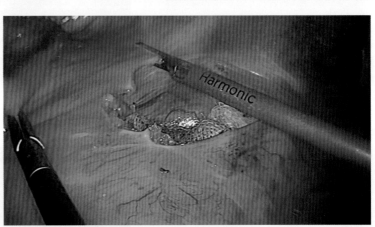

图 5-29　向下游离直肠左侧壁

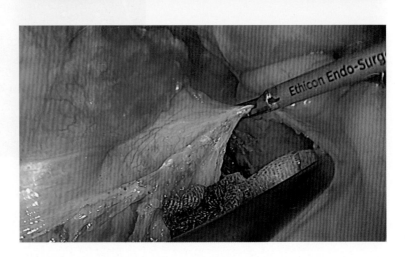

图 5-30 切开腹膜返折左侧

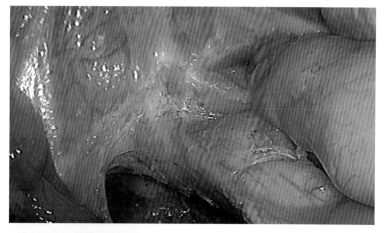

图 5-31 向下游离直肠前壁

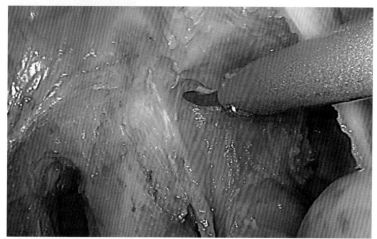

图 5-32 直肠前壁游离时防止损伤阴道后壁

经验分享

对于女性患者，直肠前壁游离时，助手可行阴道诊进行指示，防止阴道后壁损伤。（图 5-32）。

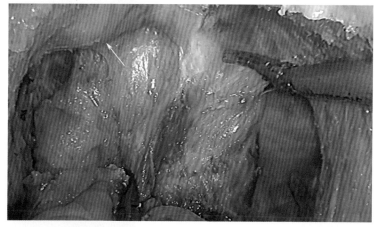

图 5-33 裸化肿瘤下方肠管

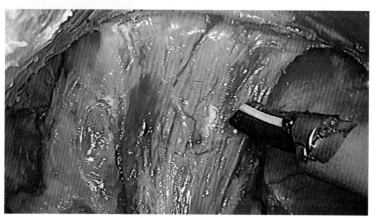

资源五　乙状结肠系膜裁剪

6. 乙状结肠系膜的裁剪　将乙状结肠翻向左侧，在系膜下方垫一纱布条（图 5-34）。目测或测试需要游离的乙状结肠系膜范围，乙状结肠系膜裁剪预留长一些，使标本容易经肛门拉出。确定吻合预定线。确定系膜裁剪范围后，向肠管预定线切割分离系膜（图 5-35），结扎切割 2~3 支乙状结肠动静脉（图 5-36）。乙状结肠肠管裸化 2cm 即可，不宜裸化过多（图 5-37）。

图 5-34　将纱布条垫在乙状结肠系膜下方

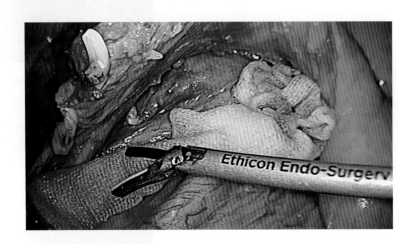

图 5-35　裁剪乙状结肠系膜

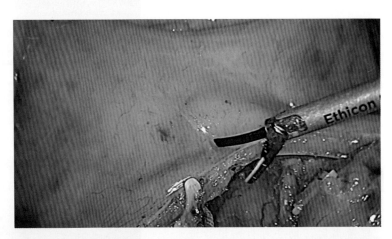

配合技巧

　　为了将乙状结肠系膜平面充分展开，助手可用两把无损伤钳将乙状结肠系膜提起，并向外牵拉外展。

图 5-36　结扎切断乙状结肠系膜血管

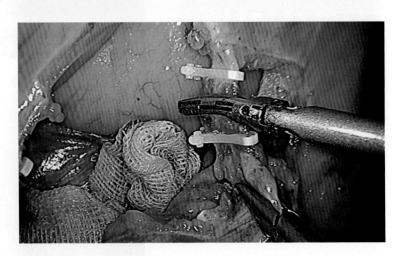

图 5-37　裸化乙状结肠肠壁

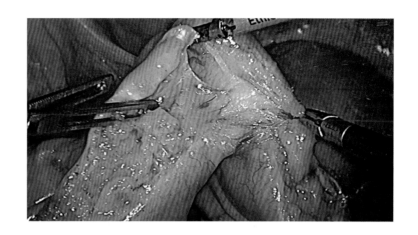

▶▶【标本切除与消化道重建】▶

资源六　经肛切断
直肠

1. **标本切除**　腹腔镜下将直肠充分游离后，于肿瘤上方预切定线处用直线切割闭合器将乙状结肠切断（图 5-38）。腹部操作结束后开始进行会阴部操作。应用肛门牵开器或膀胱拉钩完全展开肛门显露直肠，用碘附纱条对直肠肠腔进行充分消毒（图 5-39）。在齿状线上 0.5cm 切开直肠，电刀离断直肠全层（避免损失内括约肌）（图 5-40）。在切断直肠肠壁过程中，可以直视下判断下切缘位置，并保证下切缘的安全性（图 5-41）。经肛门拉出近端肠管及肠系膜（图 5-42），切除标本送检术后病理。

图 5-38　于肿瘤上方预切定线处切断乙
状结肠

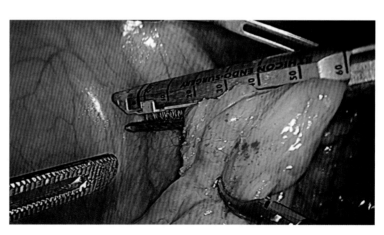

图 5-39　碘附纱条消毒直肠肠腔

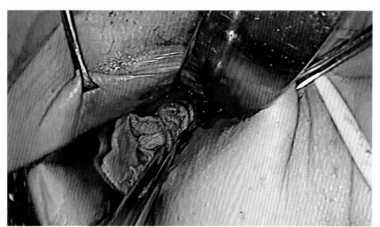

图 5-40　在齿状线上方切开直肠肠壁

图 5-41　直视下判断下切缘位置

图 5-42　经肛门将直肠拉出体外

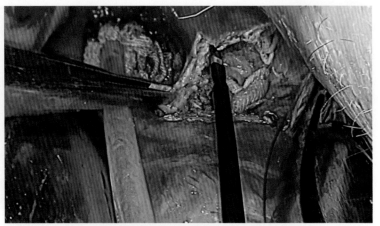

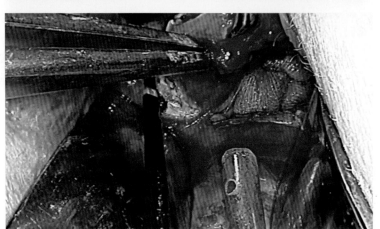

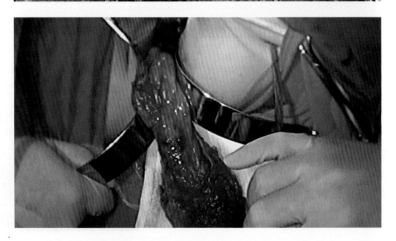

　　2. 消化道重建　碘附生理盐水冲洗盆腔，探查无出血后开始进行消化道重建，行乙状结肠肛管手工单层吻合。分别于肛管的 3、6、9、12 点方向全层缝入预留线（**图 5-43**），将预留线向四个方向展开备用（**图 5-44**）。经肛门置入卵圆钳，在腹腔镜下将乙状结肠拉出肛门外，仔细检查系膜方向无扭转后，在肛门外将乙状结肠残端打开，吻合备用。通过肛管处 4 根预留线分别将乙状结肠全层缝合，将乙状结肠缓慢退回肛管后，将预留线打结固定。再分别将相邻的两根固定线提起，在两针之间再全层缝合 2~3 针进行加固（**图 5-45**）。4 个象限全部缝合结束后，检查吻合缝线疏密程度、吻合口是否通畅、有无出血，完成乙状结肠肛管端 - 端单层手工吻合（**图 5-46**）。

图 5-43　将预留线全层缝合至肛管残端

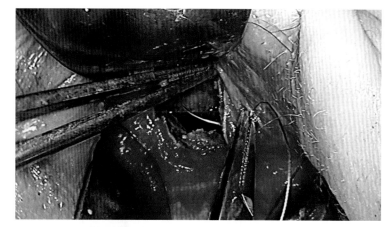

图 5-44　于 3 点、6 点、9 点、12 点
　　　　　方向在远端肛管缝合四针

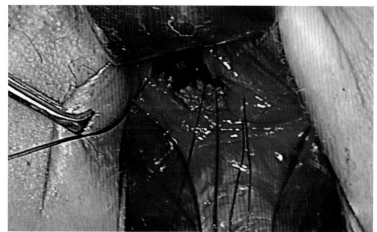

图 5-45　逐针加固缝合吻合口

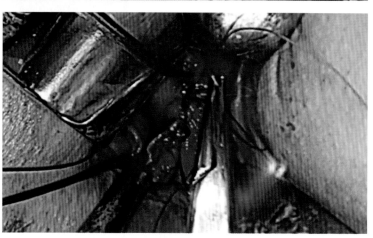

图 5-46　检查吻合口完整性

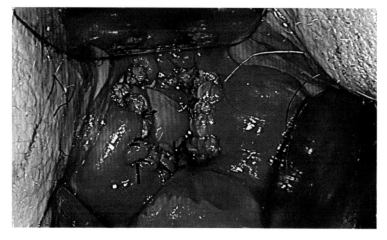

▶▶【术后腹壁及标本照片】（图 5-47、图 5-48）

图 5-47　术后腹壁照片

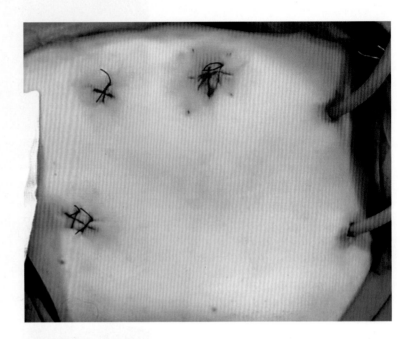

图 5-48　标本展示

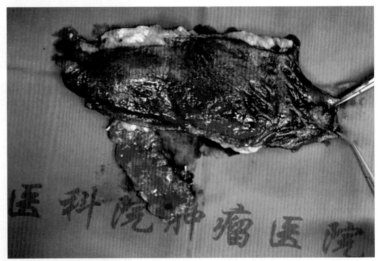

（王锡山　关　旭）

第四节　手术相关要点、难点、热点剖析

▶【术式的适应证的选择及注意事项】

目前，低位直肠癌保肛术一直是外科领域关注的热点和难点，什么样的患者适合保肛，采用什么技术保肛，出现并发症如何处理等一系列问题仍然缺少定论。Parks 提出了经腹直肠癌切除，经肛门结肠肛管吻合术。该术式的主要操作步骤是在腹腔镜下游离直肠系膜至肛管上缘，在肛管上缘用超声刀将直肠标本横断，在会阴部，术者经肛门将齿状线以上的直肠黏膜切除，将结肠经肛门拉出至体外，再将结肠断端和齿状线处进行手工间断缝合，又称结肠肛管手工吻合术。

自该术式提出以来，越来越多的实践证实 Parks 术可以在不影响肿瘤根治的前提下，最大程度保留肛门的功能。Parks 术主要适合于肿瘤下缘距肛门 5~6cm 的低位直肠癌，尤其是骨盆狭小的男性患者或肥胖患者，无法应用双吻合器进行吻合，只能经肛门进行手工缝合。当然，肿瘤部位也不是唯一衡量是否可以进行该术式的标准，肿瘤分化程度好（中、高分化腺癌），局部侵润深度较浅（T1 或 T2 期）。此外，患者需要有强烈的保肛意愿，患者术前肛门功能良好。医生需要在术前充分告知患者，术后可能出现肛门控便功能异常及排便习惯改变等情况。在术中，笔者也建议常规行下切缘术中病理检查，这不只是确保肿瘤的根治切除，也是对医生自身的一种保护。

Parks 术目前主要面临的并发症包括两个，即吻合口漏和大便失禁。对于吻合口漏发生的几个高危因素来说，Parks 术需要特殊强调的就是吻合口张力问题。由于直肠及系膜已完全被切除，使吻合口的结肠在盆腔处于半空状态，当其受到重力作用及肠管的蠕动张力后，将增加吻合口张力，容易引起吻合口漏的发生。因此，笔者建议在行结肠肛门吻合前，必须确保肠管吻合口无张力，必要时可以游离结肠脾曲。此外，大便失禁也是 Parks 术后短期内患者面临的另一个问题。有研究报道术后大便失禁发生率与残留直肠的长度有关，残留直肠长度小于 0.5cm 者控便能力十分差。大于 1cm 者控便能力好。此外，术中暴力扩肛也可能损伤肛门括约肌，导致患者术后控便能力差。对于便失禁患者，可通过调整饮食，如少渣饮食或肠内营养等、加之皮肤外涂锌氧糊保护剂，半年左右基本可以恢复至正常。

该术式在低位直肠癌保肛手术中还是具有很大优势的。与传统开腹手术相比，腹腔镜下的操作可以将直肠游离至尽可能低的水平，很大程度上也降低了 Parks 手术的难度。此外，腹腔镜下清晰的术野显露和精细的操作游离，更加有利于盆腔自主神经的保护，在保证肿瘤根治的前提下，使患者肛门括约肌控制力、排尿功能及性功能都能得到最大程度的保护。

▶【4 点缝合定位吻合法】

行乙状结肠肛管手工吻合时，由于肛管操作空间狭小以及结肠和肛管口径不一，往往容易导致缝合定位不准，缝针间距不均匀。4 点缝合定位吻合法可有效解决这一技术难点。首先，在肛管残端 3、6、9、12 点四个方向上将缝线固定，进行定位。然后将乙状结肠拉出肛门外，调整好方向后，在直视下对应乙状结肠残端 3、6、9、12 点方向进行全层缝合，缝合后将乙状结肠缓慢退回肛管内。该操作可以保证结肠与肛管两断端的口径对应，缝合针距一致。4 点定位缝合后，在每相邻的两针之间分别进行均匀加针缝合，完成乙状结肠肛管端 – 端单层手工吻合。4 个象限全部缝合结束后，检查吻合缝线疏密程度、吻合口是否通畅、有无出血。

（王锡山　关　旭）

第六章 腹部无辅助切口经肛门括约肌间切除标本的腹腔镜下超低位直肠癌根治术

（CRC-NOSES I 式 D 法，ISR 法）

▶【前言】

NOSES I 式 D 法主要适用于肿瘤较小的低位、超低位直肠癌患者。与常规腹腔镜直肠癌根治术一样，腹腔镜下操作需要严格遵循 TME 原则，在正确的间隙进行解剖和游离，盆底游离应更加充分以便经会阴在内外括约肌间隙操作，这也是该手术准确完成的关键。NOSES I 式 D 法的操作特点表现在腹腔镜下充分游离之后，在肛管内经内外括约肌间逆行离断肠管，并将标本经自然腔道取出，再将近端乙状结肠与肛管进行吻合。NOSES I 式操作方式的特点：①腹腔内切割闭合乙状结肠预切线；②盆底直肠系膜充分游离至内外括约肌间沟；③会阴处准确寻找内外括约肌间隙入路。该术式对术者和助手在盆腔狭小空间的超低位操作配合默契程度要求很高，同时对无菌和无瘤操作要求严格。NOSES I 式 D 法既能保证肿瘤偏小的低位、超低位直肠癌患者的根治效果，又能最大限度保留肛门功能，同时还减少了腹壁的辅助切口，因此该术式完全符合功能外科和微创外科的要求。

第一节 适应证与禁忌证

▶【适应证】（图 6-1~ 图 6-3）

1. 低位、超低位直肠癌；
2. 浸润溃疡型肿瘤，活动性良好；
3. 隆起型肿瘤，肿瘤厚度小于 2cm；
4. 局部侵犯深度为 T1 或 T2；
5. 病理类型为高、中分化腺癌。

▶【禁忌证】

1. 肿瘤下缘位于齿状线至齿状线上 3cm 以内；
2. 肿瘤厚度大于 3cm；
3. 直肠癌侵犯深度达 T3；
4. 低分化或黏液腺癌，术中无法行快速冷冻病理确定下切缘状况者；
5. 过于肥胖者。

图 6-1　适用Ⅰ式的肿瘤位置示意图

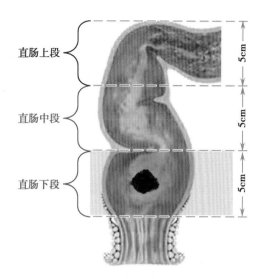

图 6-2　肠镜：肿瘤距肛门 2~4cm，隆
　　　　起型，最大径为 2cm

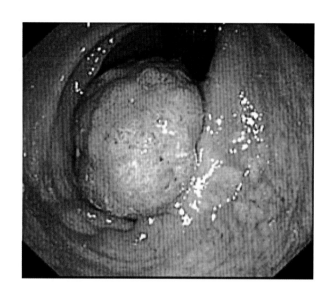

图 6-3　直肠 MRI：男性，T2，距齿状
　　　　线 1.5cm，最大径 2.5cm

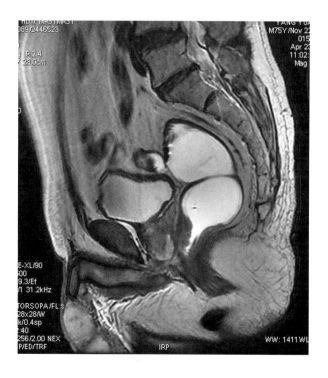

第二节　麻醉、体位、戳卡位置与术者站位

▶▷【麻醉方式】

全身麻醉或全身联合硬膜外麻醉。

▶▷【手术体位】

选择功能截石位，右侧大腿应低平，便于术者操作（图 6-4）。

图 6-4　患者体位

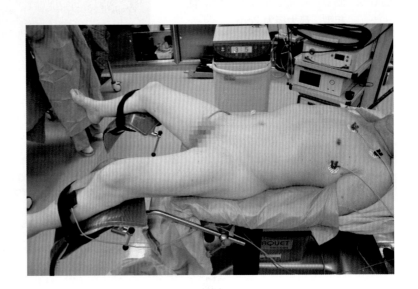

▶▷【戳卡位置】

1. 腹腔镜镜头戳卡孔（10mm 戳卡）　脐窗中；

2. 术者主操作孔（12mm 戳卡）　右侧髂前上棘与脐连线中外 1/3 偏下位置为宜，使得低位直肠深部操作容易一些，尤其在低位直肠壁裸化时，可形成垂直角度横断直肠系膜；

3. 术者辅助操作孔（5mm 戳卡）　位于脐右侧 10cm 左右，这样在直肠深部操作时，可减少与腹腔镜镜头的干扰；

4. 助手辅助操作孔（5mm 戳卡）　位于脐与左髂前上棘连线中外 1/3 处为宜，主要起到提拉作用，同时，靠外侧便于放置引流管；

5. 助手主操作孔（5mm 戳卡）　脐水平左上方，靠内侧腹直肌外缘为宜（图 6-5）。

图 6-5　戳卡位置（五孔法）

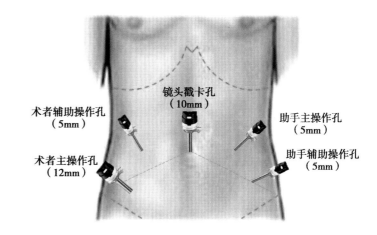

【术者站位】

腹部操作：术者站位于患者右侧，助手站位于患者左侧，扶镜手站位于术者同侧；会阴部操作：术者位于患者两腿之间，助手分别位于患者左侧和右侧（图 6-6）。

图 6-6a　术者站位（腹部操作）

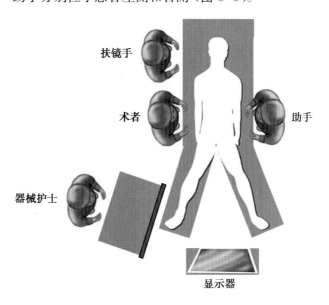

图 6-6b　术者站位（会阴部操作）

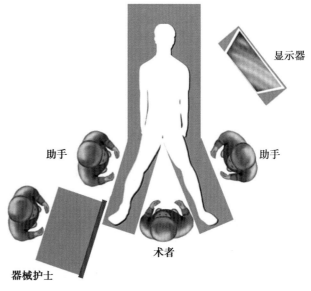

▶▶【特殊手术器械】＞

超声刀、针式电刀、肛门牵开器。

第三节　手术操作步骤、技巧与要点

▶▶【探查与手术方案的制订】＞

在详细的术前检查和术前方案评估的基础上，探查分三步：

1. **常规探查**　进镜按照肝脏、胆囊、胃、脾、大网膜、结肠、小肠、直肠和盆腔顺序逐一进行探查，判断有无种植转移及其他可疑病灶（**图 6-7，图 6-8**）。

图 6-7　探查肝右叶

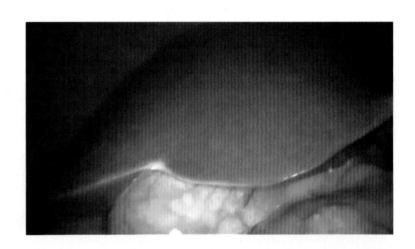

图 6-8　探查肝左叶

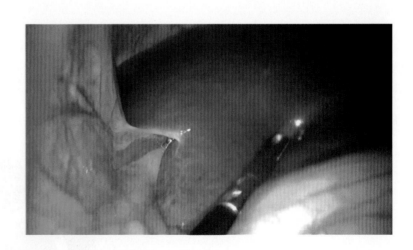

2.**肿瘤探查**　根据一般规律，腹腔镜下低位直肠肿瘤常无法探及，大多数肿瘤位于腹膜返折以下，术者可以用右手行直肠指诊，与左手操作钳进行会合，来判定肿瘤位置及大小，是否适合行该手术（图 6-9）。

图 6-9　肿瘤探查

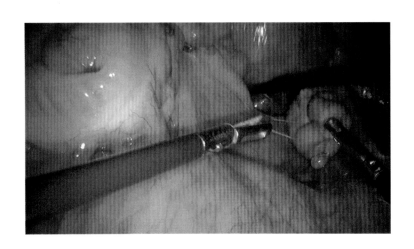

3.**解剖结构的判定**　判定乙状结肠长度及血管系膜弓的长度，判定直肠系膜肥厚程度，能否有足够长度的系膜拉出肛门外，最后确定手术方案（图 6-10）。

图 6-10　探查乙状结肠系膜

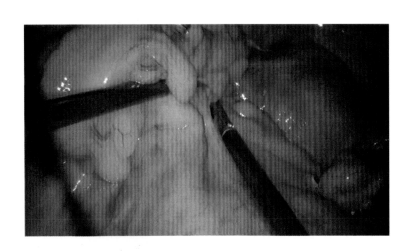

经验分享

该术式要求乙状结肠系膜长度足够，术者应术前应用结肠三维 CT 预判系膜及肠管长度，术中探查及时进一步判定系膜及肠管长度，游离系膜时应充分，保证肠管可经肛拉出体外并完成吻合。

▶▶【解剖与分离】

1. 第一刀切入点　患者头低足高体位，并用1/2纱布条将小肠挡于上腹部，能显露整个盆腔及肠系膜下动静脉根部。助手左手钳提起直肠前壁向腹壁方向牵拉，使直肠在盆腔展示完整走行。同时，助手右手钳提起肠系膜下动静脉处，使整个肠系膜下动静脉根部至直肠及盆底腹膜返折处清晰进入视野（图6-11），选择在骶骨岬下方3~5cm，尤其是肥胖患者，往往有一菲薄处（图6-12），用超声刀从此处开始游离。切开后刀头汽化产生热量，并沿着骶前间隙走行，用刀头上下推动，可见白色蜂窝状组织间隙，此为正确的游离间隙（图6-13）。

图6-11　充分暴露肠管，判定系膜根部

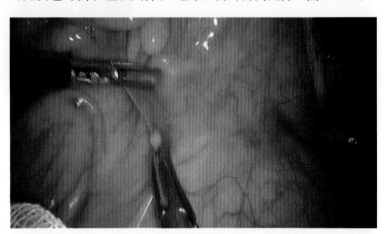

图6-12　第一刀切入点

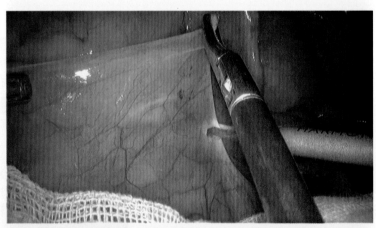

操作技巧

助手垂直提拉直肠系膜使系膜Toldts间隙充分拉开，沿骶骨岬稍上方薄弱处进入，可准确进入间隙。

图6-13　进入Toldts间隙

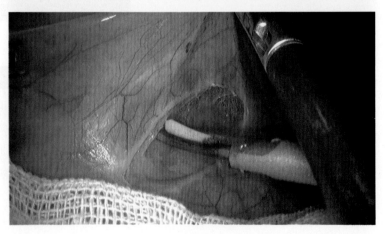

2. 肠系膜下动、静脉游离与离断　沿此间隙上下分离（图 6-14），直肠系膜能提起一定的空间，就开始向肠系膜下动静脉根部游离。同时，向左侧沿此 Toldts 筋膜上下扩大空间，也用小纱布钝性分离。分离过程中应注意分辨下腹下神经的走行并注意保护（图 6-15）。肠系膜下动脉根部毗邻关系清晰，遂用超声刀分离清扫根部脂肪结缔组织，勿用超声刀上下剥离，而应选定切除线，由近及远整块分离（图 6-16），血管根部不宜裸化过长，够结扎即可，分别结扎肠系膜下动静脉（图 6-17、图 6-18）。可见游离系膜表面光滑、平整、干净，清晰可见左侧输尿管走行及蠕动（图 6-19）。将小纱布垫于肠系膜下动静脉后方（图 6-20）。

图 6-14　沿 Toldts 间隙向下方游离

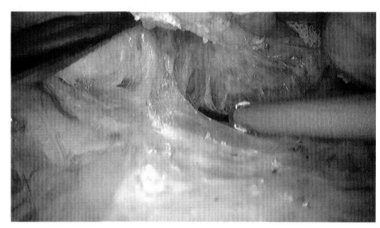

图 6-15　显露下腹下神经主干并保护

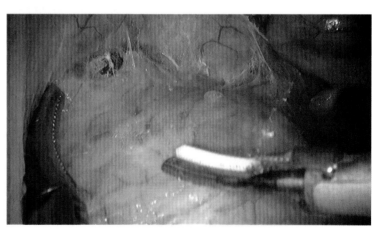

图 6-16　游离肠系膜下动脉根部

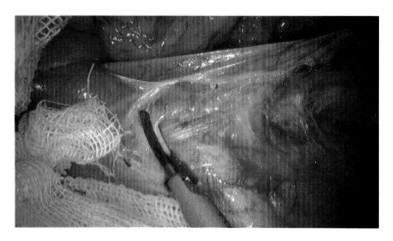

图 6-17　结扎肠系膜下动脉

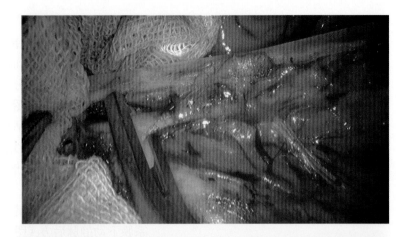

图 6-18　结扎切断肠系膜下静脉

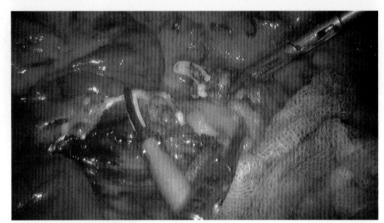

图 6-19　显露并保护输尿管

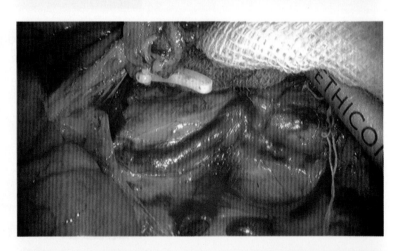

操作技巧

　　可用纱布钝性分离显露输尿管，注意输尿管表面的滋养血管。输尿管自身蠕动有助于识别输尿管。

图 6-20　系膜下方垫一纱布条

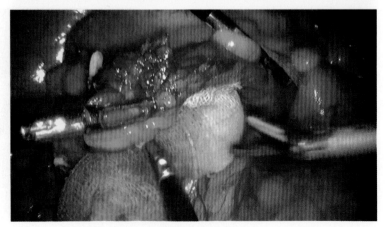

3. 直肠系膜的游离　术者沿着 Toldts 筋膜进一步向外向下分离乙状结肠系膜至髂总动脉分叉处（**图 6-21**）。沿骶前间隙分离（**图 6-22**），可见下腹下神经，在其分叉处向左右分离，在神经表面用超声刀匀速推行分离。在骶前分离一定沿着正确的间隙，过深伤及骶前静脉导致出血，过浅导致直肠系膜切除不完整。沿骶前间隙向下、向左右游离，可见 3~5 支左右下腹下盆丛神经（**图 6-23**），向下至尾骨水平（**图 6-24**）。两侧可见肛提肌（**图 6-25**）。

图 6-21　向左外侧游离乙状结肠系膜

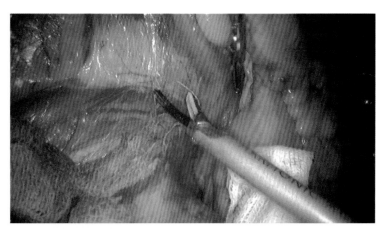

图 6-22　沿骶前间隙进行游离

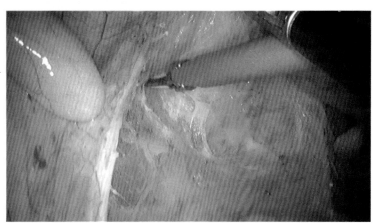

图 6-23　显露下腹下神经

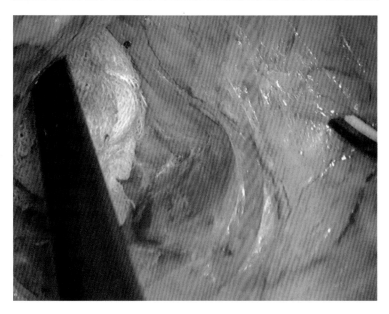

图 6-24　向下游离至尾骨水平

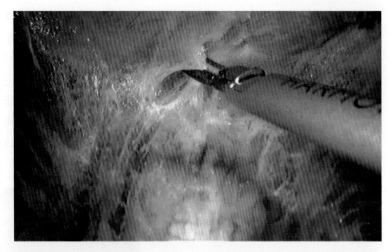

图 6-25　两侧肛提肌

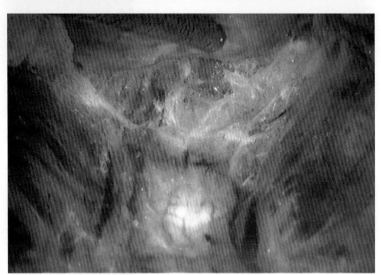

4. 直肠右侧壁的游离　如果骶前游离充分到位，右侧的分离容易进行，如同一层薄膜，助手左手提起膀胱底或用举宫器将子宫举起，右手提起直肠系膜，直肠系膜边界清楚可见（图 6-26）。用超声刀沿解剖界限分离至腹膜返折，并横行切开腹膜返折（图 6-27）。

图 6-26　游离直肠右侧系膜

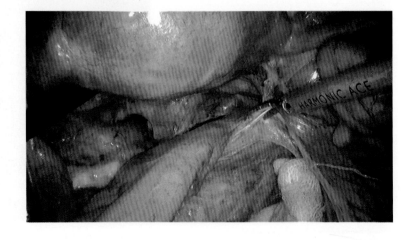

图 6-27　打开腹膜返折右侧

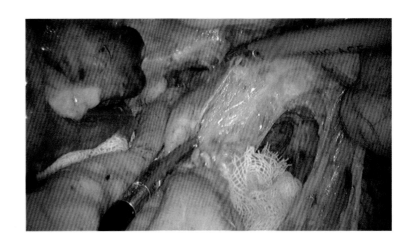

5. 乙状结肠及直肠左侧壁与前壁游离　乙状结肠外侧粘连带，不要提前松解，因它可起到牵拉作用，减少乙状结肠活动范围。此时，用超声刀分离，由外侧向内侧分离（图 6-28），注意生殖血管和输尿管。将乙状结肠翻向右侧，可见系膜后方的纱布条，按其指示打开系膜（图 6-29），也可以防止损伤输尿管等组织器官。向上方游离时，大多数病例不要游离结肠脾曲，向下方沿解剖边界游离腹膜返折处与右侧汇合（图 6-30）。

图 6-28　游离乙状结肠外侧粘连带

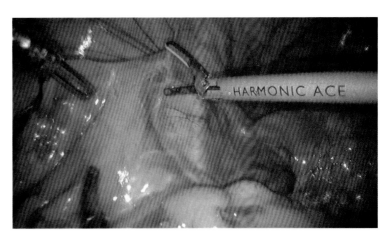

图 6-29　打开乙状结肠外侧系膜

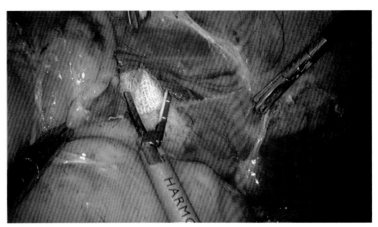

图 6-30　游离左侧直肠系膜至腹膜返折

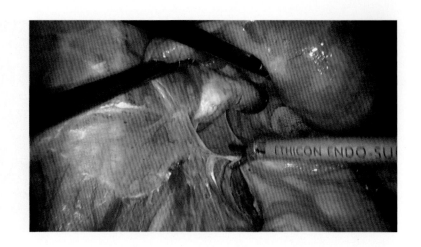

6. **肿瘤下方肠管的裸化**　沿着直肠前壁向下分离，显露阴道后壁并注意保护（**图 6-31**）。此时，助手做直肠指诊再次确认肿瘤位置，应越过肿瘤下缘之后力争游离达内外括约肌间沟。同时，分别进一步裸化直肠右侧肠壁（**图 6-32**）及左侧肠壁，分别至盆底最低点达内外括约肌间沟。

图 6-31　游离直肠前壁

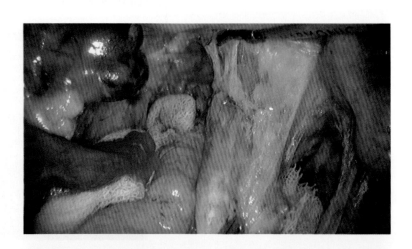

图 6-32　裸化直肠右侧肠壁

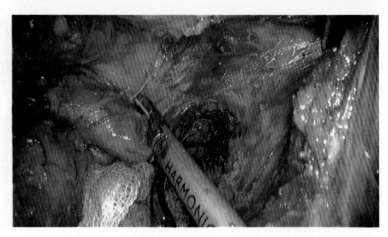

7. **乙状结肠系膜裁剪** 将乙状结肠向左侧在系膜后方垫入纱布（图 6-33），目测裁剪范围，确定吻合预定线。将系膜提起可见直肠上动静脉走行，用超声刀分离并游离出乙状结肠动静脉，保留侧上血管夹（图 6-34），切除侧无需血管夹，超声刀离断即可，目的使标本翻出时减少损伤。进一步向预切线游离，靠近肠壁时尽量不用血管夹，避免吻合时嵌入。超声刀游离至肠壁并尽量裸化肠管 2~3cm（图 6-35）。应用切割闭合器切割离断乙状结肠近端预切线处肠管（图 6-36），消毒后留置在左上腹以备吻合。

图 6-33 确定乙状结肠系膜裁剪范围

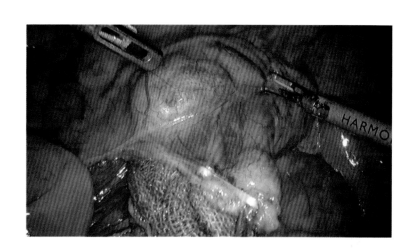

图 6-34 结扎乙状结肠系膜血管

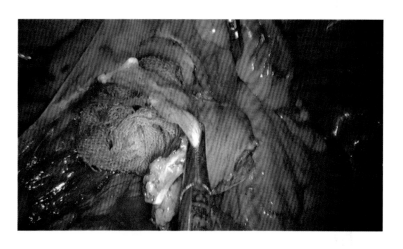

图 6-35 裸化乙状结肠系膜肠壁

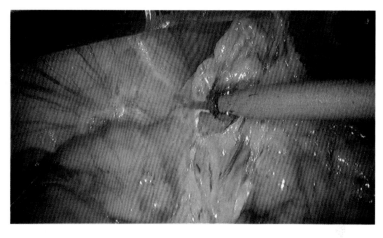

图 6-36　切割离断乙状结肠近端肠管

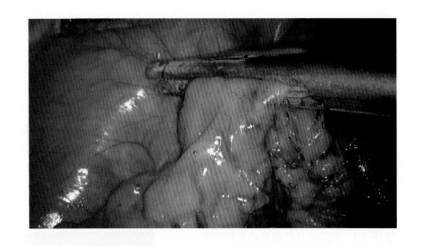

▶ 【经括约肌间标本切除与消化道重建】

1. **经肛标本切除**　将肛门充分展开，在肿瘤远端约 1~2cm 处确定下切缘，逐层切开黏膜（图 6-37）、黏膜下层至内括约肌层，环周切开，沿后壁向侧壁顺序在括约肌间隙向上游离至腹腔，最后再分离前壁（图 6-38、图 6-39）。将直肠及系膜经肛门拖出，确认切缘完整（图 6-40）。腹腔镜下置入卵圆钳，将近端乙状结肠拖出体外，过程中应注意系膜的方向，避免旋转，拉出过程操作轻柔，保护括约肌不受过多牵拉张力损伤。

图 6-37　经肛门逐层切开肠壁

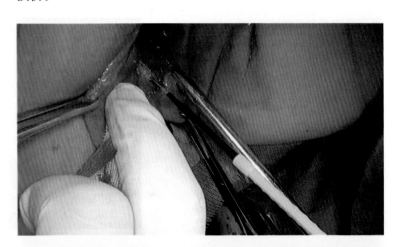

图 6-38　切开直肠侧壁

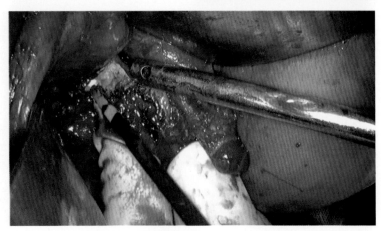

图 6-39　切开直肠前壁

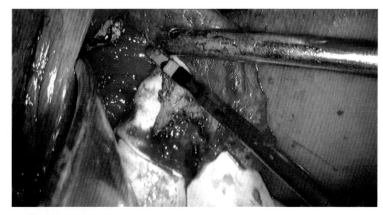

图 6-40　经肛门将标本拉出体外

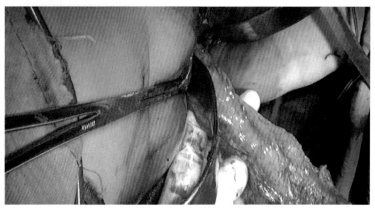

2. 消化道重建　环形修剪拉出体外的近端乙状结肠断端（图 6-41），将乙状结肠断端与肛管间断缝合，完成吻合（图 6-42）。检查吻合确切无出血，局部消毒（图 6-43）。腹腔内留置 1~2 枚引流至盆底，关闭 Trocar 孔。

图 6-41　打开乙状结肠断端

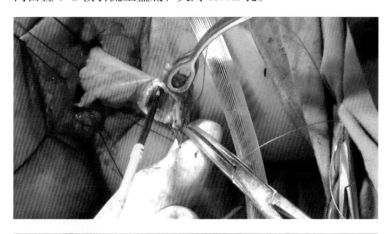

图 6-42　缝合乙状结肠断端与肛管

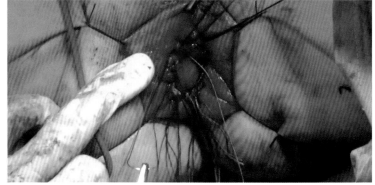

图 6-43　检查吻合口

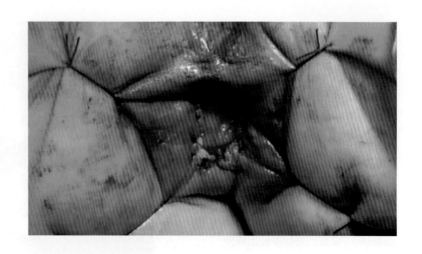

▶ 【术后腹壁及标本照片】（图 6-44、图 6-45）

图 6-44　术后腹壁照片

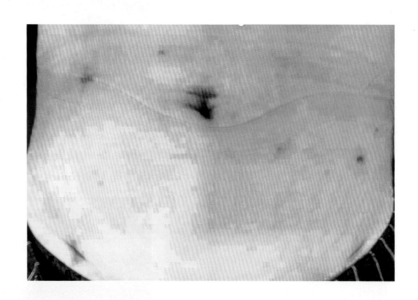

图 6-45　标本展示

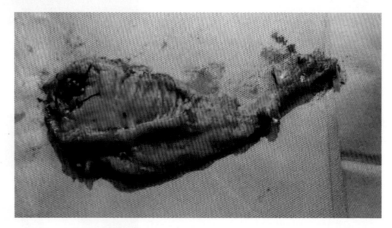

（王锡山　汤庆超）

第四节　手术相关要点、难点、热点剖析

▷▷【NOSES I式D法注意事项】

1. 主操作孔戳卡偏低一些，便于超低位直肠裸化时形成操作三角，尽量避免"筷子效应"。

2. 第一刀切入点可选择骶骨岬下方直肠系膜薄弱处，此处更容易进入操作平面（骶前间隙）。

3. 将小纱布垫于肠系膜下动脉根部后方，便于逐层解剖裸化肠系膜下动脉根部，如有意外出血，便于控制，同时可避免误伤其它组织结构。

4. 乙状结肠外侧束带最后打开，使其起到牵拉固定作用。

5. 直肠系膜的游离按照先后方，再两边，最后前方的顺序为佳。

6. 下腹下神经丛的保护，助手与术者牵拉适度形成操作平面，沿神经表面，盆壁曲线走行匀速推行，见到盆丛 3~5 支神经分支为最佳状态。

7. Denovilier 筋膜分离以适当张力，超声刀轻触自然分开为最佳状态，如非必要，精囊不宜过分裸化为宜。

8. 肿瘤下方肠管裸化及位置确定对于手术成功至关重要。术者右手行直肠指诊与左手操作钳会合确定。

9. 乙状结肠系膜裁剪以距吻合处距离略长为宜，以便拉出体外行吻合操作。

10. 体内体外腔道敞开时应注意无菌及无瘤技术。

11. 在直视下，应根据肿瘤大小、大体类型、分化程度来选择下切缘的位置。

12. 直肠系膜游离后壁时应越过直肠尾骨韧带，充分完成肛提肌裂孔边缘直肠末端的裸化。

13. 直肠系膜两侧的游离深度应至肛提肌裂口，沿直肠纵肌向下锐性分离至齿状线附近。

14. 从会阴部打开括约肌间隙时，应确认切缘，依次切开黏膜及黏膜下层至内括约肌，环形切开后，沿后壁侧壁切至腹腔，最后处理前壁为宜。

（王锡山　汤庆超）

第七章 腹部无辅助切口经肛门取标本的腹腔镜下低位直肠癌根治术

（CRC-NOSES I 式 E 法，Bacon 法）

▶ 【前言】

NOSES I 式 E 法主要适用于侵犯周径较大的低位直肠癌患者。与常规腹腔镜直肠癌根治术一样，NOSES I 式 E 法需严格遵循全直肠系膜切除（TME）的原则，手术切除范围与淋巴结清扫均无差异，其主要区别在于消化道重建与标本取出这两个环节。NOSES I 式 E 法的操作特点表现在经肛门切断直肠，将其拉至体外，在体外切除直肠肿瘤标本后，肛门外保留一段肠管，将肠管侧壁与肛周缝线固定，待 2~3 周后肛周基本愈合，将多余肠管切除，肛门成型。NOSES I 式 E 法操作方式特点：① 腔镜下将直肠按 TME 原则游离至括约肌内外间隙；② 会阴部操作，从括约肌间沟上方，肿瘤下方 1~2cm 处环形缝合闭合肛门；③环形切开直肠肠壁，并向上游离与腹腔游离平面会师；④将直肠自肛门口拖出，保留 3~5cm 正常肠管，在肿瘤上缘 5~7cm 处离断肠管；⑤ 2~3 周后肛门成型。因此，对术者和助手的操作技巧和配合默契程度提出很高要求。同时，对无菌操作和无瘤操作要求十分严格。NOSES I 式 E 法既能保证肿瘤根治效果，又能使低位保肛达到最大可能，从而满足部分患者保肛意愿，是符合功能外科要求的理想术式。

第一节 适应证与禁忌证

▶ 【适应证】（图 7-1~ 图 7-3）

1. 低位直肠癌或内镜下不能切除的良性肿瘤；
2. 肿瘤可以半周至环周生长，以扁平型为宜；
3. 肿瘤未侵及内外括约肌；
4. 经肛局部切除后需要补充根治切除，但器械无法吻合的低位肿瘤患者。

▶ 【禁忌证】

1. 肿瘤体积过大，无法经肛门拉出；
2. 乙状结肠及系膜长度无法满足经肛门拉出；

3. 直肠系膜过于肥厚无法经肛门拉出；

4. 过于肥胖者（BMI>30kg/m²）；

5. 直肠阴道瘘局部炎症较重者。

图 7-1　适用 I 式的肿瘤位置示意图

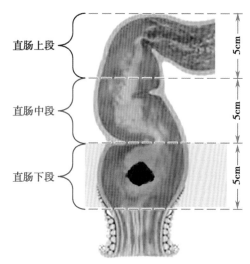

图 7-2　肠镜：肿瘤距肛门 2~4cm，隆起型，最大径为 3.0cm

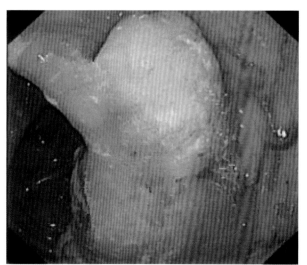

图 7-3　直肠 MRI：男性，T2，距齿状线 0.5cm，最大径 3.0cm

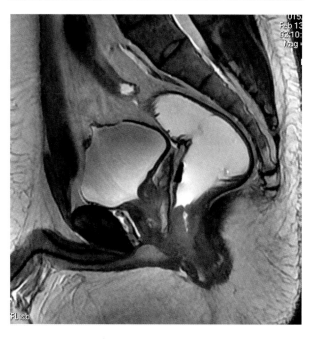

第二节　麻醉、体位、戳卡位置与术者站位

▶ 【麻醉方式】

全身麻醉或全身麻醉联合硬膜外麻醉。

▶ 【手术体位】

患者取改良截石位，头低右侧倾斜，右侧大腿需稍平一些，有利于术者操作（**图 7-4**）。

图 7-4　患者体位

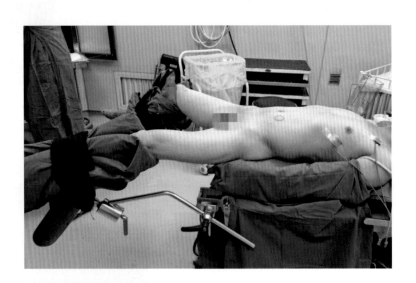

▶ 【戳卡位置】（图 7-5）

1. 腹腔镜镜头戳卡孔（10mm 戳卡）　脐窗中或脐上 2cm 以内范围；
2. 术者主操作孔（12mm 戳卡）　在脐与右侧髂前上棘中外 1/3 为宜（麦氏点）；
3. 术者辅助操作孔（5mm 戳卡）　在脐旁右旁正中线上 5cm；
4. 助手辅助操作孔（5mm 戳卡）　左髂前上棘与脐连线中外 1/3 处；
5. 助手主操作孔（5mm 戳卡）　脐水平左腹直肌外缘。

图 7-5　戳卡位置（五孔法）

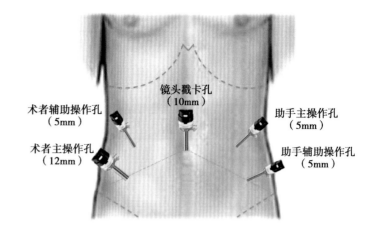

术者辅助操作孔
（5mm）

镜头戳卡孔
（10mm）

助手主操作孔
（5mm）

术者主操作孔
（12mm）

助手辅助操作孔
（5mm）

➤➤ 【术者站位】 ➤

　　腹部操作：术者站位于患者右侧，助手站位于患者左侧，扶镜手站位于术者同侧；会阴部操作：术者位于患者两腿之间，助手分别位于患者左侧和右侧（图 7-6）。

图 7-6a　术者站位（腹部操作）

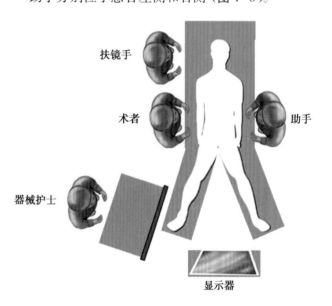

扶镜手

术者

助手

器械护士

显示器

图 7-6b　术者站位（会阴部操作）

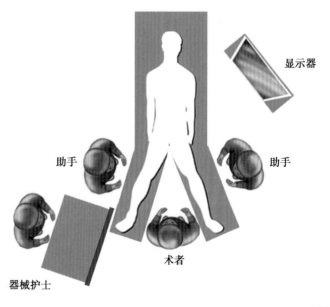

显示器

助手

助手

器械护士

术者

▶【特殊手术器械】

超声刀、针式电刀、肛门牵拉器。

第三节　手术操作步骤、技巧与要点

▶【探查与手术方案制订】

1. **常规探查**　腹腔镜探查的优点在于它是我们视觉的延伸，可以看到我们常规开腹手术看不到的地方，而缺点是没有触觉。所以应在详细术前检查的基础上，进镜观察肝脏、胆囊、胃、脾脏、大网膜、结肠、小肠及系膜表面和盆腔脏器有无种植转移（图 7-7）。

图 7-7　探查小肠

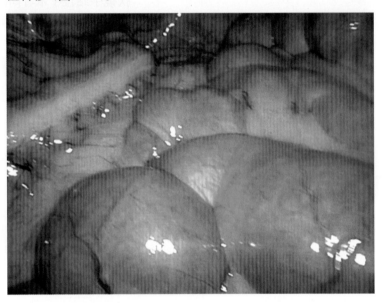

2. **肿瘤探查**　低位直肠肿瘤往往位于腹膜返折以下，术者可联合直肠指诊进行探查。如患者的肿瘤较小，术前也可应用示踪剂标记肿瘤，为腹腔镜下判断肿瘤位置提供依据（图 7-8）。

图 7-8　肿瘤探查

经验分享

　　腹膜返折以上肿瘤，不适合行该术式。

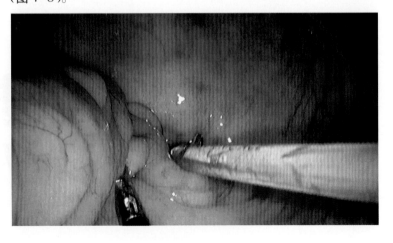

3. **解剖结构判定**　明确髂血管、肠系膜下动脉、肠系膜下静脉的位置（图 7-9）。判定乙状结肠及其系膜血管长度，判定中段直肠系膜肥厚程度，能否拉出肛门外（图 7-10）。

图 7-9　肠系膜下动静脉及髂血管位置

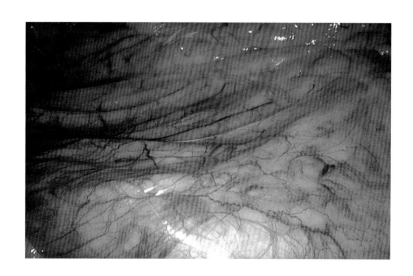

图 7-10　评估系膜长度

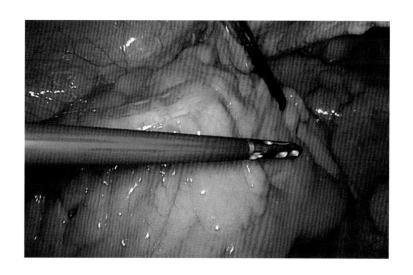

经验分享

　　该术式要求患者具有较长的乙状结肠；同时，术者需充分游离肠管，保证肠管可顺利经肛门拉出体外。

▶ 【解剖与分离】

1. 第一刀切入点 患者头低足高，左高右低体位，将小肠移至右上腹部，充分显露整个盆腔及肠系膜下动静脉根部，术者在骶骨岬下方 3~5cm 直肠系膜薄弱处切割第一刀（**图 7-11**）。

图 7-11 第一刀切入点

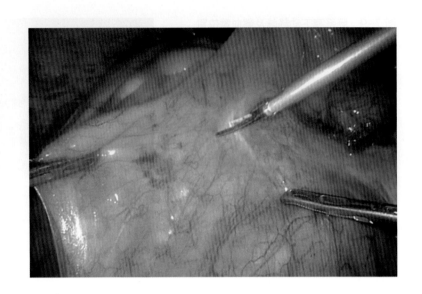

操作技巧

①超声刀热量可产生汽化，使系膜间隙分离。术者可沿骶前筋膜扩展，用刀头上下推动，可见白色蜂窝状组织，在此间隙分离一定范围，使系膜能提起，有一定空间；②助手提起上段直肠前壁和肠系膜下动脉根部，充分展示全盆腔及肠系膜下血管的全貌和走行。

2. 肠系膜下动静脉根部游离与离断 提起直肠系膜向肠系膜下动静脉根部方向及左侧系膜游离，沿此 Toldts 间隙上下游离扩展空间（**图 7-12**）。游离过程中可见左侧输尿管走行及蠕动，注意保护。用超声刀在根部预切线逐层分离裸化肠系膜下动静脉，充分裸化后进行结扎切断（**图 7-13~ 图 7-16**）。根据肿瘤位置、大小及肠系膜根部淋巴结情况，选择保留左结肠血管和结扎切断左结肠血管两种。

图 7-12 进入 Toldts 间隙

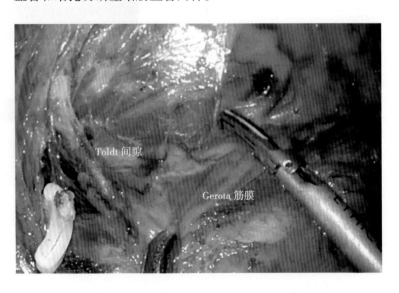

Toldt 间隙

Gerota 筋膜

操作技巧

游离过程中可用小纱布协助钝性分离，游离平面光滑、平整、干净即为正确的操作平面。

图 7-13　游离肠系膜下动脉根部

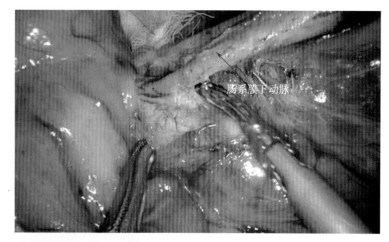

肠系膜下动脉

图 7-14　结扎肠系膜下动脉

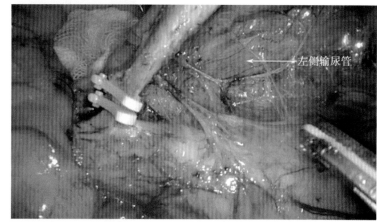

左侧输尿管

图 7-15　裸化肠系膜下静脉

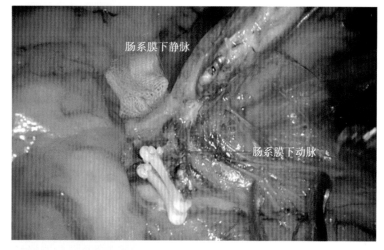

肠系膜下静脉

肠系膜下动脉

经验分享

①系膜根部淋巴结清扫应掌握整块切除技术；②血管裸化距离不应过长，够结扎即可。肠系膜下动静脉距离近时，可同时结扎动静脉，有间隙可分别结扎。

图 7-16　结扎切断肠系膜下静脉

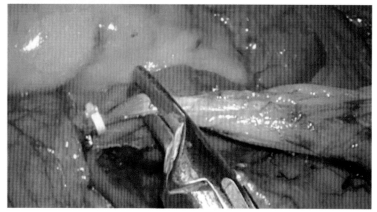

3. **直肠系膜的游离**　当肠系膜下动静脉离断后，可部分打开乙状结肠系膜无血管区（图 7-17），操作过程中需确认左侧输尿管和左侧生殖血管在系膜下方，并注意保护（图 7-18）。向下向外游离至左侧髂总动脉分叉处。沿骶前间隙向下方分离（图 7-19），可见下腹下神经走行，在分叉处沿神经表面用超声刀匀速推行分离（图 7-20）。向下游离范围与直肠左右侧游离范围相结合。

图 7-17　打开乙状结肠系膜无血管区

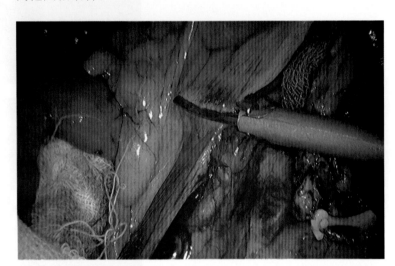

经验分享

　　此时乙状结肠系膜不宜过多游离，否则将导致乙状结肠活动度增大，影响盆腔暴露。

图 7-18　显露和保护输尿管和生殖血管

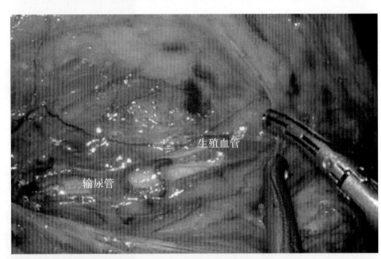

生殖血管

输尿管

图 7-19　沿骶前间隙向下游离直肠

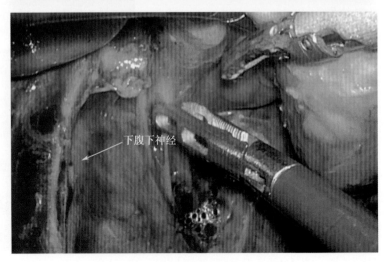

下腹下神经

图 7-20 充分游离直肠后壁

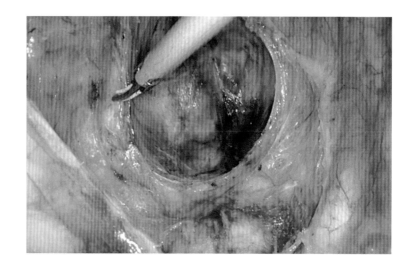

4. **直肠右侧的分离** 直肠右侧的分离与骶前分离相结合（图 7-21），注意游离的范围，游离右侧腹膜至返折横行（图 7-22）。

图 7-21 切开腹膜返折右侧

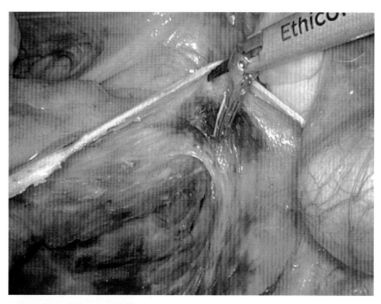

图 7-22 游离至腹膜返折横行

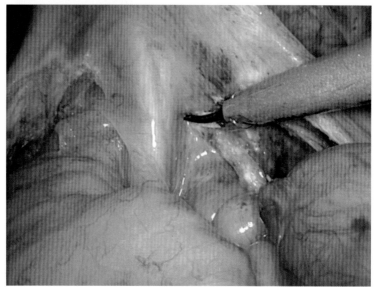

5. **乙状结肠及直肠左侧的游离**　切断乙状结肠粘连带（图 7-23），沿 Toldts 筋膜向内侧游离，打开系膜（图 7-24），向上继续分离（图 7-25），一般不需游离脾曲，向下游离直肠左侧至腹膜返折处与右侧会师（图 7-26）。

图 7-23　游离乙状结肠生理性粘连处

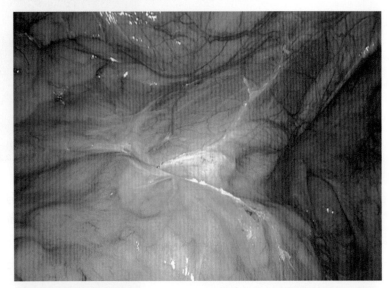

图 7-24　向内侧游离乙状结肠系膜

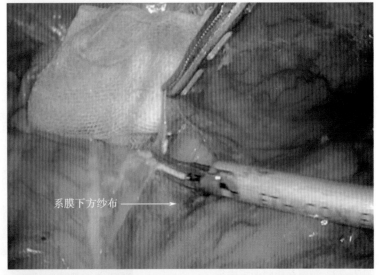

小纱布妙用

打开乙状结肠系膜时，可通过预先放置于系膜下方的纱布进行标识和保护，防止误损伤。

图 7-25　沿乙状结肠外侧向上分离

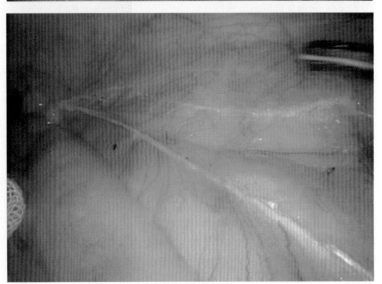

系膜下方纱布 →

图 7-26　向下游离直肠左侧壁

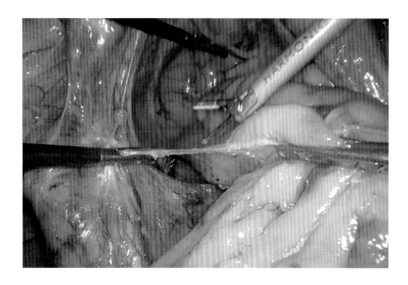

6. **直肠后壁的游离**　直肠后壁的游离应沿骶前间隙向下，一般较为疏松，至骶 3 平面出现直肠后壁与骶前致密部分，为骶直肠韧带（图 7-27），打开后有突破感，再次成为疏松组织（图 7-28），直肠后壁的游离应至打开骶尾韧带为止（图 7-29）。

图 7-27　打开骶直肠韧带

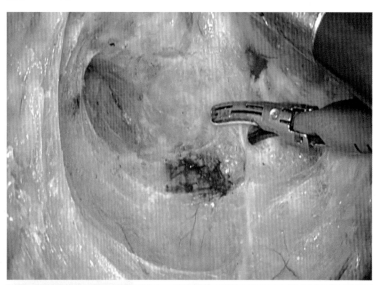

图 7-28　游离骶前间隙

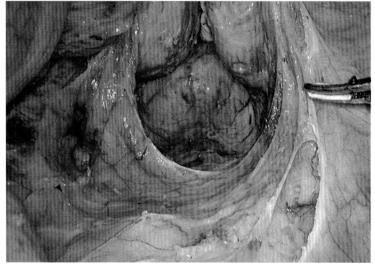

图 7-29　打开骶尾韧带

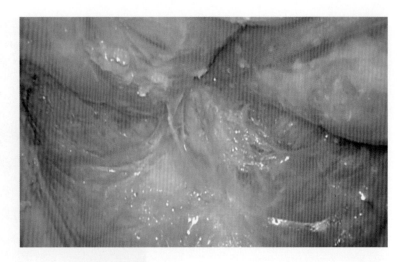

7. 直肠盆底段的游离　因该手术患者均为低位直肠癌，应游离至最低点。在腹膜返折处继续向下沿邓氏筋膜分离，此处有三种路径：①打开邓氏筋膜，从邓氏筋膜下方向下游离；②从邓氏筋膜前后叶之间向下游离；③从邓氏筋膜的前方向下游离至精囊腺水平打开邓氏筋膜，再向下游离。显露精囊（男性）（图 7-30）或阴道后壁（女性）（图 7-31），游离右侧间隙（图 7-32），再游离左侧间隙（图 7-33）。两侧应游离至打开肛提肌附着点（图 7-34，图 7-35）。

图 7-30　游离直肠前壁（男性）

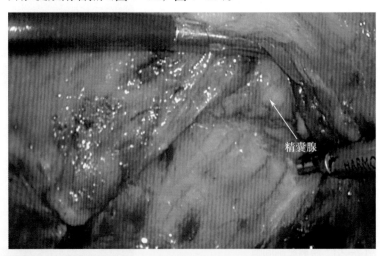

精囊腺

图 7-31　游离直肠前壁（女性）

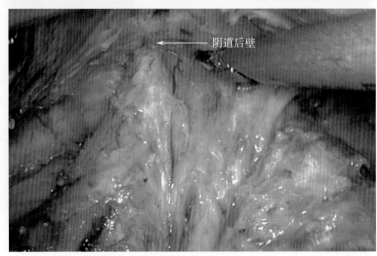

阴道后壁

图 7-32　打开右侧血管神经束

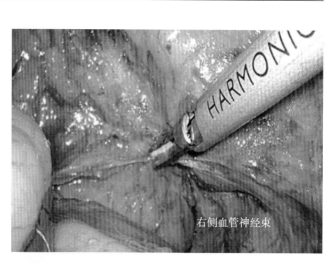

图 7-33　打开左侧血管神经束

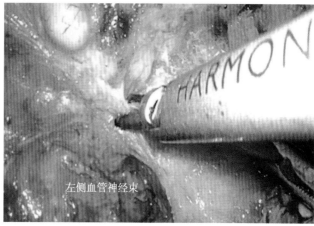

图 7-34　游离直肠右侧壁至最低点（打开肛提肌
　　　　　附着点）

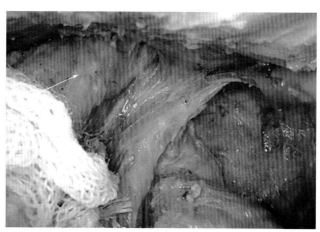

图 7-35　游离直肠左侧壁至最低点（打开肛提肌
　　　　　附着点）

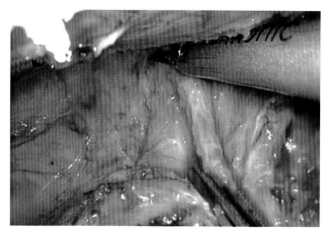

8. 乙状结肠系膜的裁剪　将乙状结肠翻向左侧，将系膜提起，可见肠系膜下动静脉走行，沿其走行进行裁剪，分别结扎切断几支乙状结肠动静脉（图 7-36），预判其游离长度是否可从肛门拉出体外。

图 7-36　裁剪乙状结肠系膜

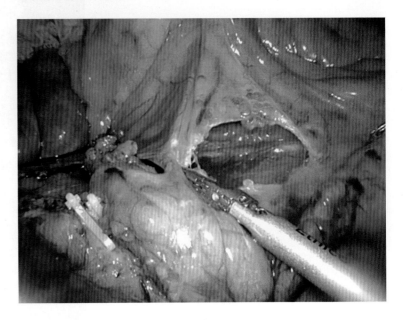

经验分享

乙状结肠系膜游离的长度要长一些，才可拉出肛门外。

资源七　术后肛门功能恢复

9. 会阴部操作　用缝线或盘状拉钩将肛门充分外展，暴露齿状线（图 7-37），碘附棉球消毒（图 7-38），在肿瘤下方 1cm 处荷包缝合肛门（图 7-39），在缝线下方白线附近向上剥除肛管黏膜或在齿状线附近打开肠壁向上游离（图 7-40），保留肛门内括约肌，与腹腔游离肠段上下会合。自肛门将游离肠段向下拖出（图 7-41），操作轻柔，注意无菌无瘤原则，保持系膜完整性，避免损伤肠管，在肿瘤上方 7~10cm 处切断肠管，移除标本。肛门外留出 3~5cm 肠管，周围缝线固定 5~8 针，固定时避开肠系膜血管，防止断扎影响血运。冲洗盆腔，并放置引流管（图 7-42，图 7-43）。将移除标本，并用缝线固定肠管（图 7-44）。

图 7-37　将肛门充分外展

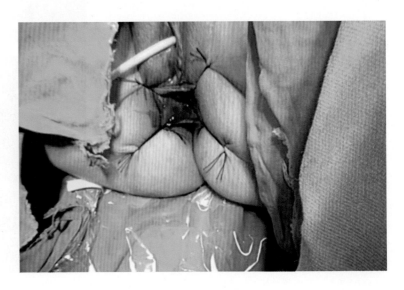

经验分享

用缝线将肛门外展，利于会阴部操作。

图 7-38　碘附棉球消毒

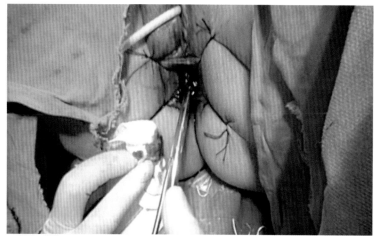

　　荷包线缝合肛管，既减少瘤细胞脱落种植及肠内容物污染风险，又保证下切缘距离。

图 7-39　缝线荷包缝合

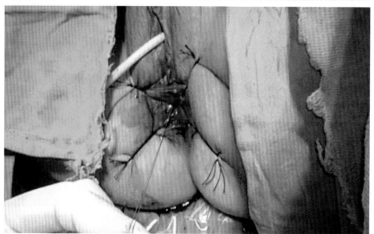

　　助手用吸引器及时吸出黏液，保持术野干净，确保操作空间至关重要。

图 7-40　剥除白线上黏膜

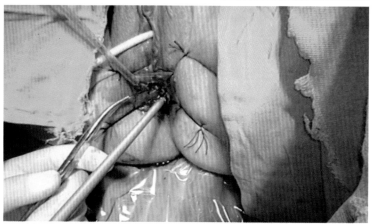

　　在缝线下方白线附近向上剥除肛管黏膜或齿状线附近打开肠壁向上游离，保留肛门内括约肌，与腹腔游离肠段上下会合。

图 7-41a　将直肠向肛门外拖出

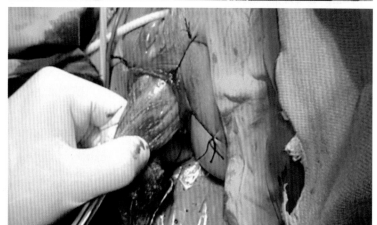

图 7-41b　将直肠向肛门外拖出

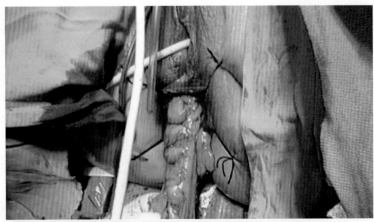

经验分享

　　拖出时注意无菌、无瘤，避免暴力将系膜完整性破坏。

图 7-42　盆腔冲洗

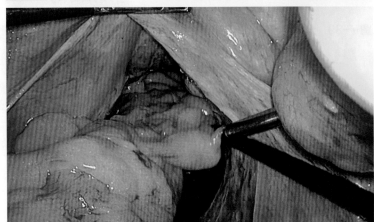

经验分享

　　选择系膜合适的长度和张力。

图 7-43　留置引流管

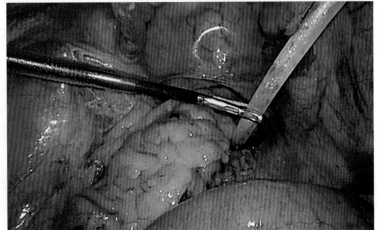

图 7-44　移除标本，缝线固定肠管

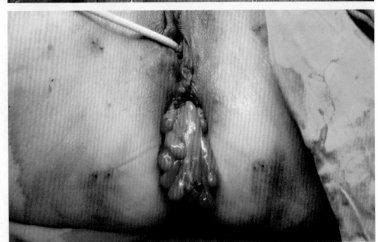

10. **肛门二期成型** 2~3周后，进行肛门二期成型手术。充分暴露会阴部（图7-45），在肛缘确认血运良好水平切断肠管，切除多余的肠管（图7-46）。充分结扎系膜侧血管，将断端肠管黏膜与肛缘皮肤缝合，尤其注意在肠管黏膜与肛缘皮肤缝合时，系膜侧结扎血管的包埋缝合。此外，肠管翻出的黏膜不要留置太多，以免缝合后黏膜坏死，或引起肛门口黏膜脱垂（图7-47）。

图 7-45 充分暴露会阴

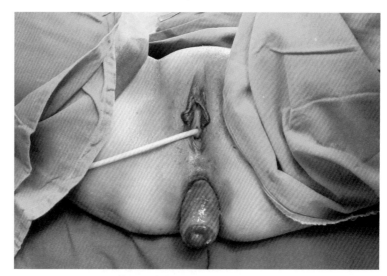

图 7-46 于体外切除肠管

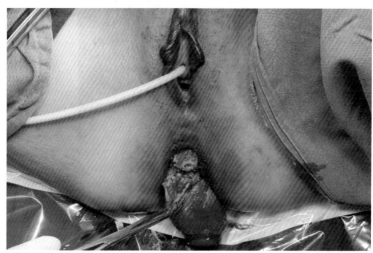

图 7-47 成型后肛门

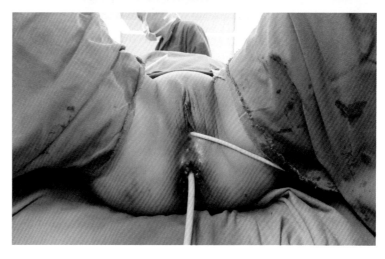

经验分享

肛门成型时与肛管肛缘皮肤缝合，留置肛管。

▶▶【术后腹壁及标本照片】（图 7-48、图 7-49）

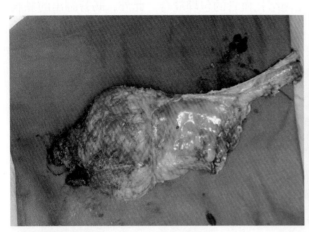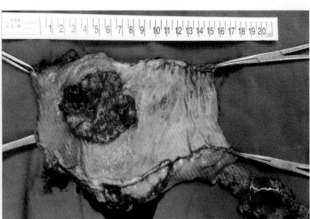

图 7-48 术后标本

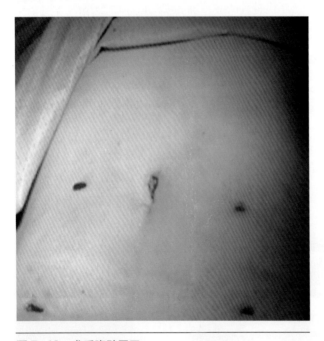

图 7-49 术后腹壁展示

（江 波）

第四节　手术相关要点、难点、热点剖析

▶▶【NOSES Ⅰ式 E 法的适应证的选择】

1. 直肠良性病变　直肠下段的腺瘤，病变下界距离齿状线的距离近，占肠腔周径大，上下径长，例如：侧向发育型肿瘤。

2. 低位直肠癌（肿瘤下界距离齿状线 2~5cm）　盆腔 MR 分期 T2~3N0；行吻合器吻合困难，例如男性狭窄骨盆。

3. 低位直肠癌盆腔 MR 分期 T3N+ 的患者，建议先行新辅助治疗。

4. 高龄并伴有内科合并症　存在糖尿病、慢性阻塞性肺病、低蛋白血症等吻合口漏风险因素。

5. 低位直肠癌选择超低位吻合，同时行预防性造口，试图降低吻合口漏的发生率。对于这部分病例，可以考虑行 NOSES Ⅰ式 E 法，规避吻合口漏的风险（女性患者几乎可避免直肠阴道漏的并发症）。从卫生经济学方面比较，肛门成型手术的费用远低于造口还纳术。

6. 安全下切缘的把控好，可从腹盆腔角度使用超声刀游离达到直肠系膜分离终点，而且经肛门直视下确定肿瘤的下切缘，安全可信。

（冯　毅）

第八章 腹部无辅助切口经直肠拉出切除标本的腹腔镜下中位直肠癌根治术

（CRC-NOSES Ⅱ式）

▶ 【前言】

NOSES Ⅱ式主要适用于肿瘤较小的中位直肠癌患者。与常规腹腔镜直肠癌根治术一样，NOSES Ⅱ式需严格遵循全直肠系膜切除（TME）的原则，在正确的手术层面进行解剖和游离，这也是该手术能够快速安全进行的先决条件。NOSES Ⅱ式的操作特点表现在经肛门将直肠拉至体外，在体外切除直肠肿瘤标本后，再进行全腹腔镜下乙状结肠与直肠的端 - 端吻合。NOSES Ⅱ式操作方式特点：①腹腔内剖开肠腔；②经直肠肛门拉出直肠肿瘤标本。因此，对术者和助手操作技巧和配合默契程度提出很高要求。同时，对无菌操作和无瘤操作要求十分严格。NOSES Ⅱ式既能保证肿瘤根治效果，又能降低器官组织损伤，是符合功能外科要求的理想术式。

第一节 适应证与禁忌证

▶ 【适应证】（图 8-1~ 图 8-3）

1. 中位直肠癌或良性肿瘤；
2. 肿瘤环周直径小于 3cm 为宜；
3. 肿瘤不侵出浆膜为宜。

▶ 【禁忌证】

1. 肿瘤体积过大，无法经肛门拉出；
2. 乙状结肠及系膜长度无法满足经肛门拉出；
3. 直肠系膜过于肥厚无法经肛门拉出；
4. 过于肥胖者（BMI>35kg/m^2）。

图 8-1　适用Ⅱ式的肿瘤所在位置示意图

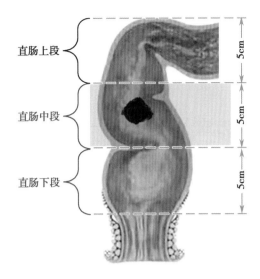

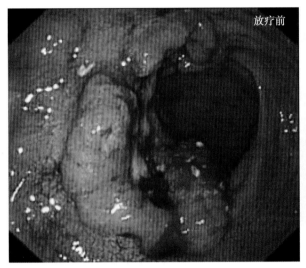

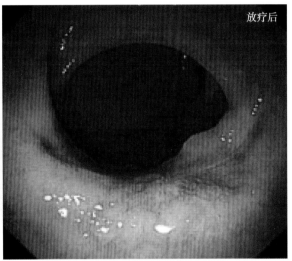

图 8-2　肠镜：距肛门 8cm，盘状隆起型，放疗前最大径为 4.5cm，放疗后肿瘤明显退缩，病灶变为瘢痕组织

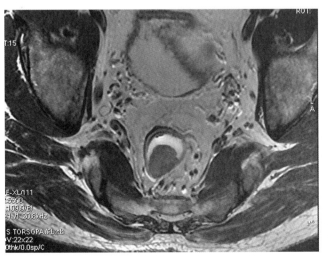

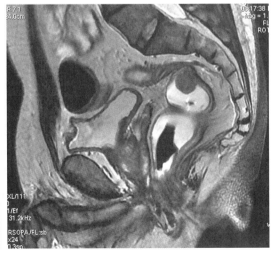

图 8-3　直肠 MRI：T2，距齿状线 9.2cm，最大径 2.3cm

▶▶ 【麻醉方式】

全身麻醉或全身联合硬膜外麻醉。

▶▶ 【手术体位】

患者取功能截石位，右侧大腿需稍平一些，有利于术者操作（图 8-4）。

图 8-4　患者体位

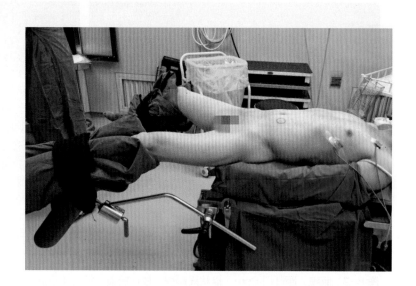

▶▶ 【戳卡位置】

1. 腹腔镜镜头戳卡孔（10mm 戳卡）　脐窗中；
2. 术者主操作孔（12mm 戳卡）　在脐与右侧髂前上棘中外 1/3 为宜；
3. 术者辅助操作孔（5mm 戳卡）　在脐旁右旁正中线上 5cm；
4. 助手辅助操作孔（5mm 戳卡）　左髂前上棘与脐连线中外 1/3 处；
5. 助手主操作孔（5mm 戳卡）　脐水平左腹直肌外缘（图 8-5）。

图 8-5　戳卡位置（五孔法）

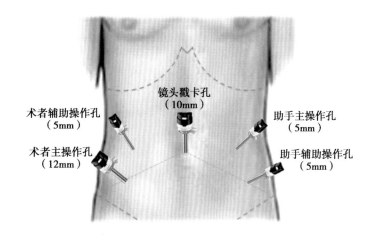

> ▶▷ 【术者站位】 ▷

术者站位于患者右侧，助手站位于患者左侧，扶镜手站立于术者同侧（图 8-6）。

图 8-6　术者站位

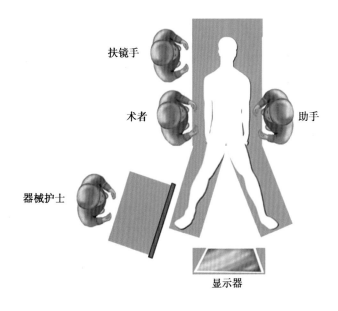

> ▶▷ 【特殊手术器械】 ▷

超声刀、60mm 直线切割闭合器、29mm 环形吻合器、无菌保护套。

第三节　手术操作步骤、技巧与要点

» 【探查与手术方案制订】 »

1. 常规探查　在详细术前检查的基础上，进镜观察肝脏、胆囊、胃、脾脏、大网膜、结肠、小肠及系膜表面和盆腔脏器有无种植转移（图8-7、图8-8）。

图8-7　探查小肠

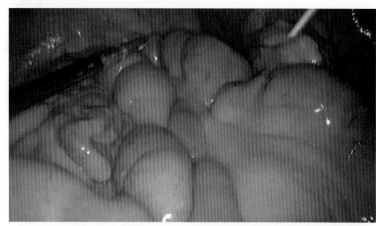

图8-8　探查盆腔

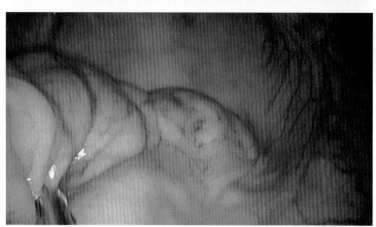

2. 肿瘤探查　中段直肠肿瘤往往位于腹膜返折附近（图8-9）。

图8-9　肿瘤探查

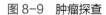

经验分享

　　在腹膜返折以上，术者可用无损伤肠钳探查肿瘤位置和大小，必要时术者可联合直肠指诊进行探查。

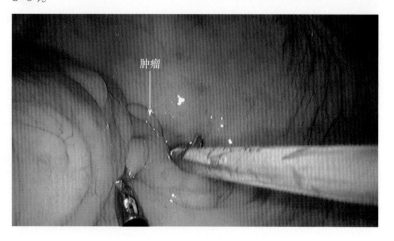

肿瘤

3. **解剖结构判定**　判定乙状结肠及其系膜血管长度，判定中段直肠系膜肥厚程度，能否拉出直肠肛门外（图 8-10）。

图 8-10　充分暴露肠管

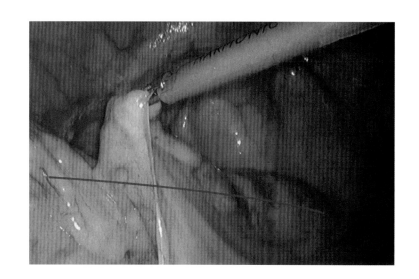

经验分享

　　该术式要求患者具有较长的乙状结肠；同时，术者需充分游离肠管，保证肠管可顺利经肛门拉出体外。

▶ 【解剖与分离】 ▶

1. **第一刀切入点**　患者头低足高体位，将小肠移至上腹部，充分显露整个盆腔及肠系膜下动静脉根部，术者在骶骨岬下方 3~5cm 直肠系膜薄弱处切割第一刀（图 8-11）。

图 8-11　第一刀切入点

操作技巧

　　①超声刀热量可产生汽化，使系膜间隙分离。术者可沿骶前筋膜扩展，用刀头上下推动，可见白色蜂窝状组织，在此间隙分离一定范围，使系膜能提起有一定空间（**图 8-12**）；②助手提起上段直肠前壁和肠系膜下动脉根部，充分展示全盆腔及肠系膜下血管的全貌和走行。

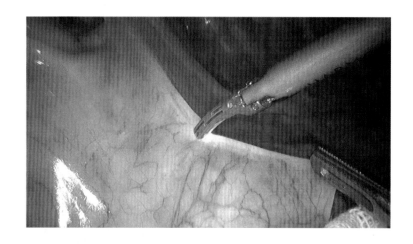

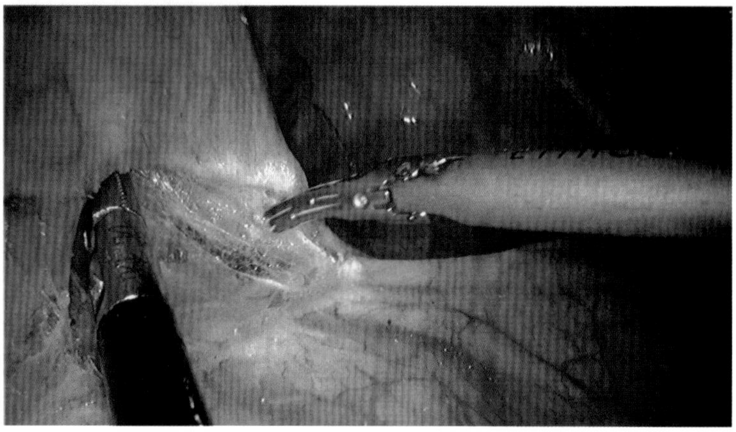

图 8-12　进入 Toldts 间隙

115

2. 肠系膜下动静脉根部游离与离断　提起直肠系膜向肠系膜下动静脉根部方向及左侧系膜游离，沿此 Toldts 筋膜上下游离扩展空间（图 8-13）。游离过程中可见左侧输尿管走行及蠕动，注意保护。将小纱布团置于肠系膜下动静脉后方及左外侧（图 8-14），此处往往是乙状结肠系膜无血管区。用超声刀在根部预切线逐层分离裸化肠系膜下动静脉，充分裸化后进行结扎切断（图 8-16，图 8-17）。

图 8-13　游离肠系膜下动脉根部

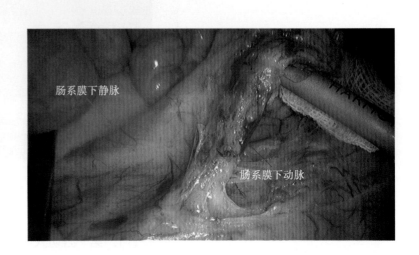

操作技巧

　　游离过程中可用小纱布协助钝性分离，游离平面光滑、平整、干净即为正确的操作平面。

图 8-14　纱布条置于系膜左外侧

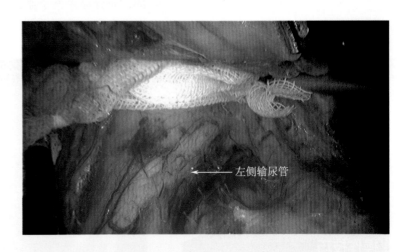

图 8-15　系膜后方可见纱布标识

小纱布妙用

　　纱布可用于保护后方的输尿管。转动镜头，可见肠系膜下动静脉后方的纱布标识（图 8-15）。

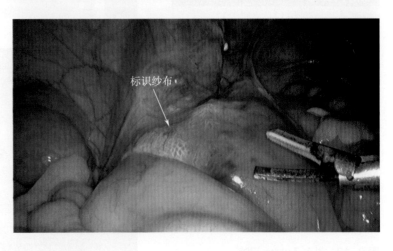

图 8-16 结扎切断肠系膜下动脉

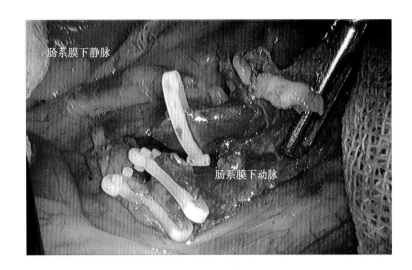

肠系膜下静脉

肠系膜下动脉

经验分享

①系膜根部淋巴结清扫应掌握整块切除技术；②血管裸化距离不应过长，够结扎即可。肠系膜下动静脉距离近时，可同时结扎动静脉，有间隙可分别结扎。

图 8-17 结扎切断肠系膜下静脉

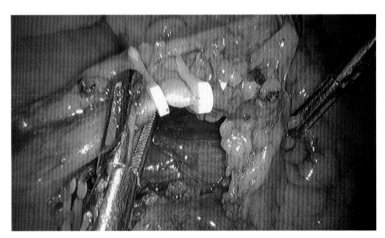

3. **直肠系膜的游离** 当肠系膜下动静脉离断后，可部分打开乙状结肠系膜无血管区（图 8-18），操作过程中需找到左侧输尿管和左侧生殖血管，并注意保护（图 8-19）。向下向外游离至左侧髂总动脉分叉处。沿骶前间隙向下方分离，可见下腹下神经走行，在分叉处沿神经表面用超声刀匀速推行分离（图 8-20、图 8-21）。向下游离范围与直肠左右侧游离范围相结合，至肿瘤下方 5cm 左右。

图 8-18 打开乙状结肠系膜无血管区

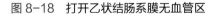

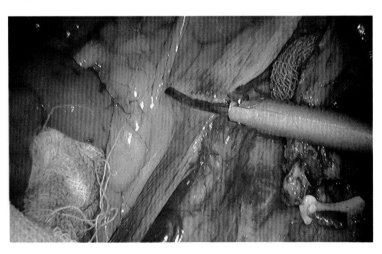

经验分享

此时乙状结肠系膜不宜过多游离，否则将导致乙状结肠活动度增大，影响后续操作。

图 8-19　显露和保护输尿管和生殖血管

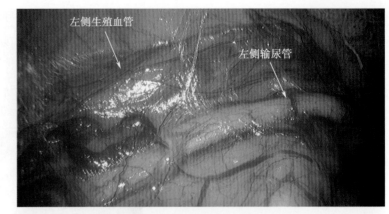

图 8-20　由骶前间隙向左游离

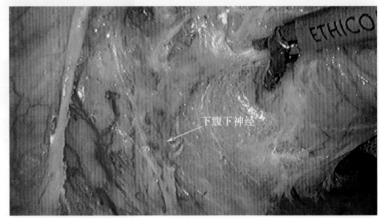

图 8-21　由骶前间隙向右游离

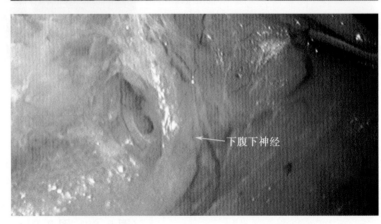

资源八　直肠与乙状结肠系膜的游离

图 8-22　游离直肠右侧壁

4. **直肠右侧的分离**　直肠右侧的分离与骶前分离相结合（图 8-22），注意游离的范围，游离右侧腹膜返折横行（图 8-23），一般在肿瘤下方 5cm 即可，不宜范围过大。

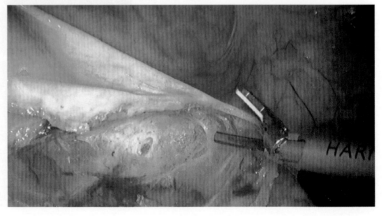

图 8-23　切开腹膜返折右侧

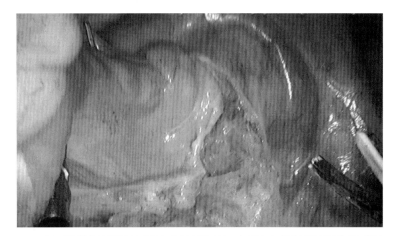

5. 乙状结肠及直肠左侧的游离　切断乙状结肠粘连带（图 8-24），沿 Toldts 筋膜向内侧游离，打开系膜（图 8-25），向上继续分离，一般不需游离脾曲，向下游离直肠左侧至腹膜返折处与右侧会师（图 8-26）。

图 8-24　游离乙状结肠生理性粘连处

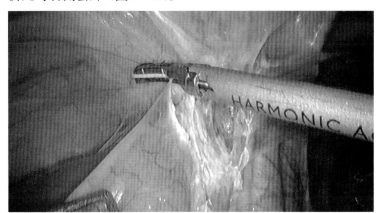

图 8-25　向内侧游离乙状结肠系膜

小纱布妙用

　　打开乙状结肠系膜时，可通过预先放置于系膜下方的纱布进行标识和保护，防止误损伤。

图 8-26　向下游离直肠左侧壁

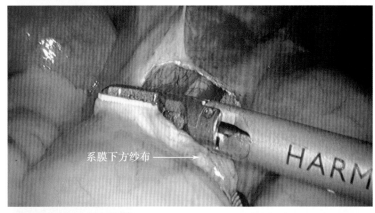

系膜下方纱布 →

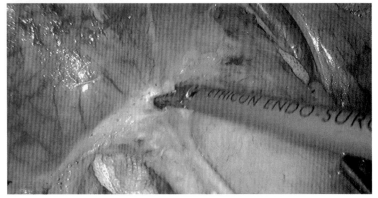

6. 肿瘤下方肠管的裸化　确定肿瘤位置，在肿瘤下方 5cm 内进行肠壁裸化约 3cm 范围。在腹膜返折处继续向下沿邓氏筋膜分离，显露精囊（男性）（图 8-27a）或阴道后壁（女性）（图 8-27b），向右侧裸化肠壁（图 8-28），同时向后方横断系膜。再进行左侧肠壁裸化（图 8-29），并与右侧相通。

图 8-27a　游离直肠前壁（男性）

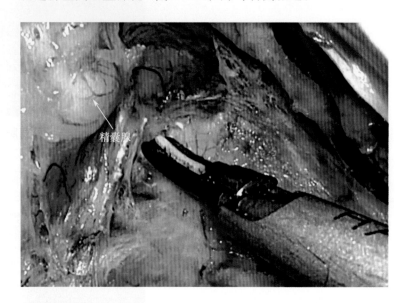

精囊腺

图 8-27b　游离直肠前壁（女性）

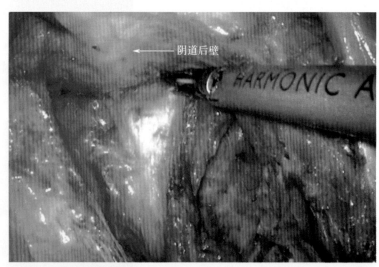

阴道后壁

图 8-28　裸化直肠右侧壁

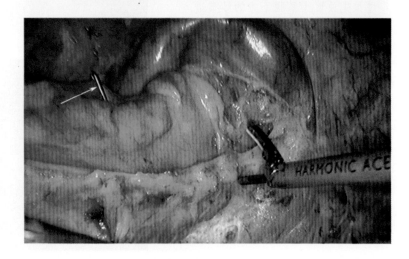

经验分享

　　如果肿瘤体积小，可在术中用银夹进行标记。

图 8-29　裸化直肠左侧壁

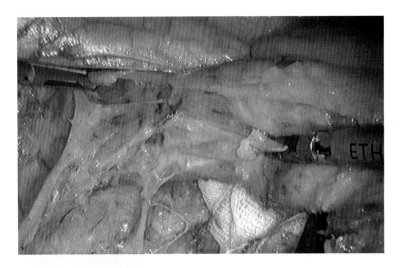

图 8-30　小纱布置于直肠后方进行标识

经验分享

①横断直肠后方系膜后，可将小纱布置于直肠后方进行标识，以保证双侧游离尽量在同一水平面（**图 8-30**）；②此段直肠的裸化范围应尽量大一些，需要两次切割，第一次在肿瘤下方 2cm 左右切断肠管，第二次闭合直肠残端需要切下 1~2cm。

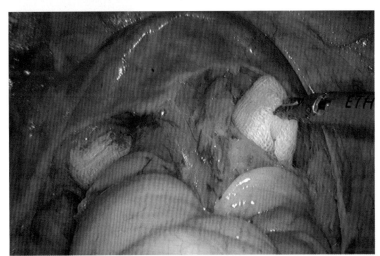

7. 乙状结肠系膜的裁剪　将乙状结肠翻向左侧，可见系膜后方纱布条，目测裁剪范围，确定吻合预切定线（**图 8-31**）。将系膜提起，可见肠系膜下动静脉走行，沿其走行进行裁剪，分别结扎切断几支乙状结肠动静脉（**图 8-32**），逐渐向预切定线分离至肠壁裸化 2cm 范围（**图 8-33**），预判其游离长度是否可从肛门拉出体外。

图 8-31　裁剪乙状结肠系膜

经验分享

乙状结肠系膜游离的长度要长一些，即直肠残端的长约 5~7cm，才可拉出肛门外。

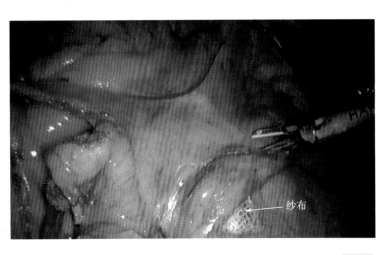

纱布

图 8-32　结扎切断乙状结肠系膜血管

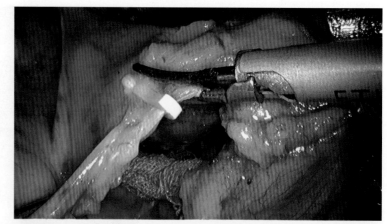

图 8-33　裸化乙状结肠肠壁

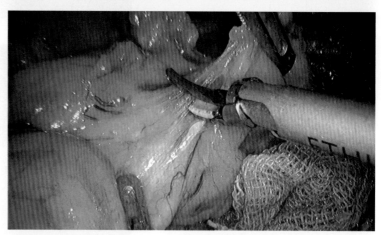

▶ 【标本切除与消化道重建】 ▷

资源九　Ⅱ式消化道重建及标本取出

资源二十三　Ⅱ式消化道重建及标本取出（动画）

图 8-34　经肛门置入碘附纱团

操作技巧

　　使用碘附纱团一方面能够起到消毒、润滑和指示的作用；同时也可使肠管扩张，更易于肠管切开。

　　1. 标本切除　助手充分扩肛冲洗后，可经肛置一碘附纱团于肿瘤下方（图 8-34）。助手右手持吸引器，于肿瘤下方约 2cm 处，当横行切开肠管时，及时吸尽肠内容物。术者用超声刀在肿瘤下方约 2cm，肠腔内纱布团指引下横行切开肠管（图 8-35）。助手经肛置卵圆钳，取出碘附纱团，随后置入无菌塑料套进入腹腔（图 8-36），术者与助手将直肠断端及游离的直肠置入套内（图 8-37），助手经肛用卵圆钳夹住直肠断端，缓慢经肛拉出。分离的标本拉出肛门，在肛门外乙状结肠预切线处上荷包钳，切断直肠移去标本（图 8-38）。

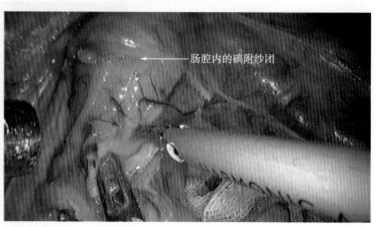

肠腔内的碘附纱团

图 8-35　横行切开直肠

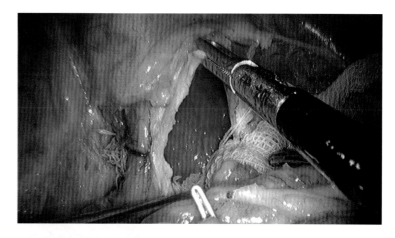

操作要点

　　腹腔内剖开肠管是本术式的一个特殊步骤，操作不当可能引起肠内容物进入腹腔。因此，操作过程中术者和助手应密切配合，严格掌握无菌操作原则。

图 8-36　经肛置入无菌塑料保护套

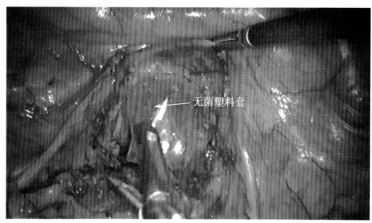

无菌塑料套

操作技巧

　　①卵圆钳夹持肠管断端时应确切，勿夹持其他组织，导致副损伤；②操作过程中注意尽量避免肛门漏气，保持气腹；③肠管拉出体外时，应操作轻柔缓慢，切忌暴力；④经肛门置入无菌塑料套可起到润滑、支撑和隔离保护的作用，是无菌术和无瘤术操作的关键点之一。

图 8-37　经肛门将直肠标本拉出体外

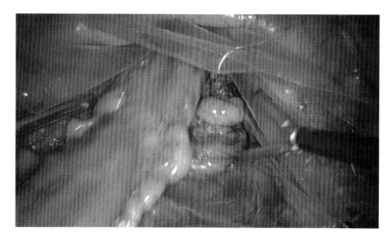

图 8-38　于肿瘤近端预切线处切断肠管

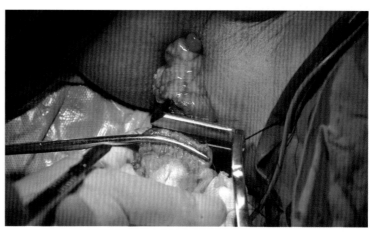

2. 消化道重建　将抵钉座置入乙状结肠断端，收紧荷包，冲洗消毒后，用卵圆钳将其送回腹腔（图 8-39）。向腹腔内注入 1000ml 碘附盐水冲洗盆腔并扩肛。用直线切割闭合器闭合直肠残端（图 8-40）。经肛门置入环形吻合器，将抵钉座与机身对接，完成端 - 端吻合（图 8-42）。注水注气试验检查吻合口有无出血、渗漏、是否通畅确切（图 8-43）。于盆腔放置两枚引流管（图 8-44）。

图 8-39　乙状结肠近端置入抵钉座

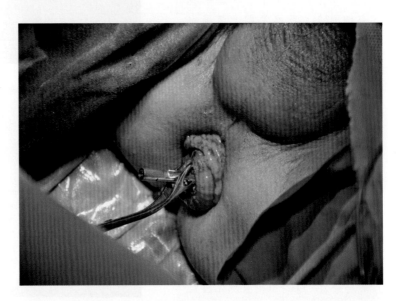

图 8-40　闭合直肠断端

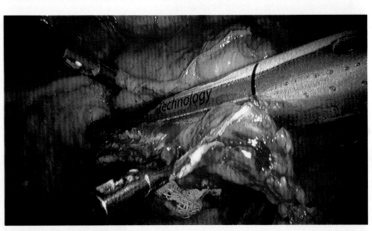

操作要点

①直线切割闭合器尽量用一个 60mm 钉仓完整闭合，如用两个 45mm 钉仓闭合后，注意其交角处；②如一把直线切割闭合器可完整闭合，建议穿刺针从一侧角穿出，减少一个吻合危险三角（图 8-41），如两把闭合器完成，穿刺针可在两闭合线交角处穿出。

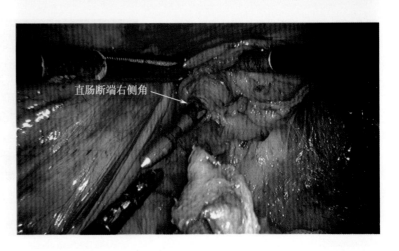

直肠断端右侧角

图 8-41　于直肠断端一角旋出吻合器穿刺针

图 8-42　乙状结肠直肠端－端吻合

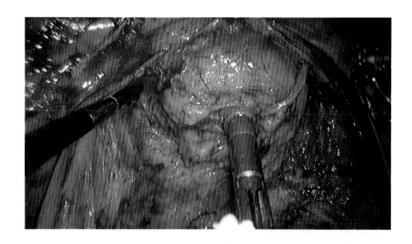

图 8-43　注气注水试验

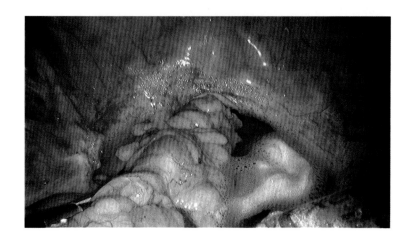

图 8-44　盆腔置入引流管

经验分享

　　注气注水试验在本术式中十分必要，如出现吻合口渗漏可在腹腔镜下进行"8"字缝合加固。

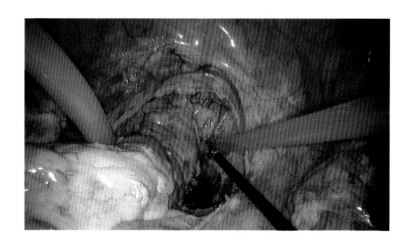

▶▶【术后腹壁及标本展示】（图 8-45，图 8-46）

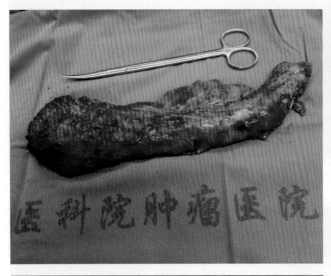

图 8-45　标本展示

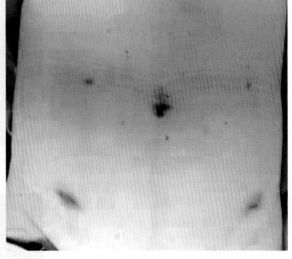

图 8-46　术后腹壁展示

（王锡山　赵志勋）

第四节　手术相关要点、难点、热点剖析

▶▶【"危险三角"的概念】

　　所谓直肠癌手术吻合的"危险三角"是指肠管一端以直线或弧形切割闭合器闭合切断后所形成的一条直线或弧线与另一端环形吻合器抵钉座完成吻合后，在吻合口旁势必会出现一侧或两侧的环形吻合线与闭合直线或弧线的交角，而非完全的管形吻合，此交角因可能存在吻合钉的交叉重叠，导致吻合不够严密，是术后出血及吻合口漏的好发部位，因此我们称之为直肠癌保肛手术的"危险三角"（图 8-47，图 8-48）。在低位和超低位直肠保肛手术中，我们会在"危险三角"处进行 8 字缝合，最大程度地降低术后吻合口漏的风险。

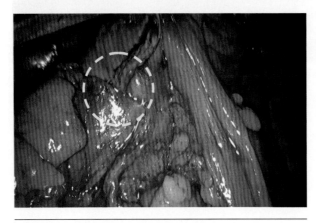

图 8-47　"危险三角"（腹腔镜下观）

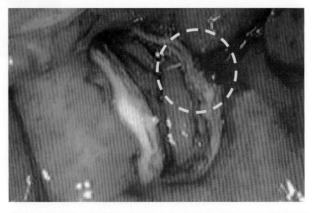

图 8-48　"危险三角"（经肛肠腔内面观）

▶【直肠前壁 Denonvilliers 筋膜的处理】

直肠前间隙的解剖是腹腔镜直肠 TME 手术的一个难点也是要点之一。如术中操作不当，很容易造成直肠前壁固有筋膜破损，导致直肠环周切缘阳性，或损伤血管神经束，导致术后性功能障碍。因此，在进行腹腔镜直肠 TME 手术中，很有必要掌握一个重要的解剖结构，即 Denonvilliers 筋膜（又称邓氏筋膜）（图 8-49）。此筋膜在男性即直肠膀胱隔，在女性则为直肠阴道隔，组织学上是一层薄而坚韧的结缔组织隔膜。该筋膜位于男性膀胱、前列腺及精囊后面与直肠之间；女性在阴道后壁与直肠之间。此筋膜上起自腹膜返折，下连会阴中心腱，两侧与直肠系膜融合。

该筋膜的两侧有支配泌尿生殖器的神经血管束，如术中损伤该组织，将导致患者术后出现性功能障碍。因此，在腹腔镜直肠 TME 手术中，如肿瘤未侵及邓氏筋膜，游离应尽可能在此筋膜的后方进行，避免损伤盆腔自主神经。若肿瘤侵犯邓氏筋膜，建议应在邓氏筋膜前方进行分离并切除邓氏筋膜。但由于邓氏筋膜下方与前列腺被膜相连，分离此处很容易造成出血。

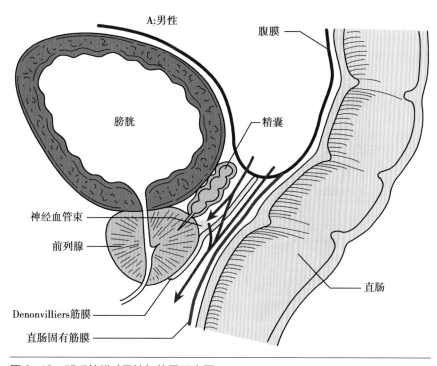

图 8-49 邓氏筋膜（男性）位置示意图

▶【3D 腹腔镜技术在结直肠手术中的应用】

目前，腹腔镜技术已经广泛地应用于结直肠肿瘤手术，该技术的安全性、近期以及远期疗效均得到了证实。在常规腹腔镜手术中，术者只能通过"运动视差"、"遮挡效应"或"透视投影"等技巧来判断组织的解剖结构和位置。对于初学者，尤其是缺乏立体解剖思维的年青外科医生，也很容易造成操作失误和组织的副损伤。

3D 腹腔镜的问世克服了常规 2D 腹腔镜手术的不足，使术者能够感觉到手术视野的深度，还原真实的手术视野，提高手术操作的精确性。目前，我们团队也开展了 3D 腹腔镜这项技术，并将这一技术应用到 NOSES 术中，也体会到 3D 腹腔镜的诸多优势。①真实的空间感，让术者身临其境地进行手术操作，使缝合、打结等操作更加准确快捷。在 NOSES 术中很多特殊的操作步骤，比如抵钉座连接杆在肠腔内取出、碘附纱条消毒肠腔等，均对术者的操作提出了很高的要求，而 3D 腹腔镜则可以协助术者更好地完成这些操作；②组织间隙的清晰暴露，例如 Toldts 间隙以及骶前间隙的暴露，在侧方清扫时也可以更好地保护血管神经，减少副损伤；③学习曲线缩短，多项研究均证实 3D 腹腔镜可以降低操作难度，缩短手术时间；④器械臂具有更好的稳定性，减少因人为因素造成的手术视野颤动等不足，也可以减少一名配合助手。3D 腹腔镜技术的不足之处在于：按照双目成像原理，30° 的双镜头无法通过旋转来改变视野角度，在进行直肠盆腔操作时，往往很难完整地显露术野。此外，早期 3D 腹腔镜由于设计缺陷，易造成术者疲劳，但新的 3D 腹腔镜很好地克服了上述不足。从外科技术角度来看，最小的创伤给患者带来最大受益是微创外科追求的目标，3D 腹腔镜技术与 NOSES 技术的结合将更加完美地展现出微创外科的独特魅力（图 8-50）。

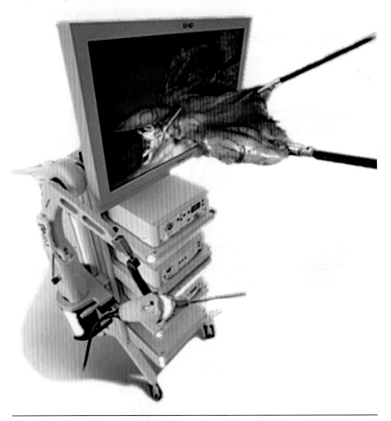

图 8-50　3D 腹腔镜手术模拟图片

（王锡山　赵志勋）

第九章 腹部无辅助切口经阴道拉出切除标本的腹腔镜下中位直肠癌根治术

（CRC-NOSES Ⅲ式）

▶【前言】

NOSES Ⅲ式主要适用于肿瘤略大的中位直肠癌女性患者，该术式的操作特点表现为经阴道将直肠拉至体外，在体外切除直肠标本后，再进行全腹腔镜下乙状结肠与直肠的端-端吻合。与NOSES Ⅱ式的区别在于：①不需要在腹腔内剖开肠管，更符合无菌术要求；②对阴道的术前准备要求更加严格；③经阴道途径取标本，由于阴道具有很强的延展性，因此NOSES Ⅲ式的适应证更为宽泛，但仅局限于女性患者。尽管NOSES Ⅲ式与常规腹腔镜直肠切除术存在一定区别，但只要严格掌握该术式的适应证，具有清晰的手术思路以及适宜的操作技巧，这一技术完全是科学合理、安全可行的。

第一节 适应证与禁忌证

▶【适应证】（图 9-1~ 图 9-3）

1. 女性中段直肠癌或良性肿瘤；
2. 肿瘤环周直径介于 3cm 到 5cm 之间；
3. 肿瘤不侵出浆膜为宜；
4. 乙状结肠及系膜长度适合拉出者。

▶【禁忌证】

1. 肿瘤体积过大，取出有困难者；
2. 乙状结肠及系膜长度无法达到经阴道拉出者；
3. 过于肥胖者（BMI>35kg/m² ）。

图 9-1　适用Ⅲ式的肿瘤所在
　　　　位置示意图

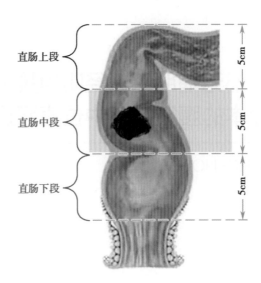

图 9-2　肠镜：距肛门 8cm，
　　　　溃疡型，最大径为
　　　　3.5cm

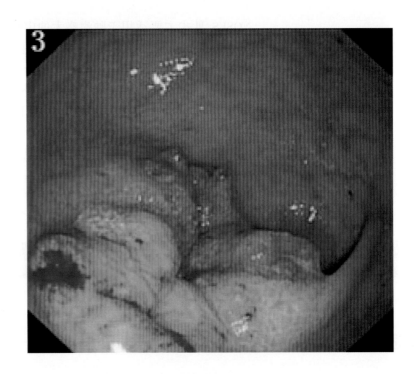

图 9-3　直肠 MRI：T2，距
　　　　齿状线 5.0cm，最大
　　　　径 3.5cm

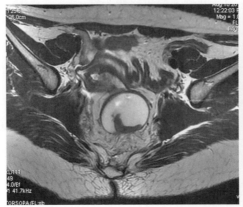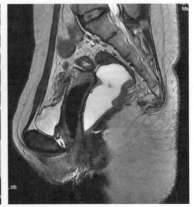

第二节　麻醉、体位、戳卡位置与术者站位

▶▶【麻醉方式】▶

全身麻醉或全身联合硬膜外麻醉。

▶▶【手术体位】▶

患者取功能截石位，右侧大腿需稍平一些，有利于术者操作（图9-4）。

图9-4　患者体位

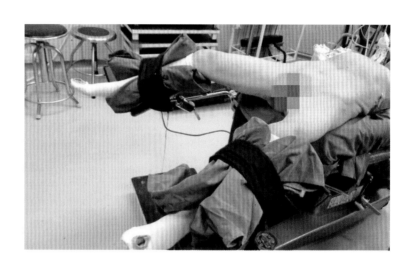

▶▶【戳卡位置】▶

1. 腹腔镜镜头戳卡孔（10mm 戳卡）　脐窗中；

2. 术者主操作孔（12mm 戳卡）　位于脐与右侧髂前上棘连线中外 1/3 处；

3. 术者辅助操作孔（5mm 戳卡）　位于平行脐右侧10cm 处；

4. 助手主操作孔（5mm 戳卡）　脐水平左上方腹直肌外缘；

5. 助手辅助操作孔（5mm 戳卡）　位于脐与左髂前上棘连线中外 1/3 处，该钳操作较少，主要起提拉作用，靠外侧便于兼顾放置引流管（图9-5）。

图 9-5 戳卡位置（五孔法）

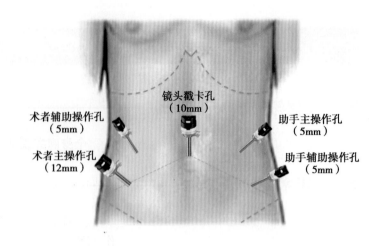

镜头戳卡孔
（10mm）

术者辅助操作孔
（5mm）

助手主操作孔
（5mm）

术者主操作孔
（12mm）

助手辅助操作孔
（5mm）

▶ 【术者站位】

术者站位于患者右侧，助手站位于患者左侧，扶镜手站立于术者同侧（图 9-6）。

图 9-6 术者站位

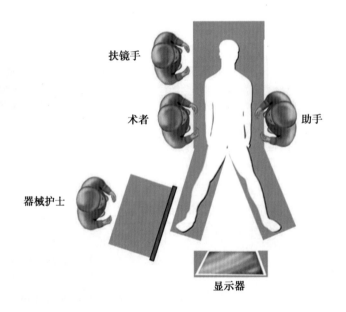

扶镜手

术者

助手

器械护士

显示器

▶ 【特殊手术器械】

超声刀、60mm 直线切割闭合器、29mm 环形吻合器、阴道缝合线、举宫器、无菌保护套。

第三节　手术操作步骤、技巧与要点

▶ 【探查与手术方案的制订】

在详细的术前检查和术前方案评估的基础上，探查分三步：

1. **常规探查**　进镜至腹腔，观察肝脏、胆囊、胃、脾脏、结肠、小肠、大网膜和盆腔有无肿瘤种植（图9-7）。

图9-7　探查肝脏和大网膜

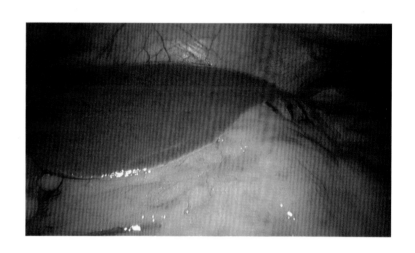

2. **肿瘤探查**　肿瘤的具体位置、大小（图9-8）。

图9-8　探查肿瘤位置

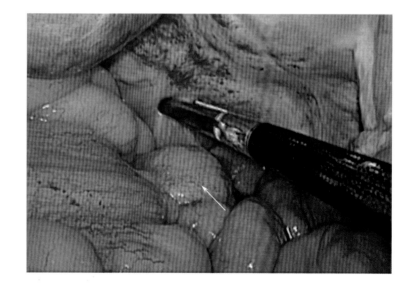

经验分享

此术式适合女性中段直肠肿瘤，病灶一般位于腹膜返折上。

3. 解剖结构的判定　判定乙状结肠及其系膜长度、系膜肥厚程度是否适合经阴道拉出体外（图 9-9、图 9-11）。

图 9-9　判定乙状结肠及其系膜情况

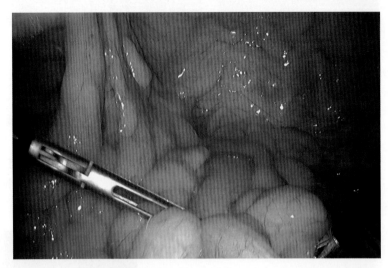

图 9-10　行阴道指诊了解阴道后穹隆状态

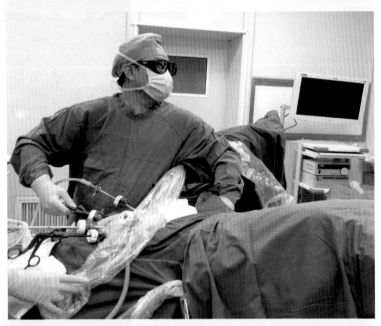

　　判定乙状结肠及其系膜长度及系膜肥厚程度能否经阴道拉出体外，经阴道行指诊了解阴道后穹隆的状态是否适合切开并取标本（**图 9-10**）。

图 9-11　探查阴道后穹隆状态

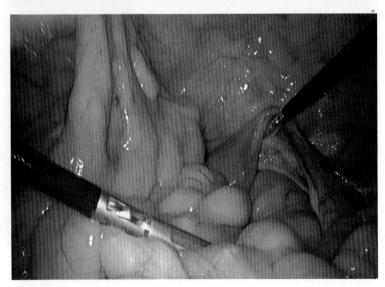

▷▷【解剖与分离】▷▷

1. 第一刀切入点　术者用超声刀在骶骨岬下方直肠系膜薄弱处行第一刀切割，刀头热量产生汽化，沿直肠系膜骶前间隙扩散（图 9-13、图 9-14）。用刀头上下拨动，可见白色骶前筋膜，表明此间隙正确，用超声刀上下扩展空间，有时可见下腹下神经走行（图 9-15）。

图 9-12　暴露肠系膜根部

配合技巧

助手于体外用无损伤举宫器将子宫举起充分显露盆腔，另一助手左手持钳在直肠肿瘤上方提起肠壁，右手持钳提起系膜根部，充分暴露术野。（图 9-12）

图 9-13　第一刀切入点

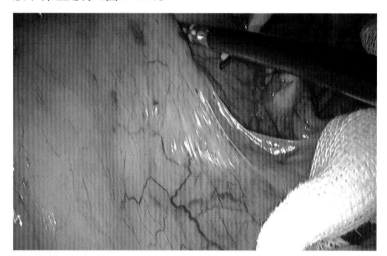

图 9-14　进入 Toldts 间隙

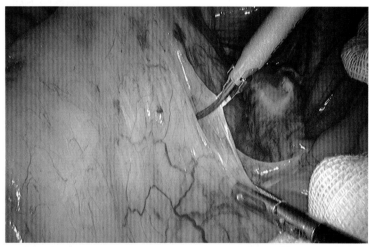

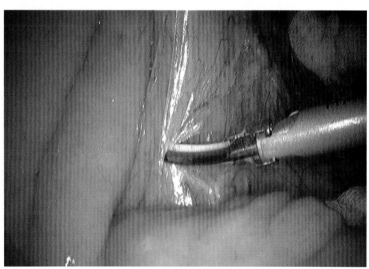

图 9-15　显露下腹下神经

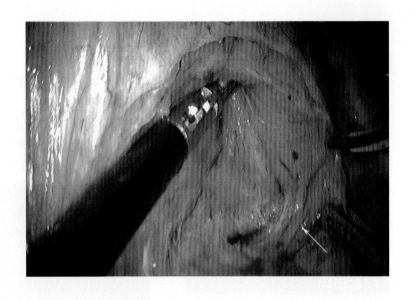

2. **肠系膜下动、静脉根部的游离与离断**　术者用左手持钳沿直肠上动脉及肠系膜下动脉走行将其挑起。右手持超声刀，沿 Toldts 间隙向系膜根部及左侧、外侧游离（图 9-16），可用小纱布条钝性分离（图 9-17），可见游离平面光滑、平整、干净。可见左侧输尿管走行及蠕动（图 9-18）。将纱布条置于肠系膜下动静脉后方及左外侧，此处可见乙状结肠系膜无血管区。转换镜头可见肠系膜下动静脉根部及后方纱布全貌。纱布起到指示和保护作用（图 9-19）。超声刀在根部预切线逐层分离（图 9-20）。在此处血管的裸化不宜过长，够结扎即可（图 9-21、图 9-23）。双重结扎肠系膜下动脉及静脉（图 9-22、图 9-24）。

图 9-16　向肠系膜下动脉根部游离

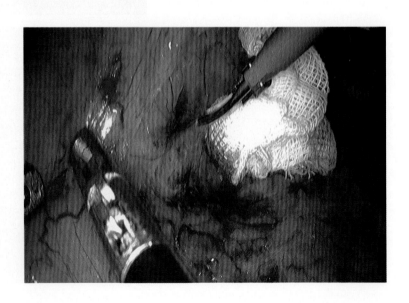

图 9-17 可用纱布钝性分离

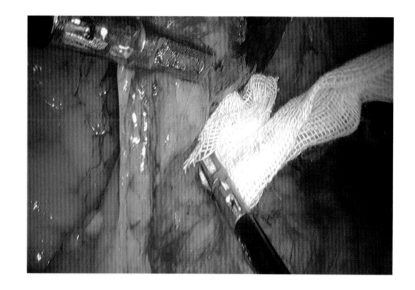

图 9-18 充分显露输尿管

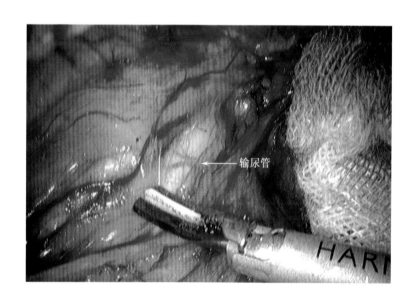

图 9-19 纱布置于系膜后方

操作技巧

　　超声刀工作面在视野下，切割完成后翻转刀头，用工作面的余热沿动脉表面由近及远推动淋巴脂肪组织。优点在于①安全；②止血、术野干净；③动脉血管裸化清楚进而达到整块切除的目的。

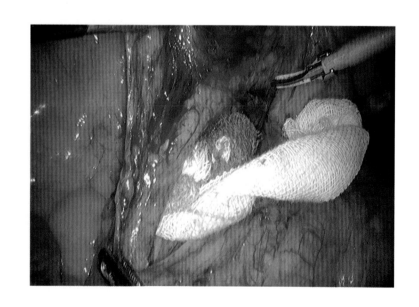

图 9-20　清扫系膜根部淋巴结

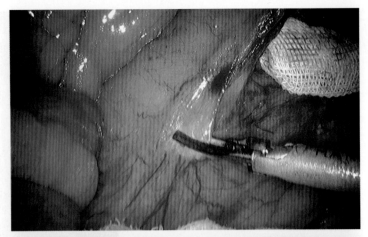

图 9-21　裸化肠系膜下动脉

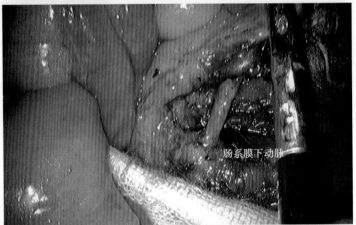

肠系膜下动脉

操作技巧

　　肠系膜下动脉、静脉应分开结扎。少数情况动脉静脉伴行紧密，也可一起结扎切断。

图 9-22　结扎切断肠系膜下动脉

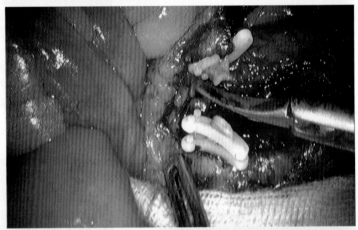

图 9-23　裸化肠系膜下静脉

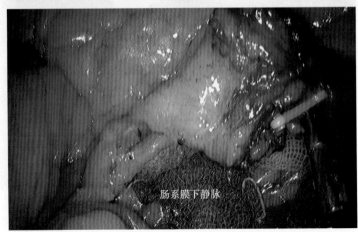

肠系膜下静脉

图 9-24　结扎切断肠系膜下静脉

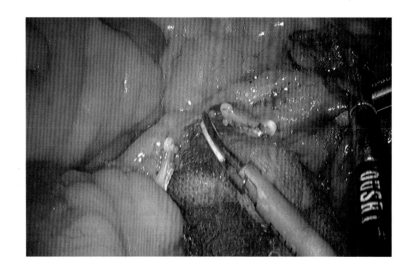

3. 直肠系膜的游离　当肠系膜下动静脉离断后，可部分打开乙状结肠系膜无血管区。助手左手持钳提拉系膜，右手钳夹肠系膜下动静脉断端翻转。术者向下向外侧进一步分离乙状结肠系膜间隙至左髂总动脉分叉处（图 9-25），注意保护输尿管及生殖血管（图 9-26），放置一纱布条于此区域（图 9-27）。向下游离与直肠右侧游离相会合（图 9-28）。

图 9-25　向下向外侧分离乙状结肠系膜

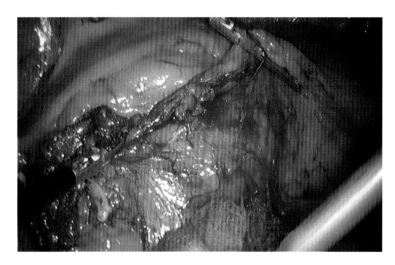

经验分享

　　乙状结肠系膜处血管弓不完全游离，避免术中牵拉误伤血管弓，影响血运导致手术失败。

图 9-26　显露和保护输尿管和生殖血管

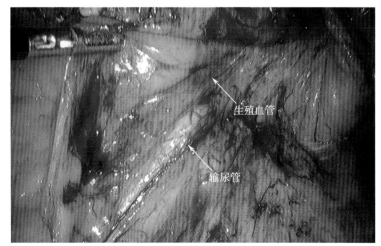

生殖血管

输尿管

图 9-27　小纱布置于系膜后方

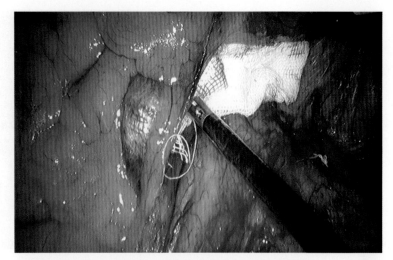

图 9-28　沿 Toldts 间隙向下方游离

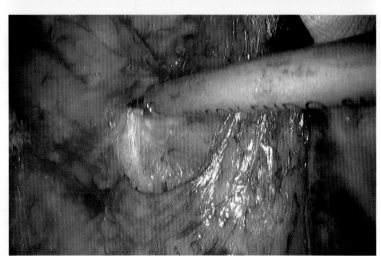

4. 直肠右侧分离　直肠右侧分离线清晰可见（图 9-29）。直肠右侧壁的游离需与直肠后壁分离相结合，范围依据肿瘤位置而定，一般在肿瘤下方 3~5cm 即可，不宜过多，还应考虑直肠的功能因素。

图 9-29　游离直肠右侧壁

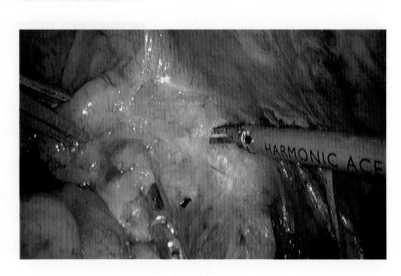

图 9-30　切开腹膜返折右侧

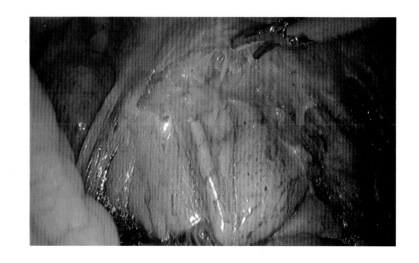

经验分享

　　如肿瘤在腹膜返折以上，根据距离决定腹膜返折是否需要切开，大多数情况需要切开（图 9-30）。

　　5. 乙状结肠及直肠左侧的游离　切断乙状结肠粘连带（图 9-31），沿 Toldts 筋膜向内侧游离，可发现置于系膜后方的纱布（图 9-32），打开系膜向上、向下充分游离（图 9-33、图 9-34）。

图 9-31　游离乙状结肠生理性粘连处

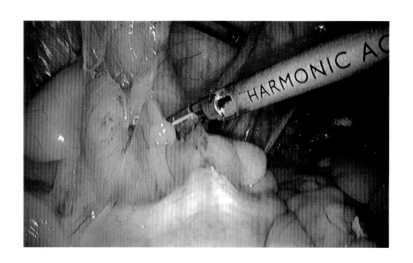

图 9-32　打开乙状结肠左侧腹膜

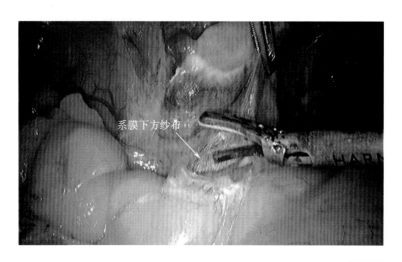

系膜下方纱布

图 9-33　于乙状结肠外侧向上游离

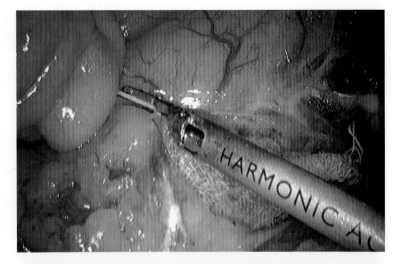

图 9-34　向下游离直肠左侧壁

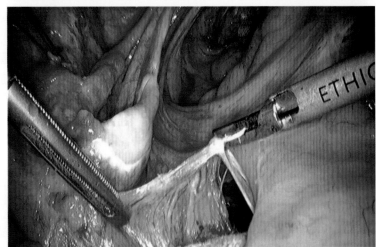

图 9-35　切开腹膜返折左侧

操作技巧

　　该术式多不需要游离脾曲，向下方游离直肠左侧至腹膜返折处或标记处与右侧会师（图 9-35）。

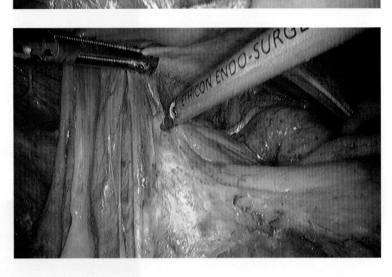

　　6. 肿瘤下方肠管的裸化　根据肿瘤的大小、病理特点，可在肿瘤下方 3~5cm 处横行切割直肠系膜，不用裸化过多，大约 2cm 即可（图 9-36）。

图 9-36　裸化肿瘤下方肠管

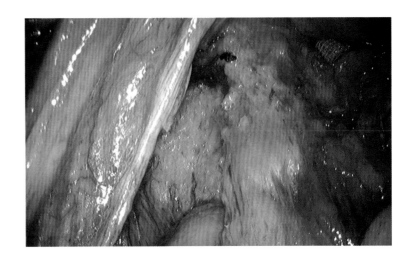

7. **乙状结肠系膜的裁剪**　将乙状结肠翻向左侧，在系膜后方垫一纱布条。目测或测试需要游离的乙状结肠系膜范围，乙状结肠系膜裁剪预留长一些，使标本容易经阴道拉出。确定吻合预定线（图 9-37）。将系膜提起，可见肠系膜下动静脉和直肠上动静脉的走行。进行分离解剖，结扎切割 2~3 支乙状结肠动静脉（图 9-38），向肠管预定线切割分离系膜。乙状结肠肠管裸化 2cm 即可，不宜裸化过多。

图 9-37　裁剪乙状结肠系膜

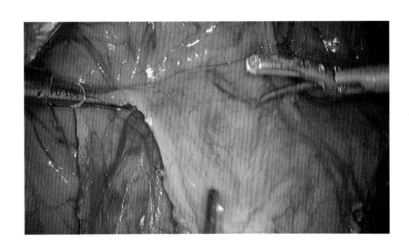

图 9-38　结扎切断乙状结肠系膜血管

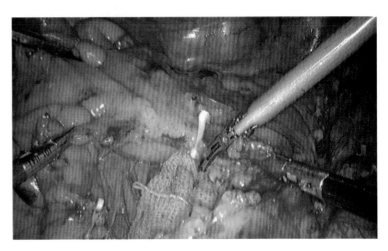

▶▶ 【标本切除与消化道重建】 〉

资源十　Ⅲ式消化
道重建及标本取出

1. 标本切除　用直线切割闭合器在肿瘤下方 4~5cm 处切断肠管（图 9-39）。助手经阴道再次消毒后，将小膀胱拉钩置于阴道后穹隆起指示作用（图 9-40），术者用超声刀横行切开后穹隆（图 9-41），助手用卵圆钳经阴道后穹隆切口将无菌塑料保护套送入腹腔（图 9-42），术者将标本置入保护套内，助手经阴道用卵圆钳夹持直肠断端，将其拉出体外（图 9-43），在体外乙状结肠预切定线上放置荷包钳（图 9-44），切断并移去直肠标本。

图 9-39　于肿瘤下方切割闭合直肠

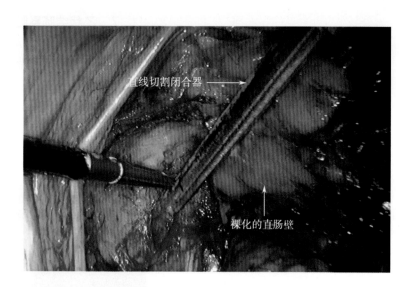

图 9-40　经阴道置入膀胱拉钩进行指示

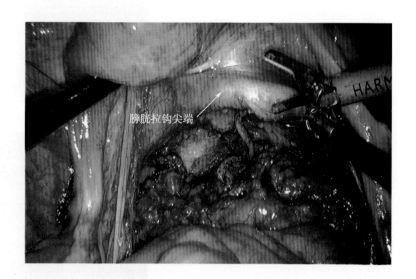

图 9-41　切开阴道后穹隆

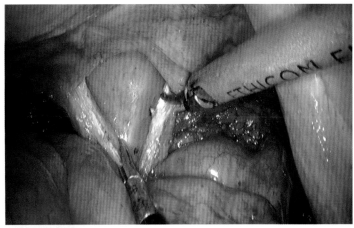

经验分享

　　术者用超声刀横行切开阴道后穹隆约 3cm，纵向牵拉使切口扩大至 5~6cm，操作时注意气腹的保持，避免漏气。

图 9-42　经阴道置入无菌塑料保护套

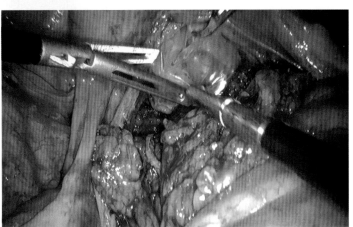

图 9-43　经阴道将直肠标本拉出体外

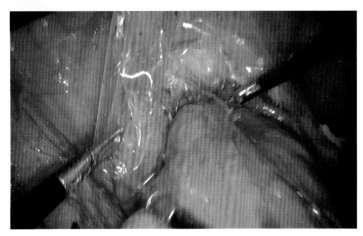

图 9-44　于肿瘤近端预切线处切断肠管

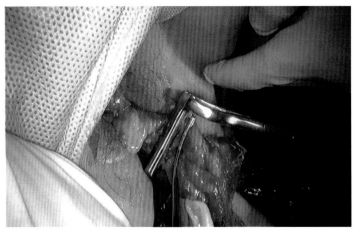

操作技巧

　　助手在操作时，需要小心缓慢将直肠拉出阴道口外，切勿粗暴操作，造成系膜撕裂或血管弓破坏而致手术失败。

2. 消化道重建　将吻合器抵钉座置入乙状结肠残端（图 9-45），收紧荷包（图 9-46）。冲洗消毒后，用卵圆钳将乙状结肠送回腹腔。经肛门置入环形吻合器，完成抵钉座与穿刺针连接后，行乙状结肠与直肠的端 - 端吻合（图 9-47~图 9-49）。同时检查吻合环的完整性。用可吸收缝线在危险三角区域 8 字缝合。注水注气试验检查吻合口是否通畅，有无出血及渗漏。

图 9-45　乙状结肠断端置入抵钉座

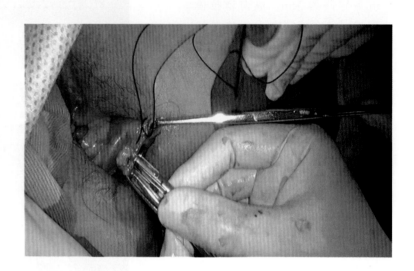

图 9-46　收紧荷包

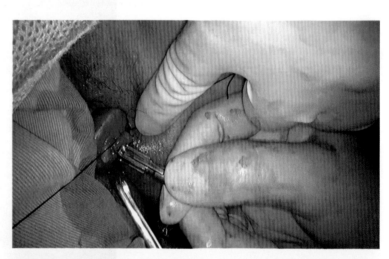

图 9-47　经肛置入环形吻合器并旋出穿刺针

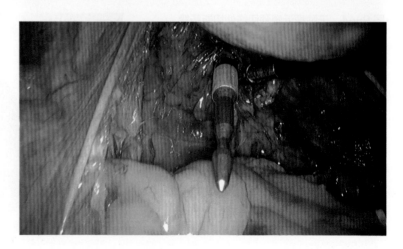

图 9-48　乙状结肠直肠端－端吻合

可在直肠残端一侧角穿出吻合穿刺针，可减少一个危险三角的出现，完成抵钉座与穿刺针连接，注意检查乙状结肠系膜方向。

图 9-49　完成吻合

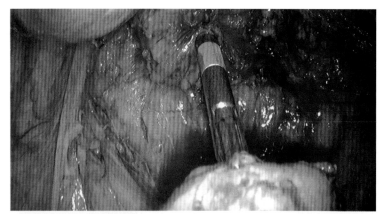

整个操作过程无需肠壁敞开，所以符合无菌术，腹腔污染可能性小。

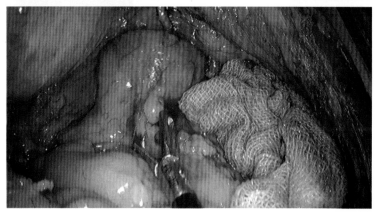

3. **缝合阴道切口关闭戳卡孔**　排出腹腔气体，阴道切口的缝合可采用腹腔镜下缝合（图 9-50）。再次用生理盐水或蒸馏水冲洗盆腔，留置引流管（图 9-51、图 9-52）。关闭戳卡孔，清点纱布、器械确切无误，术毕。

图 9-50　腹腔镜下缝合阴道切口

腹腔镜下缝合可选用倒刺缝合线，可以避免结后滑脱，加快缝合速度。

图 9-51　盆腔左侧置入引流管

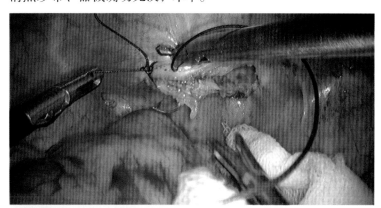

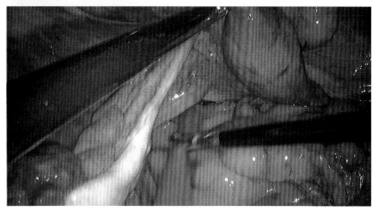

图 9-52　盆腔右侧置入引流管

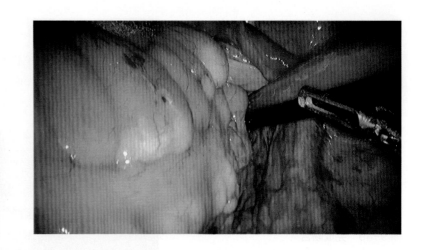

经验分享

　　可经左、右下腹部戳卡置入腹腔引流管两枚，或经阴道置入一枚引流管于直肠的右侧。

▶ 【术后腹壁及标本照片】（图 9-53、图 9-54）

图 9-53　术后腹壁照片

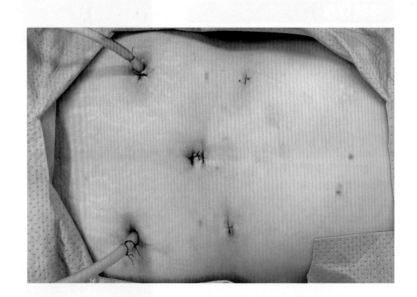

图 9-54　标本展示

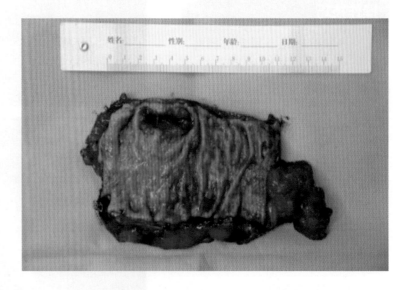

（王锡山　赵志勋）

第四节　手术相关要点、难点、热点剖析

▶ 【直肠周围的神经分布】▶

保留盆腔自主神经是直肠癌根治术的重要内容之一，其强调在保证肿瘤根治的前提下，最大程度地减少患者术后出现性功能和排尿障碍，改善患者术后的生活质量。因此，在行直肠全系膜切除手术时，很有必要掌握盆腔自主神经的组成及走行。

由胸髓 $T_{11}-T_{12}$ 及高腰髓节段发出的交感神经组成腹腔神经丛包绕腹主动脉，向下延续为上腹下神经丛（图 9-55）（简称上腹下丛）。上腹下丛由腹主动脉分叉延续至骶骨岬水平，紧贴肠系膜下血管的后方走行。肠系膜下血管可作为寻找上腹下丛的标志，在结扎肠系膜下血管时，应注意勿损伤其后方的上腹下丛。上腹下丛于髂血管分叉处发出左、右腹下神经。腹下神经于髂内血管的内侧，沿骨盆侧壁向下走行，与骶孔发出的骶 2~4 骨盆内脏神经汇合形成骨盆神经丛（图 9-56）（简称盆丛）和下腹下丛，后两者难以区分。

盆丛位于腹膜后，在男性直肠、精囊、前列腺及膀胱后部的两侧（侧韧带内）形成次级神经丛，即直肠丛、膀胱丛和前列腺丛，与髂内动脉的分支伴行，分布于相应脏器。盆丛（图 9-57、图 9-58）的交感成分来自腹下神经和骶交感干，副交感神经成分来自骶髓 2~4 节段发出的骨盆内脏神经。盆丛前方与下三分之一直肠相邻，部分神经纤维参与直肠侧韧带的构成。下腹下丛又主要分为 4 个分支支配不同器官：直肠支为直肠侧韧带的主要构成部分；输尿管支为腹下神经的分支与输尿管绕行；膀胱、前列腺分支均在直肠后间隙的后外侧分布；勃起神经为下腹下丛的最远侧分支，走行于 Denonvilliers 筋膜前叶内的神经血管束。

腹下神经在术中较易辨认，相对粗大，位置较为固定。骨盆内脏神经较为细小，为直肠侧壁周围的丛状纤维；其中的副交感成分使阴茎勃起。手术中牵拉、切断直肠及侧韧带过程中易损伤盆丛及骨盆内脏神经，导致勃起障碍；行腹主动脉和髂血管周围淋巴清扫时易损伤腹下神经，导致射精障碍；经腹会阴联合根治术还会损伤阴部神经及其分支，破坏感觉传入纤维；以上损伤均可导致术后性功能障碍的发生。与开腹手术相比，腹腔镜手术可以通过局部放大视野，清晰地暴露神经及其走行，使术者操作更为准确，避免对神经的损伤。

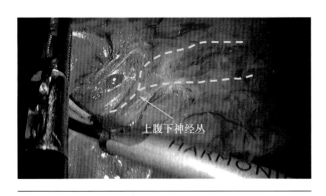

图 9-55　上腹下神经丛

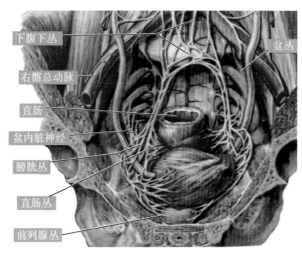

图 9-56　盆腔神经丛

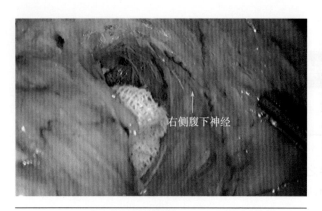

图 9-57 盆丛（右侧腹下神经）

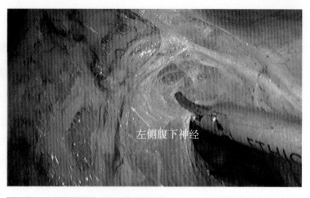

图 9-58 盆丛（左侧腹下神经）

▶ 【"新直肠"的概念与前切除综合征】

　　所谓"新直肠"是指部分或全部直肠切除后，代之以重新吻合后形成的新的解剖结构，虽在原有直肠位置，但与原直肠的解剖结构及功能相比已经明显不同，我们称之为"新直肠"（图 9-59）。"新直肠"无论在血液供应、神经反射和传导以及在排便、控便功能上都与原直肠存在本质上的差别，尤其值得注意的是在"新直肠"复发或再发肿瘤后，对手术方式的选择不可再依照原直肠的位置来判定，应充分考虑"新直肠"的系膜血供及周围解剖结构变化，从而选择合理的手术治疗方式。

　　大部分患者直肠切除后，"新直肠"一定程度上丧失了原有储存粪便的功能。同时，由于肠腔管径的改变及术后吻合口瘢痕形成，使肠管容量发生显著下降。另外，"新直肠"与原直肠相比，在感觉、运动及张力方面也存在一定程度的差异，导致新直肠顺应性发生改变。因而在"新直肠"形成后，一些患者出现了前切除综合征的表现。对于低位或超低位吻合保肛手术的患者，术者应在术中减少对盆腔自主神经的损伤。注意术中轻柔操作，减轻对肛门括约肌功能的损伤。此外，在术后要嘱托患者进行肛门括约肌收缩训练，或采用肛周按摩理疗，进而最大程度减轻前切除综合征的症状。

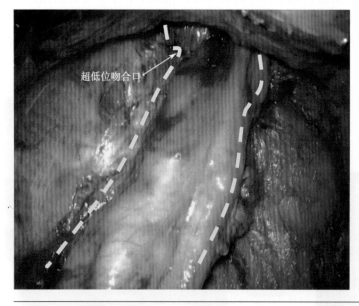

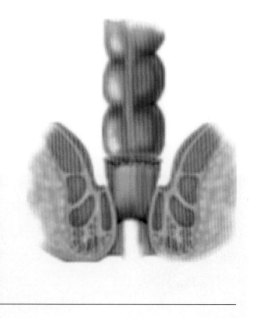

图 9-59 肠管吻合后形成的"新直肠"

（王锡山　赵志勋）

第十章 腹部无辅助切口经直肠拖出标本的腹腔镜下高位直肠癌根治术

（CRC-NOSES Ⅳ式）

》【前言】

  NOSES Ⅳ式主要适用于肿瘤较小的高位直肠癌以及远端乙状结肠癌，该术式的操作特点表现在腹腔内完全游离切断直肠，经肛门将直肠标本取出体外，再进行全腹腔镜下乙状结肠与直肠的端－端吻合。与常规腹腔镜手术比较，NOSES Ⅳ既能保证肿瘤的根治效果，又能最大程度减轻因腹壁切口带来的创伤。因此，NOSES Ⅳ是一个兼具根治和保留功能两全的手术方式。当然，完成该手术也对术者提出较高的要求，包括扎实的解剖学基础、熟练的腹腔镜操作技术、清晰的手术思路，同时在严格掌握无菌术和无瘤术下，完成抵钉座在肿瘤下方取出，在肿瘤上方置入近端肠腔这一技术难点，这样才能保证 NOSES Ⅳ式的顺利实施。

第一节 适应证与禁忌证

》【适应证】（图 10-1、图 10-2、图 10-3）

1. 高位直肠、直乙交界处肿瘤或乙状结肠远端肿瘤；
2. 肿瘤环周径小于 3cm 为宜；
3. 肿瘤不侵出浆膜为宜。

》【禁忌证】

1. 非此段肠肿瘤；
2. 肿瘤过大，无法经直肠肛门拖出者；
3. 乙状结肠系膜过于肥厚，判定经肛拖出困难者。
4. 过于肥胖者（BMI>35kg/m²）。

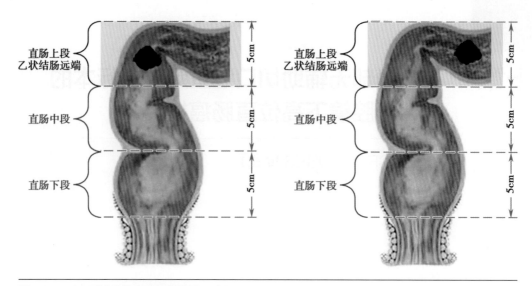

图 10-1 适用Ⅳ式的肿瘤所在位置示意图

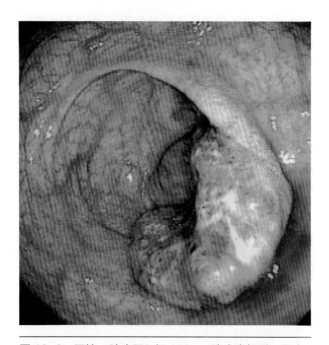

图 10-2 肠镜：肿瘤距肛门 12cm，溃疡隆起型，最大径为 2.5cm

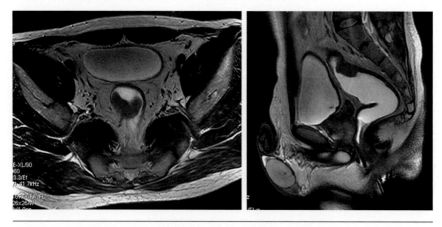

图 10-3 直肠 MRI：T3，距齿状线 12cm，最大径 2.9cm

第二节　麻醉、体位、戳卡位置与术者站位

▶▶ 【麻醉方式】

全身麻醉或全身联合硬膜外麻醉。

▶▶ 【手术体位】

患者取功能截石位，右侧大腿需稍平一些，有利于术者操作。（图 10-4）

图 10-4　患者体位

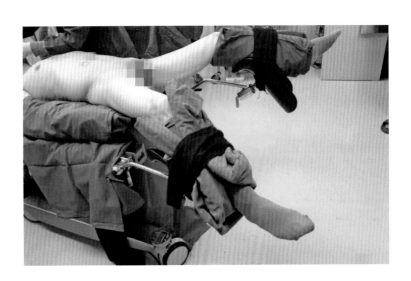

▶▶ 【戳卡位置】

1. 腹腔镜镜头戳卡孔（10mm 戳卡）　置于脐上 3~5cm 处；

2. 术者主操作孔（12mm 戳卡）　右髂前上棘与脐连线中外 1/3 点偏上；

3. 术者辅助操作孔（5mm 戳卡）　右腹直肌旁，平脐处；

4. 助手主操作孔（5mm 戳卡）　左腹直肌旁，平脐处；

5. 助手辅助操作孔（5mm 戳卡）　位于脐与左髂前上棘连线中外 1/3 偏外，便于放置引流管充分引流。（图 10-5）

图 10-5　戳卡位置（五孔法）

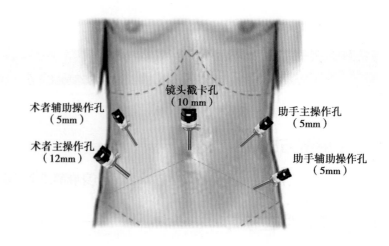

术者辅助操作孔
（5mm）

镜头戳卡孔
（10 mm）

助手主操作孔
（5mm）

术者主操作孔
（12mm）

助手辅助操作孔
（5mm）

【术者站位】

术者站位于患者右侧，助手站位于患者左侧，扶镜手站立于术者同侧。（图 10-6）

图 10-6　术者站位

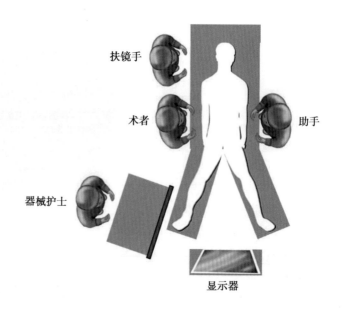

扶镜手

术者

助手

器械护士

显示器

【特殊手术器械】

超声刀、60mm 直线切割闭合器、29mm 环形吻合器、无菌保护套。

第三节 手术操作步骤、技巧与要点

▷▷【探查与手术方案制定】

1. **常规探查** 进镜至腹腔观察肝脏、胆囊、胃、脾脏、大网膜、结肠、小肠及盆腔表面有无转移种植及其他病变（图10-7、图10-8）。

图 10-7 探查肝左叶

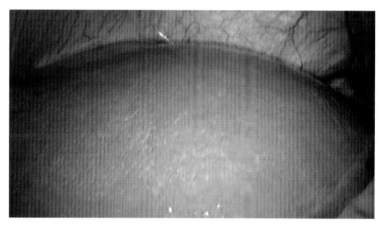

图 10-8 探查小肠

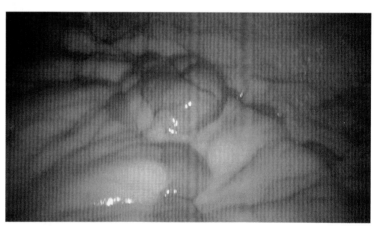

2. **肿瘤探查** 肿瘤的具体位置、大小和手术的可行性（图10-9）。

图 10-9 肿瘤的探查

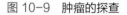

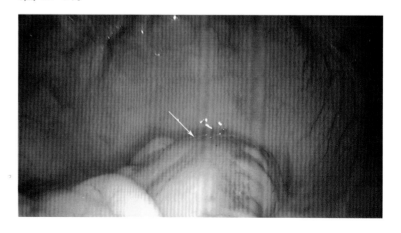

3. **解剖结构判定**　判定乙状结肠及系膜血管弓的长度，同时肿瘤位置特点决定是否保留肠系膜下动静脉及直肠上动脉。还需考虑系膜肥厚程度，预判能否经直肠肛门取出。

▶ **【解剖与分离】** ▷

1. **第一刀切入点**　患者头低足高体位，助手左手钳提起直肠前壁向上、向腹壁方向，展示直肠在盆腔内完整走行。同时，助手右手钳提起肠系膜下动脉处系膜，使整个肠系膜下动静脉根部至直肠及盆底腹膜返折处清晰进入视野。在骶骨岬下方 3~5cm，尤其是肥胖患者，往往有一菲薄处，用超声刀从此处开始操作（图 10-11）。切开系膜后，刀头汽化产生热量，沿着骶前间隙走行，用刀头上下推动，可见白色蜂窝状组织间隙（图 10-12）。

图 10-10　纱布条阻挡小肠，显露术野

经验分享

　　术者可用 1/2 纱布条将小肠挡于上腹部，便于显露整个盆腔及肠系膜下动静脉根部。（图 10-10）

图 10-11　第一刀切入点

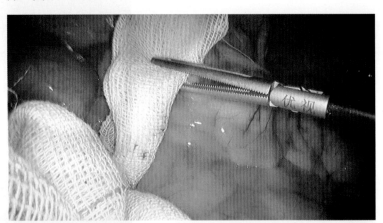

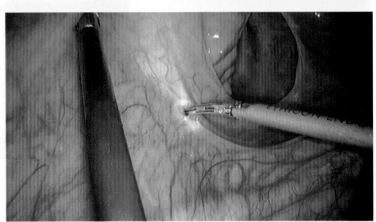

图 10-12　进入 Toldts 间隙

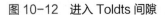

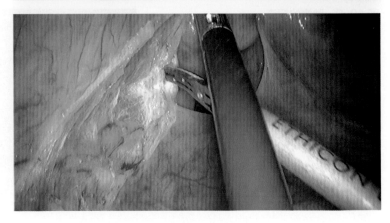

2. 肠系膜下动静脉根部的游离与离断　沿着 Toldts 间隙向上向左侧分离，沿着乙状结肠系膜与回肠系膜分界线逐层向肠系膜下动脉根部游离（图 10-13），游离过程中可见左侧输尿管走行及蠕动（图 10-15）。将纱布条向上后方推动，置于肠系膜下动静脉根部后方，起到保护和指示作用。转换镜头，可见乙状结肠系膜无血管区后方的纱布团（图 10-16）。可以放心在肠系膜下动脉根部预切定线清扫淋巴脂肪组织，并于根部结扎肠系膜下动脉（图 10-17）。继续向左外侧分离，翻转系膜可见肠系膜下静脉走行，裸化肠系膜下静脉并非必要，切莫为了裸化而裸化（图 10-18）。显露肠系膜下静脉后可结扎切断该血管（图 10-19），并部分打开乙状结肠系膜无血管区。

图 10-13　向肠系膜下动脉根部游离

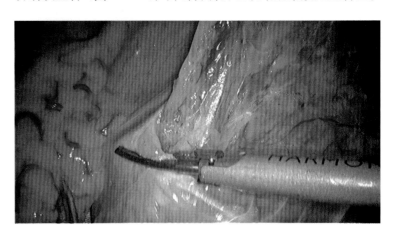

经验分享

　　如肠系膜下动静脉距离很近，没必要强行分开，可以一起结扎切断。如距离较远，可以分别结扎。

图 10-14　显露并保护神经

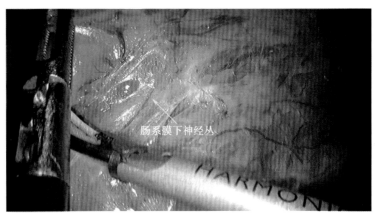

肠系膜下神经丛

操作技巧

　　沿此间隙上下分离，至肠系膜下动静脉根部（**图 10-14**）。同时，向左侧沿此 Toldts 间隙上下拓展。

图 10-15　向左外侧分离，显露左侧输尿管的走行

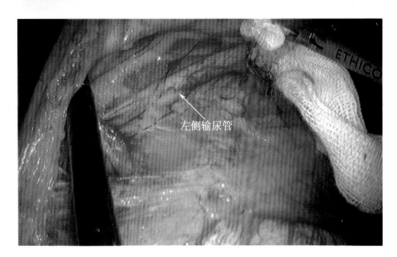

左侧输尿管

图 10-16 系膜后方可见纱布标志

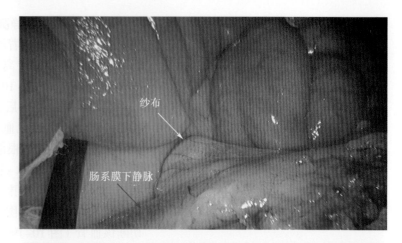

图 10-17 结扎切断肠系膜下动脉

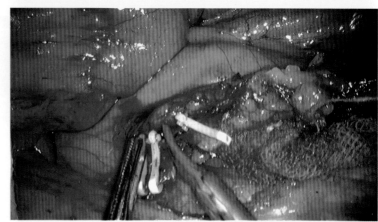

图 10-18 裸化肠系膜下静脉

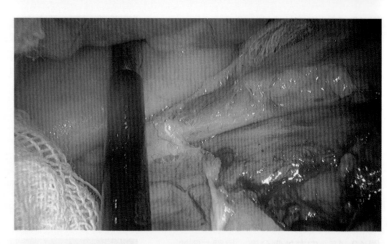

图 10-19 结扎切断肠系膜下静脉

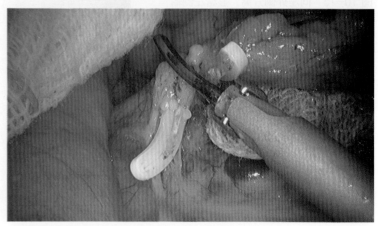

3. **直肠上段系膜游离**　提起肿瘤边缘系膜，判定位于或标记在肿瘤下方 5cm。沿着直肠上段外侧向下打开腹膜至标志线。充分游离后壁，注意游离范围，并保护下腹下神经（图 10-20）和骶前血管（图 10-21）。

图 10-20　沿骶前间隙向下方游离

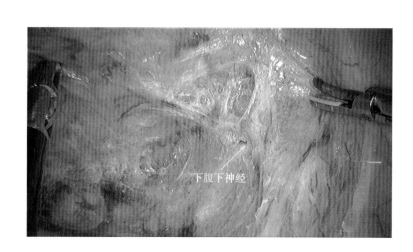

操作技巧

　　沿骶前间隙分离，可见下腹下神经，在其分叉处向左右分离，在神经表面用超声刀匀速推行分离。

图 10-21　骶前血管

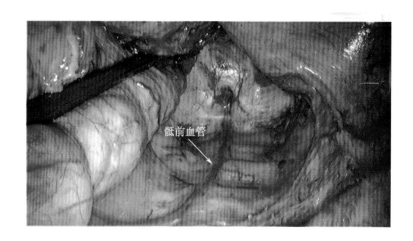

4. **乙状结肠外侧及直肠乙状结肠的游离** 将纱布条垫于游离的系膜后方,将肿瘤翻向右侧。打开乙状结肠外侧粘连(图10-22),沿Toldts筋膜分离,注意保护输尿管及生殖血管。向内侧游离可见纱布条,其既起到标志作用(图10-23),又可保护后方输尿管。一般情况下本术式不游离脾曲。向下在直肠左侧游离至与右侧同一水平(图10-24)。

图10-22 游离乙状结肠生理性粘连处

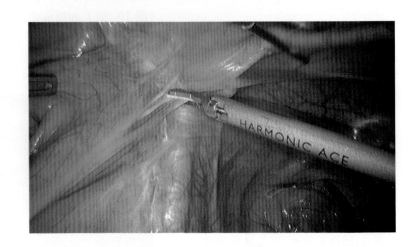

图10-23 向内侧游离乙状结肠系膜

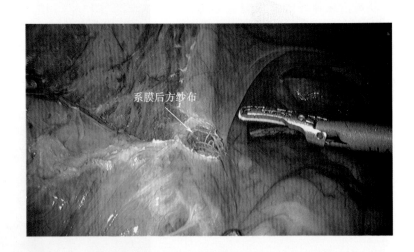

图10-24 游离直肠左侧壁

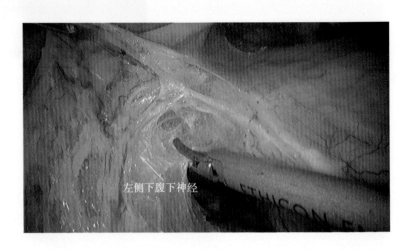

5. **肿瘤下方肠管的裸化**　由于直肠系膜两侧贯通，可以在确定水平面横断直肠系膜，应小心仔细分离，通常直肠上动静脉远端（即保留端），可用血管夹夹闭。肿瘤下方的裸化范围为 3~5cm（图 10-25、图 10-26、图 10-27）。

图 10-25　裸化直肠前壁

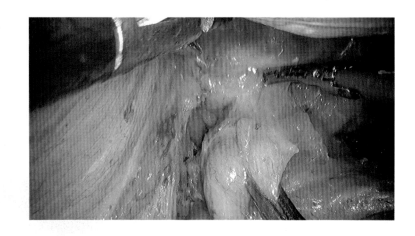

图 10-26　裸化直肠右侧壁

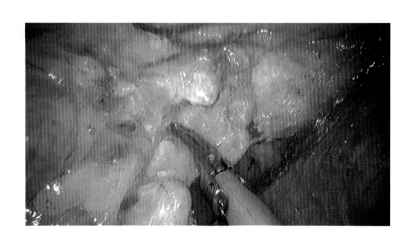

图 10-27　裸化直肠左侧壁

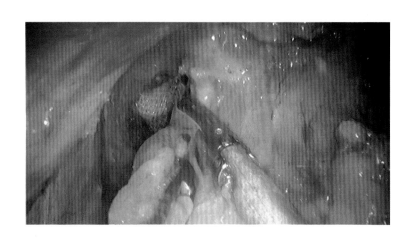

6. 乙状结肠系膜裁剪 将纱布条垫于乙状结肠系膜后方，裁剪分离乙状结肠动静脉数支（图 10-28、图 10-29），向预定的乙状结肠壁分离，应裸化乙状结肠肠管 2cm 左右（图 10-30）。

图 10-28 游离乙状结肠系膜

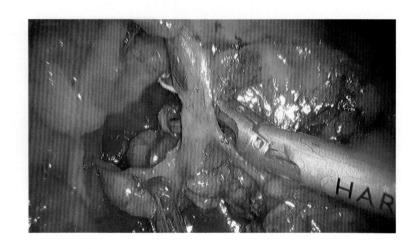

图 10-29 结扎切断乙状结肠系膜血管

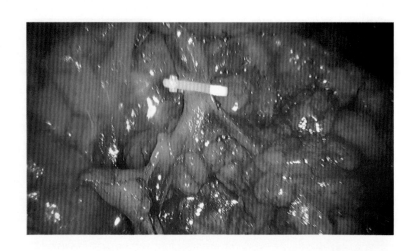

操作技巧

保留侧血管用血管夹夹闭，另外一侧直接用超声刀离断。标本拖出时，此举可避免血管夹损伤血管及直肠黏膜。

图 10-30 裸化乙状结肠肠壁

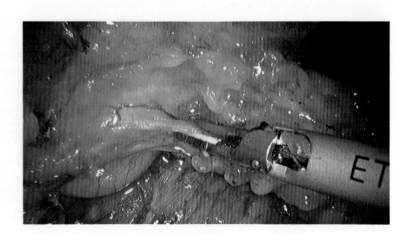

▶▶【标本切除与消化道重建】

资源十一 Ⅳ式消化道重建及标本取出

资源二十四 Ⅳ式消化道重建及标本取出（动画）

1. 标本切除 助手充分扩肛后，用卵圆钳夹持抵钉座，经肛门直肠将其送至肿瘤下方裸化肠管处，助手用吸引器压于肠裸化肠壁上方，吻合器抵钉座轮廓清晰可见（图 10-31）。术者用超声刀将肠壁横行打开一切口，将碘伏纱条置于该切口旁，会阴部助手配合，将抵钉座从直肠腔取出，置于腹腔备用（图 10-32）。同时，在肿瘤上方肠壁纵行打开一小口（图 10-33），将 1/4 碘伏纱条经纵行切口探入乙状结肠腔（图 10-34）。将抵钉座经纵行切口置入乙状结肠腔内（图 10-35、图 10-36）。在纵行切口上方，用直线切割闭合器将肠管裸化区切割闭合（图 10-37），并用碘伏纱团消毒乙状结肠断端（图 10-38），用超声刀将直肠完全横行切断，至此标本完全游离于腹腔（图 10-39）。助手于体外用卵圆钳经肛门直肠将无菌保护套送入腹腔，术者与助手将标本置入保护套内。同时，助手用卵圆钳夹持标本肠管的一端，在保护套内经直肠肛门缓慢拉出，移出体外（图 10-40）。

图 10-31 经肛门置入抵钉座

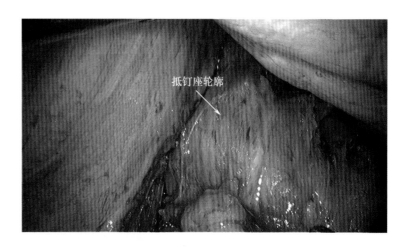

图 10-32 将抵钉座送入腹腔

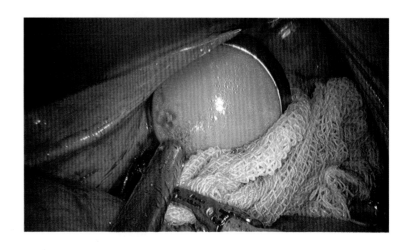

经验分享

　　肠道准备良好者不会有过多的肠内容物流出。助手用吸引器及时吸引和碘附纱条的应用至关重要。

图 10-33　在肿瘤上方肠壁纵行切开一
　　　　　小口

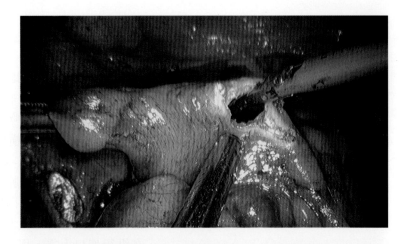

图 10-34　乙状结肠肠腔内消毒

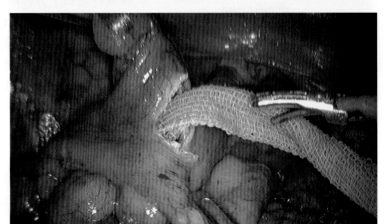

操作技巧

　　碘附纱条作用有二：①消毒；
②润滑作用（因为良好的肠道
准备使得肠管较为清洁、黏性
大，不利于抵钉座置入）。

图 10-35　将抵钉座置入乙状结肠近端

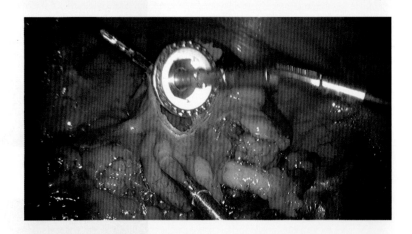

图 10-36　将抵钉座向乙状结肠近端
　　　　　推送

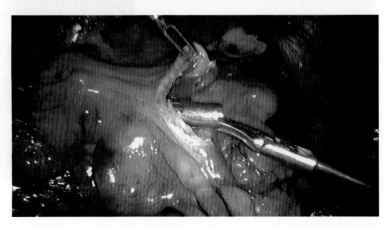

图 10-37 切断闭合乙状结肠肠管

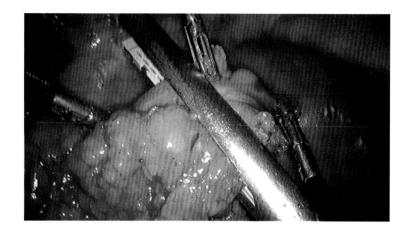

图 10-38 乙状结肠断端消毒

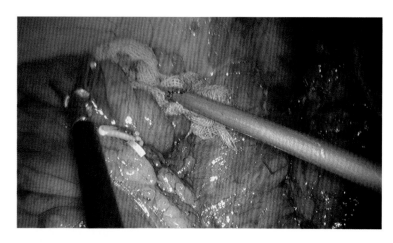

图 10-39 经肛置入无菌塑料保护套

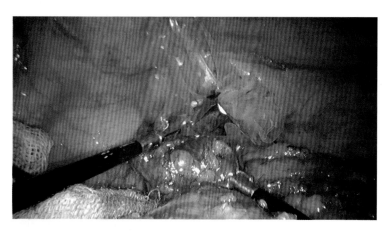

图 10-40 经肛门将直肠标本拉出体外

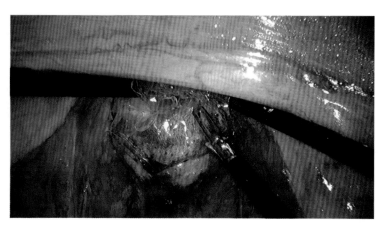

2. 消化道重建 用直肠切割器闭合直肠残端（图 10-41），由于肿瘤位置高，闭合容易，往往一次切割闭合即可。将切下直肠残端经 12mm 戳卡取出。在乙状结肠断端一角取出抵钉座连接杆（图 10-42、图 10-43），助手将环形吻合器经肛门置入，靠近直肠残端的左侧角旋出穿刺器（图 10-44）。完成对接，调整结肠系膜方向，完成乙状结肠和直肠端 - 端吻合（图 10-45）。取出吻合器检查吻合环完整性。可以镜下缝合危险三角（图 10-46、图 10-47）。经肛门注水注气试验检查吻合口通畅确切，无渗漏及出血（图 10-48、图 10-49）。冲洗腹腔，检查无误后，左右下腹部各放置一枚引流管（图 10-50、图 10-51），排尽气腹，缝合戳卡孔，可用普鲁卡因封闭切口以减少术后疼痛。

图 10-41　闭合直肠断端

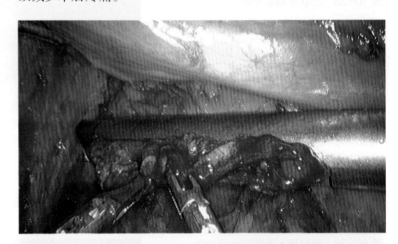

图 10-42　于肠腔内固定抵钉座

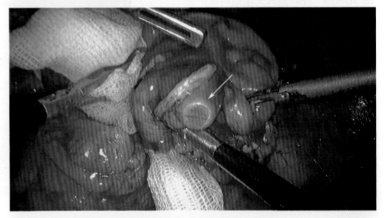

经验分享

　　将抵钉座从乙状结肠结肠带侧一角取出吻合器连接杆，并使其周围组织平整顺畅。

图 10-43　取出抵钉座连接杆

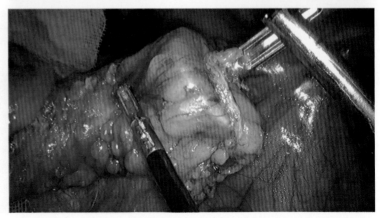

图 10-44　旋出吻合器穿刺针

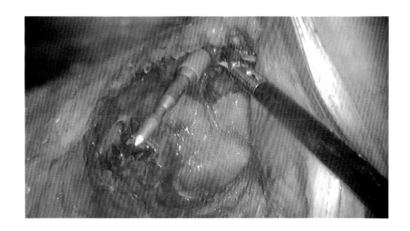

图 10-45　乙状结肠直肠端－端吻合

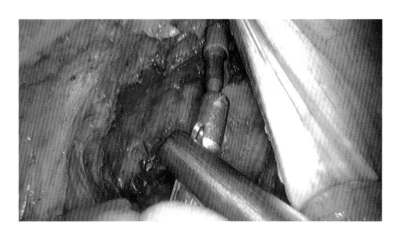

图 10-46　危险三角

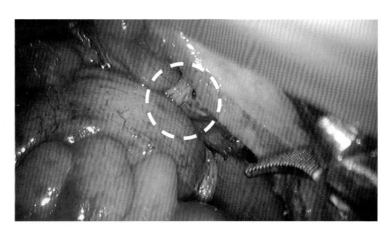

图 10-47　危险三角加固缝合

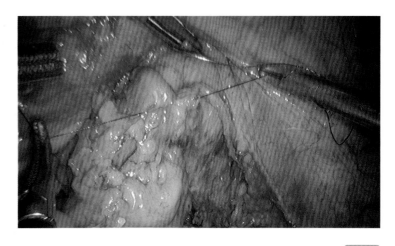

图 10-48　注气注水试验

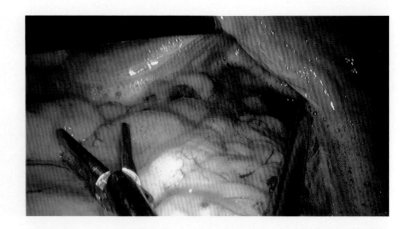

图 10-49　注气试验证实吻合口无渗漏

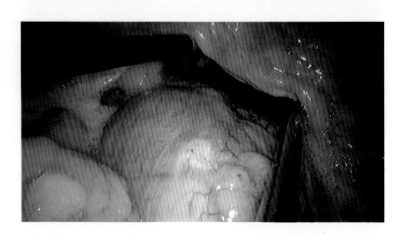

图 10-50　盆腔左侧置入引流管

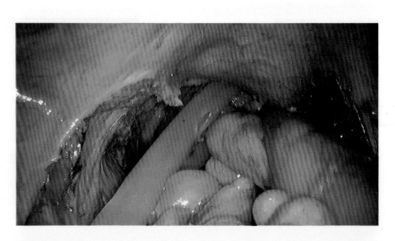

图 10-51　盆腔右侧置入引流管

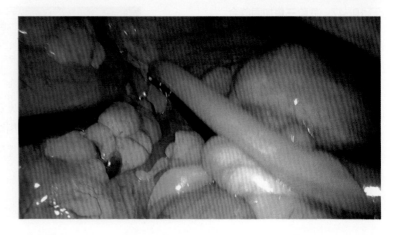

【术后腹壁及标本展示】（图 10-52、图 10-53）

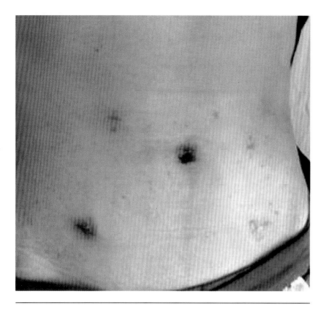

图 10-52　腹壁照片展示

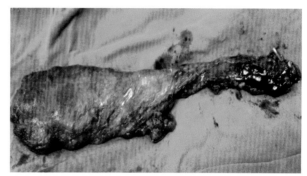

图 10-53　标本展示

（王锡山　刘　正）

第四节　手术相关要点、难点、热点剖析

【TME 手术平面及操作步骤】

　　TME 手术中理想的外科平面是直肠后间隙，环绕直肠扩展。在直肠后面是直肠后间隙（**图 10-54**）；在侧方是直肠侧韧带；在前方是 Denonvilliers 筋膜两叶之间。在游离直肠系膜时，最先进入直肠后间隙，充分游离直肠后壁，再由后壁向两侧壁进行游离扩展，最后进行处理直肠前壁。按照由后向前的顺序进行操作可以更加容易的进入正确的 Toldts 间隙，最大程度避免副损伤，降低手术难度，在这一间隙内操作更能满足肿瘤学要求，达到良好的根治效果。此外，即使在这个间隙内进行操作，也应该在直肠的后外侧紧贴直肠固有筋膜游离，此举可更为有效地保护骶前筋膜内的盆腔自主神经和骶前静脉。

图 10-54　骶前平面（TME 切除后）

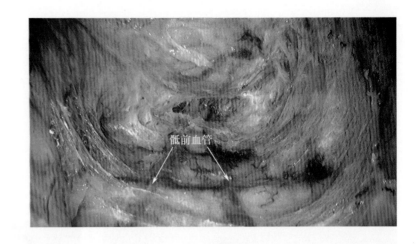

骶前血管

▶ 【直肠侧韧带的解剖】 ▶

解剖学上认为，直肠两侧的间隙内富含有大量的疏松结缔组织，在两侧的后下方可见含有血管、内脏神经的结缔组织束垂直穿入直肠壁，即所谓的直肠侧韧带（图 10-55）。外科医生常强调直肠侧韧带的存在，但对其形态、范围及结构的表述至今尚不明确。直肠侧韧带并无明显而强韧的束状外形，且解剖位置不恒定。有学者作过研究，直肠两侧能够在镜下明确找到纤维束状结构的占 71%，能够在所谓"侧韧带"中找到直肠中动静脉的仅占 57%。该结构对于直肠根治术的意义远较直肠系膜为小。通过长期的经验表明，虽然很多外科医生认为直肠侧韧带中有直肠中血管，但又指出此处往往只需要正常进行游离解剖，而无须特殊结扎处理。

图 10-55　直肠侧韧带

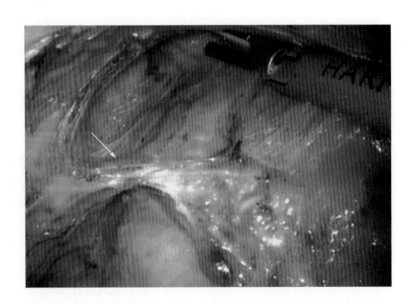

（王锡山　刘　正）

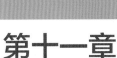

第十一章 腹部无辅助切口经阴道拖出标本的腹腔镜下高位直肠癌根治术

（CRC-NOSES V式）

▶【前言】

NOSES V式主要适用于肿瘤较大的高位直肠癌、远端乙状结肠癌的女性患者，该术式的操作特点表现在腹腔内完全游离切断直肠，经阴道将直肠标本取出体外，再进行全腹腔镜下乙状结肠与直肠的端－端吻合。与NOSES IV式的区别在于：①经阴道途径取标本，由于阴道具有很强的延展性，因此 NOSES V 的适应证更为宽泛，但仅局限于女性患者；②只需要在肿瘤上方肠壁开一小口置入抵钉座，因此腹腔污染机会少，无菌操作更易把控。只要熟练掌握该技术的操作要点，术中注意无菌术和无瘤术，NOSES V式既能保证肿瘤的根治效果，又能保护器官组织的结构功能。

第一节　适应证与禁忌证

▶【适应证】（图 11-1~ 图 11-4）

1. 高位直肠肿瘤、直乙交界肿瘤或远端乙状结肠肿瘤；
2. 肿瘤环周径介于 3cm 到 5cm 之间；
3. 肿瘤未侵出浆膜为佳。

▶【禁忌证】

1. 非此肠段肿瘤；
2. 肿瘤环周径大于 5cm，经阴道取出困难者；
3. 肿瘤侵出浆膜，经阴道取出有肿瘤种植风险者。
4. 过于肥胖者（BMI>35kg/m²）。

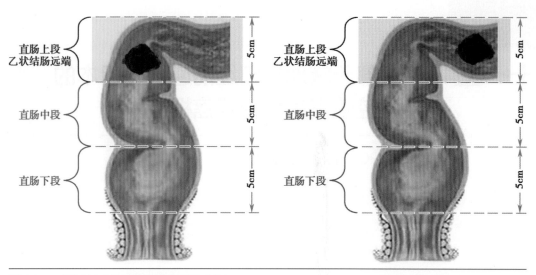

图 11-1　适用 V 式的肿瘤所在位置示意图

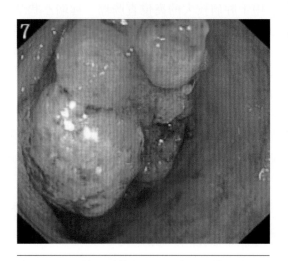

图 11-2　肠镜：肿瘤距肛门 13cm，隆起型，最大径为 4cm

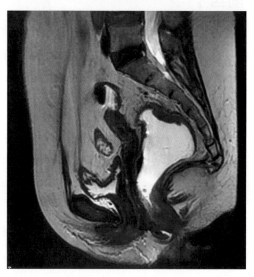

图 11-3　直肠 MRI：T2，距齿状线 11cm，最大径 3.5cm

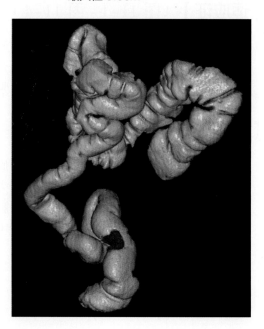

图 11-4　结肠三维重建 CT：肿瘤位于直肠上段，占肠腔 1/3 周

第二节　麻醉、体位、戳卡位置与术者站位

▶ 【麻醉方式】

全身麻醉或全身联合硬膜外麻醉。

▶ 【手术体位】

患者取功能截石位，右侧大腿需稍平一些，有利于术者操作（图 11-5）。

图 11-5　患者体位

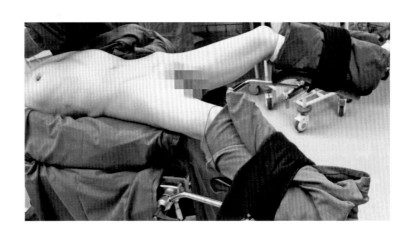

▶ 【戳卡位置】

1. 腹腔镜镜头戳卡孔（10mm 戳卡）　置于脐上 3~5cm 处；

2. 术者主操作孔（12mm 戳卡）　右髂前上棘与脐连线中外 1/3 点偏上；

3. 术者辅助操作孔（5mm 戳卡）　右腹直肌旁，脐右侧 5~10cm 处；

4. 助手主操作孔（5mm 戳卡）　左腹直肌旁，平脐处；

5. 助手辅助操作孔（5mm 戳卡）　位于脐与左髂前上棘连线中外 1/3 偏外，便于放置引流管充分引流（图 11-6）。

图 11-6　戳卡位置（五孔法）

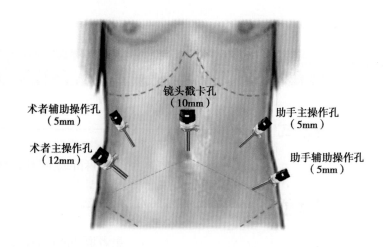

术者辅助操作孔
（5mm）

镜头戳卡孔
（10mm）

助手主操作孔
（5mm）

术者主操作孔
（12mm）

助手辅助操作孔
（5mm）

▶▶ 【术者站位】

术者站位于患者右侧，助手站位于患者左侧，扶镜手站位于术者同侧（图 11-7）。

图 11-7　术者站位

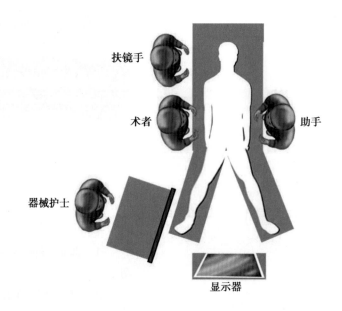

扶镜手

术者

助手

器械护士

显示器

▶▶ 【特殊手术器械】

超声刀、60mm 直线切割闭合器、29mm 环形吻合器、阴道缝合线、举宫器、无菌保护套。

第三节　手术操作步骤、技巧与要点

▶▶ 【探查与手术方案的制订】

　　在充分术前检查和术前讨论方案评估的基础上，探查分三步：

　　1. **常规探查**　进镜至腹腔，常规观察肝脏、胆囊、胃、脾脏、结肠、小肠、大网膜和盆腔有无肿瘤种植和腹水（图 11-8、图 11-9）。

图 11-8　探查肝脏左叶、胃

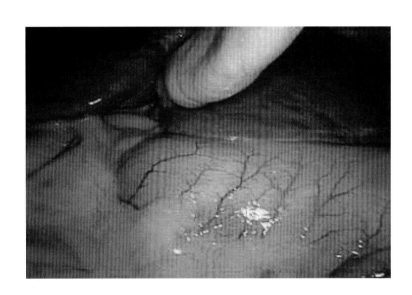

图 11-9　探查大网膜

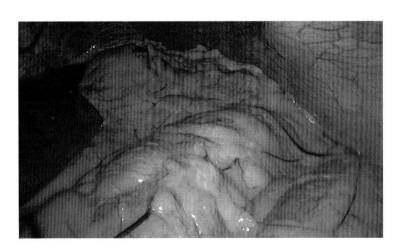

2. **肿瘤探查**　判断肿瘤的位置、大小。详细评估肿瘤经阴道拉出体外的可能性（图 11-10）。

图 11-10　探查肿瘤位置

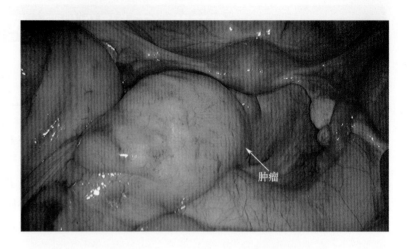

肿瘤

3. **解剖结构的判定**　判定乙状结肠及其系膜长度及系膜肥厚程度能否经阴道拉出体外。

图 11-11　阴道后穹隆

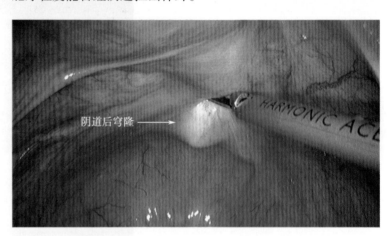

阴道后穹隆 ———→

经验分享

　　术中行阴道指诊了解阴道后穹隆的状态，是否适合切开，并能取出标本（**图 11-11**）。

▶▷【解剖与分离】

1. **第一刀切入点**　由于肿瘤位置较高，助手左手持钳提起肿瘤下方直肠前壁，右手持钳提起系膜（**图 11-12**）。术者可根据情况在骶骨岬或下方打开系膜（**图 11-13**）。

图 11-12　暴露肠系膜根部

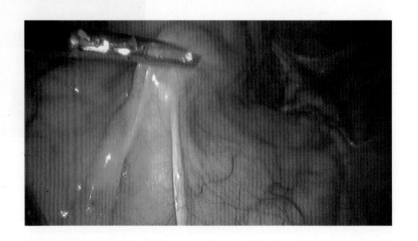

图 11-13　第一刀切入点

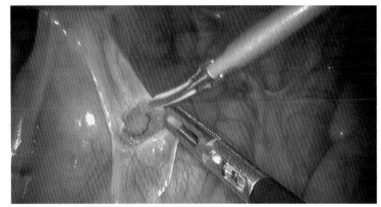

图 11-14　进入 Toldts 间隙

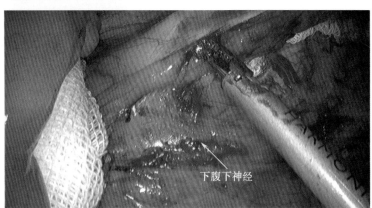

下腹下神经

经验分享

　　刀头热量汽化沿着骶前间隙扩展。刀头上下推动，见白色蜂窝状组织，表明游离间隙正确（**图 11-14**）。

　　2. 肠系膜下动静脉根部清扫与离断　沿着 Toldts 间隙向上向左侧分离，沿着乙状结肠系膜与回肠系膜分界线，逐层向肠系膜下动脉根部打开，游离过程中可见左侧输尿管走行及蠕动（**图 11-15**）。将纱布条向上后方推动，置于肠系膜下动静脉根部后方，起到保护和指示作用（**图 11-16**）。转换镜头，可见乙状结肠系膜无血管区后方的纱布（**图 11-17**）。在纱布的保护下，术者可放心地在肠系膜下动脉根部预切定线清扫淋巴脂肪组织，并于根部结扎肠系膜下动脉（**图 11-18**）。继续向左外侧分离，翻转系膜可见肠系膜下静脉走行，裸化肠系膜下静脉并非必要，切莫为了裸化而裸化。显露肠系膜下静脉后可结扎切断该血管（**图 11-19**、**图 11-20**），并部分打开乙状结肠系膜无血管区（**图 11-21**）。

图 11-15　显露输尿管

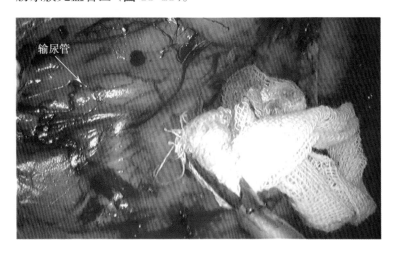

输尿管

经验分享

　　此处也可用小纱布条钝性分离 Toldts 间隙，如游离平面光滑、平整、干净，即为最佳状态。

图 11-16　纱布置于系膜后方

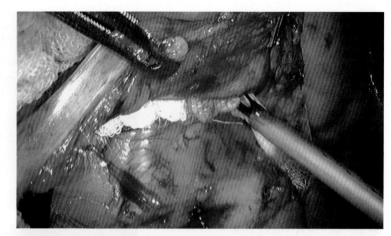

图 11-17　显露乙状结肠系膜无血管区

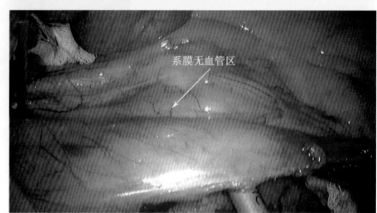

图 11-18　结扎切断肠系膜下动脉

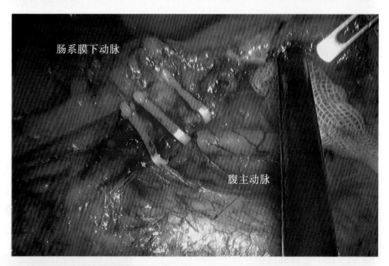

经验分享

　　裸化血管并非必须，尤其对于高龄伴有动脉硬化的患者。在肠系膜下动脉根部双重结扎离断时，血管夹带些系膜筋膜夹持更紧一些，可避免血管夹脱落。

图 11-19　显露肠系膜下静脉

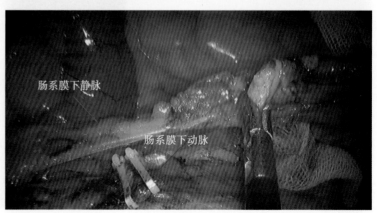

图 11-20　结扎切断肠系膜下静脉

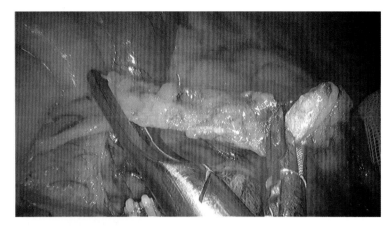

图 11-21　打开乙状结肠系膜无血管区

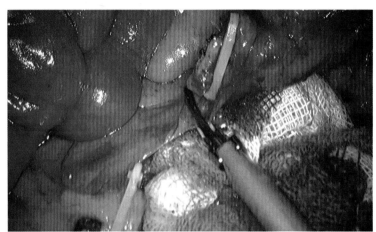

　　3. 直肠系膜的游离　当肠系膜下动静脉离断后，助手可提起直肠系膜后方，术者用超声刀沿 Toldts 间隙向下、向后方分离（图 11-22、图 11-23）。直肠系膜避免分离过多，在肿瘤下方 5cm 即可。

图 11-22　沿 Toldts 间隙向下方游离

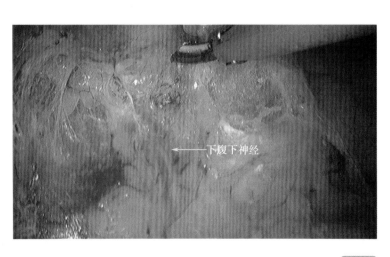

图 11-23 沿直肠右侧向下游离

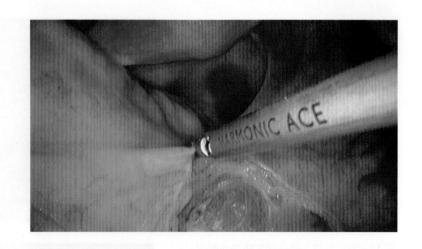

4. **直肠右侧的分离** 直肠右侧壁的游离，可预先确定肿瘤下方切除范围，从外侧向预定肠壁游离（图 11-24）。

图 11-24 游离直肠右侧壁

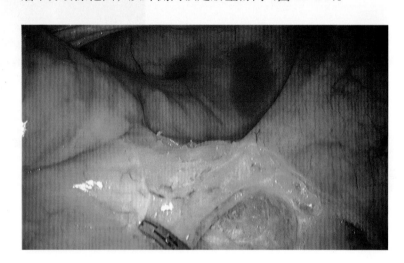

5. **乙状结肠和直肠左侧的分离** 在乙状结肠和直肠系膜后方置一纱布条（图 11-25），将乙状结肠翻向右侧，打开乙状结肠外侧粘连带（图 11-26）。沿 Toldts 筋膜向内侧游离，打开系膜左右贯通向上进一步分离（图 11-28）。一般无需游离脾曲，向下游离至与右侧同一水平面。

图 11-25 小纱布置于系膜后方

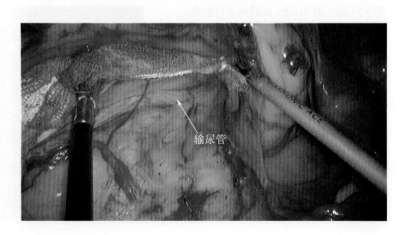

输尿管

图 11-26　游离乙状结肠生理性粘连处

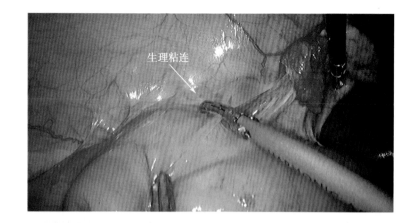

图 11-27　打开乙状结肠左侧腹膜

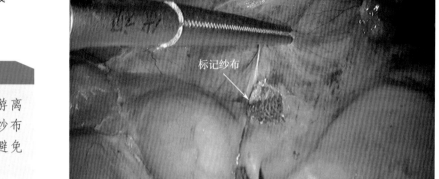

小纱布妙用

　　沿 Toldts 筋膜向内侧游离过程中，可见系膜下方的纱布条，指示并保护后方组织避免损伤（图 11-27）。

图 11-28　向下游离直肠左侧壁

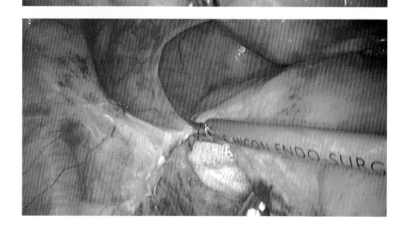

操作技巧

　　①在分离直肠系膜过程中，切勿贪多。每切一刀后，可用刀头余热再拨离一下；②肠壁裸化后先不离断肠管，减少肠壁活动范围，因肿瘤上方肠壁需切开一小口，便于无菌操作，减少腹腔感染几率。

图 11-29　结扎直肠上动脉

　　6. 肿瘤下方肠管的裸化　在肿瘤下方约 5cm 处横行切断直肠系膜，如遇直肠上动静脉较粗（图 11-29），可用血管夹夹闭断端。肿瘤下方肠管裸化范围约 2cm 即可（图 11-30）。

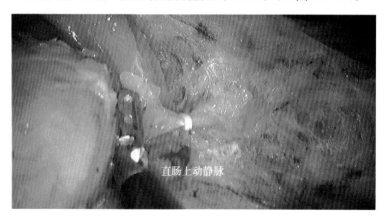

图 11-30　裸化肿瘤下方肠管

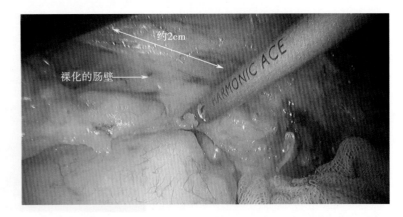

7. 乙状结肠系膜的裁剪　在系膜后放置一枚纱布条，目测或测试肠管需吻合的长度，沿着肠系膜下动静脉走行分离解剖裁剪（图 11-31、图 11-32），并裸化 2cm 左右乙状结肠备用（图 11-33）。

图 11-31　裁剪乙状结肠系膜

操作技巧

　　向预定的肠管分离，分离系膜应该注意血管弓的情况，不要平行切割，应按反抛物线形裁剪。

图 11-32　结扎切断乙状结肠系膜血管

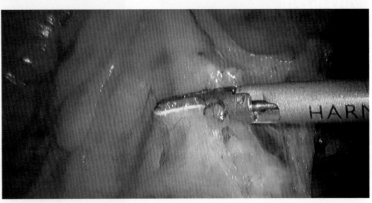

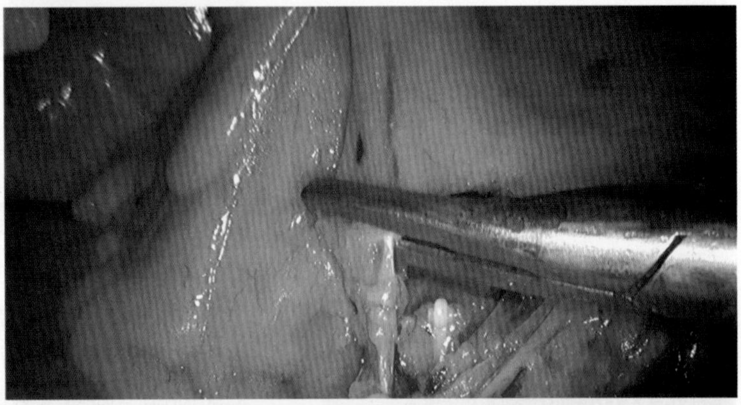

图 11-33　裸化乙状结肠肠壁

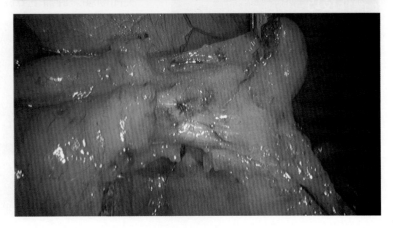

▶▷ 【标本切除与消化道重建】

资源十二　V式消
化道重建及标本取
出

1. 标本切除　助手经阴道用膀胱拉钩将阴道后穹隆抬起（图 11-34），术者用超声刀横行切开阴道约 3cm，再纵行牵拉切口，扩大至 5~6cm（图 11-35）。经阴道切口将抵钉座送入腹腔（图 11-36）。在肿瘤上方乙状结肠预切定线下方 1cm 处纵行切开肠壁（图 11-37），助手用吸引器及时吸引肠内容物（图 11-38）。将抵钉座置入乙状结肠近端肠腔内（图 11-40），用直线切割闭合器横断乙状结肠（图 11-41）。同时，再用直线切割闭合器在肿瘤下方肠管裸化区横行切断直肠（图 11-42）。至此，直肠肿瘤及肠段完全游离于腹腔。助手经阴道切口用卵圆钳将无菌塑料保护套送入腹腔（图 11-43）。术者与助手将标本置入保护套内，另一助手用卵圆钳在保护套内夹持住肿瘤下方肠壁断端。缓慢、匀速将肿瘤拉出体外（图 11-44）。

图 11-34　膀胱拉钩体外指示

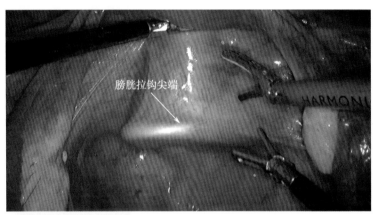

膀胱拉钩尖端

图 11-35　切开阴道后穹隆

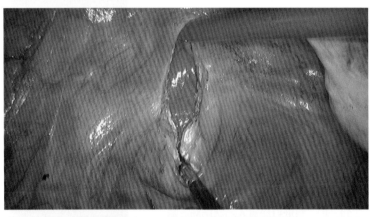

图 11-36　经阴道置入抵钉座

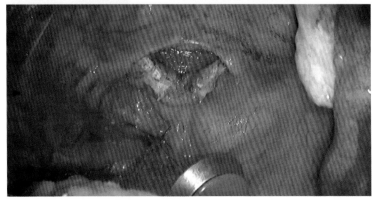

图 11-37　在肿瘤上方肠壁切开一小口

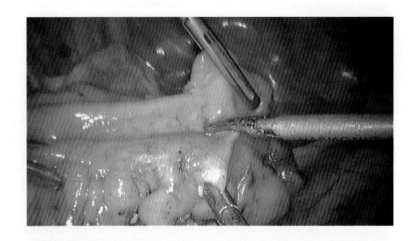

图 11-38　及时吸引肠内容物

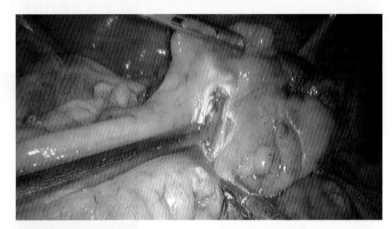

图 11-39　乙状结肠肠腔内消毒

小纱布妙用

　　将 1/4 碘附纱条置入乙状结肠肠腔内，达到消毒和润滑肠腔的作用（图 11-39）。

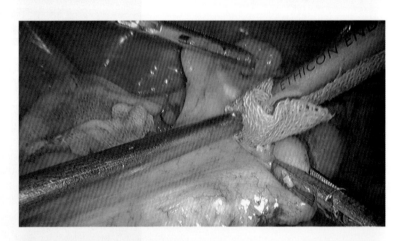

图 11-40　将抵钉座置入乙状结肠近端

经验分享

　　标本切除和消化道重建是本术式的特殊步骤，要求术者和助手间的密切配合，还有吸引器、碘附纱条等的熟练应用。这些操作可以最大程度减少腹腔感染的发生。

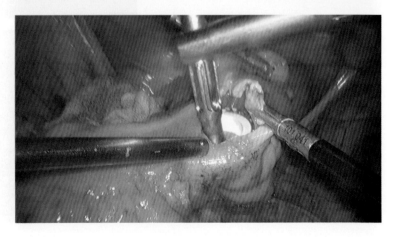

图 11-41 切断闭合乙状结肠肠管

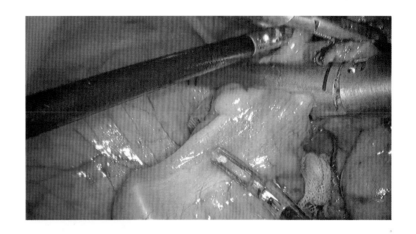

图 11-42 切断闭合肿瘤下方直肠肠管

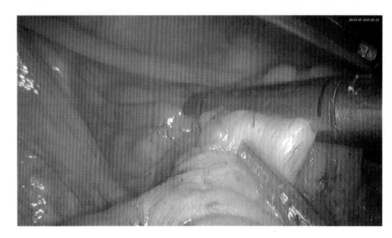

图 11-43 经阴道置入无菌塑料保护套

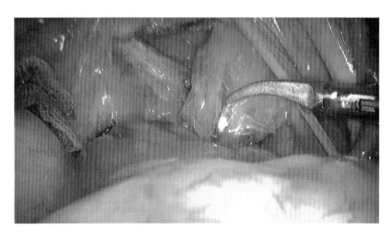

图 11-44 经阴道将直肠标本拖出体外

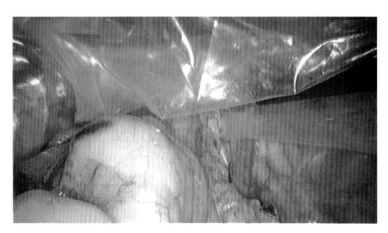

2. **消化道重建**　在乙状结肠断端一角取出抵钉座连接杆（图 11-45），经肛门置入环形吻合器并旋出吻合器穿刺针（图 11-46），将抵钉座与吻合器机身对接（图 11-47），完成乙状结肠直肠端－端吻合（图 11-48）。检查吻合环的完整性，可以加固缝合危险三角（图 11-49）。最后进行注气注水试验再次检查吻合口通畅性（图 11-50），确切无出血。生理盐水或蒸馏水冲洗腹腔后，经腹或经阴道放置腹腔引流管。

图 11-45　取出抵钉座连接杆

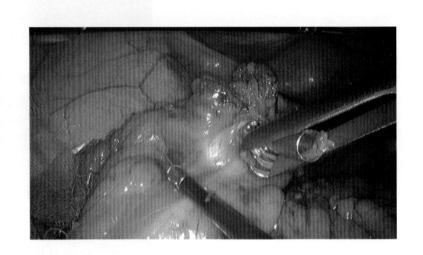

操作技巧

①在消化道重建过程中，可将碘附纱团置于阴道内，有利于气腹的保持；②卵圆钳夹持直肠残端时应完全于直视下完成，避免夹持其他组织，造成副损伤；③在乙状结肠和直肠吻合器击发前，再次检查乙状结肠系膜方向，无误后再进行吻合。

图 11-46　旋出吻合器穿刺针

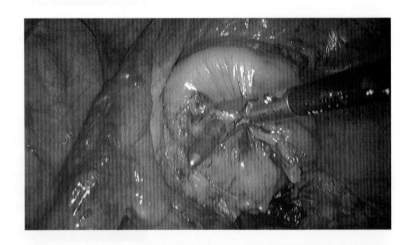

图 11-47　连接吻合器穿刺杆

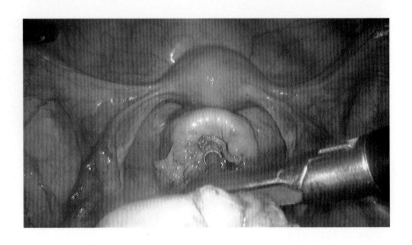

图 11-48　乙状结肠直肠端－端吻合

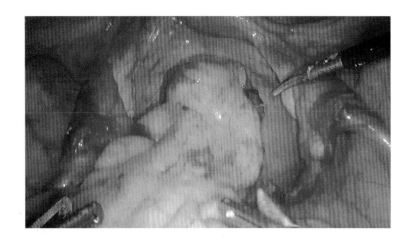

图 11-49　危险三角加固缝合

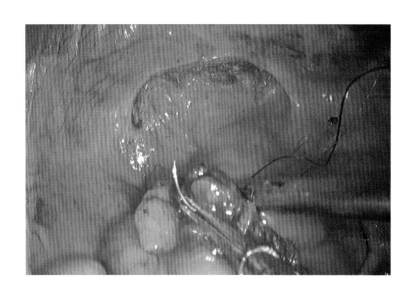

图 11-50　注气注水试验

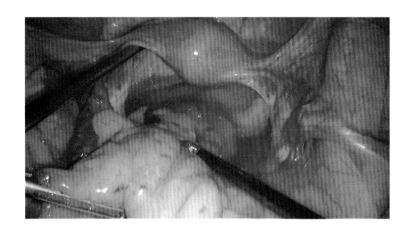

3. 关闭戳卡孔缝合阴道切口　引流管摆放好后，排出腹腔气体，关闭戳卡孔，充分暴露阴道切口，用两把爱丽丝钳提起切口的前后壁，用可吸收线间断缝合即可（图 11-51）。

图 11-51　经阴道置入引流管

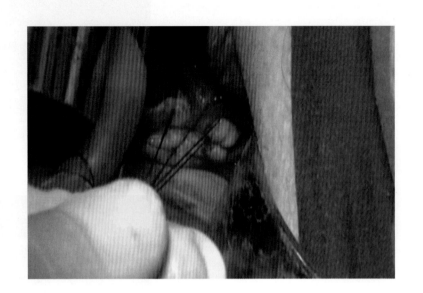

经验分享

①阴道切口的缝合可于腹腔镜下倒刺线连续缝合；也可于直视下间断缝合。②经阴道留置引流管适用于吻合口在阴道后穹隆上方，便于引流。

▶▶ 【术后腹壁及标本展示】（图 11-52、图 11-53）

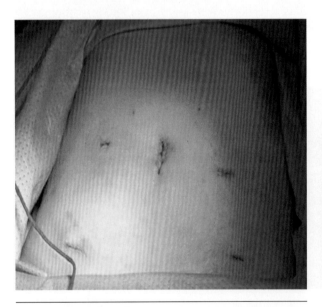

图 11-52　术后腹壁展示

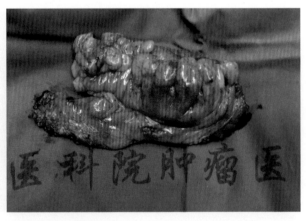

图 11-53　标本展示

（王锡山　刘　正）

第四节　手术相关要点、难点、热点剖析

》》【直肠癌保肛手术吻合器、闭合器的使用技巧】》——

　　NOSES 术的器械设备主要依赖于腹腔镜技术平台，随着腹腔镜技术的普及和推广，各种腔镜下器械，尤其是吻合器、闭合器的合理使用，对外科医生提出了更高的要求。术者需掌握不同吻合器、闭合器的型号、工作原理及结构性能等，这样才会使术者在手术过程中显得更为从容不迫、有的放矢。

　　NOSES 手术中主要涉及的闭合器是直线切割闭合器，钉仓长度包括 30mm、45mm、60mm 等规格，根据组织的不同宽度选取不同长度的闭合器钉仓。在中低位直肠手术中，闭合器的选择要遵循以下几个原则：①在低位直肠癌手术中，由于吻合平面位置深，因此一定要选用头端可弯曲的闭合器；②尽量通过一把闭合器完成肠管的切割闭合；③切割闭合线与肠管需形成垂直角，避免影响肠管血运及后续操作；④如一把闭合器无法完成操作，需多把闭合器时，尽量保证闭合线在同一水平，避免出现闭合线成角（图 11-54）。根据笔者经验，在中低位直肠操作时，一把 60mm 闭合器即可完成直肠的切割闭合。但对于部分肥胖的患者，用 60mm 闭合器完成闭合后，常会残留 5~10mm 的肠管无法一次性闭合。在此，我们会巧借这部分残留肠管组织作为吻合器穿刺杆的穿出点（图 11-55~ 图 11-58）。此举既可减少一个危险三角，降低吻合口漏的风险，也可以减少一把闭合器的使用，降低患者手术费用。

图 11-54　三次经直线切割闭合器闭合
　　　　　 所形成的 Z 字角

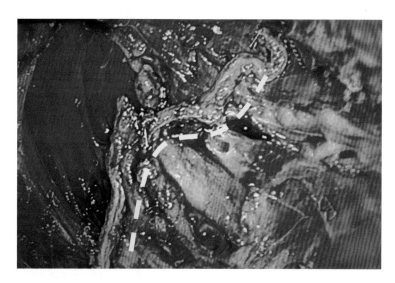

图 11-55　第一次闭合后残留的肠管

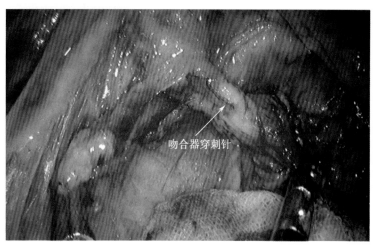

吻合器穿刺针

图 11-56　经残留肠管处旋出吻合器穿
刺针

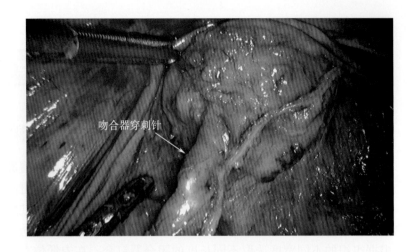

吻合器穿刺针

图 11-57　剪断残留直肠

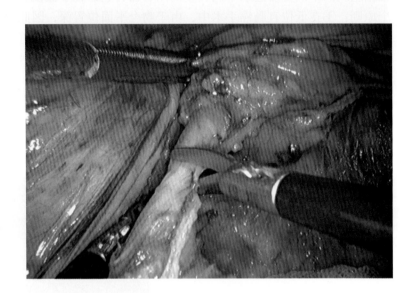

图 11-58　于直肠断端一角旋出穿刺针

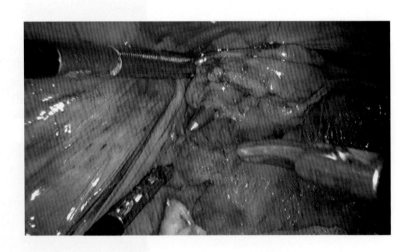

　　NOSES 手术中使用的环形吻合器与传统直肠手术一致，主要包括 25mm、28mm、29mm、31mm、33mm 等几个型号。术中根据肠管的不同口径，选取不同型号的吻合器。环形吻合器的使用具体需要掌握以下几点。①调节适宜间距。适度靠拢，压紧两层管壁是保证钉合质量的关键。由于肠壁厚度个体差异较大，吻合器间距多为 1.5~2.0mm，即收紧抵钉座与钉座的松紧度，在示窗显示达 60%~70% 为宜，并注意周围厚度应均匀一致。②击发吻合器后放松，退出吻合器机身，尽量缩短对组织挤压时间，减轻对组织创伤。有报道，部分术后吻合口狭窄与管壁受器械过度挤压损伤有关。但亦有认为，压紧击发后稍作停顿再放松，有助于防止吻合口出血。不同观点尚有待于进一步临床验证。③减轻吻合口张力。吻合口张力会导致缝钉切割或撕裂管壁组织，影响愈合，伴发渗漏。④妥善处理残留组织。在吻合两侧肠壁的 2.0cm 范围内，仔细分离残留系膜组织或脂肪垂，防止嵌入钉合的两层肠壁之间，造成出血或钉合不严，但亦应注意分离过多可引起吻合口缺血坏死。⑤充分保证上下端肠壁血运。荷包缝合边距在 0.5cm 范围内，尽可能减少残留组织过多或组织不均匀，造成钉合或切割不完全。⑥退出吻合器时缓慢旋转，保护并防止撕裂吻合口处黏膜。取出吻合器后应立即检查两端环形肠壁组织是否完全。必要时应作肠腔内充气注水试验，检查吻合是否确实。

（王锡山　刘　正）

第十二章　腹部无辅助切口经肛门拖出标本的腹腔镜下左半结肠癌根治术

（CRC-NOSES Ⅵ式）

▶ 【前言】

　　由于左半结肠癌发病率较低（仅占结肠癌的 5%~6%），且部分病例为缩窄型，常伴有梗阻症状，因此符合 NOSES Ⅵ式的左半结肠癌病例较为少见。相比于常规腹腔镜左半结肠切除术而言，NOSES Ⅵ式的操作特点表现在腹腔内完全游离切断左半结肠，经直肠肛门将左半结肠标本取出体外，再进行全腹腔镜下横结肠与直肠的端–端吻合。NOSES Ⅵ式的操作难点主要涉及两方面：从腹腔镜技术角度而言，操作难点包括左半结肠的完整结肠系膜切除、系膜根部淋巴结清扫，以及结肠脾曲的解剖游离。从 NOSES 技术角度而言，操作难点包括经直肠肛门标本取出，全腹腔镜下消化道重建，无菌术、无瘤术的精准运用等，这些都是术者需要面对和克服的主要问题。

第一节　适应证与禁忌证

▶ 【适应证】（图 12-1~ 图 12-3）

1. 肿瘤位于降结肠、乙状结肠近端；
2. 肿瘤环周径小于 3cm 为宜；
3. 肿瘤未侵出浆膜为宜。

▶ 【禁忌证】

1. 肿瘤位于结肠脾曲和横结肠近脾曲处；
2. 肿瘤环周径大于 3cm；
3. 肿瘤侵出浆膜；
4. 过于肥胖者（BMI>35kg/m^2）。

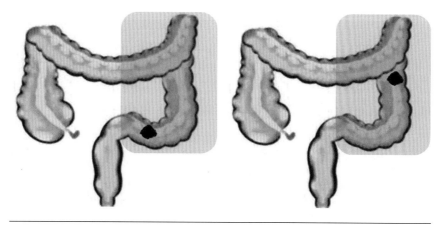

图 12-1　手术切除范围

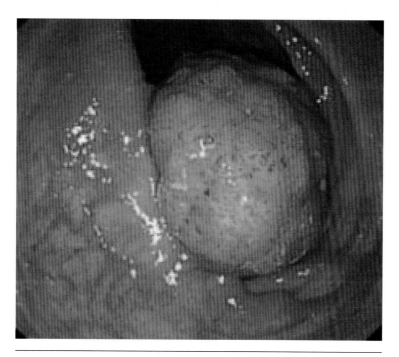

图 12-2　肠镜：肿瘤距肛门 29cm，隆起型，最大径为 2.5cm

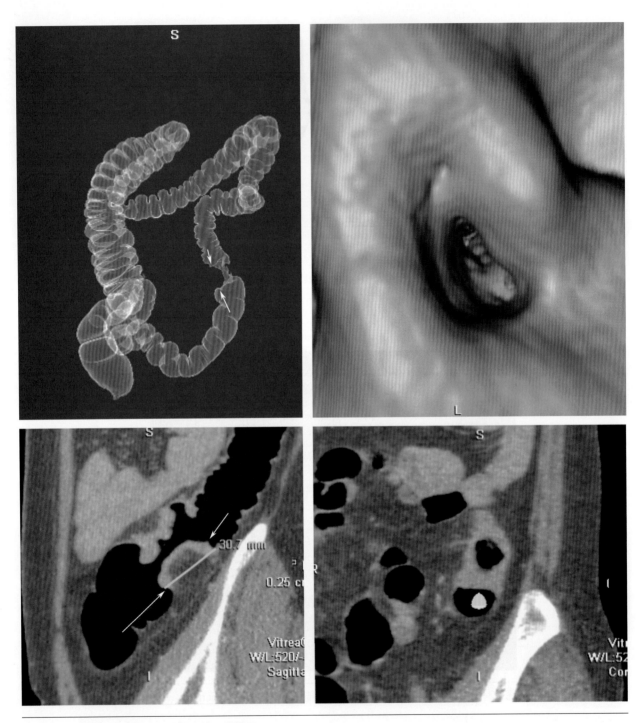

图 12-3　结肠三维重建 CT：肿瘤位于降结肠

⊫⊫⊫　第二节　麻醉、体位、戳卡位置与术者站位

▶▶ 【麻醉方式】 ▷────────────

　　　　　　　　全身麻醉或全身联合硬膜外麻醉。

▶▶ 【手术体位】 ▷────────────

　　　　　　　　患者取功能截石位，右侧大腿需稍平一些，有利于术者操作（图 12-4）。

图 12-4　患者体位

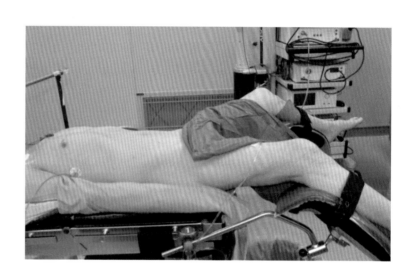

▶▶ 【戳卡位置】 ▷────────────

　　　　1. 腹腔镜头戳卡孔（10mm 戳卡）　位于脐下 2~3cm 处；
　　　　2. 术者主操作孔（12mm 戳卡）　位于右髂前上棘与脐连线的中外 1/3 处；
　　　　3. 术者辅助操作孔（5mm 戳卡）　位于脐水平上方 10cm 与右腹直肌外缘交叉处的横结肠投影区；
　　　　4. 助手主操作孔（5mm 戳卡）　位于脐上方 10cm 与左锁骨中线交叉处；
　　　　5. 助手辅助操作孔（5mm 戳卡）　位于脐与左髂前上棘连线中外 1/3 处，便于放置引流管（图 12-5）。

图 12-5　戳卡位置（五孔法）

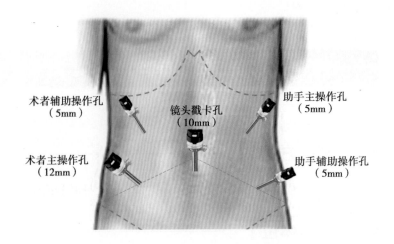

术者辅助操作孔
（5mm）

镜头戳卡孔
（10mm）

助手主操作孔
（5mm）

术者主操作孔
（12mm）

助手辅助操作孔
（5mm）

▶▶ 【术者站位】 ▶

　　术者站位于患者右侧，助手站位于患者左侧；在处理脾曲时，助手移至患者两腿之间；在进行消化道重建和标本取出时，助手返回到患者左侧；扶镜手站位于术者同侧（图 12-6）。

图 12-6a　术者站位（游离脾曲前）

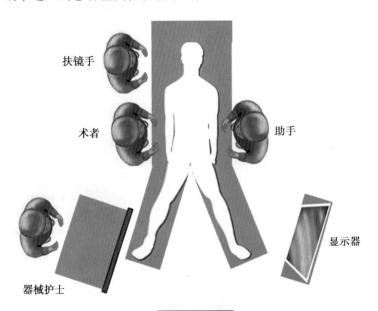

扶镜手

术者

助手

器械护士

显示器

图 12-6b　术者站位（游离脾曲）

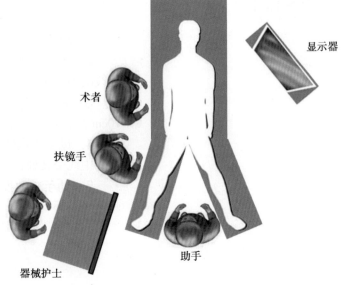

显示器

术者

扶镜手

助手

器械护士

图 12-6c 术者站位（标本取出及消化
道重建）

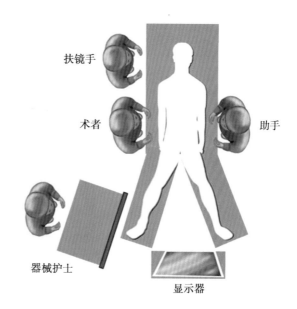

扶镜手

术者

助手

器械护士

显示器

▶▶ 【特殊手术器械】

超声刀、60mm 直线切割闭合器、29mm 环形吻合器、无
菌保护套。

第三节 手术操作步骤、技巧与要点

▶▶ 【探查与手术方案制订】

在充分术前检查和术前讨论方案评估的基础上，探查分
三步：

1. **常规探查** 进镜至腹腔后，常规观察肝脏、胆囊、
胃、脾脏、大网膜、结肠、小肠和盆腔有无肿瘤种植和腹水
（图 12-7、图 12-8）。

图 12-7 探查肝脏、胃

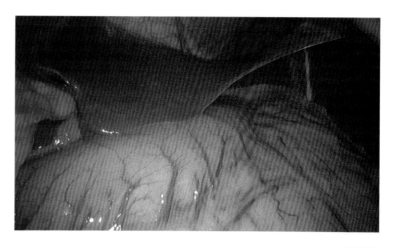

图 12-8　探查盆腔

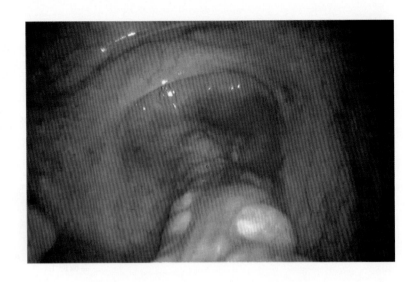

2. 肿瘤探查　肿瘤位于降结肠或降结肠、乙状结肠交界处，判断肿瘤的大小。详细评估肿瘤经直肠拉出的可能性（图 12-9）。

图 12-9　探查肿瘤位置

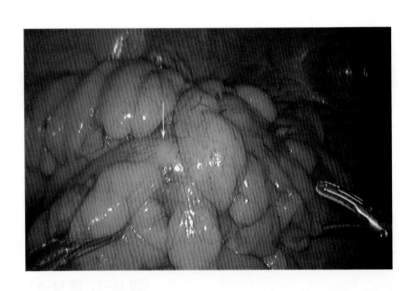

3. 解剖结构判定　首先，判定结肠及系膜的结构特点，即肠管游离后，下拉的长度和血管弓的走行是否有利于镜下吻合；其次要判定肠系膜肥厚程度及肿瘤环周径情况是否适合经直肠拉出。

▶ 【解剖与分离】

1. 肠系膜下动静脉根部的处理　术者用超声刀在肠系膜下动脉根部打开后腹膜（图 12-11），并在腹主动脉外侧向蔡氏韧带打开后腹膜，小心分离，进入 Toldts 筋膜间隙（图 12-12）。在肠系膜下动脉根部上方、下方、左侧建立空间，裸化肠系膜下动脉根部，双重结扎切断（图 12-13、图 12-14）。提起根部向外侧游离，向上游离至蔡氏韧带外侧，在胰腺下缘横断肠系膜下静脉（图 12-15、图 12-16）。

图 12-10　显露蔡氏韧带和肠系膜下静脉

配合技巧

助手左手持钳提起肠系膜下动脉，右手钳持 1/2 纱布将小肠推向右侧腹腔，显露肠系膜下动脉根部，可见腹主动脉搏动及蔡氏韧带和其外侧肠系膜下静脉走行（图 12-10）。

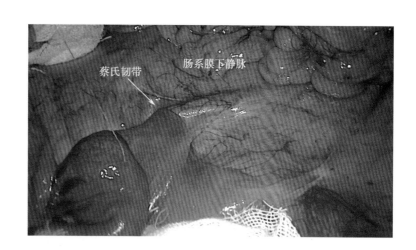

图 12-11　第一刀切入点

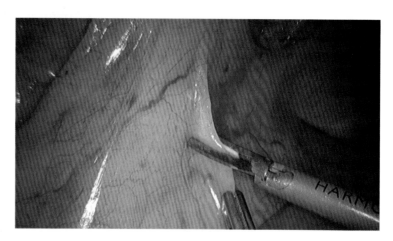

图 12-12　进入 Toldts 间隙

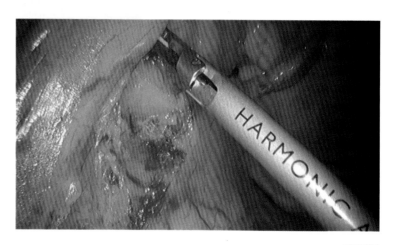

图 12-13　裸化肠系膜下动脉

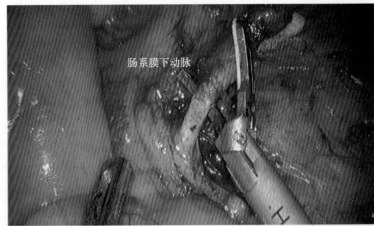

图 12-14　结扎切断肠系膜下动脉

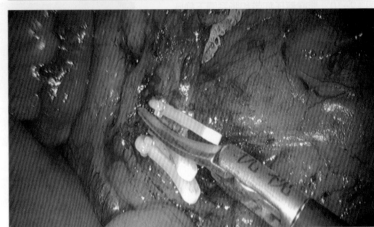

图 12-15　游离肠系膜下静脉

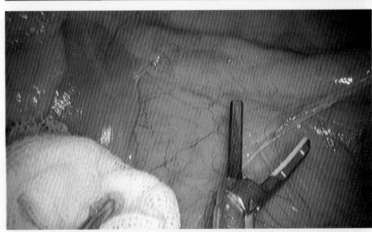

图 12-16　结扎肠系膜下静脉

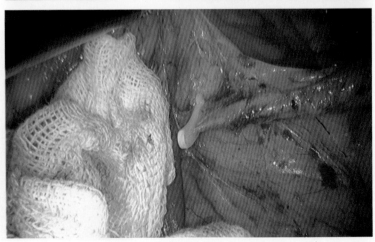

2. **内侧入路的左半结肠系膜游离**　提起肠系膜下静脉断端和肠系膜下动脉断端，用超声刀向外侧、向下、向上锐性和钝性分离相结合游离 Toldts 筋膜（图 12-17）。在下方可见左侧输尿管走行及蠕动。中侧在左肾脂肪囊表面充分游离，上方从胰腺下缘游离至胰尾（图 12-18）。

图 12-17　沿 Toldts 间隙向外侧游离系膜

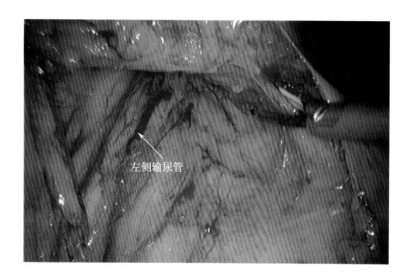

图 12-18　沿 Toldts 间隙向上方游离系膜

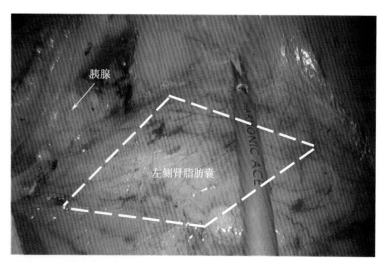

图 12-19　小纱布置于系膜后方

小纱布妙用

　　用纱布条垫于游离的乙状结肠系膜后方，起到保护和指示作用（图 12-19）。

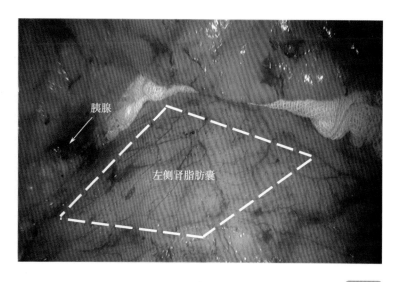

　　3. 乙状结肠及直肠系膜的处理　评估肿瘤下方切除范围。本术式肿瘤下缘预切线在直肠上段为宜。提起肠系膜下动脉走行系膜，向下分离至骶骨岬水平，注意保护腹主动脉前神经（图 12-20）。横行切断直肠系膜至肠壁，其中直肠上动静脉远端宜用血管夹夹闭（图 12-21、图 12-22）。直肠与乙状结肠交界处裸化肠管 3~4cm 备用（图 12-23）。

图 12-20　沿肠管右侧向下切开系膜

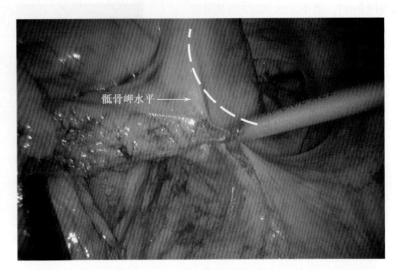

图 12-21　裁剪乙状结肠系膜

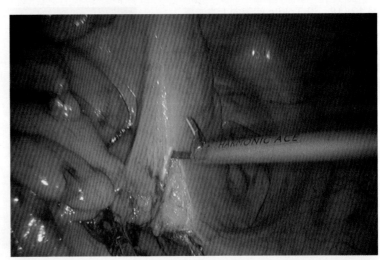

图 12-22　结扎直肠上动脉

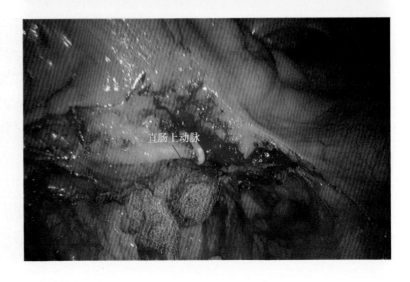

图 12-23　裸化乙状结肠肠壁

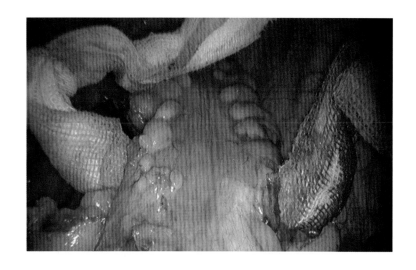

4. 横结肠左半和脾曲的处理　此术式宜采用保留大网膜的方式。术者用超声刀在横结肠中部向左分离，切断大网膜附着处（图 12-24），直至显露脾下极及结肠脾曲外侧腹膜，进入网膜囊（图 12-25）。将大网膜翻向上方，处理胃与横结肠系膜的粘连带，向左侧游离至脾下极（图 12-26）。此时胰腺走行清晰可见，此处为重要解剖标志。将横结肠提起，在蔡氏韧带外侧肠系膜下静脉断端开始切割分离横结肠系膜，与网膜囊贯通，沿胰腺下缘向左侧切割分离至脾下极（图 12-27）。

图 12-24　分离横结肠与大网膜附着处

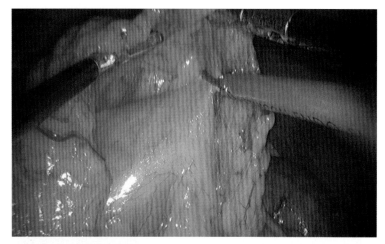

配合技巧

　　术者左手持钳提起大网膜，助手右手持钳提起大网膜近脾曲处，左手持钳牵拉待切除结肠肠壁，充分暴露术野。

图 12-25　逐渐向左侧游离大网膜与横
　　　　　结肠粘连处

经验分享

　　保留大网膜是本术式的特点。大网膜功能包括保持免疫、润滑腹腔器官、防粘连及预防肠梗阻发生，也可降低经肛门取标本的难度。

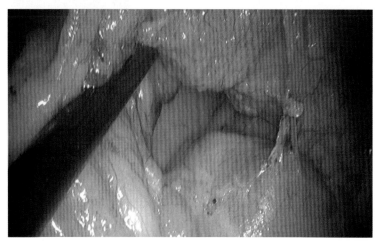

图 12-26　游离至脾下极

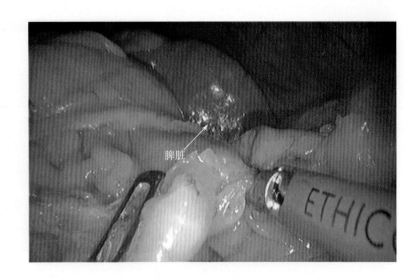

脾脏

图 12-27　向上游离至胰腺下缘

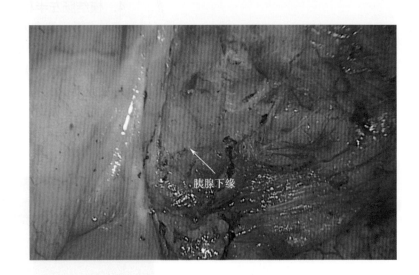

胰腺下缘

图 12-28　胰腺下缘可见纱布

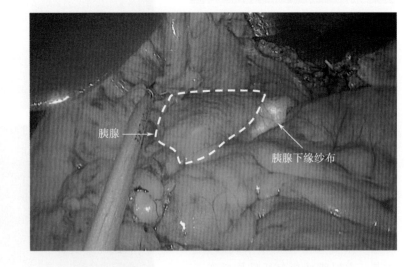

胰腺

胰腺下缘纱布

小纱布妙用

　　将纱布条置于胰腺下缘及脾下极，起标识和保护作用（图 12-28）。

5. 游离左结肠旁沟 将乙状结肠翻向右侧，在直肠左侧切割线沿 Toldts 筋膜向上分离（图 12-29），借助纱布条指示向上打开左结肠旁沟至脾下极（图 12-30）。上下会合贯通，至此左半结肠游离完毕。

图 12-29 打开左结肠旁沟

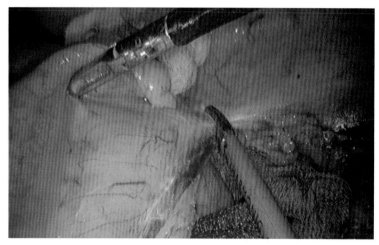

图 12-30 沿左结肠旁沟分离至脾下极

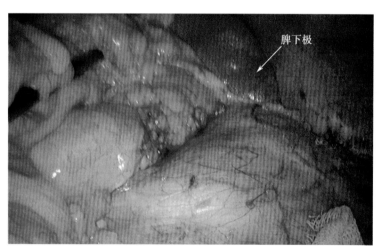

6. 肿瘤上方结肠系膜的裁剪与裸化 下拉结肠脾曲，判定预切定线。游离横结肠系膜至边缘动脉弓，切断结扎边缘血管弓（图 12-31），游离至肠壁，裸化肠管 2cm 备用（图 12-32）。

图 12-31 结扎结肠边缘血管

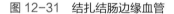

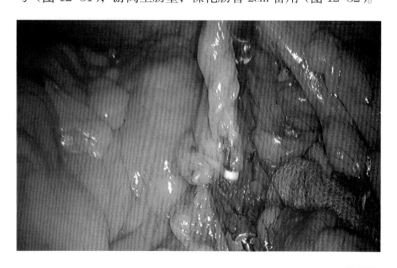

图 12-32　裸化横结肠肠管

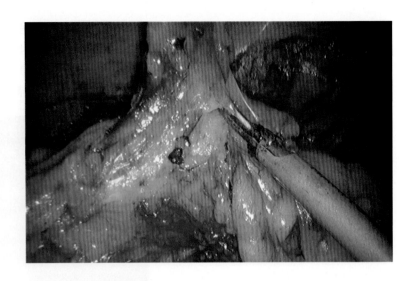

▶ 【标本切除与消化道重建】

资源十三　Ⅵ式消化道重建及标本取出

1. **标本切除**　在肿瘤下方，乙状结肠肠管裸化区横行切一小口（图 12-33），助手用卵圆钳夹持抵钉座经肛门直肠送入腹腔（图 12-35）。在肿瘤上方裸化区的远端开一纵行小口（图 12-36），将抵钉座置入近端结肠内（图 12-39），并用直线闭合器切断结肠（图 12-40），将抵钉座封闭于近端肠管，并用碘附纱条消毒肠管断端（图 12-41）。在肿瘤下方横行切口的基础上继续横断直肠（图 12-42），至此左半结肠完全游离于腹腔。用卵圆钳经肛直肠断端置入无菌塑料保护套入腹腔（图 12-43）。术者与助手配合将标本顺畅置入保护套中，助手于体外用卵圆钳夹持住肠管一端，缓慢经直肠肛门拉出标本（图 12-44）。

图 12-33　于肿瘤下方切开乙状结肠

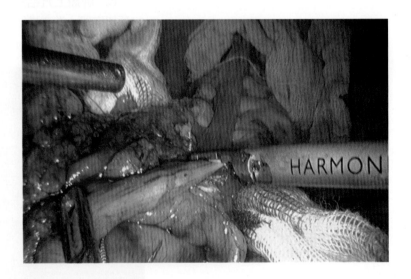

图 12-34 及时吸引肠内容物

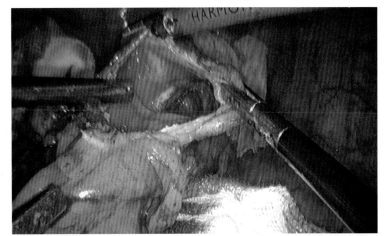

①在切开肠管时，助手需用吸引器吸净肠内容物，助手需掌握好吸引的速度，吸引过快将导致气腹消失（**图 12-34**）；②使用碘附纱布条进行消毒，周边用 1/2 纱布条保护。

图 12-35 经肛门直肠将抵钉座送入腹腔

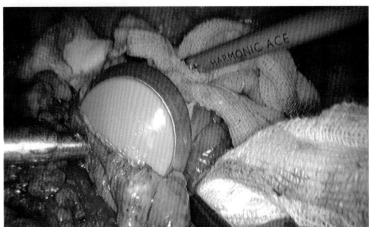

图 12-36 于肿瘤上方切开横结肠肠壁

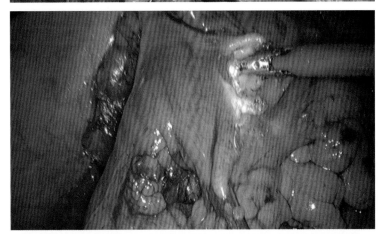

图 12-37 吸引器及时吸引

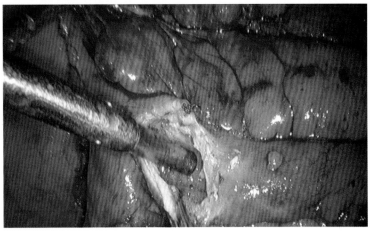

①在切开肠管时，助手需用吸引器吸净肠内容物；②同时使用 1/4 碘附纱布条对肠腔进行消毒（**图 12-37**、**图 12-38**）。

图 12-38　碘附纱布条进行肠腔内消毒

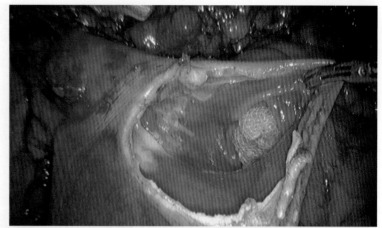

图 12-39　将抵钉座送入近端横结肠内

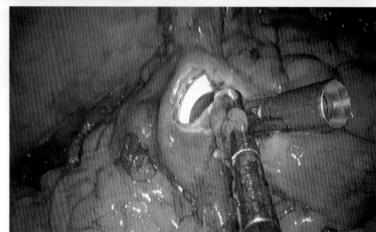

图 12-40　闭合切断横结肠肠管

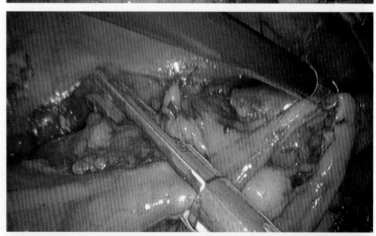

图 12-41　碘附纱条消毒肠管断端

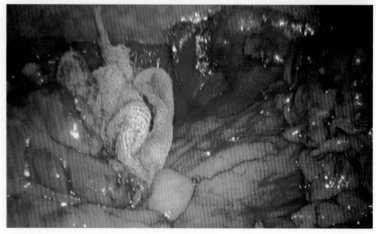

图 12-42　横断肿瘤下方肠管

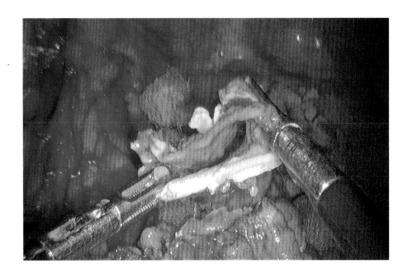

图 12-43　经肛门置入无菌塑料保护套

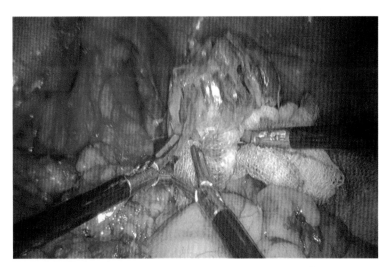

图 12-44　经肛门将左半结肠标本拉出体外

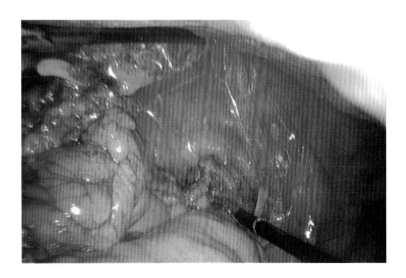

经验分享

　　经肛门直肠置入无菌塑料保护套，不仅起到无菌无瘤的作用，还有支撑作用，利用直肠的扩展性达到取出标本的目的。

资源十四　腹腔镜
下左半结肠吻合口
加固缝合

2. 消化道重建　　此时直肠残端是开放的，用直线切割闭合器闭合直肠残端（图12-45），将切割下的残端用取物袋经12mm戳卡取出。用1000ml碘附蒸馏水冲洗腹腔，减少腹腔感染的可能性。将抵钉座连接杆从近端结肠闭合线一角取出（图12-46）。助手经肛门置入环形吻合器，在直肠残端左侧角旋出穿刺针杆（图12-47），完成吻合器连接，调整结肠系膜方向（图12-48）。旋紧击发，完成吻合（图12-49）。检查吻合环是否完整。再行危险三角的8字缝合（图12-50）。注水注气试验检查吻合口通畅确切（图12-51）。腹腔冲洗后，检查无误后置两枚引流管于吻合口旁（图12-52，图12-53）。停止气腹，排出腹腔气体，关闭戳卡孔。

图12-45　闭合直肠断端

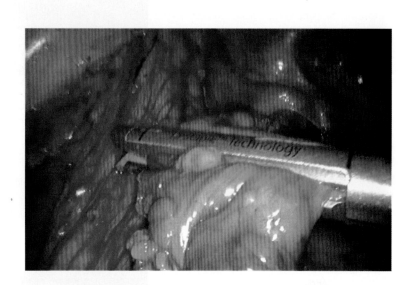

图12-46　取出抵钉座连接杆

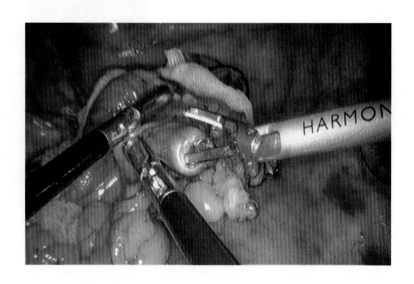

图 12-47　于直肠断端一角旋出吻合器
　　　　　穿刺杆

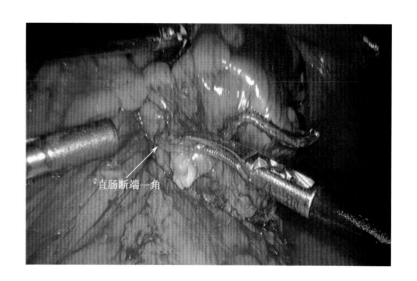

直肠断端一角

经验分享

　　吻合器穿刺杆应在直肠断端一角取出，可减少一个危险三角，从而减少吻合口漏的技术因素。

图 12-48　完成吻合器对接

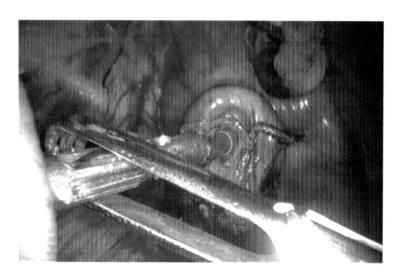

图 12-49　行横结肠直肠端 – 端吻合

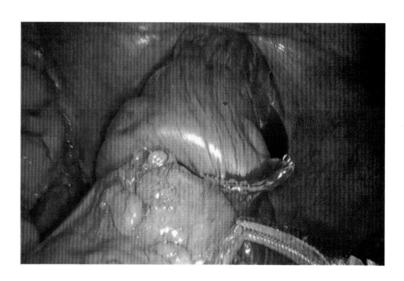

图 12-50　危险三角

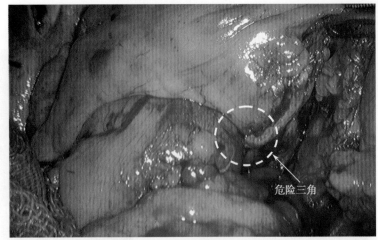

图 12-51　注气注水试验

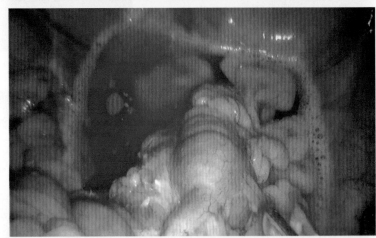

图 12-52　置入右侧盆腔引流管

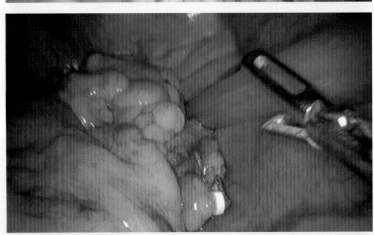

图 12-53　置入左侧盆腔引流管

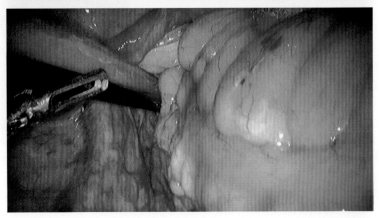

▶ 【术后腹壁及标本展示】（图 12-54、图 12-55）

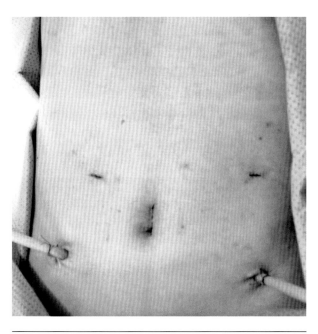

图 12-54 术后腹部展示

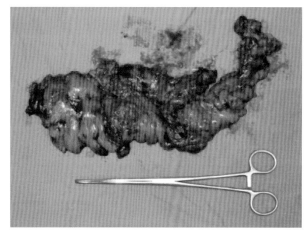

图 12-55 标本展示

（王锡山 姜 争）

第四节 手术相关要点、难点、热点剖析

▶ 【左半结肠癌完整结肠系膜切除术的理念】

与右半结肠一样，左半结肠系膜后叶由于胚胎时中肠的旋转与膜后壁腹膜相融合形成 Toldts 间隙，脏层筋膜呈"信封样"包裹整个结肠系膜。其中左半结肠系膜覆盖乙状结肠、降结肠直至胰腺后方。结肠系膜内的血管、淋巴被脏层筋膜呈"信封样"包裹，最后开口于血管根部。在左半结肠的游离过程中，如系膜破损可能导致肿瘤细胞播散以及癌组织残留。此外，游离该层筋膜时，如游离层次过浅，则不符合整块切除原则，且容易损伤系膜内血管造成出血等并发症；过深则因剥除了左肾筋膜前叶，容易损伤左侧输尿管和生殖血管。因此，在进行左半结肠癌根治术时，也需掌握完整结肠系膜切除的操作要点，这对肿瘤的根治性切除具有重要意义。

▶ 【腹腔镜左半结肠癌根治术手术入路的选择】

内侧入路不仅适用于右半结肠癌，其在左半结肠癌根治术中也同样适用。这种手术入路方式使术野更加清晰，且更有利于寻找到正常的操作平面及间隙，有助于术者辨别输尿管的解剖层次。进入Toldts间隙后，可清晰显露输尿管及生殖血管，从而有效防止输尿管及生殖血管的损伤。更重要的是，内侧入路更加符合无瘤术的要求，先进行血管根部结扎，可以有效防止因手术挤压造成的肿瘤细胞血管转移。操作过程中，需确保肠系膜下动脉根部的安全性，达到彻底根治肿瘤的目的。在由内侧向外侧的游离过程中，需助手的牵拉暴露，使系膜具有一定的张力，有助于系膜游离的顺利进行，也能够保持结肠系膜的完整性。难点在于肠系膜下静脉根部及胰体尾部下缘的游离（图12-56），同时可采用保留肠系膜下静脉的方法（图12-57）。

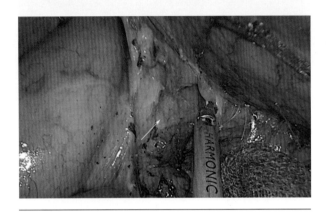

图 12-56 游离胰体尾下缘

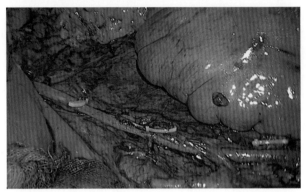

图 12-57 保留肠系膜下静脉

▶ 【结肠癌术前定位的常用方法】

随着腹腔镜技术的开展与普及，结肠癌术前定位问题逐渐引起广泛关注和重视。准确的肿瘤定位既可以指导外科医师选择合理的手术入路，还能够判定手术切除的范围。目前常用的结肠肿瘤定位的方法主要包括结肠镜、结肠三维重建CT、经内镜注射纳米碳定位等方法。

结肠镜可直视下观察病变，可以进行病理活检，目前是诊断结肠癌最主要的检查方法，其对结肠肿瘤鉴别的敏感性高达85%~95%，但对于结肠癌定位的准确率一直饱受争议。由于肠腔内除回盲瓣外没有其他明显解剖学标志，因此很难判断观察部位的确切位置，受观察者的经验影响较大。此外，由于乙状结肠、横结肠为腹膜内位器官，系膜较长，肠管活动度较大，镜检时过度充气、牵拉都会影响肿物位置的判断，仅靠进镜深度进行定位可能存在很大误差。

结肠三维重建CT以其耐受性强、诊断敏感性高、观察病变全面等优势在临床广泛普及，在结直肠肿瘤定位方面更显现其独特优势，并逐渐取代了结肠气钡双重造影的地位（图12-58）。相关研究表明其显示肿瘤部位的准确率高达100%，与术中所见基本相同。其可以通过任意角度观察病变，明确肿瘤具体位置、肠管有无狭窄、狭窄程度以及病变局部侵犯范围及转移情况，为制订手术方案、判断预后提供确切依据。该检查在直肠癌中也有很大的应用价值，尤其准备接受NOSES Ⅱ式和Ⅲ式的患者。因为该术式需要将肠管拉出体外，需考虑乙状结肠的长度是否能保证肠管拉出体外。通过结肠三维重建CT可以清晰观察乙状结肠的走行和长短，有利于术前充分评估标本拉出体外的难易度。

　　经内镜注射纳米碳定位法也是目前较为常见的定位方法，经长期临床实践证明该方法是一种安全、准确、经济的肿瘤定位方法，其准确率高达90%以上。随着腹腔镜结直肠手术的广泛开展，其在临床中的使用更为广泛。该方法主要是在术前经肠镜向肠黏膜下注入纳米碳，黏膜下的纳米碳向肌层和浆膜层扩散，在浆膜下形成黑色斑块，术中以此为依据判断病变部位和预切除肠管范围（图12-59）。此外，纳米碳对淋巴结检出也有很好的指示作用（图12-60）。

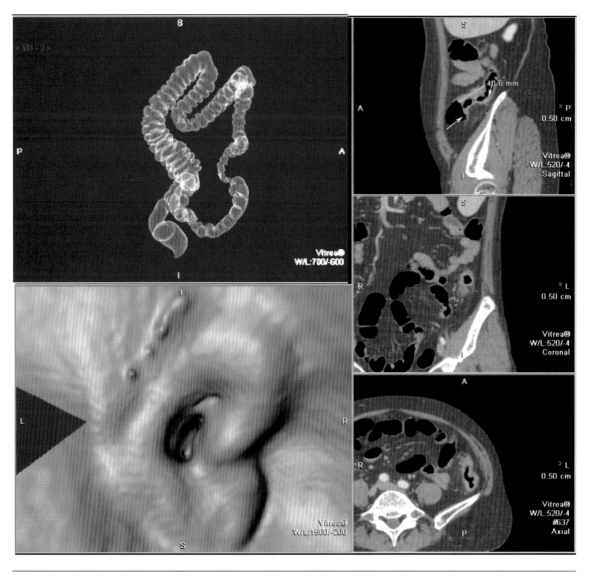

图 12-58　结肠三维重建 CT 显示肿瘤所在部位

图 12-59 应用纳米碳技术对肿瘤进行
定位

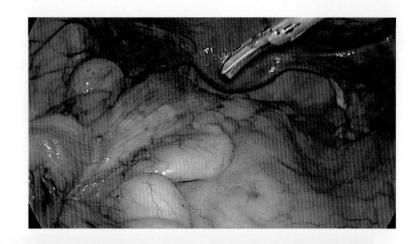

图 12-60 纳米碳标记的淋巴结

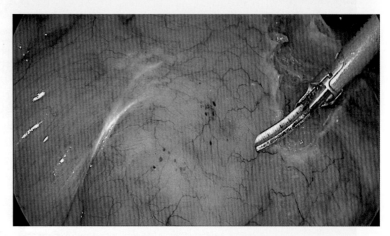

（王锡山 姜 争）

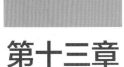

第十三章 腹部无辅助切口经阴道拖出标本的腹腔镜下左半结肠癌根治术

（CRC-NOSES Ⅶ式）

》【前言】

NOSES Ⅶ式主要适用于左半结肠肿瘤略大的女性患者。该术式的操作特点表现在腹腔内完全游离切断左半结肠，经阴道将左半结肠标本取出体外，再进行全腹腔镜下横结肠与直肠的端－端吻合。与 NOSES Ⅵ相比，该术式经阴道途径取标本，由于阴道具有很好的延展性，更容易完成标本取出这一步骤，故适应证略为宽泛，但需要确切地缝合阴道切口。NOSES Ⅶ式的操作难点主要涉及两方面：从腹腔镜技术角度而言，操作难点包括左半结肠完整的系膜游离，系膜根部淋巴结清扫，以及结肠脾曲的解剖游离。从 NOSES 技术角度而言，其难点主要包括经阴道标本取出，全腹腔镜下消化道重建，阴道切口缝合以及无菌术、无瘤术的严格把控等。

第一节　适应证与禁忌证

》【适应证】（图 13-1~ 图 13-3）

1. 降结肠、降结肠与乙状结肠交界处或乙状结肠近端肿瘤；
2. 肿瘤环周直径小于 5cm 为宜；
3. 肿瘤未侵出浆膜为宜。

》【禁忌证】

1. 肿瘤位于结肠脾曲和横结肠左半部分；
2. 肿瘤环周直径大于 5cm 者；
3. 肿瘤侵出浆膜；
4. 过于肥胖者（BMI > 35kg/m^2）。

图 13-1　手术切除范围

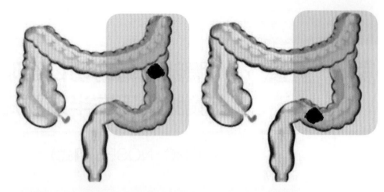

图 13-2　肠镜：肿瘤距肛门 31cm，溃疡型，最大径为 5cm

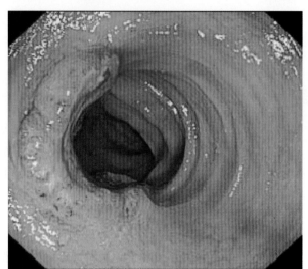

图 13-3　结肠三维重建 CT：肿瘤位于降结肠与乙状结肠交界处，占肠腔 1/2 周

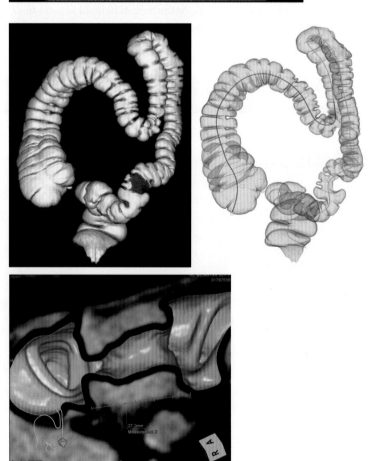

第二节　麻醉、体位、戳卡位置与术者站位

▶【麻醉方式】▷

全身麻醉或全身联合硬膜外麻醉。

▶【手术体位】▷

患者取功能截石位，右侧大腿需稍平一些，有利于术者操作（图 13-4）。

图 13-4　患者体位

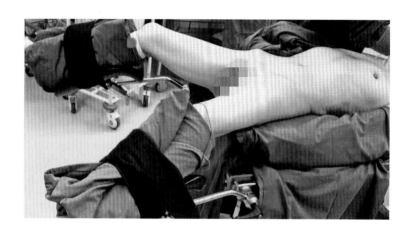

▶【戳卡位置】▷

1. 腹腔镜镜头戳卡孔（10mm 戳卡）　位于脐下 2~3cm 处；

2. 术者主操作孔（12mm 戳卡）　位于右髂前上棘与脐连线的中 1/3 处；

3. 术者辅助操作孔（5mm 戳卡）　位于脐上方 10cm 水平与右腹直肌外缘交叉处的横结肠体表投影区；

4. 助手主操作孔（5mm 戳卡）　位于脐水平上方 10cm 与左锁骨中线交叉处；

5. 助手辅助操作孔（5mm 戳卡）　位于脐与左髂前上棘连线中外 1/3 处（图 13-5）。

图 13-5　戳卡位置（五孔法）

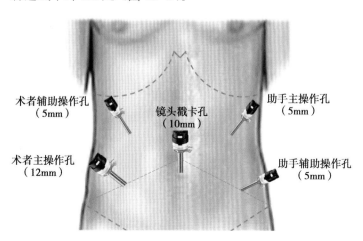

术者辅助操作孔（5mm）　镜头戳卡孔（10mm）　助手主操作孔（5mm）

术者主操作孔（12mm）　助手辅助操作孔（5mm）

▶▶【术者站位】▷

术者站位于患者右侧，助手站位于患者左侧；在处理脾曲时，助手移至患者两腿之间；在进行消化道重建和标本取出时，助手返回到患者左侧；扶镜手站位于术者同侧（图 13-6）。

图 13-6a　术者站位（游离脾曲前）

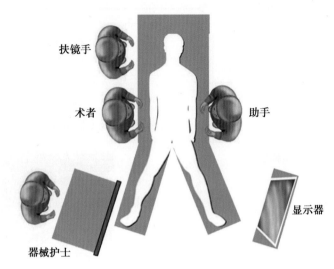

图 13-6b　术者站位（游离脾曲）

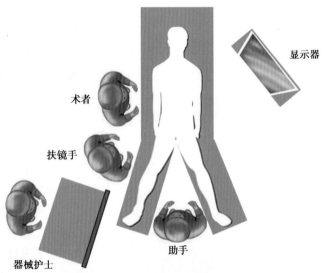

图 13-6c　术者站位（标本取出及消化道重建）

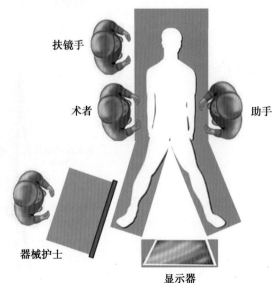

▶▷ 【特殊手术器械】 ▷

超声刀、60mm 直线切割闭合器、29mm 环形吻合器、阴道缝合线、举宫器、无菌保护套。

第三节　手术操作步骤、技巧与要点

▶▷ 【探查与手术方案制订】 ▷

在充分术前检查和术前讨论方案评估的基础上，探查分三步：

1. **常规探查**　进镜至腹腔后，常规观察肝脏、胆囊、胃、脾脏、大网膜、结肠、小肠、大网膜和盆腔有无肿瘤种植和腹水（图 13-7、图 13-8）。

图 13-7　探查脾脏

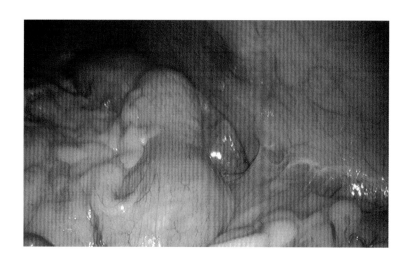

图 13-8　探查大网膜

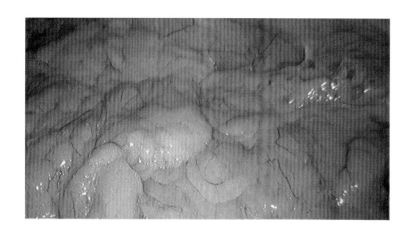

2. 肿瘤探查　肿瘤位于降结肠或降结肠与乙状结肠交界处，判断肿瘤的大小。详细评估肿瘤经阴道拉出的可能性。

图 13-9　探查肿瘤位置（术前美兰定位标记）

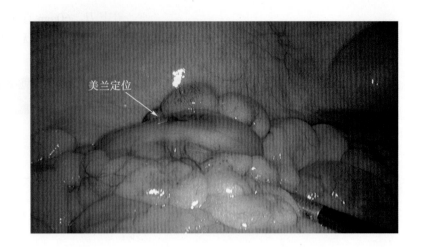

经验分享

术前通过内镜在肿瘤处注入亚甲蓝或纳米碳进行肿瘤定位（图 13-9）。

3. 解剖结构的判定　①结肠结构情况，即脾曲游离后，横结肠脾曲下拉的长度。根据其系膜血管弓的情况，判断能否有足够的长度进行镜下吻合；②经阴道行指诊，了解阴道后穹隆的状态是否适合切开并取标本。

▶▷ 【解剖与分离】 ▷

1. 肠系膜下动静脉根部的处理　提起肠系膜下动脉根部，沿腹主动脉外侧向上方打开后腹膜（图 13-11），用超声刀逐层分离，找到 Toldts 筋膜上下游离（图 13-12）。在肠系膜下动脉的上、下、左侧分离出一定的空间（图 13-13），双重结扎并切断肠系膜下动脉（图 13-14）。助手提起肠系膜下动脉断端，术者继续向外侧分离。在腹主动脉外侧向上蔡氏韧带方向分离，在胰腺下缘离断肠系膜下静脉（图 13-15、图 13-16）。

图 13-10　显露肠系膜下静脉

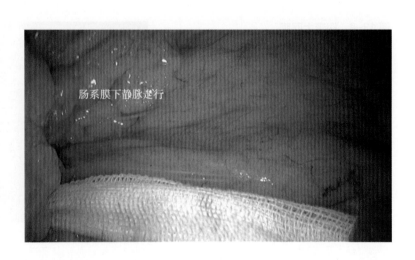

小纱布妙用

用小纱布条将小肠向右侧腹腔推，显露肠系膜下动静脉根部（图 13-10），可见腹主动脉走行及搏动。

图 13-11　第一刀切入点

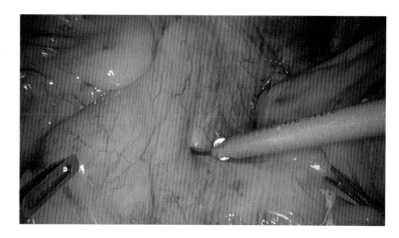

配合技巧

　　助手用无损伤抓持钳夹持直肠前壁及肠系膜，充分暴露肠系膜血管根部。

图 13-12　进入 Toldts 间隙

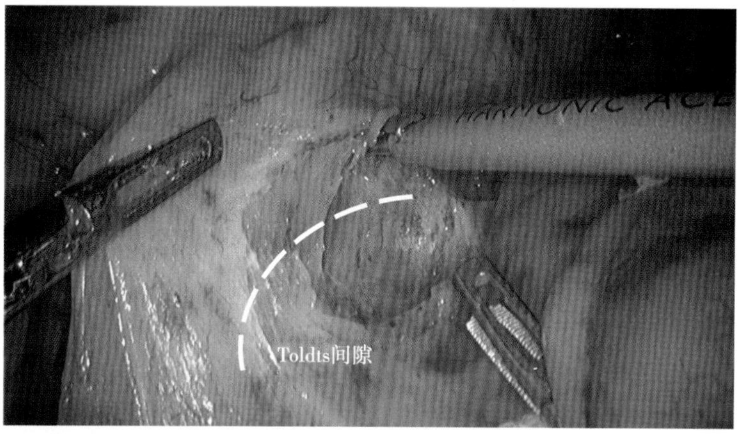

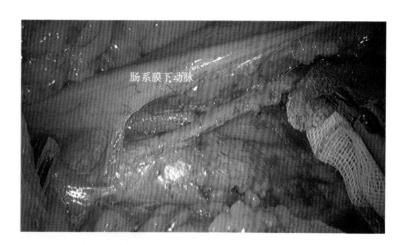

图 13-13　裸化肠系膜下动脉

图 13-14　结扎切断肠系膜下动脉

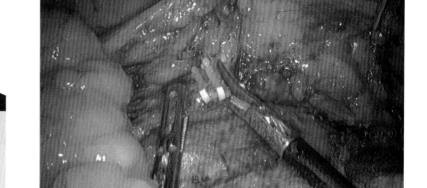

操作技巧

　　切断血管时尽量用腔镜下剪刀，防止超声刀产生热量过高，损坏血管夹。

图 13-15　显露胰腺下缘和肠系膜下静脉

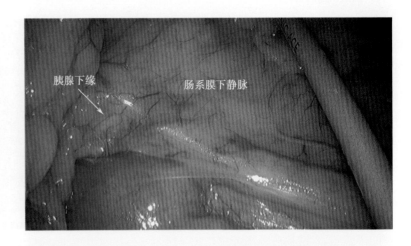

图 13-16　结扎肠系膜下静脉

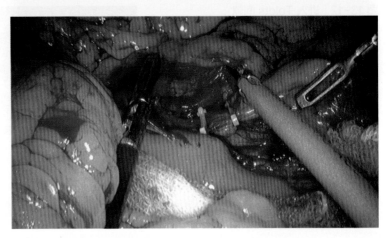

2. 内侧入路的左半结肠系膜分离　提起肠系膜下静脉断端和肠系膜下动脉断端，沿着 Toldts 筋膜向上、下、外侧游离（图 13-17）。在下方可见左侧输尿管走行和蠕动，左侧生殖血管走行，向上可见左肾脂肪囊。在胰腺下缘向外侧分离，游离平面光滑、平整、干净为最佳状态。

图 13-17　沿 Toldts 间隙向外侧游离系膜

操作技巧

　　此处系膜处理可采用钝性游离和锐性游离相结合的方式。游离过程中，注意保护输尿管及生殖血管。

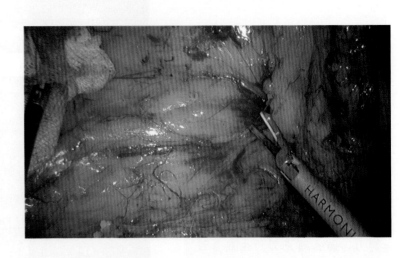

图 13-18　小纱布置于系膜后方

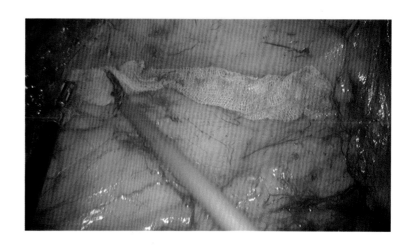

小纱布妙用

在游离的系膜外侧放置纱布条，以作指示和保护（图 13-18）。

3. 乙状结肠及直肠系膜的处理　评估肿瘤下方切除范围，一般下方预切线在直肠与乙状结肠交界或直肠上段为宜。沿肠系膜下动脉走行向下分离至骶骨岬。横断乙状结肠或直肠系膜（图 13-19），直肠上动静脉远端宜用血管夹夹闭（图 13-20）。分离系膜至乙状结肠肠壁，裸化肠壁 2cm 后，用直线切割闭合器切割闭合乙状结肠（图 13-21、图 13-22），断端用碘附纱条消毒（图 13-23）。

图 13-19　裁剪乙状结肠系膜

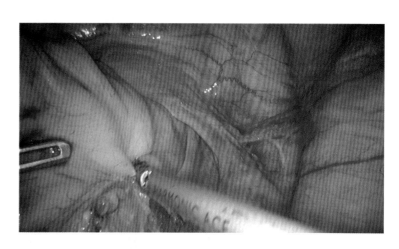

图 13-20　结扎直肠上动脉

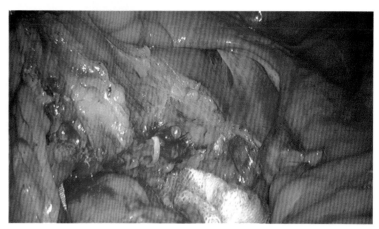

图 13-21　裸化乙状结肠肠壁

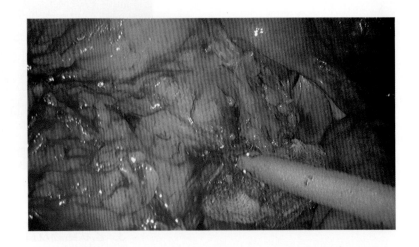

图 13-22　切断闭合乙状结肠肠管

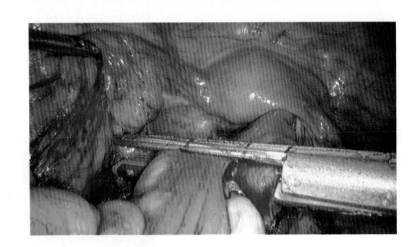

图 13-23　碘附纱条消毒断端

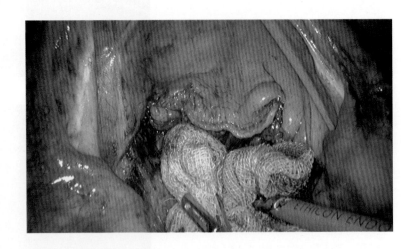

4. 横结肠左半及脾曲的处理 术野展示充分后，沿着结肠带向左侧打开附着大网膜（图 13-24），从大网膜附着点一直处理到脾曲（图 13-25），直至看到脾下极及结肠脾曲外侧腹膜为止。进入网膜囊后，将大网膜翻向上方，可见胰腺走行，沿胰腺走行置一纱布条至脾下极（图 13-26）。将横结肠提起，在蔡氏韧带外侧肠系膜下静脉断端，裁剪横结肠系膜至血管弓（图 13-28、图 13-29）。沿胰腺下缘走行，在纱布条指示和保护下，向左侧分离切断系膜至左结肠旁沟。

图 13-24 分离横结肠与大网膜附着处

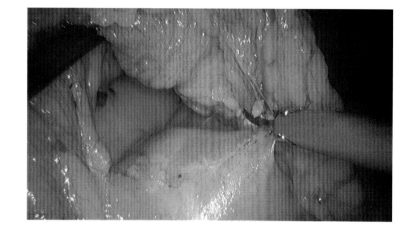

经验分享

横结肠切除可采用保留大网膜和部分切除大网膜两种方式，对肿瘤未侵出浆膜者，可采用保留大网膜。

图 13-25 向左侧游离至脾下极

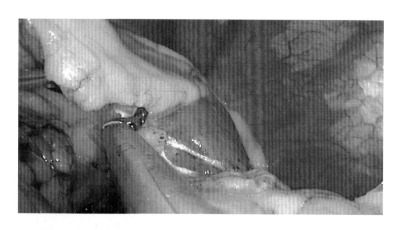

配合技巧

术者左手持钳提起大网膜，助手左手持钳抓住结肠壁，右手同样抓住大网膜，充分暴露术野。

图 13-26 纱布的指示和保护作用

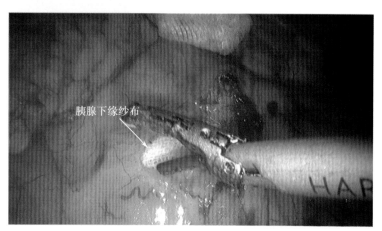

胰腺下缘纱布

图 13-27　向上游离至胰腺下缘

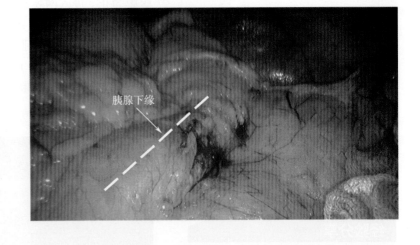

胰腺下缘

操作技巧

　　游离脾曲牵拉适度，避免脾破裂导致手术失败（**图 13-27**）。

图 13-28　裁剪横结肠系膜

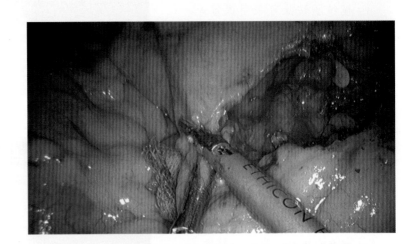

图 13-29　结扎结肠边缘血管

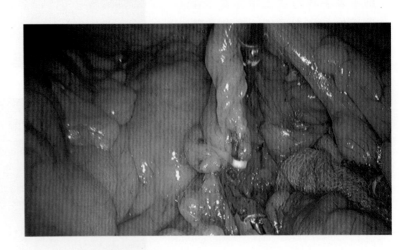

5. 打开左结肠外侧旁沟　将乙状结肠或直肠上段断端牵向右侧，打开乙状结肠粘连带，沿 Toldts 筋膜，沿着纱布条指示向上打开结肠旁沟（图 13-30），向上至脾下极与纱布指示点胰尾部会合（图 13-31、图 13-32）。至此左半结肠游离完成。

图 13-30　打开左结肠旁沟

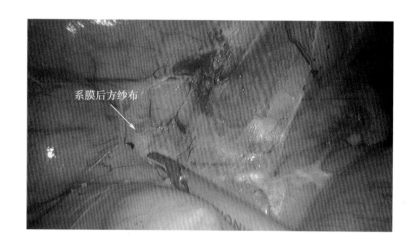

图 13-31　沿左结肠旁沟向上方游离

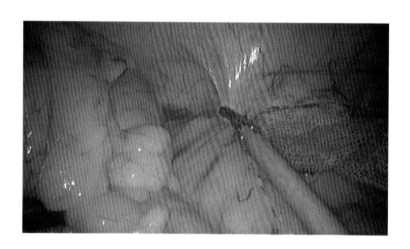

图 13-32　向上游离至脾下极

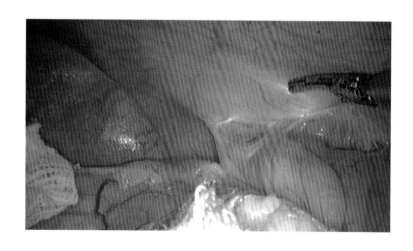

6. 肿瘤上部结肠系膜的裁剪与裸化 将左半结肠拉向盆腔，可判定预切除线。进一步裁剪系膜，处理边缘血管弓，游离至肠壁，裸化肠管2cm备用（图13-33）。

图13-33 裸化横结肠肠管

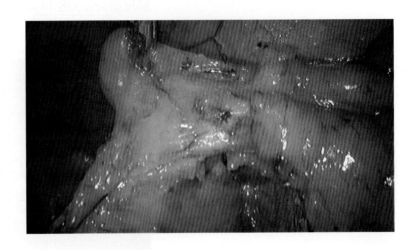

≫ 【标本切除与消化道重建】 ≫

1. 标本切除 助手于体外经阴道用膀胱拉钩指示阴道后穹隆（图13-34），用超声刀横行切开阴道约3cm，纵行牵拉扩大切口至5~6cm（图13-35）。经阴道切口将吻合器抵钉座送入腹腔备用（图13-36），在肿瘤上方预切除线远端纵行切开一小口，用1/4碘附纱条对结肠腔内消毒和润滑（图13-38），随后助手用吸引器将碘附纱条推入远端肠腔。将抵钉座经切口置入近端肠腔（图13-39），并用直线切割器切断封闭近端肠管（图13-40），至此左半结肠游离于腹腔。助手于体外用卵圆钳经阴道将无菌塑料保护套送入腹腔（图13-41）。术者与助手将标本置于保护套内，体外助手用卵圆钳夹住标本的一端，缓慢将标本经阴道拉出体外（图13-42）。

资源十五 Ⅶ式消化道重建及标本取出

图13-34 经阴道置入膀胱拉钩指示阴道后穹隆

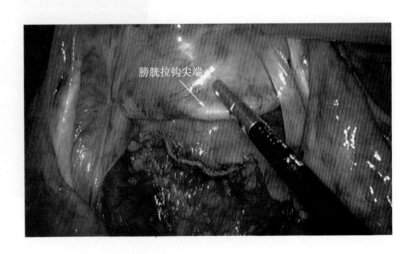

膀胱拉钩尖端

图 13-35　横行切开阴道后穹隆

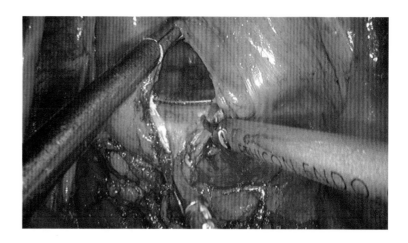

图 13-36　经阴道置入吻合器抵钉座

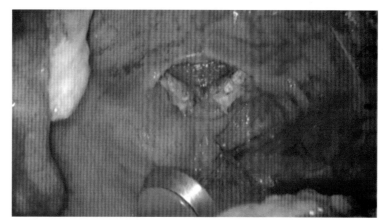

图 13-37　及时吸引肠腔内容物

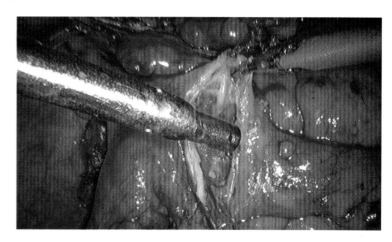

操作技巧

　　在肿瘤上方肠管切一小口，置入抵钉座。此处为无菌操作重点，需妥善使用吸引器和碘附纱条（**图 13-37**）。

图 13-38　碘附纱条进行肠腔内消毒

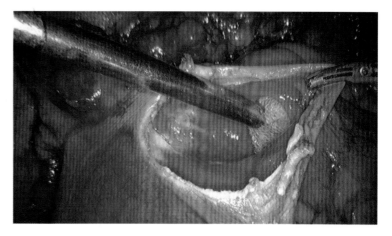

图 13-39　将抵钉座送入近端横结肠内

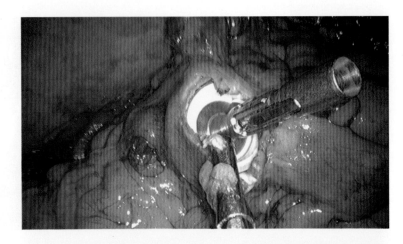

图 13-40　闭合切断横结肠肠管

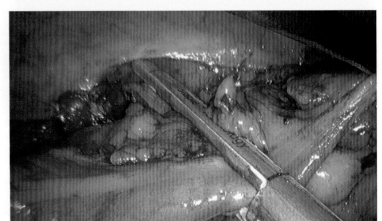

经验分享

　　经阴道置入无菌塑料保护套，这是无菌术和无瘤术的操作关键，也是手术成功的关键步骤。

图 13-41　经阴道置入无菌塑料保护套

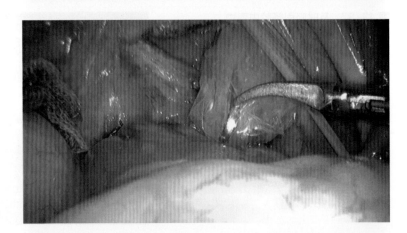

图 13-42　经阴道将左半结肠标本拉出体外

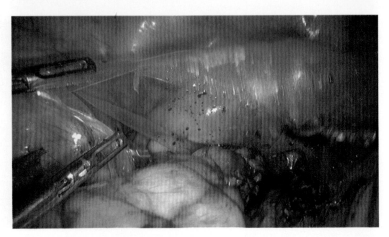

2. 消化道重建 将抵钉座连接杆从近端结肠闭合线一角取出（图13-43）。助手经肛门直肠置入环形吻合器，在直肠残端左侧角旋出穿刺针（图13-44），完成结肠直肠端-端吻合（图13-45）。检查吻合环上下切端完整性，再行吻合危险三角（图13-46）的8字缝合。注水注气试验检查吻合口通畅确切（图13-47）。腹腔冲洗后，检查无误可经腹壁放置两枚引流管（图13-48）。

图 13-43 取出抵钉座连接杆

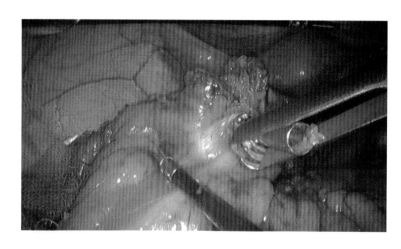

图 13-44 穿出吻合器穿刺针

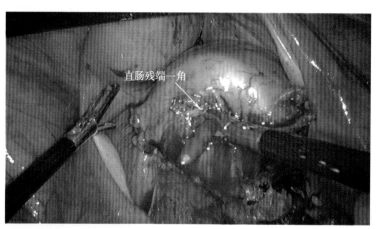

直肠残端一角

图 13-45 连接吻合器

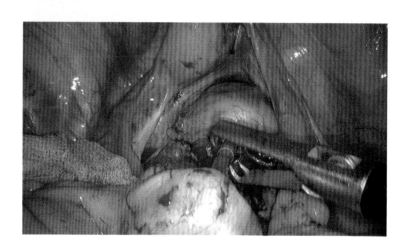

图 13-46　"危险三角"

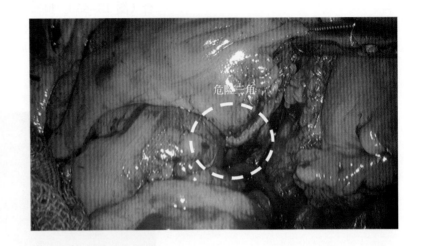

图 13-47　注气注水试验

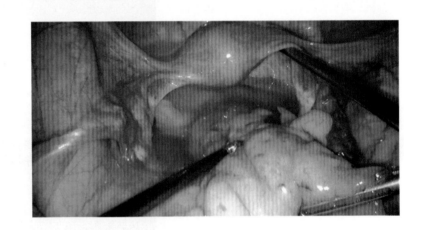

图 13-48　置入盆腔引流管

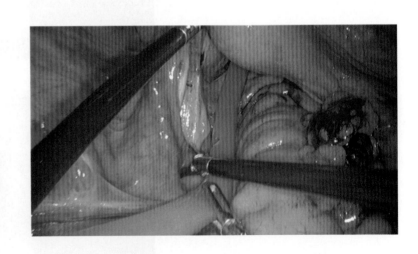

经验分享

　　由于吻合口位置较高，不适合经阴道放置引流管。

3. **关闭戳卡孔，缝合阴道切口**　引流管摆放好后，排出腹腔内气体，关闭戳卡孔，阴道切口的缝合可用腹腔镜下缝合或体外缝合。体外缝合的步骤是：拉开阴道，用两把爱丽丝钳提起切口的前后壁，用可吸收缝线间断缝合即可（图 13-49）。

图 13-49　体外间断缝合阴道切口

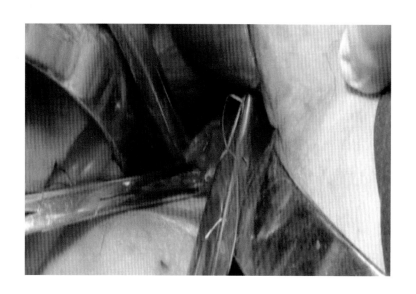

▶▶ 【术后腹壁及标本展示】（图 13-50、图 13-51 ）▶

图 13-50　术后腹壁展示

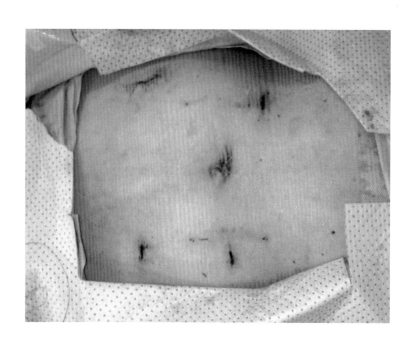

图 13-51　标本展示

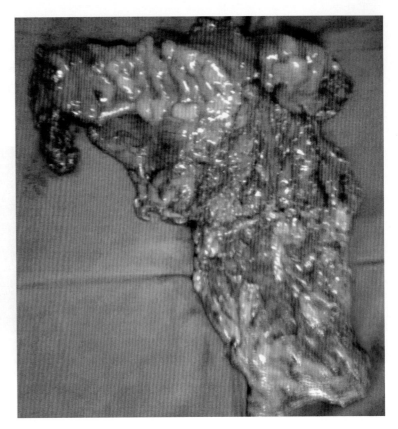

（王锡山　姜　争）

第四节　手术相关要点、难点、热点剖析

▶▶【结肠脾曲的游离与解剖】▷

　　左半结肠癌的发病率较低，左半结肠切除的病例较少见，其手术难度也相对较大。在 NOSES 手术中，除了消化道重建和标本取出途径与传统腹腔镜手术有差别外，其他步骤与常规腹腔镜手术一致。因此，该手术同样也面临一个操作难点，就是结肠脾曲的游离解剖。脾脏的解剖位置深、质地脆、出血难以控制、毗邻脏器关系复杂，这些因素都为结肠脾曲的游离带来很大的难度。脾门前上方经胃面与胃底相接，后下方与左肾上腺和左肾、胰尾和结肠脾曲相邻。

　　目前常见的结肠脾曲游离方式包括四种：①打开胃结肠韧带，逐渐向左开始游离脾曲；②自左结肠旁沟逐渐向上方游离脾曲；③交替进行上述两种游离方式，以脾曲为中心，由外周向中心进行游离；④采用保留大网膜的方法，即在横结肠中部以结肠带和大网膜附着点为导向，向左进行脾曲的游离。四种方法根据术者不同习惯都可以选择。脾损伤多数是由手术操作牵拉导致。因此，手术过程中脾脏应尽量充分显露，避免过度牵拉导致出血。

▶▶ 【阴道后穹隆切口的选择与缝合】 >

阴道是 NOSES 手术中除直肠以外的另一种取标本途径。该方法主要适用于肿瘤较大，经直肠取标本困难的女性患者。阴道切口位置常选择在阴道的后穹隆处，由于该操作对于多数外科医生比较陌生，现结合阴道后穹隆的解剖特点、生理特性以及笔者的临床实践，对这一方法的可行性进行全面阐述。

解剖特点：阴道上端较宽大，围绕宫颈，宫颈与阴道壁之间的环形腔隙，名为阴道穹隆，按其部位，又分为前、后及左右四部分。阴道后穹隆作为精液贮池特别深阔，在截石位时，阴道后穹隆是阴道最低处。后穹隆是阴道最易扩张的部分，它可以防止子宫颈的过度移位（图 13-52）。

生理特性：阴道各段对性刺激的反应不同。阴道外段 1/3 系由外胚层分化而来，富含神经纤维，所以对于触摸有反应的神经末梢只集中在阴道口附近。而阴道内段 2/3 来自中胚层，没有神经末梢分布，所以阴道外段 1/3 要比内段 2/3 更富有性感觉。阴道后穹隆的位置深在，周围没有神经分布，并不能对性刺激产生兴奋。因此，后穹隆处损伤后对性生活并不会造成影响。直肠子宫陷凹是女性体腔最低的位置。盆、腹腔液体最易积聚于此，亦为盆腔病变最易累及的部位，阴道后穹隆外侧壁即与直肠子宫陷凹相邻。因此，阴道后穹隆常作为腹腔穿刺的首选位置。

图 13-52　阴道后穹隆示意图

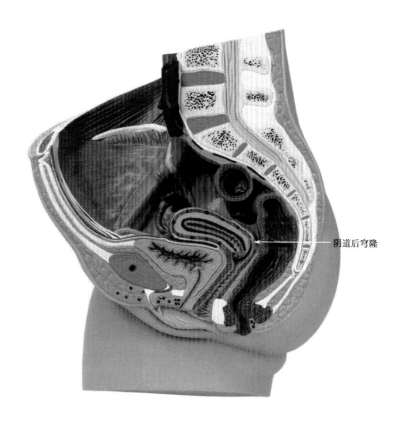

阴道后穹隆

　　选择切口的技巧：根据笔者经验，我们选用膀胱拉钩，经阴道外口置入阴道内，用其尖端顶住阴道后穹隆处（图 13-53）。在膀胱拉钩的协助定位下，术者于腹腔镜下直视横行切开阴道后穹隆，切口长度为 2~3cm（图 13-54）。由于阴道具有很强的延展性，在切口处上下牵拉扩展，切口扩大至 5cm 即可满足取标本的要求（图 13-55）。

图 13-53　膀胱拉钩协助定位

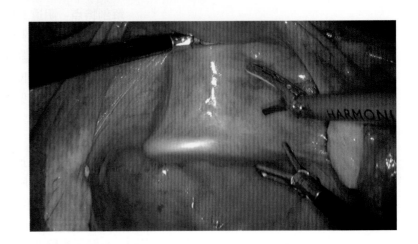

图 13-54　阴道切口长度

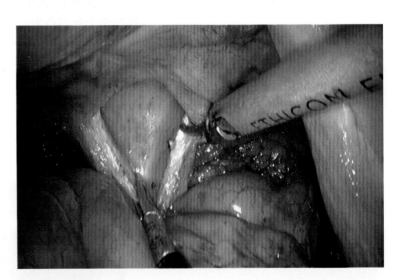

图 13-55　上下牵拉扩张阴道

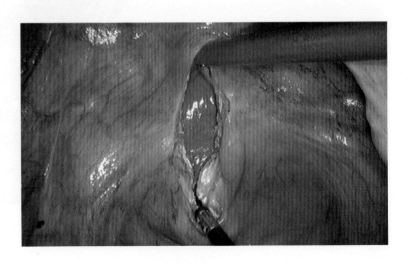

阴道切口缝合技巧：阴道切口的缝合可选择体外缝合，也可选择腹腔镜下进行缝合。根据笔者经验，体外缝合难度相对较低，尤其是对于不能熟练掌握腔镜下缝合技巧的外科医生，体外缝合阴道是首选方法。①体外缝合（图13-56、图13-57）：由于阴道后穹隆位置深在，因此进行体外缝合时，充分暴露阴道后穹隆切口十分必要。在我们的临床实践中，常选用阴道窥器或膀胱拉钩等器械充分暴露阴道，用两把爱丽丝钳分别夹持阴道切口的上下缘，并适当向体外牵拉，而后进行间断或连续缝合数针。②腹腔镜下缝合（图13-58）：该缝合技术难度较大，对术者的操作能力提出了很高的要求。镜下缝合阴道需使用专用的阴道倒刺缝合线（15cm即可，线太长会影响操作）。缝合过程中需要将阴道切口上下缘向腹腔内牵拉，牵拉力量不宜过大，防止阴道出血。术者从阴道切口一端向对侧连续缝合数针，缝合后行阴道指诊检查切口是否缝合确切。缝合确切后，在阴道内填塞碘附纱团一块，术后48小时取出即可。

图 13-56　体外间断缝合阴道切口

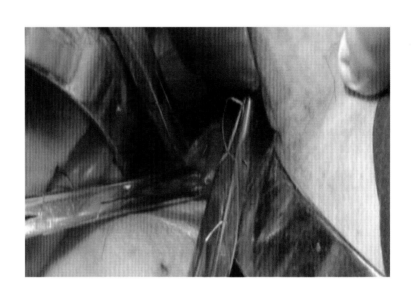

图 13-57　体外间断缝合后的阴道切口

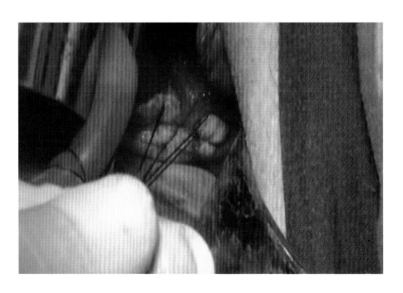

图 13-58　腹腔镜下缝合阴道切口

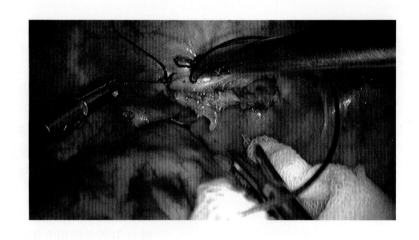

（王锡山　姜 争）

第十四章 腹部无辅助切口经阴道拖出标本的腹腔镜下右半结肠癌根治术

（CRC-NOSES Ⅷ式）

▶ 【前言】

　　右半结肠毗邻脏器多、血管关系复杂，解剖变异大，因此 NOSES Ⅷ式也是 NOSES 手术系列中难度较大的一种术式。右半结肠标本的取出途径仅适用于阴道，因为右半结肠切除后若想经横结肠、降结肠、乙状结肠、直肠、肛门拖出，虽理论上可行，但实际操作难度极大，故 NOSES 术不推荐用于男性右半结肠切除术。NOSES Ⅷ式操作特点表现在：腹腔内完全游离切断右半结肠，经阴道将右半结肠标本取出体外，再进行全腹腔镜下末端回肠与横结肠的功能性端－端吻合。该术式的难点主要体现在两个方面：一个难点体现在腹腔镜手术的共性关键技术，包括正确的辨认解剖标识、合理的手术入路、完整的系膜切除、系膜根部血管结扎和淋巴结清扫以及重要组织器官的显露和保护。另一个难点体现在 NOSES 手术特有的操作步骤，即全腹腔镜下进行消化道重建，重建难度超过其他术式，对术者和助手的要求较高，在标本经阴道取出的过程中，无菌术、无瘤术的精准运用至关重要。

第一节　适应证与禁忌证

▶ 【适应证】（图 14-1~ 图 14-3）

1. 女性右半结肠肿瘤；
2. 肿瘤环周径小于 5cm 为宜；
3. 肿瘤未侵出浆膜为宜。

▶ 【禁忌证】

1. 肿瘤环周径大于 5cm；
2. 肿瘤侵犯周围组织器官；
3. 患者过于肥胖（BMI > 35kg/m^2）；
4. 男性右半结肠癌。

图 14-1 手术切除范围

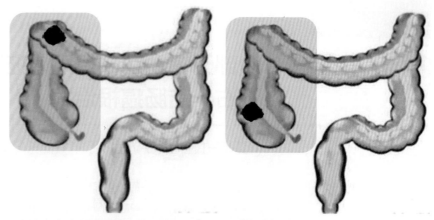

图 14-2 肠镜：肿瘤位于升结
肠，隆起型，最大径
为 4cm

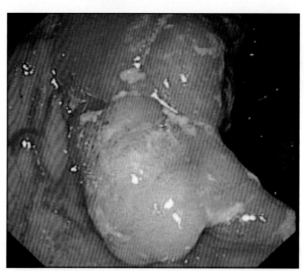

图 14-3 结肠三维重建 CT：肿
瘤位于升结肠

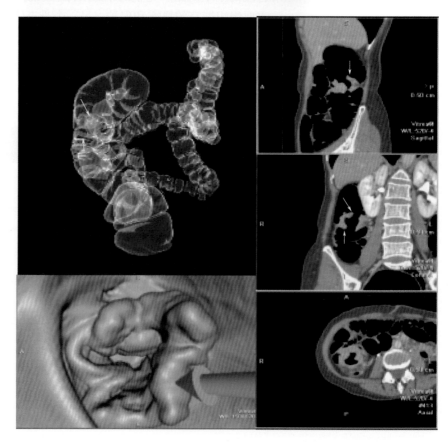

第二节　麻醉、体位、戳卡位置与术者站位

▶▶【麻醉方式】

全身麻醉或全身联合硬膜外麻醉。

▶▶【手术体位】

分腿平卧位或功能截石位（图 14-4）。

图 14-4　患者体位

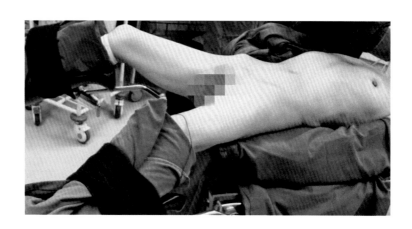

▶▶【戳卡位置】

　　1. **腹腔镜镜头戳卡孔**（10mm 戳卡）　位于脐至脐下方 5cm 的范围内均可；

　　2. **术者主操作孔**（12mm 戳卡）　位于左上腹中部，腹直肌外侧缘；

　　3. **术者辅助操作孔**（5mm 戳卡）　位于左下腹，与腹腔镜镜头戳卡孔不在同一水平线；

　　4. **助手主操作孔**（12mm 戳卡）　位于右下腹并尽量靠外侧脐与髂前上棘连线中外 1/3 处，便于消化道重建时放入直线切割闭合器；

　　5. **助手辅助操作孔**（5mm 戳卡）　位于右上腹，右锁骨中线与横结肠投影区交叉处（图 14-5）。

图 14-5 戳卡位置（五孔法）

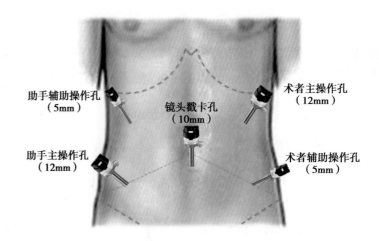

助手辅助操作孔
（5mm）

镜头戳卡孔
（10mm）

术者主操作孔
（12mm）

助手主操作孔
（12mm）

术者辅助操作孔
（5mm）

▶▶ 【术者站位】 ▷

右半结肠游离与切除：术者站位于患者左侧，助手站位于患者右侧，扶镜手站位于术者同侧或患者两腿之间；消化道重建及标本取出：术者站位于患者右侧，助手站位于患者左侧，扶镜手站位于术者同侧（图 14-6、图 14-7）。

图 14-6 术者站位（右半结肠切除）

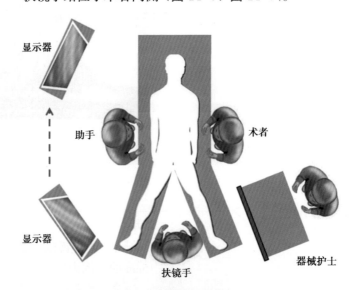

显示器

助手

术者

显示器

扶镜手

器械护士

图 14-7 术者站位（标本取出）

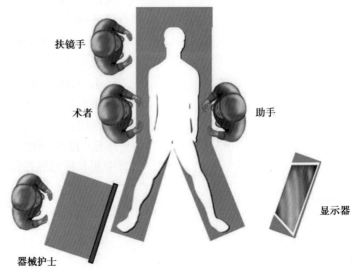

扶镜手

术者

助手

显示器

器械护士

▶▷【特殊手术器械】

超声刀、60mm 直线切割闭合器、阴道缝合线、无菌保护套、举宫器。

第三节　手术操作步骤、技巧与要点

▶▷【探查与手术方案制订】

在详细的术前探查和手术评估的基础上，探查分三步

1. 常规探查　进镜至腹腔后，常规探查肝脏、胆囊、胃、脾脏、结肠、小肠、大网膜和盆腔有无肿瘤种植和腹水（图 14-8、图 14-9）。

图 14-8　探查胃及肝左叶脏面

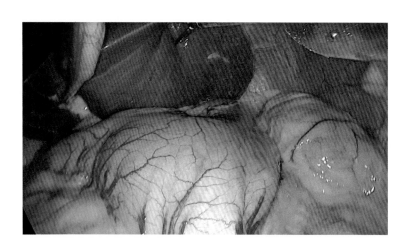

图 14-9　探查盆腔

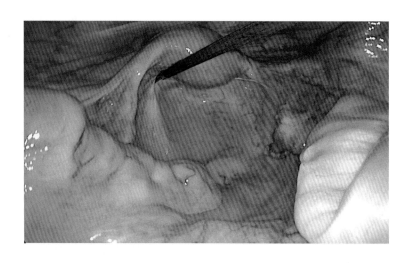

2. 肿瘤探查　肿瘤位于右半结肠，未侵出浆膜，肿瘤环周径 <5cm 为宜（图 14-10）。

图 14-10　探查肿瘤位置

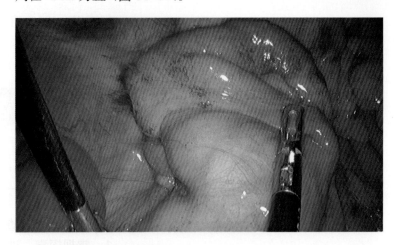

经验分享

此术式不适合采用联合脏器切除术。

3. 解剖结构的判定　右半结肠切除术较为复杂，毗邻脏器较多，需判定回结肠动静脉、右结肠动静脉、中结肠动静脉，尤其中结肠动静脉血管分支较多，如果处理困难，建议在中结肠动静脉根部结扎切断。此外，还需判定横结肠游离后可否行镜下回肠横结肠功能性端-端吻合。因为目前设备、技术条件无法完成全腹腔镜下环形吻合器下的回肠横结肠端-端或端-侧吻合。如横结肠系膜过短，勿实施 NOSES-Ⅷ式手术。

▶【解剖与分离】

资源十六　右半结肠血管处理及系膜游离

1. 回结肠动静脉根部解剖与离断　术者左手持钳，沿肠系膜上静脉充分暴露系膜表面。此时可见回结肠动静脉与肠系膜上静脉夹角有一凹陷薄弱处（图 14-11、图 14-12），用超声刀打开此处系膜（图 14-13），慢慢分离裸化血管。沿 Toldts 间隙向上、向外侧分离，呈洞穴状，向上游离可见十二指肠，表明间隙正确（图 14-14、图 14-15）。在回结肠动静脉根部尽量打开肠系膜上静脉鞘，向上分离，在其右侧与后方相贯通。裸化回结肠动静脉根部，清扫淋巴脂肪组织，用血管夹双重结扎切断（图 14-16、图 14-17）。

经验分享

（1）采用内侧入路，回结肠动静脉的寻找至关重要。对于体型瘦弱病人并不困难。但对于肥胖病人有一定难度。（2）这需要外科医生要有立体的解剖思维，判定的标志有三点：①肠系膜上静脉走行有个"脊"。②十二指肠水平部往往能看到。③回结肠动静脉往往有个隆起的"脊"。

图 14-11　肠系膜上静脉与回结肠血管的交角处

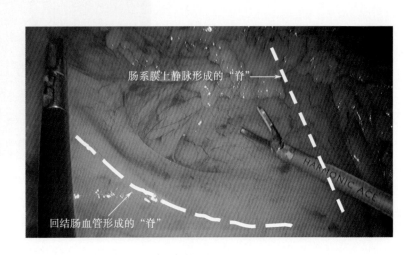

图 14-12　回结肠动静脉与肠系膜上静
　　　　　脉夹角凹陷处

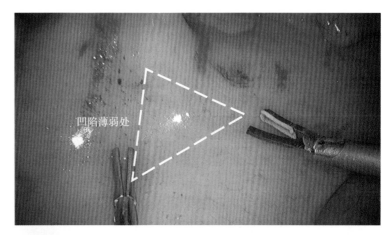

配合技巧

　　助手左手持钳用纱布条将横结肠推向上腹部,暴露横结肠系膜根部,右手持钳提起回结肠动静脉表面系膜。

图 14-13　第一刀切入点

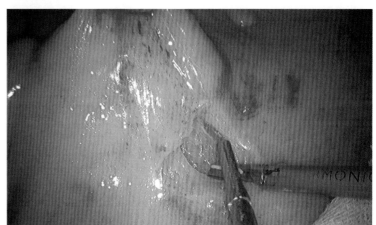

图 14-14　进入 Toldts 间隙

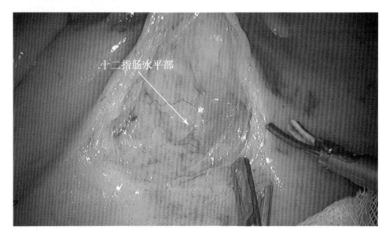

图 14-15　沿 Toldts 间隙向外侧游离

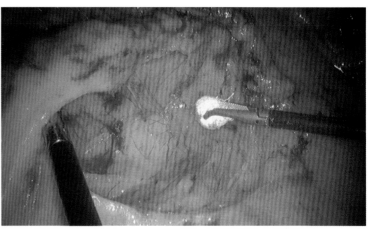

操作技巧

　　系膜游离过程中,可采用钝性游离与锐性游离相结合的方式。

图 14-16　裸化回结肠血管根部

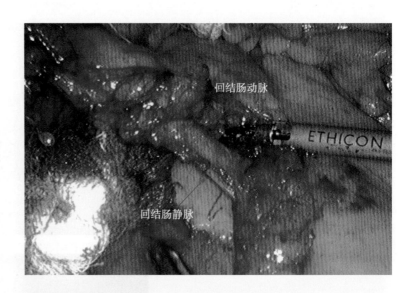

回结肠动脉

ETHICON

回结肠静脉

这个区域血管较多，必须谨慎细致地进行操作，也可在术野旁放置小纱布一块，如遇到出血等情况，可迅速进行压迫止血。

图 14-17　结扎切断回结肠血管

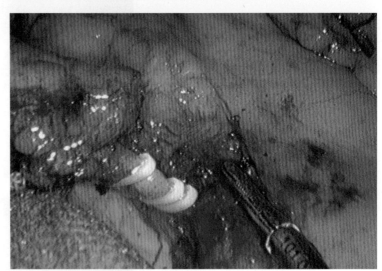

2. 右结肠动静脉根部的处理　沿着 Toldts 筋膜在十二指肠表面游离，仔细分离后可见右结肠静脉、胃网膜右静脉、Henle 干（图 14-19）共同汇合进入肠系膜上静脉，结扎切断右结肠静脉（图 14-20），沿肠系膜上静脉向上分离可见右结肠动脉（图 14-21），在根部双重结扎切断。

图 14-18　游离十二指肠表面

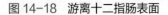

在升结肠系膜内可见右结肠静脉走行（**图 14-18**），以此为标记向胰头方向分离，分离出右结肠静脉、胃网膜右静脉及 Henle 干。

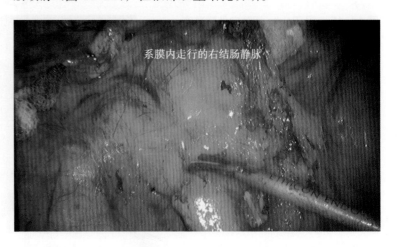

系膜内走行的右结肠静脉

图 14-19 显露 Henle 干

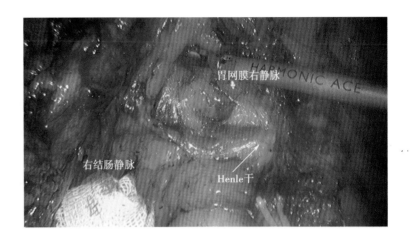

图 14-20 结扎右结肠静脉

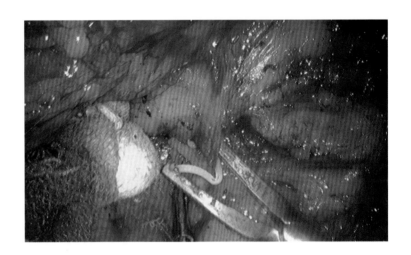

图 14-21 裸化右结肠动脉

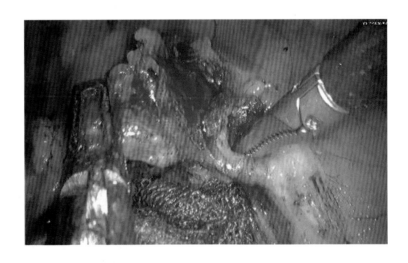

3. 中结肠动静脉根部的处理　在分离完右结肠动静脉之后，继续向上分离。在胰颈表面透过一层薄膜可见胃窦后壁即停止分离，随即垫一块小纱条。沿肠系膜上静脉向上分离，于胰腺下缘双重结扎切断中结肠动静脉（图14-22、图14-23）。至此供应右半结肠的血管均解剖离断。

图14-22　裸化中结肠动静脉

图14-23　结扎并切断中结肠动静脉

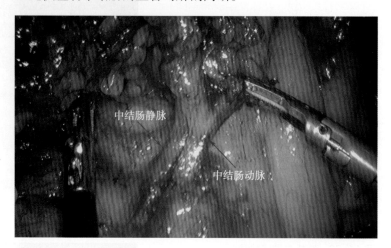

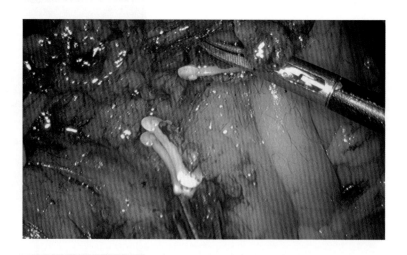

4. 结肠系膜的游离　继续沿Toldts间隙进一步向外侧、上方及下方分离，可见整个游离的表面光滑、平整、干净（图14-24）。

图14-24　沿Toldts间隙向外侧游离

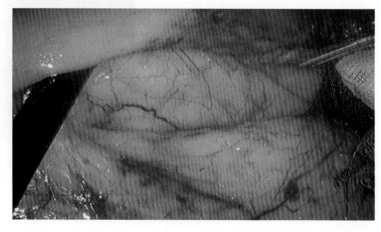

图 14-25　小纱布置于系膜下方

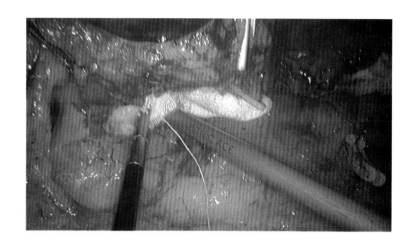

小纱布妙用

　　在游离的系膜下方，平行放置一纱布条，起到保护和标识作用（图 14-25）。

　　5. 回肠系膜的处理　当盲肠下部腹膜打透贯穿后，其根部附着的筋膜尽量打开，使回肠的游离度变大一些，便于镜下肠管吻合（图 14-26）。助手提起末端回肠，术者用超声刀裁剪回肠系膜，注意系膜的血运走行与方向。切割至末端回肠壁，向近端裸化 2cm 肠管（图 14-27）。

图 14-26　打开盲肠后方腹膜

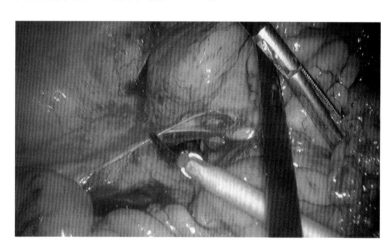

经验分享

　　①小肠血运丰富，供血的节段性十分明显，裸化小肠壁后可清晰见到肠管的血运分界线。②末段回肠系膜的分离，游离度应大一些，提拉至上腹部便于吻合。

图 14-27　裸化回肠肠壁

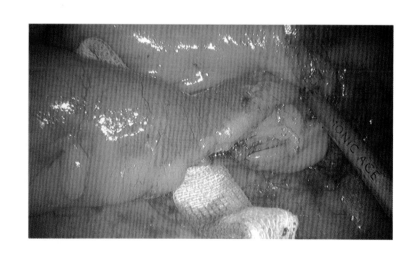

6. **大网膜及第 6 组淋巴结的处理**　判断横结肠预切定线，游离大网膜（图 14-28）。用超声刀裁剪右侧大网膜至横结肠壁。将其拉向右侧腹腔，助手左手持钳提起胃壁，可见胃网膜右动静脉走行。从横结肠向胃网膜血管方向分离、切断胃结肠韧带，进入网膜腔（图 14-29）。沿胃网膜右动静脉血管弓外缘向右侧分离切断（图 14-30、图 14-31），分离至胰头可见胃网膜右静脉与 Henle 干，同时与下方游离间隙贯通。

图 14-28　游离大网膜

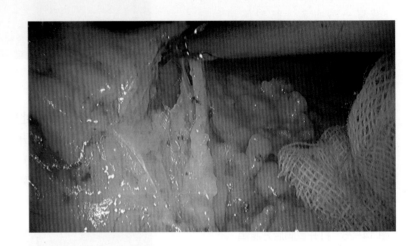

图 14-29　分离切断胃结肠韧带

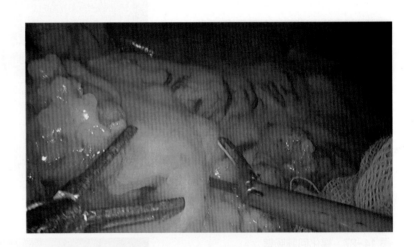

图 14-30　沿胃网膜右动静脉血管弓外
　　　　　缘向右侧分离

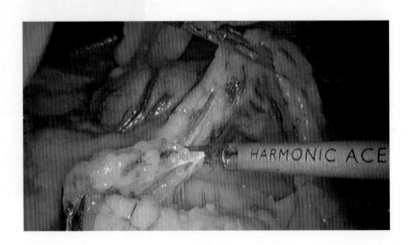

图 14-31　沿胃网膜右静脉清扫淋巴
组织

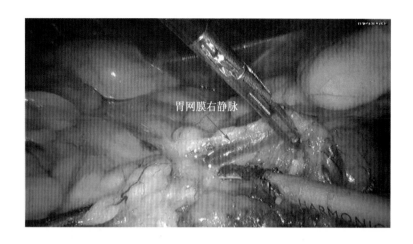

在这过程中有一支未命名的血管从胃网膜右静脉分出，走向结肠肝曲，血管管径较粗，需用血管夹夹闭。

7. **横结肠系膜的处理**　在胃窦十二指肠胰头区离断系膜后，可见垫于系膜后方的纱布条，将系膜横行切开，向横结肠系膜无血管方向分离（图 14-32）。结扎离断边缘血管，进一步向横结肠预切定线分离，裸化肠壁 1cm（图 14-33）。

图 14-32　裁剪横结肠系膜

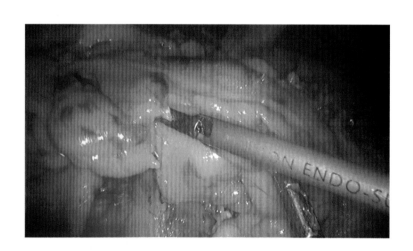

图 14-33　裸化横结肠肠壁

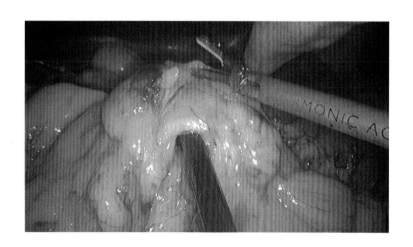

▶▶【标本的切除与消化道重建】

资源十七　Ⅷ式消
化道重建及标本取
出

1. 标本的切除　用直线切割器在横结肠预切定线处缝合切割肠管（图 14-34），将近端翻向右下腹，此时其在右结肠旁沟及肝下的附着处清晰可见，并可见后方垫的纱布条。用超声刀在纱布条的指示和保护下沿右结肠旁沟向右髂窝分离，直至与下方贯通（图 14-35）。在回肠裸化区，血运分界线清晰可见（图 14-36），用直线切割闭合器在血运线内侧横断回肠（图 14-37）。至此，右半结肠切除完成，将标本置于盆腔。

图 14-34　闭合切断横结肠

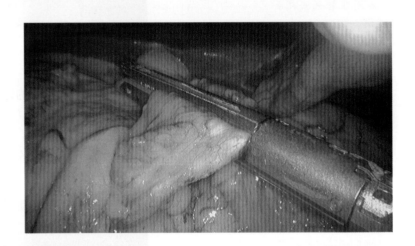

图 14-35　沿右结肠旁沟向下游离

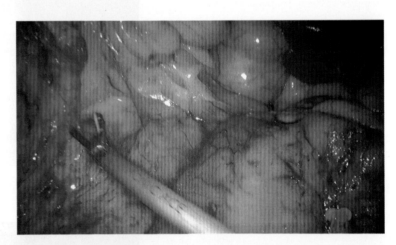

图 14-36　末端回肠血运分界线

经验分享

　　由于小肠血运丰富，节段性明显，因此建议分界线出现后再进行切割吻合，这样更加安全可靠。

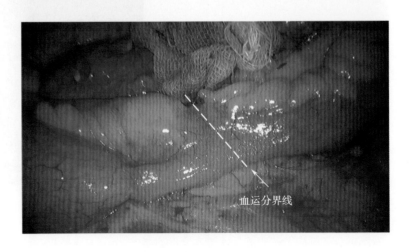

血运分界线

图 14-37　闭合切断回肠

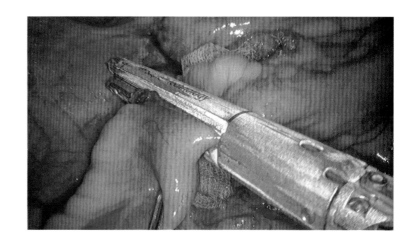

2. 消化道重建　将横结肠拉直摆放，并将末端回肠拉至上腹部与横结肠平行摆放（图 14-38）。将回结肠末端一角用剪刀沿吻合钉剪开 5mm 小口（图 14-39），助手经右下腹 12mm 的戳卡置入 60mm 直线切割闭合器，将钉座侧置入回肠肠腔内并含住（图 14-40）。同样在横结肠断端一角剪开约 10mm 小口（图 14-41），助手和术者将结肠提起，将直线切割闭合器钉仓侧套入结肠肠腔内（图 14-42），确认无误后击发，完成回肠横结肠侧 – 侧吻合（图 14-43）。

图 14-38　将横结肠与回肠平行摆放

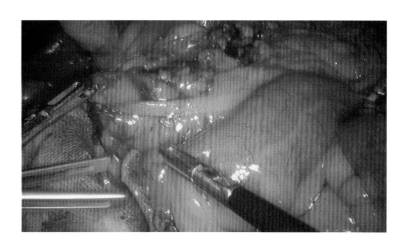

图 14-39　剪开末端回肠

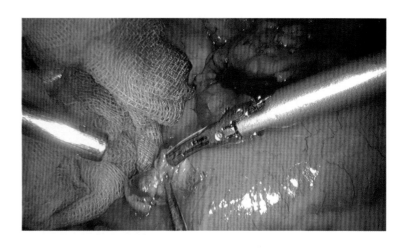

图 14-40　将直线切割闭合器钉座侧置
　　　　　入回肠

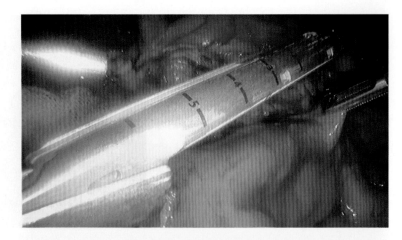

图 14-41　剪开横结肠

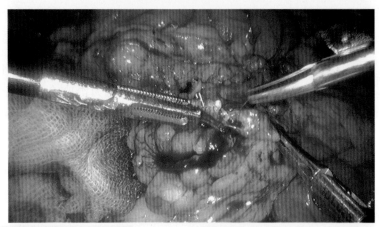

图 14-42　将直线切割闭合器钉仓侧置
　　　　　入横结肠

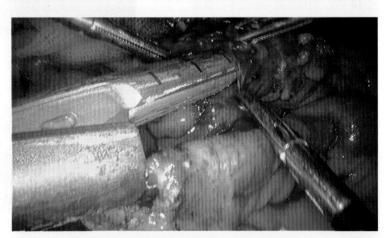

图 14-43　回肠横结肠侧 – 侧吻合

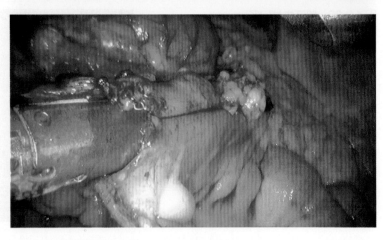

检查吻合口内腔有无明显出血（图 14-44），确认无出血后，提起断端，术者经左上腹 12mm 戳卡置入直线切割器，横行闭合残端，完成功能性端 – 端吻合（图 14-45），切下的残端组织用取物袋经 12mm 的戳卡取出。镜下浆肌层缝合回肠与横结肠吻合结合处，以减轻吻合口张力（图 14-46）。至此完成右半结肠切除后的消化道重建。

图 14-44　检查吻合口有无出血

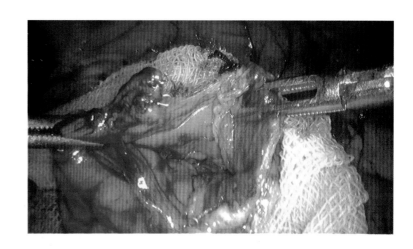

图 14-45　横行闭合残端

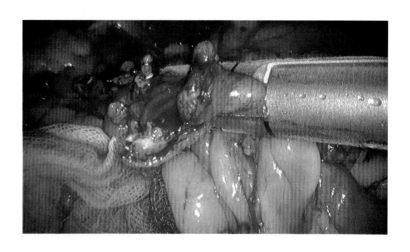

经验分享

①在进行回肠横结肠吻合前，需检查回肠横结肠侧面对合情况，勿夹入系膜和脂肪垂；②在进行回肠横结肠吻合时，需要术者和助手密切配合。

图 14-46　缝合加固吻合口

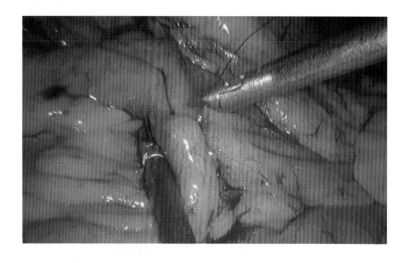

3. **标本取出**　在切开阴道之前，术者需换位置于患者右侧，同时转换腹腔镜显示器位置，患者体位由头高足低位改为足高头低位，助手于体外用举宫器将子宫抬起，进而充分暴露阴道后穹隆（图 14-47）。术者用超声刀横行切开阴道 3cm（图 14-48），纵向牵拉将切口扩展至 5~6cm，助手用卵圆钳经阴道后穹隆切口将无菌塑料保护套送入腹腔（图 14-49）。术者与助手配合，撑开无菌套，将标本的一端置入其中（图 14-50），助手于体外用卵圆钳夹持住标本一端慢慢向外牵拉，术者与助手将标本顺畅置入保护套内，缓缓从阴道拉出标本及保护套，至此标本移出体外（图 14-51）。

图 14-47　暴露阴道后穹隆

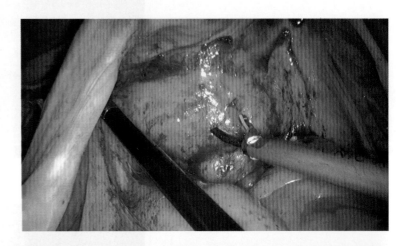

图 14-48　打开阴道后穹隆

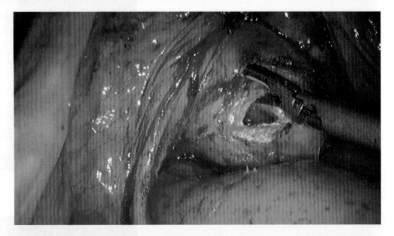

配合技巧

在行阴道切开时，助手将膀胱拉钩尖端置入阴道内，以其尖端顶起阴道后穹隆，有助于术者选择阴道后穹隆的切入点。

图 14-49　经阴道置入无菌塑料保护套

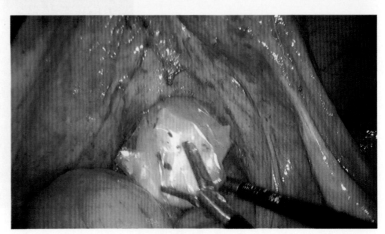

图 14-50 经阴道置入卵圆钳夹持右半
结肠标本

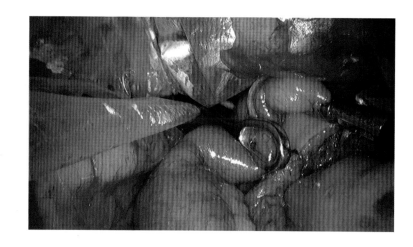

经验分享

　　经阴道取标本是手术成功的关键：①准确判断肿瘤的大小及位置；②阴道切口大小要适当；③由于标本两端都是闭合的，往往肠腔内积气，取标本时形成气囊，不利于标本取出。故当一部分标本取出体外时，可在阴道外剖开肠管，减压吸净肠腔内气体，使标本易取出。

图 14-51 经阴道将标本拉出体外

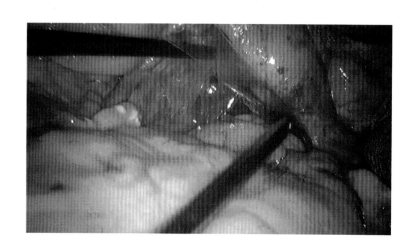

　　4. 缝合阴道切口，关闭戳卡孔　缝合阴道：阴道牵开后，在后穹隆切口前后壁各置一枚爱丽丝钳牵拉，切口清晰可见，用可吸收缝线间断缝合（图 14-52、图 14-53）。利用右侧两个戳卡孔置入两枚引流管于右上腹（图 14-54）。

图 14-52 体外充分暴露并缝合阴道切口

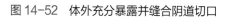

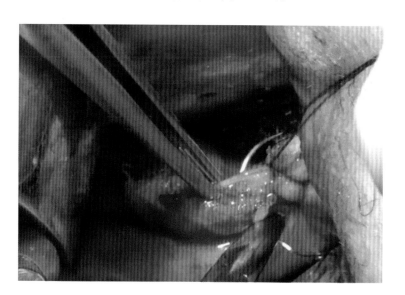

图 14-53　检查阴道切口是否缝合确切

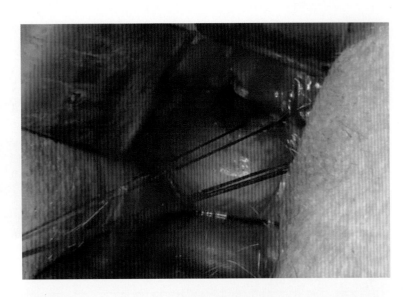

经验分享

　　阴道缝合后，可在阴道内置入一枚碘附纱团压迫后穹隆，术后 48 小时取出。

图 14-54　置入腹腔引流管

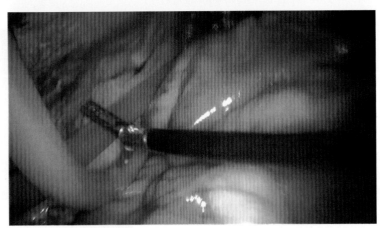

▶▶ 【术后腹壁及标本展示】（图 14-55、图 14-56）

图 14-55　标本展示

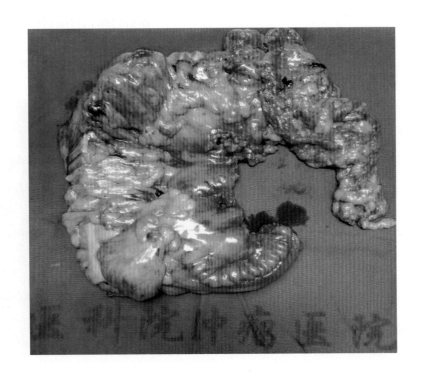

图 14-56　术后腹壁展示

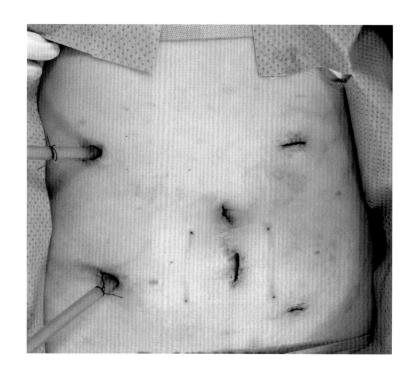

（王锡山　关 旭）

第四节　手术相关要点、难点、热点剖析

▶【肠系膜上静脉外科干的解剖与显露】▷

衡量右半结肠癌的根治效果主要有两个标准：一是肠系膜上静脉外科干的解剖和暴露，二是胰十二指肠前筋膜切除的完整性。腹腔镜手术更加有利于这两个步骤的实施。肠系膜上静脉外科干是指回结肠静脉汇入肠系膜上静脉处至胃结肠静脉干之间的一段静脉，平均长度约 3.8cm。其右侧主要有回结肠静脉、右结肠静脉以及胃结肠静脉干汇入。左侧毗邻肠系膜上动脉，肠系膜上动脉发出的回结肠动脉、右结肠动脉、结肠中动脉多从外科干前方走向右结肠，也有少数患者从后方走向右结肠。为了保证右半结肠切除的完整性，必须充分暴露肠系膜上静脉外科干，并在各分支的血管根部结扎切断各个血管（图 14-57 ）。

图 14-57　肠系膜上静脉外科干

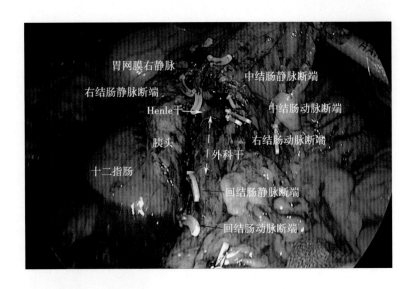

▶ 【右结肠动脉解剖变异】

　　右结肠动脉起自肠系膜上动脉的中部，中结肠动脉的稍下方（有时可与中结肠动脉合为一干），沿腹后壁腹膜深面横行向右，至升结肠附近分出升降两支。升支多与结肠中动脉的右支吻合，降支与回结肠动脉升支吻合，供给升结肠和肝曲血液。右结肠动脉来自肠系膜上动脉主干的占 40%，来自中结肠动脉的占 30%，由回结肠动脉分出者占 12%，另有 18% 的人无右结肠动脉，右半结肠由回结肠动脉及中结肠动脉供血。由于右结肠动脉血管变异较多，因此在处理该血管时，术者应当更加谨慎细致，充分考虑各种可能的情况。

▶ 【功能性端－端吻合的优势与可行性】

　　常规右半结肠切除术采用的吻合方法是回肠与横结肠的端－侧吻合。然而，在 NOSES Ⅷ式中，消化道重建方式是回肠和横结肠的功能性端－端吻合。该方法仅需使用四把直线切割器即可完成吻合，是腹腔镜下右半结肠消化道重建的一种安全可行的吻合方法，也是目前 NOSES Ⅷ式中唯一能完成全腹腔镜下吻合的方法。与端－侧吻合相比，功能性端－端吻合主要表现为以下几方面优势：①减少吻合口狭窄。这种吻合方式的吻合口径宽大，可以避免出现吻合口狭窄的发生，也可解决肠管两端管径粗细不均的问题。②操作方式简单快速，可缩短手术时间，降低手术难度，减轻术中污染可能。③避免了端－侧吻合形成的回肠盲袋。端－侧吻合在结肠侧方会形成一个盲端，该盲端往往是术后出现并发症的一个主要因素，同时也可避免端－侧吻合在一侧肠管出现的无血管区，降低吻合口血运不良的可能性。由于右半结肠的肠内容物较多，术中若操作不当容易引起肠内容物进入腹腔，导致腹腔感染。因此，在进行消化道重建时，需严格注意无菌操作，包括吸引器及时清除肠内容物、碘附纱布条的消毒等，这些操作对术者和助手之间配合提出了更高的要求。

（王锡山　关　旭）

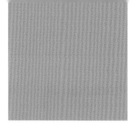

第十五章 腹部无辅助切口经肛门拖出标本的腹腔镜下全结肠切除术

（CRC-NOSES IX式）

> **【前言】**

NOSES IX是在腹腔镜全结肠切除术的基础上，结合独特的消化道重建和经肛门取标本方式完成的。该手术的操作特点包括腹腔镜下完全游离全结肠及其系膜，经肛门将全结肠标本取出，再进行全腹腔镜下末端回肠与直肠的侧－端吻合。从技术角度而言，全结肠切除术是结直肠手术中难度最大、操作最复杂的术式之一，手术操作范围广，右半结肠、左半结肠以及直肠切除术的技术要点和难点在该术式中均会涉及，这些因素对外科医生，尤其是青年外科医生提出了很高的技术要求。从理念角度而言，多数外科医生认为经肛门将全结肠标本取出的难度极大、甚至是无法实现的。这也导致经肛门取标本的全结肠切除术在外科领域极为罕见。保留大网膜的结肠癌根治术理念也可运用该术式中，从而使经肛门取标本的难度降低一些，只要严格掌握该术式的适应证，具有清晰缜密的手术思路，加之适当的手术技巧，这一技术是完全可以实现的。

第一节 适应证与禁忌证

> **【适应证】**（图 15-1、图 15-2）

1. 家族性腺瘤性息肉病；
2. 林奇综合征相关结直肠癌；
3. 结肠多原发癌，且最大病灶环周径 < 3cm 为佳；
4. 溃疡性结肠炎经内科治疗无效者；
5. 便秘等良性疾病需全结肠切除者。

> **【禁忌证】**

1. 结肠多原发癌，且最大病灶环周直径大于3cm 者；
2. 患者过于肥胖（BMI > 35kg/m^2），或系膜肥厚者；
3. 肿瘤侵出浆膜者。

图 15-1 手术切除范围

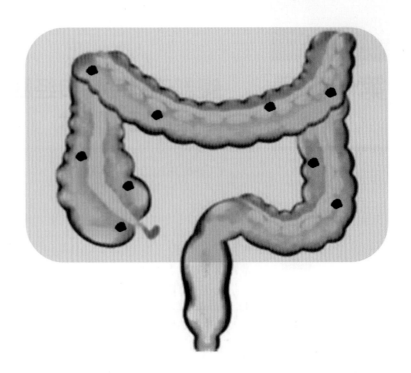

图 15-2 结肠三维重建 CT：肿瘤 1 位
于降结肠与乙状结肠交界处，
肿瘤 2 位于升结肠近肝曲处

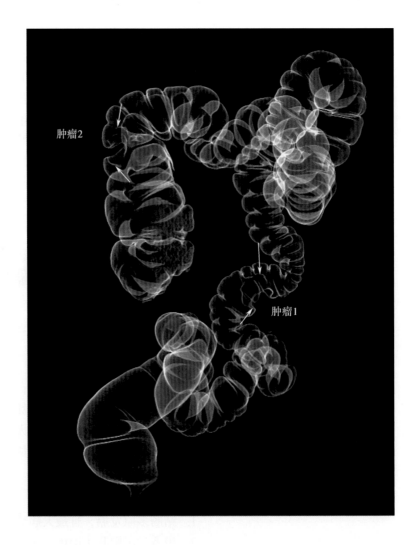

第二节　麻醉、体位、戳卡位置与术者站位

▶ 【麻醉方式】

全身麻醉或全身联合硬膜外麻醉。

▶ 【手术体位】

患者取功能截石位，双侧大腿尽量外展，上抬角度小于15°，有利于术者操作（图 15-3）。

图 15-3　患者体位

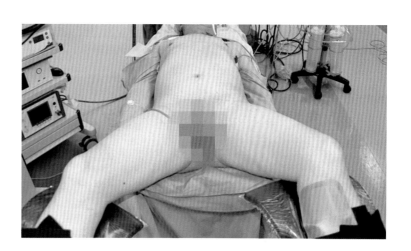

▶ 【戳卡位置】

1. 腹腔镜镜头戳卡孔（10mm 戳卡）　位于脐内，要考虑到右半结肠、左半结肠和直肠的操作视野；

2. 术者主操作孔 1（12mm 戳卡）　位于左上腹，用于右半结肠的游离；

3. 术者主操作孔 2（12mm 戳卡）　脐与右侧髂前上棘连线中 1/3 处，用于左半结肠和直肠的游离；

4. 辅助操作孔 1（5mm 戳卡）　脐与左侧髂前上棘连线中 1/3 处；

5. 辅助操作孔 2（5mm 戳卡）　横结肠投影线与右锁骨中线交点为宜（图 15-4）。

图 15-4　戳卡位置（五孔法）

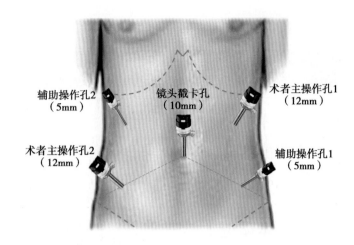

辅助操作孔2（5mm）　镜头戳卡孔（10mm）　术者主操作孔1（12mm）

术者主操作孔2（12mm）　辅助操作孔1（5mm）

》【术者站位】》

右半结肠切除过程中，术者站位于患者左侧，助手站位于患者右侧；左半结肠及直肠切除过程中，术者站位于患者右侧。助手站位于患者左侧，扶镜手位于术者同侧或患者两腿之间（图 15-5、图 15-6）。

图 15-5　术者站位（右半结肠切除）

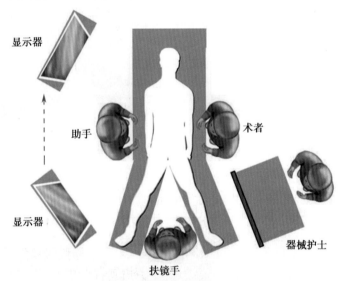

显示器

助手　术者

显示器

器械护士

扶镜手

图 15-6　术者站位（左半结肠、直肠切除）

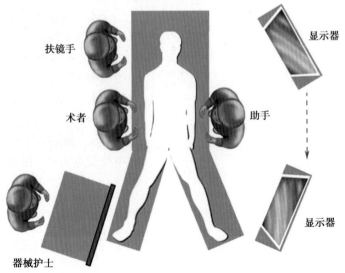

扶镜手

显示器

术者　助手

器械护士

显示器

▶ 【特殊手术器械】

超声刀、60mm 直线切割闭合器、25mm 环形吻合器、无菌保护套。

第三节 手术操作步骤、技巧与要点

▶ 【探查与手术方案制订】

在全面检查和术前手术方案评估的基础上，探查分三步。

1.常规探查 进镜腹腔后，探查肝脏、胆囊、胃、脾脏、大网膜、结肠、小肠、盆腔表面有无结节和腹水（图 15-7）。

图 15-7 探查横结肠及其系膜

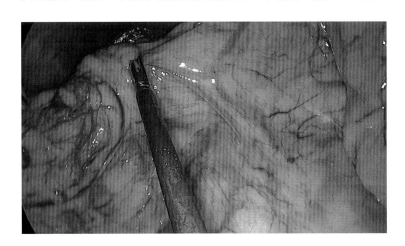

2.肿瘤探查 如多原发肿瘤或息肉病伴癌变，最大病灶的环周径 <3cm（图 15-8）。

图 15-8 探查肿瘤位置（术前美兰定位标记）

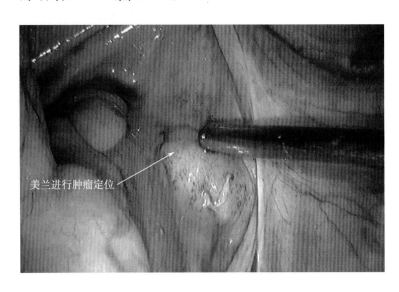

美兰进行肿瘤定位

经验分享

①如病灶较小，可于术前在肠镜下将美兰注入病灶处，协助术中进行定位；②肿瘤不侵出浆膜是判定采用 NOSES IX 式最重要的标准。

　　3．解剖结构的判定　全结肠切除手术难度大，脏器毗邻关系复杂，操作时间长，需观察全结肠结构及血管有无异常，直肠壶腹部有无异常，系膜是否肥厚，进而综合判定采用该术式的可行性。

▶ **【解剖与分离】**

　　1．回结肠动静脉根部的处理　术者在患者左侧，患者取头高足低位。左侧倾斜提起回结肠动静脉，可见回结肠动静脉与肠系膜上静脉走行形成一个夹角（图15-9）。用超声刀于回结肠血管根部打开系膜，沿Toldts间隙向上、向外侧分离，上方可看到十二指肠水平部（图15-10、图15-11），沿着肠系膜上静脉表面，清扫回结肠动静脉根部淋巴结，充分裸化后（图15-12），在根部结扎切断回结肠动静脉（图15-13、图15-14）。

图15-9　肠系膜上静脉与回结肠血管夹角处

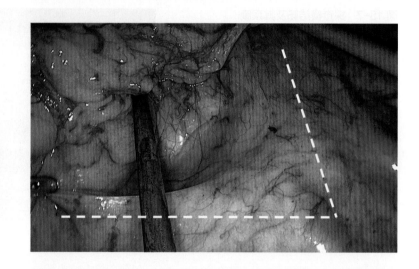

经验分享

　　回结肠血管与肠系膜上静脉形成的三角，是寻找回结肠血管根部的重要标识。

图15-10　进入Toldts间隙

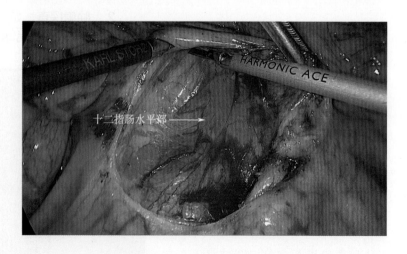

十二指肠水平部 →

图 15-11　沿 Toldts 间隙向外侧游离

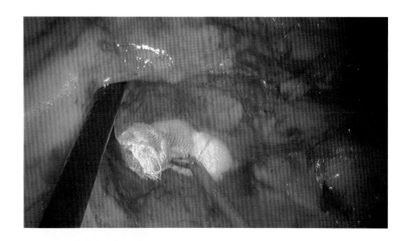

小纱布妙用

①Toldts 筋膜的游离过程中可采用锐性和钝性结合的方式进行操作；②游离至十二指肠水平部时，可于系膜后方放置纱布进行标识和保护。

图 15-12　裸化回结肠动静脉

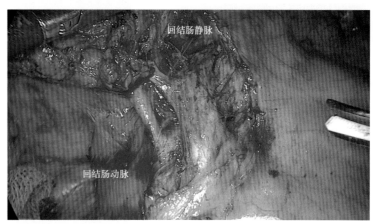

图 15-13　结扎回结肠动脉

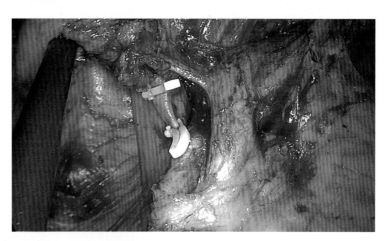

图 15-14　切断回结肠静脉

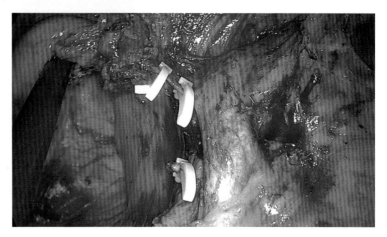

2. 右结肠动静脉根部的处理 提起回结肠动静脉断端，继续沿着Toldts筋膜在十二指肠表面分离，逐渐扩大游离范围。沿着右结肠静脉，向胰头前方和肠系膜上静脉方向小心剥离。可在右结肠静脉根部结扎切断（图15-17）。沿着肠系膜上静脉外科干向上分离，可见右结肠动脉，在根部结扎切断（图15-18）。

图 15-15 系膜内走行的右结肠静脉

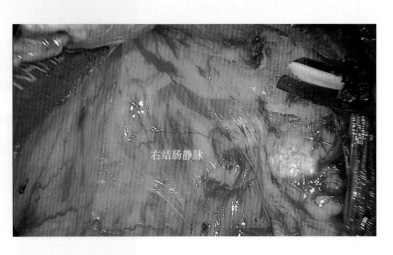

经验分享

游离过程中可见系膜内走行的右结肠静脉（图15-15），这个标志对寻找右结肠静脉根部有重要作用。

图 15-16 显露 Henle 干

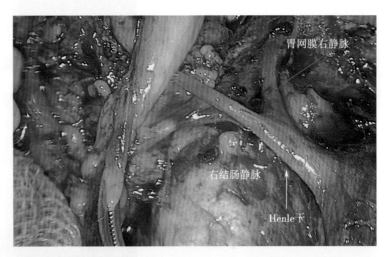

操作技巧

①右结肠动静脉变异相对多一些，多数情况右结肠动静脉不在一起，需分别处理；②大多数解剖出胃网膜右静脉和右结肠静脉共同汇入 Henle 干，进入肠系膜上静脉（图15-16）。

图 15-17 结扎右结肠静脉

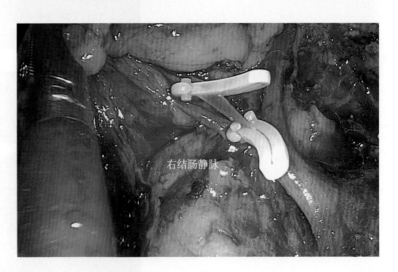

图 15-18　结扎右结肠动脉

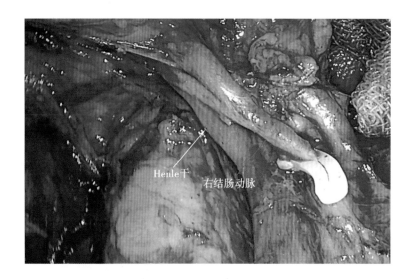

3. 中结肠动静脉的处理　右结肠动静脉处理完以后，往往可见胰腺颈部下缘及胃窦的后壁，尽量向上游离，在右结肠动脉根部上方，往往可见中结肠动静脉（图 15-19），此处小心分离，可以同时双重结扎切断（图 15-20）。这时可以沿胰腺颈部向左侧分离横结肠系膜至蔡氏韧带。

图 15-19　结扎中结肠动脉

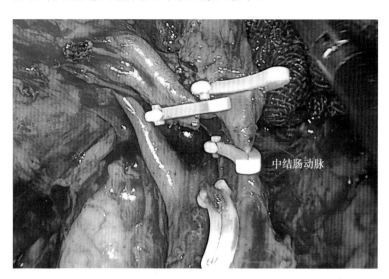

图 15-20　裸化中结肠静脉

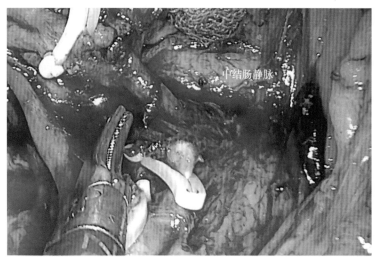

4. **末段回肠的处理** 在裁剪末段回肠系膜时，同时打开盲肠后方腹膜附着处，与 Toldts 筋膜相贯通。游离回肠系膜至回肠肠壁（图 15-21），裸化 2cm 回肠肠壁（图 15-22），以便观察血运界限，确保吻合口血运良好。

图 15-21 游离回肠系膜

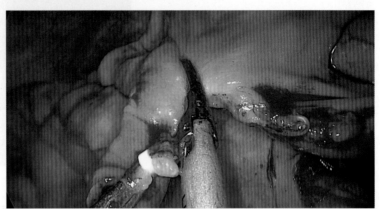

图 15-22 裸化回肠肠壁

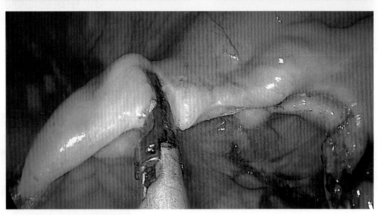

经验分享

多数情况回肠很难经肛拉出体外，此术式采用回肠和直肠侧一端吻合，故末段回肠游离适当即可。

5. **大网膜的处理** 在横结肠中部，沿着结肠带打开大网膜与横结肠肠壁粘连处，进入网膜腔（图 15-23），助手将大网膜翻转，可见胰体部表面的纱布。在胃结肠右侧，胃结肠韧带与横结肠系膜多为融合状态，但有间隙可将两者分开，沿胃网膜右动静脉向右侧游离，可于之前放置的纱布指示下，与胰腺下缘切除系膜相贯通。分离至十二指肠表面，与之前的游离间隙相贯通，使右侧大网膜完全分离。左半结肠大网膜的分离：沿结肠带打开大网膜的附着处，直至脾曲，看到脾下极，在胰尾表面置一纱布条起到保护和指示作用（图 15-24）。

图 15-23 打开大网膜

经验分享

保留大网膜的根治术是本术式的特点之一。大网膜具有免疫、润滑、防粘连及预防肠梗阻的作用，同时也可降低经直肠肛门取标本的难度。

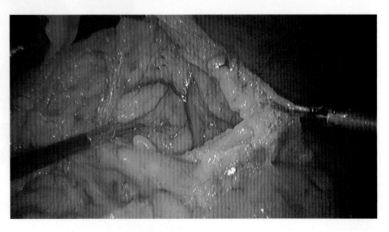

图 15-24　向左侧分离大网膜至脾下极

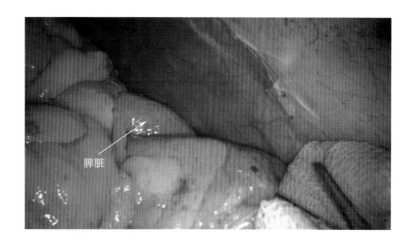

脾脏

6. 右结肠旁沟及其系膜的游离　沿着十二指肠表面及 Toldts 筋膜从结肠肝曲向下向外逐步分离切断系膜（图 15-25、图 15-26），直至与盲肠处完全贯通，此时右半结肠完全处于游离状态。

图 15-25　游离结肠肝曲

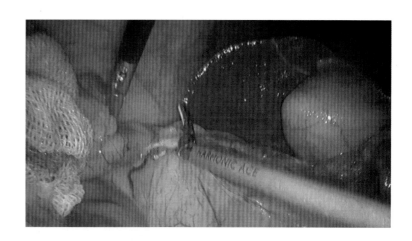

图 15-26　自结肠肝曲向下打开右结肠旁沟

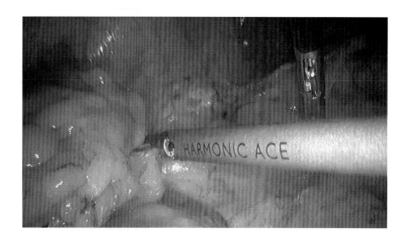

7. **肠系膜下动脉根部的处理**　术者需站在患者右侧，患者头高足低位，右侧倾斜。在骶骨岬下方打开直肠系膜，进入骶前间隙，分别向左、向下、向上分离系膜（图 15-27、图 15-28），可见下腹下神经，向上分离肠系膜下动脉根部（图 15-29），裸化血管约 1cm，并在其根部双重结扎切断肠系膜下动脉（图 15-30、图 15-31）。

图 15-27　沿 Toldts 间隙向左侧游离

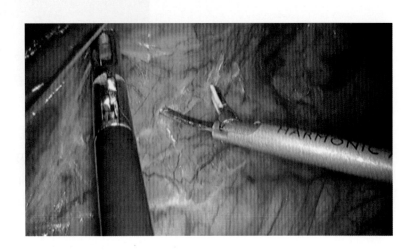

图 15-28　沿 Toldts 间隙向下方游离

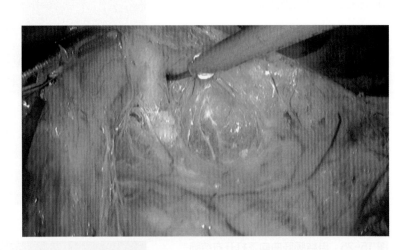

图 15-29　沿 Toldts 间隙向上方游离

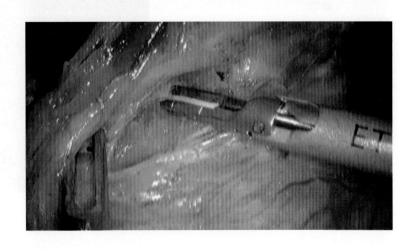

图 15-30　裸化肠系膜下动脉

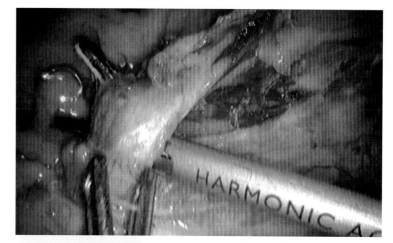

图 15-31　双重结扎肠系膜下动脉

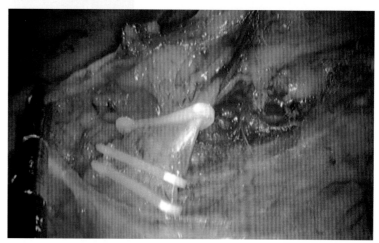

8. 肠系膜下静脉的处理　提起肠系膜下动脉根部，在腹主动脉外侧向蔡氏韧带逐层打开后腹膜，沿着 Toldts 筋膜间隙扩大游离的范围，肠系膜下静脉的走行往往比较清晰，不难判定（图 15-32）。在蔡氏韧带左侧，胰腺下缘结扎切断肠系膜下静脉（图 15-33）。系膜游离后，用一小纱布置于系膜后方，起保护和指示作用（图 15-34）。至此，左半结肠的供应血管均已离断。

图 15-32　裸化肠系膜下静脉

经验分享

　　肠系膜下静脉偶可见变异的动静脉供应左半结肠，此时可同时结扎切断；偶有在胰尾部发出，动静脉血管支供应，可根据具体情况处理。

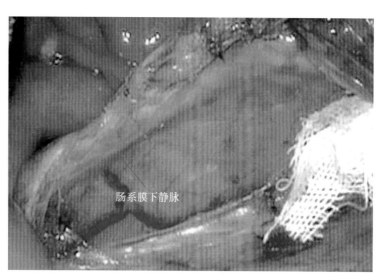

肠系膜下静脉

图 15-33 结扎肠系膜下静脉

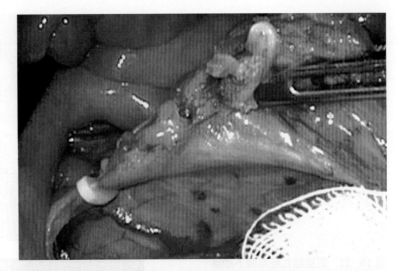

图 15-34 小纱条置入系膜后方

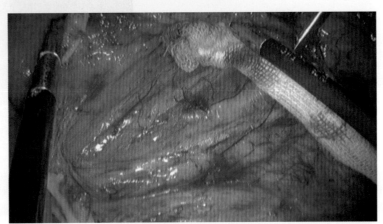

9．左半结肠系膜及左结肠旁沟的处理 将系膜提起，向外侧沿 Toldts 筋膜分离，可见左侧输尿管蠕动走行（图 15-35），及左侧生殖血管和左肾脂肪囊（图 15-36），如游离平面光滑、平整、干净表明间隙正确。在蔡氏韧带处与右半结肠切除的横结肠系膜相遇，沿着胰腺下缘，在纱布条的指示下和保护下，向左侧分离结肠脾曲系膜，分离至脾下极（图 15-37），沿左结肠旁沟向下游离至乙状结肠（图 15-38）。

图 15-35 显露左侧输尿管

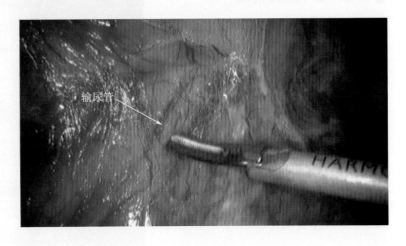

图 15-36 显露肾脂肪囊

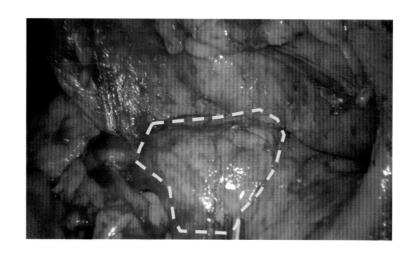

经验分享

　　此时，乙状结肠左侧腹膜粘连带暂不打开，借其固定乙状结肠，避免因乙状结肠活动度过大，影响直肠的游离。

图 15-37 分离系膜至脾下极

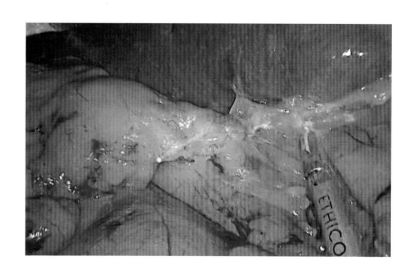

图 15-38 沿左结肠旁沟向脾曲游离系膜

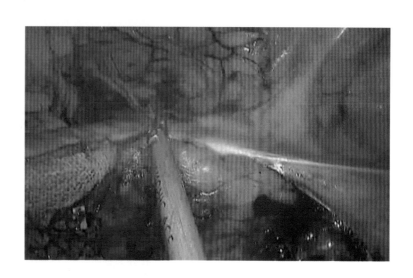

　　10. 直肠系膜的游离　根据病变性质决定直肠的切除范围。直肠病灶如有恶变，切除范围可在病变下方 3~5cm。如直肠病灶为良性，可保留直肠壶腹，直肠上的息肉可于肠镜下切除。沿骶前间隙按 TME 原则处理直肠系膜的后壁和右侧壁（图 15-39、图 15-40），具体步骤同前。打开乙状结肠与左侧腹壁粘连带（图 15-41），游离直肠左侧腹膜至预切线。

图 15-39　分离直肠后壁

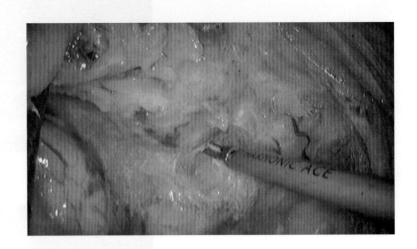

图 15-40　分离直肠右侧壁

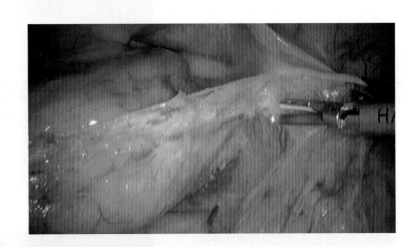

图 15-41　打开乙状结肠与侧腹壁粘连带

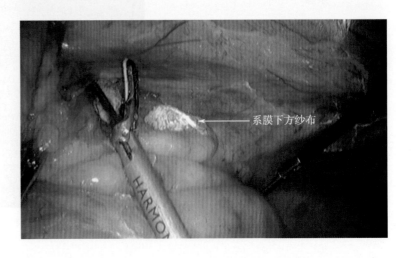

系膜下方纱布

11. 预切线直肠的裸化　在直肠预切线右侧逐层裸化。在直肠左侧同一水平横断直肠系膜，将直肠提起，在后方进一步裸化直肠壁使左右贯通（图15-42），于腹膜返折处打开直肠前壁使左右贯通（图15-43）。

图15-42　裸化直肠右侧壁

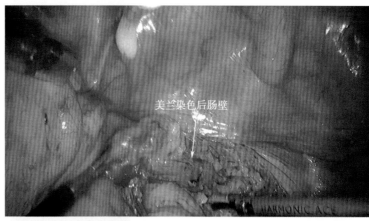

图15-43　打开腹膜返折处

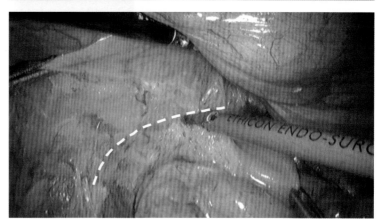

【标本切除、取出与消化道重建】

资源十八　Ⅸ式消化道重建及标本取出

1. 标本切除　在回肠裸化区用直线切割闭合器切断回肠（图15-44），在直肠预切线上端横行切开直肠肠壁（图15-45）。确定有足够下切缘情况下，将直肠完全横断。至此，全结肠的游离与切除全部完成。

图15-44　闭合切断回肠

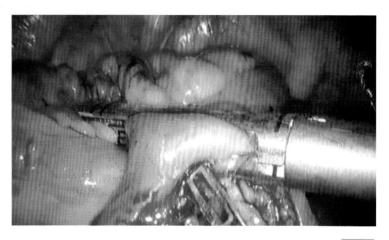

图 15-45　在直肠预切线上端横行切开
　　　　　直肠肠壁

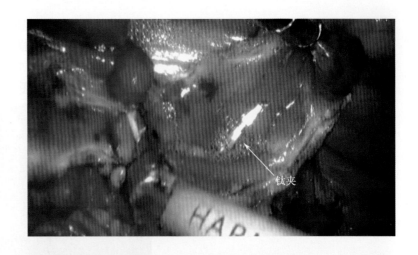

钛夹

经验分享

当肠管下切缘难以判定时，可于术前通过肠镜在肿瘤下缘用钛夹、美兰或纳米碳等进行定位标记。

图 15-46　碘附纱布条消毒肠管断端

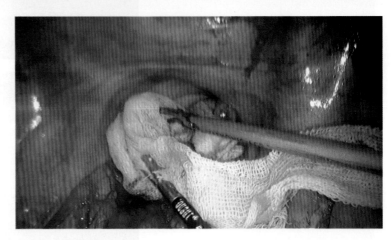

操作技巧

切开直肠壁时，助手可用吸引器及时吸引肠腔内容物，防止肠内容物溢出，污染腹腔。并且及时应用碘附纱布条消毒肠管断端（图 15-46）。

2. 标本取出　助手用卵圆钳将无菌塑料保护套经肛门送入腹腔（图 15-47）。助手与术者将直肠断端置入保护套内（图 15-48），助手用卵圆钳夹持住直肠断端，在保护套内缓慢将全结肠标本拉出体外（图 15-49、图 15-50）。

图 15-47　经肛门置入无菌塑料保护套

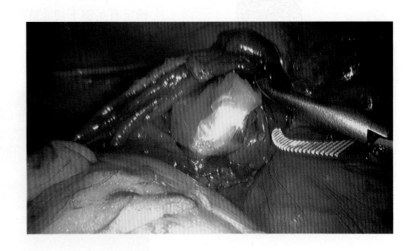

图 15-48　将标本置入保护套内

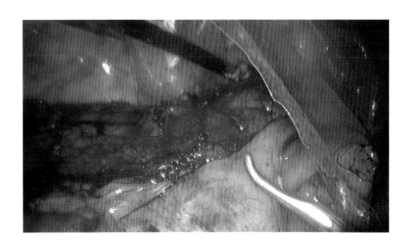

经验分享

　　由于标本较长，术者与助手需逐步将标本置入保护套内，而保护套保证了无菌、无瘤操作，并且起到了防损伤和支撑作用。

图 15-49　经肛门将标本拉出体外（腹腔内面观）

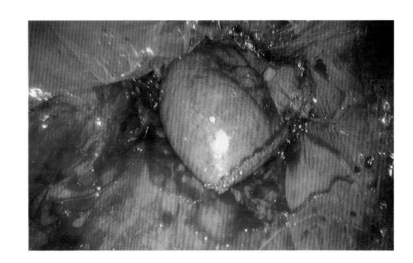

图 15-50　经肛门将标本拉出体外（体外观）

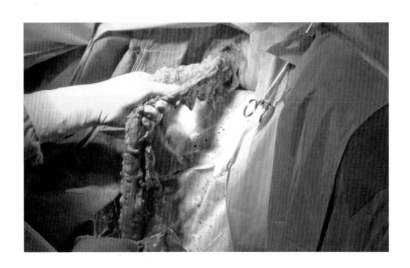

3. 消化道重建　大量碘附盐水冲洗盆腔（图 15-51）。探查腹腔及盆腔无渗血后，即可进行消化道重建。助手经肛将吻合器抵钉座送入腹腔（图 15-52），检查末端回肠与直肠断端距离，选择回肠吻合点。在回肠断端沿着缝合钉在肠壁剪开约 2cm 切口（图 15-53），将抵钉座置入回肠腔内预吻合处（图 15-54）。再用直线切割器闭合回肠残端（图 15-55）。在回肠预吻合处打一小孔，将抵钉座连接杆取出，确认无误后备用（图 15-56）。

图 15-51　碘附盐水冲洗

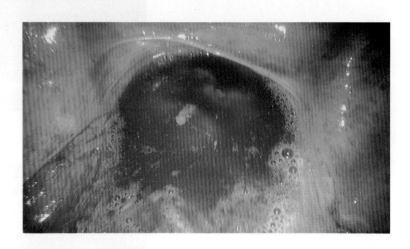

图 15-52　经肛门置入吻合器抵钉座

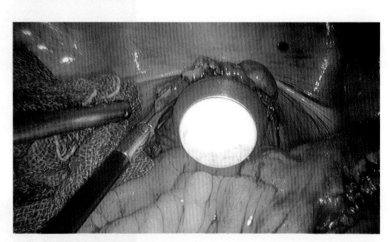

图 15-53　剪开回肠断端

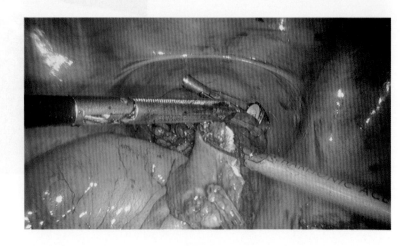

图 15-54　将抵钉座置入回肠

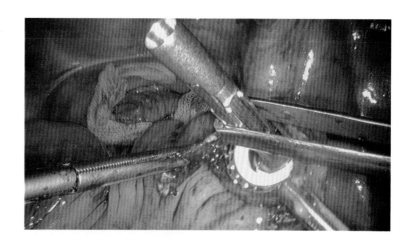

图 15-55　闭合切断回肠

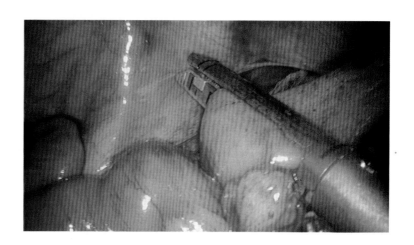

图 15-56　取出吻合器连接杆

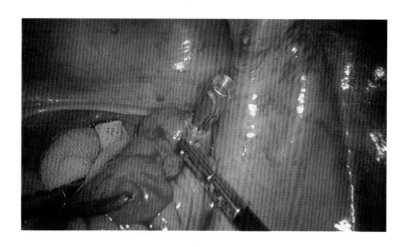

　　用直线切割闭合器关闭直肠残端（图 15-57），切下的直肠残端组织经 12mm 戳卡取出（图 15-58）。助手经肛置入环形吻合器，并于直肠断端的一角旋出穿刺针（图 15-59）。完成抵钉座与穿刺针对接（图 15-60），旋紧击发完成回肠与直肠的侧 – 端吻合（图 15-61）。

图 15-57　闭合切断直肠残端

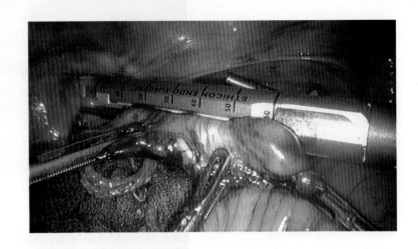

图 15-58　切下的直肠残端经戳卡取出

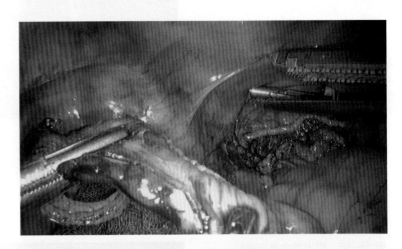

图 15-59　旋出吻合器穿刺杆

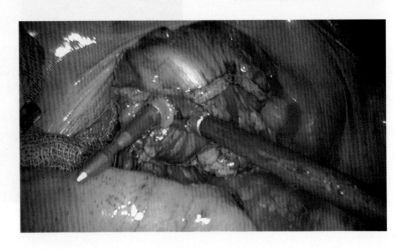

图 15-60　连接吻合器

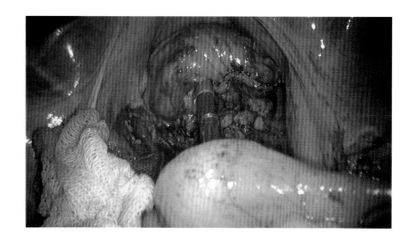

图 15-61　行回肠直肠侧－端吻合

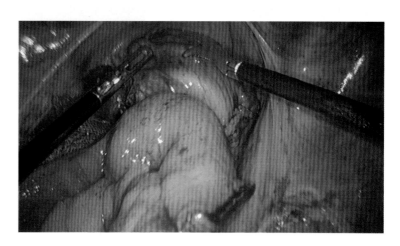

　　检查吻合环上下切端是否完整。经肛注水注气试验再次检查吻合口是否通畅（图 15-62），确切无出血。检查无误后，左右下腹部戳卡分别置入一枚引流管于盆腔的两侧（图 15-63、图 15-64）。排净气腹，缝合戳卡孔，术毕。

图 15-62　注气注水试验

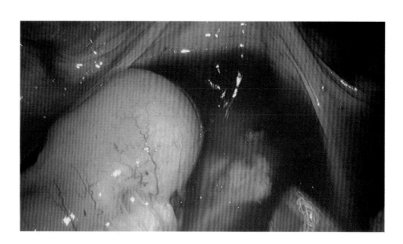

图 15-63　置入左侧腹腔引流管

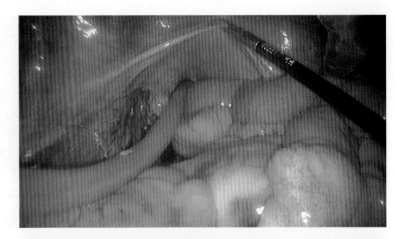

图 15-64　置入右侧腹腔引流管

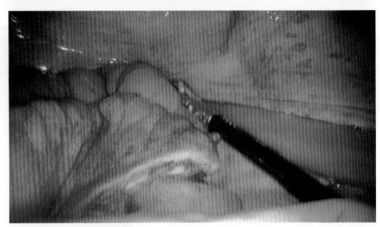

▶▶ 【术后腹壁及标本展示】（图 15-65、图 15-66 ）

图 15-65　术后腹壁展示

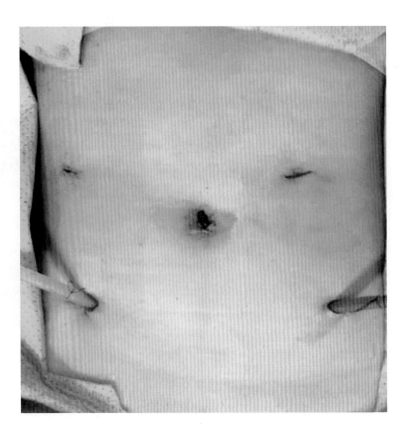

图 15-66　标本展示

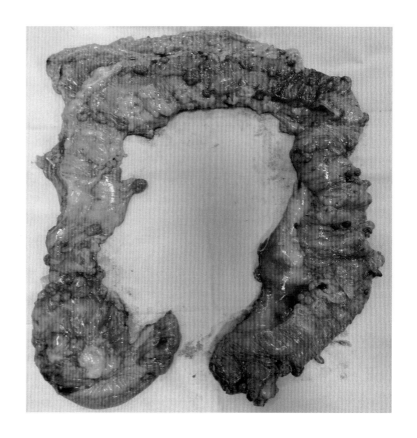

（王锡山　关　旭）

第四节　手术相关要点、难点、热点剖析

▶ 【中结肠动静脉的解剖特点与处理方式】

按照肿瘤的根治性原则，中结肠动脉和中结肠静脉需在血管根部进行结扎切断。沿着肠系膜上静脉走行切开后腹膜，解剖暴露出肠系膜上血管。肠系膜上静脉位置表浅、血管口径宽大，更易于发现和暴露。肠系膜上动脉位于肠系膜上静脉左侧，在胰腺下缘发出中结肠动脉，此时将横结肠系膜提起，可发现该血管向横结肠方向走行（图 15-67）。在胰腺下缘，用血管夹在中结肠动静脉根部结扎血管，并清扫血管根部淋巴结。中结肠血管的处理既要剥离干净，又不能损伤血管，在解剖过程中注意超声刀的使用方法，尽量使超声刀的工作面靠外，远离血管壁。

图 15-67　显露中结肠静脉及左右支

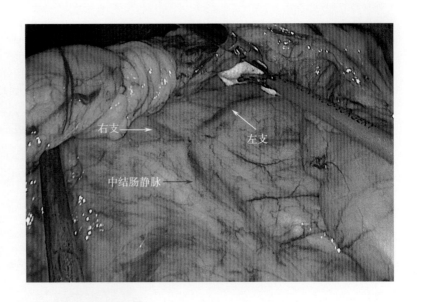

右支

左支

中结肠静脉

▶▶ 【保留大网膜在全结肠切除术中的重要性】

　　全结肠切除的患者，虽病变范围很广，但往往病期都较早，肿瘤出现大网膜转移的几率极低。因此，在本术式中的一个关键技术就是保留大网膜。其原因有二：第一，大网膜有重要的生理功能，由于大网膜的疏松结缔组织内有大量巨噬细胞，当有细菌或异物进入腹腔时，很快就被包围或被吞噬；当腹腔有炎症时，大网膜就会移向该处，使炎症局限不致迅速蔓延；大网膜还具有分泌功能，正常情况下腹膜可分泌少量浆液，以润滑脏器表面，减少它们运动时的摩擦。保留大网膜的同时，也保存了大网膜的免疫功能，并减少了腹腔肠粘连的发生。第二，该手术的一个技术难点就是标本经自然腔道取出，如能保留大网膜，将大大降低标本经肛门取出的难度。因此，在 NOSES IX 式中，笔者提倡保留大网膜。

（王锡山　关　旭）

第十六章 腹部无辅助切口经阴道拖出标本的腹腔镜下全结肠切除术

（CRC-NOSES X式）

▶ 【前言】

全结肠切除术手术范围广泛，操作步骤复杂，切除病变组织多，是结直肠手术中难度最大的术式之一。NOSES X手术与常规腹腔镜全结肠切除术相比，其最大的区别就在于消化道重建方式和标本取出途径。该手术特点包括腹腔镜下完全游离全结肠及其系膜，经阴道将全结肠标本取出，再进行全腹腔镜下末端回肠与直肠的侧 – 端吻合。与 NOSES IX式经肛门取标本相比，经阴道取标本可以适当放宽手术适应证。同时，减少因肠管切开污染腹腔的机率。实施 NOSES X 手术需要外科医生有扎实的解剖学基础和清晰完整的手术思路，这样才能安全有序地完成该手术。

第一节 适应证与禁忌证

▶ 【适应证】（图 16-1）

1. 结肠多发恶性肿瘤，最大环周径 3~5cm 者为最佳；
2. 家族性腺瘤性息肉病，经肛门取出困难者；
3. 林奇综合征相关结直肠癌；
4. 溃疡性结肠炎内科治疗无效，局部肠段系膜肥厚，经肛门取出困难者；
5. 此术式适合切除全部大网膜的全结肠切除术。

▶ 【禁忌证】

1. 结直肠多原发癌，其最大灶环周径大于 5cm 者；
2. 过于肥胖者（BMI > 35kg/m^2），或系膜肥厚者；
3. 肿瘤侵出浆膜者。

图 16-1　手术切除范围

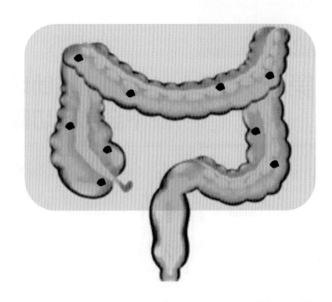

第二节　麻醉、体位、戳卡位置与术者站位

▷▷ 【麻醉方式】 ▷

全身麻醉或全身联合硬膜外麻醉。

▷▷ 【手术体位】 ▷

患者取功能截石位，双侧大腿上抬角度小于 15°，有利于术者操作（图 16-2）。

图 16-2　患者体位

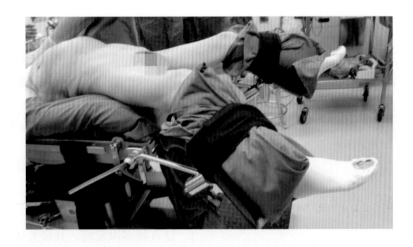

▷▷ 【戳卡位置】 ▷

1. **腹腔镜镜头戳卡孔（10mm 戳卡）**　位于脐内，同时需兼顾右半结肠、左半结肠及直肠操作视野；

2. 术者主操作孔 1（12mm 戳卡）　位于左上腹，用于右半结肠的游离；

3. 术者主操作孔 2（12mm 戳卡）　脐与右侧髂前上棘连线中外 1/3 处，利于左半结肠和直肠的游离；

4. 辅助操作孔 1（5mm 戳卡）　脐与左侧髂前上棘连线中 1/3 处；

5. 辅助操作孔 2（5mm 戳卡）　横结肠投影区与右锁骨中线交点为宜（图 16-3）。

图 16-3　戳卡位置（五孔法）

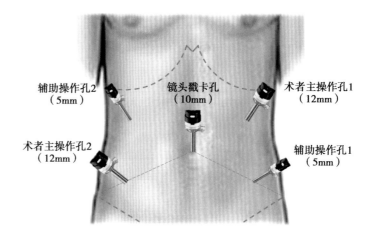

【 术者站位 】

右半结肠切除过程中，术者站位于患者左侧，助手站位于患者右侧；左半结肠及直肠切除过程中，术者站位于患者右侧，助手站位于患者左侧。扶镜手站位于术者同侧或患者两腿之间（图 16-4、图 16-5）。

图 16-4　术者站位（右半结肠切除）

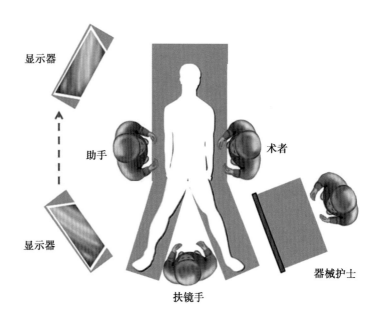

图 16-5　术者站位（左半结肠、直肠切除）

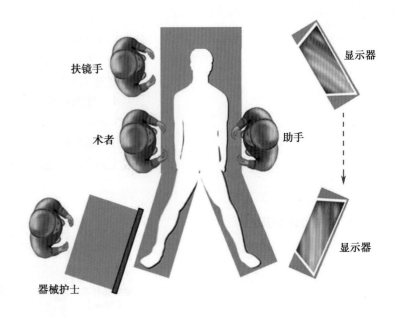

【特殊手术器械】

超声刀、60mm 直线切割闭合器、25mm 环形吻合器、阴道缝合线、举宫器、无菌保护套。

第三节　手术操作步骤、技巧与要点

【探查与手术方案制订】

在全面检查和术前手术方案评估的基础上，探查分三步。

1. **常规探查**　进镜腹腔的探查，肝脏、胆、胃、脾脏、大网膜、结肠、小肠、盆腔表面有无结节和腹水（图 16-6、图 16-7）。

图 16-6　探查肝脏表面

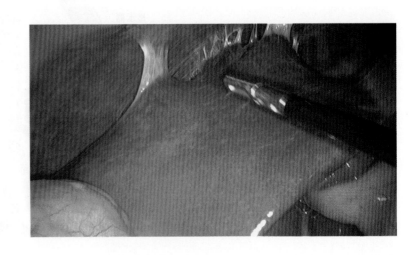

图 16-7　探查胆囊及肝脏（脏面）

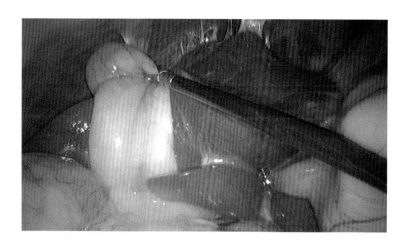

　　2．肿瘤的探查　　对于多原发肿瘤而言，最大瘤灶的判定最为关键，其环周径大小是能否采用该术式的最重要的参考指标（图 16-8）。

图 16-8　探查肿瘤位置（术前美兰定位标记）

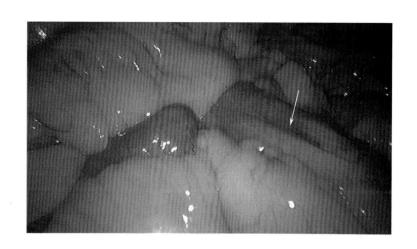

　　3．解剖结构的判定　　全结肠切除复杂，需仔细观察脏器毗邻关系，全结肠供应血管有无异常，肠系膜肥厚程度，盆腔、阴道后穹隆有无异常改变。

▶ 【解剖与分离】

　　1．回结肠动静脉根部的处理　　术者位于患者左侧，患者为头高足低，左侧倾斜位。充分暴露术野，术者在回结肠动静脉根部下方（图 16-9），肠系膜上静脉表面打开血管鞘（图 16-10、图 16-11），向上分离，以肠系膜上静脉作为标记，在其表面小心分离。回结肠动、静脉多紧靠一起，并且回结肠动脉跨过肠系膜上静脉与回结肠静脉一起走行。偶尔两者分开，回结肠动脉从肠系膜上静脉后方发出。充分裸化后，于血管根部结扎切断回结肠动静脉（图 16-12、图 16-13）。

图 16-9　肠系膜上静脉与回结肠血管交界处

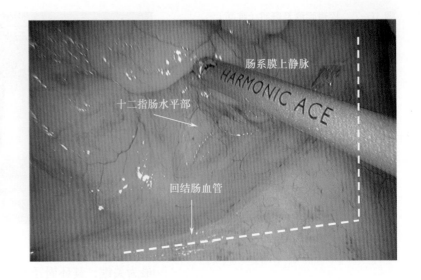

图 16-10　于回结肠血管根部切开系膜

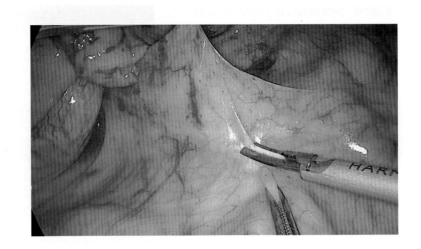

图 16-11　沿 Toldts 间隙向外侧游离系膜

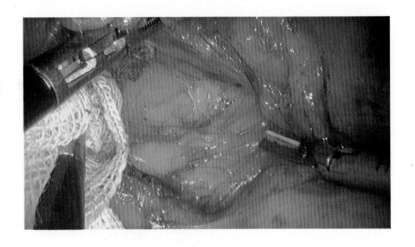

图 16-12　结扎回结肠血管

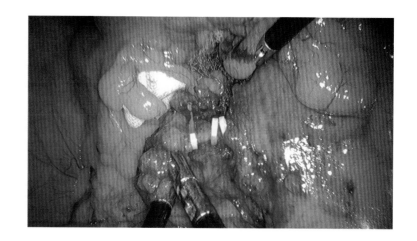

图 16-13　切断回结肠血管

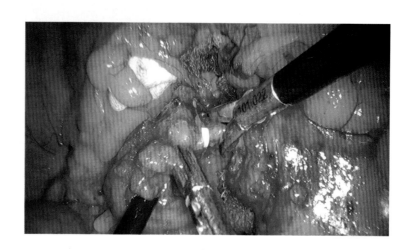

2. 右结肠动静脉根部的处理　沿肠系膜上静脉向上分离，打开血管鞘，先发现右结肠动脉，在其根部双重结扎切断（图 16-15~ 图 16-17）。右结肠动静脉往往不在一起，需要分别处理。提起右结肠动脉断端，小心向上、向右外侧分离，Henle 干一般位于胰腺表面（图 16-18、图 16-19）。Henle 干向右、向上分别发出两个属支，向右走行的血管为右结肠静脉，可在根部结扎，向上分支与胃网膜右静脉相连续。

图 16-14　游离十二指肠表面系膜

经验分享

　　向上、向外侧游离过程中可见十二指肠水平段表面，此处是重要的解剖标志（图 16-14）。

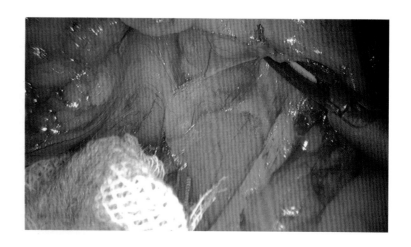

图 16-15　裸化右结肠动静脉

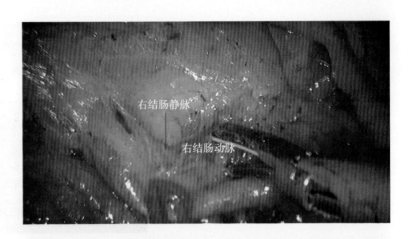

经验分享

　　此处血管处理宜轻柔，勿急躁，如遇出血，需及时用吸引器吸引，切忌盲目钳夹。

图 16-16　结扎右结肠动静脉

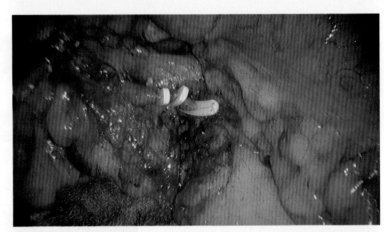

图 16-17　切断右结肠动静脉

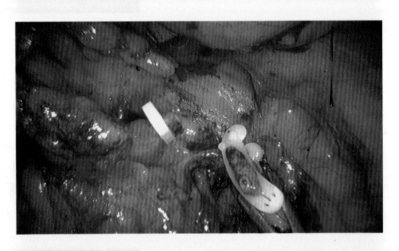

图 16-18　显露胰腺被膜

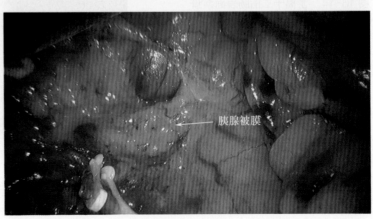

图 16-19　在胰腺被膜表面分离 Toldts 间隙

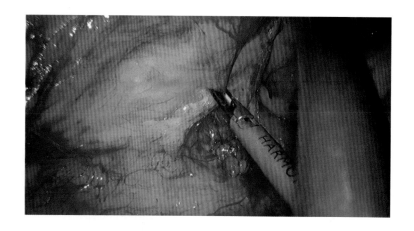

3. 中结肠动静脉根部的处理　右结肠动静脉处理完以后，可以显露胰腺颈部下缘，打开系膜，进一步裸化中结肠动静脉根部（图 16-20），用血管夹双重结扎切断。至此，供应右结肠的血管处理完毕。

图 16-20　裸化中结肠动静脉

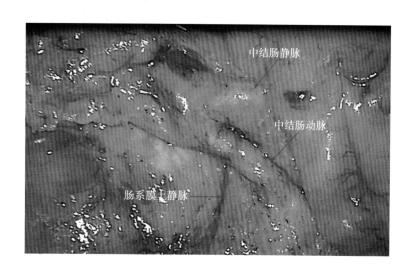

中结肠静脉

中结肠动脉

肠系膜上静脉

经验分享

中结肠动静脉多数在一起，位于胰腺下缘，左侧为空肠起始部，此处操作应格外细致小心，勿要伤及胰腺。

4. 右结肠系膜的游离　首先处理血管根部，提起右结肠动静脉断端，沿着 Toldts 筋膜向下、向上、向外侧锐性与钝性相结合进行分离。在十二指肠表面分离，整个游离平面光滑、平整，可见右侧输尿管以及右侧生殖血管，表明游离间隙正确无误（图 16-21）。

图 16-21　完全游离 Toldts 间隙

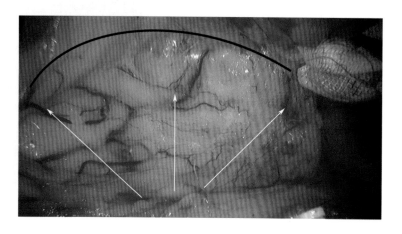

5. 末端回肠的处理　将末段回肠展开，根据血管弓的情况，仔细裁剪系膜。如全结肠标本能经阴道拉出体外，可行回肠直肠端 – 端吻合，如困难，切勿勉强，可行回肠直肠侧 – 端吻合。回肠系膜裁剪至预切线，并裸化 3cm 肠壁，以便观察血运线（图 16-22）。

图 16-22　游离回肠系膜

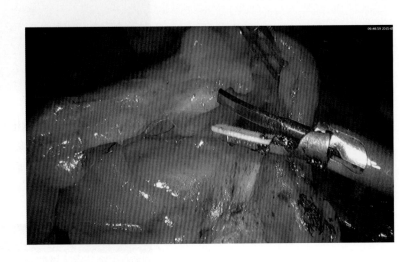

6. 右侧结肠旁沟及大网膜分离　提起胃大弯，清晰可见胃网膜血管走行，在胃结肠韧带透明薄弱区，用超声刀打开胃结肠韧带进入网膜囊（图 16-23、图 16-25），可见胰腺走行。沿胃网膜右动静脉走行，分离切断胃结肠韧带（图 16-26）。向右侧分离至 Henle 干（图 16-28），同时处理胃后壁及横结肠右侧系膜，上下贯通。切断肝结肠韧带（图 16-29），向下沿右结肠旁沟分离至盲肠附着处（图 16-30），与末端回肠系膜游离处相贯通，至此完成整个右半结肠的游离。

图 16-23　打开胃结肠韧带

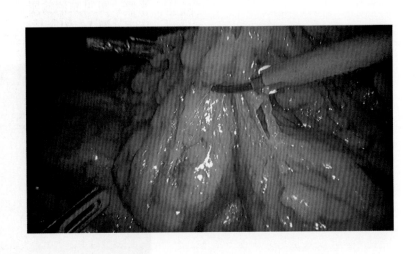

图 16-24　可见垫入的纱布

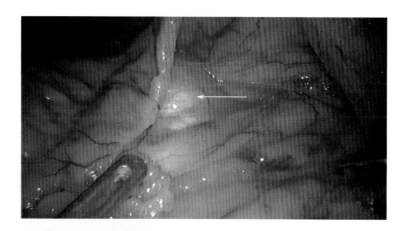

图 16-25　处理横结肠系膜

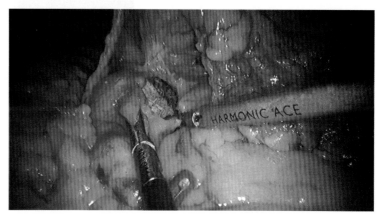

图 16-26　分离切断胃结肠韧带

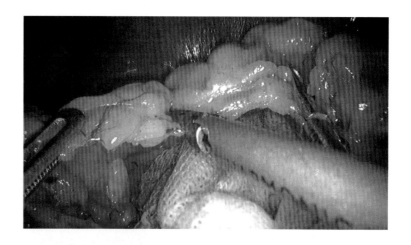

图 16-27　显露胃网膜右静脉分支

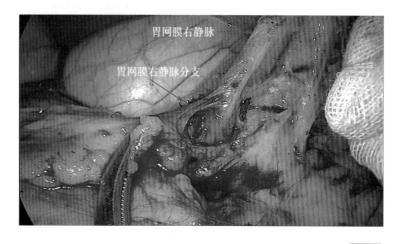

图 16-28　显露 Henle 干

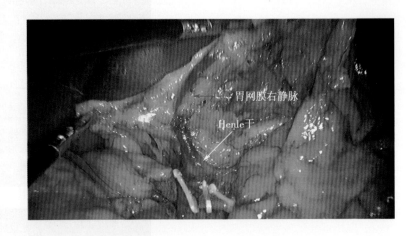

图 16-29　切断肝结肠韧带

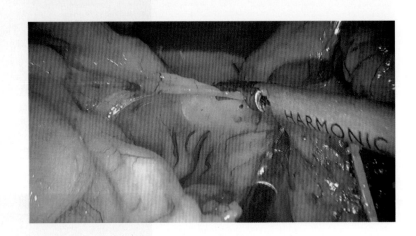

图 16-30　游离右结肠旁沟

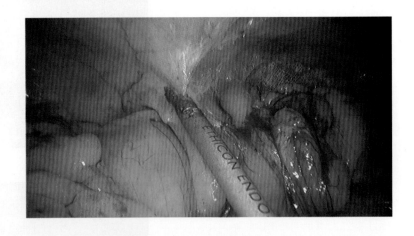

7. 肠系膜下动脉根部的处理　术者转至患者右侧，患者采用头高足低右侧倾斜位。充分显露术野，末段回肠系膜游离已经完成，此时可见腹主动脉及其分叉部（图 16-31）。在腹主动脉与肠系膜下动脉夹角打开后腹膜。在肠系膜下动脉根部清扫淋巴结脂肪组织，在根部双重结扎切断（图 16-32、图16-33 ）。

图 16-31　沿 Toldts 间隙向外侧游离

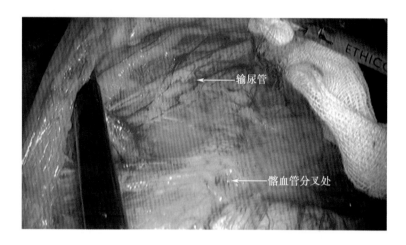

图 16-32　裸化肠系膜下动脉

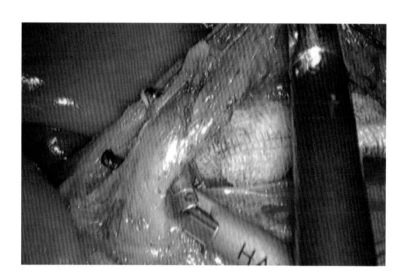

图 16-33　双重结扎切断肠系膜下动脉

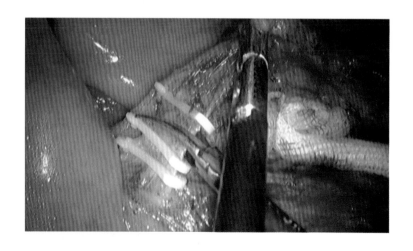

8. 肠系膜下静脉根部的处理　沿腹主动脉左侧，从肠系膜下动脉根部向蔡氏韧带方向游离，同时向外侧游离，并将左结肠系膜掀起（图 16-34）。在蔡氏韧带外侧胰体尾部下缘横断肠系膜下静脉（图 16-35）。

图 16-34　沿 Toldts 间隙向外侧游离

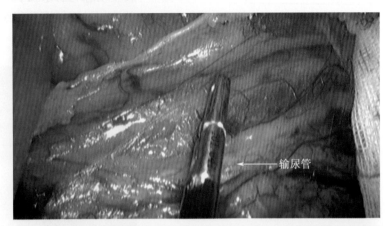

图 16-35　结扎肠系膜下静脉

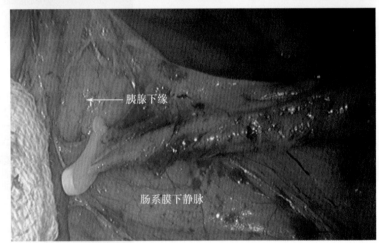

经验分享

　　在肠系膜下动脉根部清扫淋巴结，血管根部的裸化不用过长，够结扎即可。

9. 左半结肠系膜的游离　掀起左结肠系膜和肠系膜下动脉断端，向外侧、向下、向上尽量扩大游离的范围，可见操作平面平整、光滑、干净，此为沿 Toldts 筋膜操作分离的最佳状态（图 16-36）。同时可见左输尿管走行及蠕动，左生殖血管和左肾脂肪囊完整，用纱布条垫入系膜后方起到保护和指示作用（图 16-37）。

图 16-36　左半结肠系膜表面

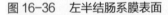

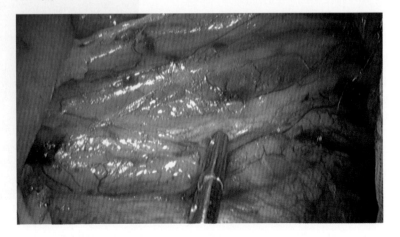

图 16-37　系膜后方放置小纱布

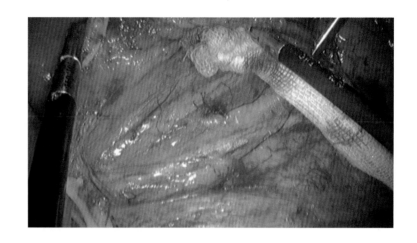

10. **左半大网膜及横结肠左半系膜的处理**　术者左手将胃网膜弓提起，沿胃网膜血管弓向左侧游离（图 16-38）。逐步分离至胃结肠韧带至脾下极（图 16-39）。助手将大网膜拉下，可见横结肠左半系膜与胰腺尾部，此处多数情况为无血管系膜区。偶可见空肠蔡氏韧带左侧及近胰尾有血管分支走向结肠脾曲。术者用超声刀从蔡氏韧带和肠系膜下静脉断端开始，沿着胰腺下缘向脾及脾曲外侧结肠旁沟分离（图 16-40~ 图 16-42），与垫于左半结肠系膜后方的纱布条会合贯通。至此，左半结肠游离完毕（图 16-43）。

图 16-38　沿胃网膜血管弓向左游离

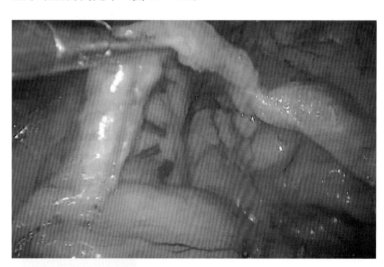

图 16-39　向左游离至脾下极

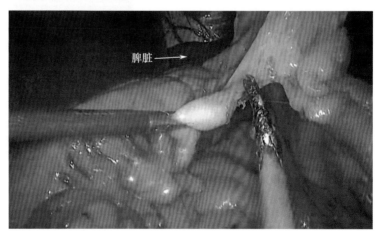

脾脏 ←

图 16-40　游离脾结肠韧带

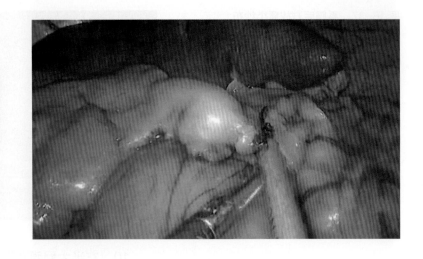

经验分享

　　此时，术者变换站位后，应将监视器移至患者左上方，此处操作宜稳，勿急，一旦脾损伤撕裂，易导致中转开腹。术者与助手将左半大网膜展开，设计好切割线，避免重复劳动。

图 16-41　游离左结肠旁沟

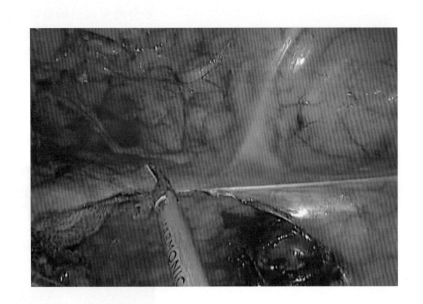

图 16-42　沿左结肠旁沟向上游离至脾曲

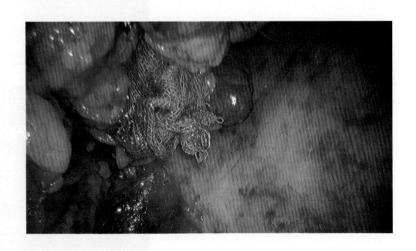

图 16-43 胰腺下缘及游离后的结肠脾曲

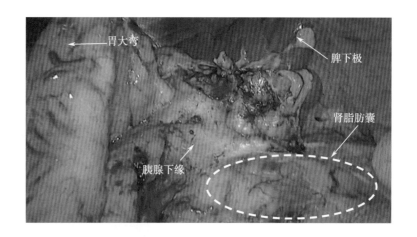

11. 直肠系膜的游离与直肠裸化 直肠的切除范围根据病变性质而定，力争保留直肠壶腹。排便感受器位于直肠壶腹，因此保留直肠壶腹能够维持排便反射弧的完整性，有利于肠道功能保留与恢复。按 TME 原则处理完直肠系膜后壁和右侧壁之后（图 16-44），打开乙状结肠生理粘连及直肠左侧腹膜游离至预切定线（图 16-45）。在直肠预切定线的右侧横断直肠系膜。有时，直肠上动静脉过粗，可用血管夹闭合，避免远端出血。在直肠左侧同一水平横断直肠系膜，将直肠提起，在后方进一步裸化直肠壁使左右贯通。

图 16-44 沿 Toldts 间隙向下方游离

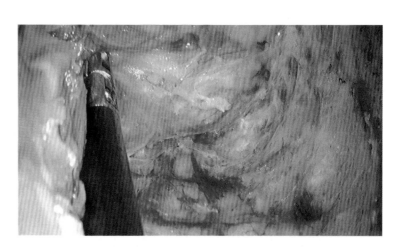

图 16-45 打开乙状结肠左侧系膜

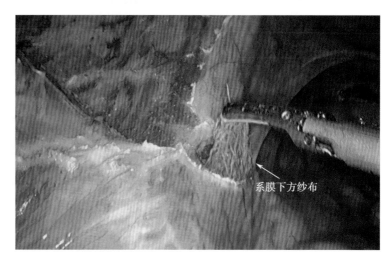

⏵⏵ **【标本切除、取出与消化道重建】**

1. 标本切除 在直肠预切定线的裸化区，用直线切割闭合器，切断直肠（图 16-46）。在回肠的预切线，用直线切割闭合器切断回肠（图 16-47）。

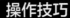
图 16-46 切断闭合直肠

操作技巧

　　直肠切断时尽量使闭合线与肠管成直角。

图 16-47 切断闭合末端回肠

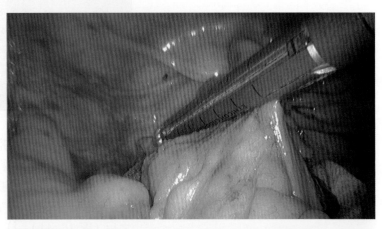

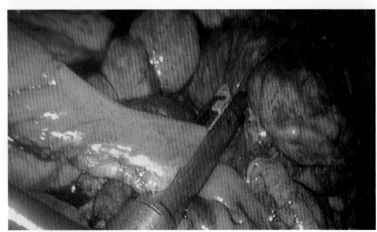

2. 标本取出 助手于体外将膀胱拉钩置于阴道内，用其前端顶起阴道后穹隆。在其指示下，术者用超声刀横行切开阴道后穹隆约3cm，然后纵行牵拉切口，使切口扩大为5~6cm（图16-48），助手用卵圆钳经阴道将无菌塑料保护套置入腹腔（图16-49）。同时，术者与助手将全结肠逐次置入保护套内（图16-50），助手于体外将标本缓缓拉出（图16-51）。

图 16-48 切开阴道后穹隆

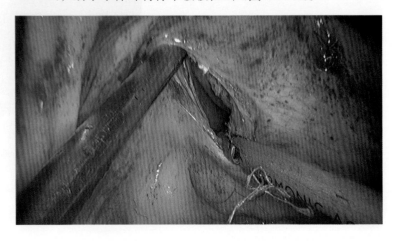

图 16-49　经阴道置入无菌塑料保护套

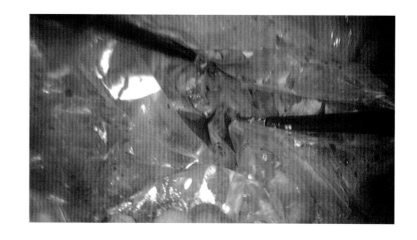

图 16-50　将标本置入保护套中

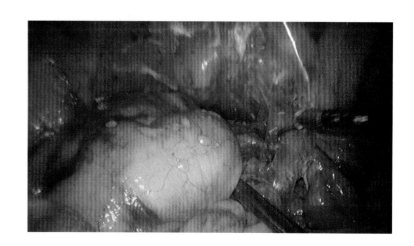

图 16-51　经阴道将标本取出体外

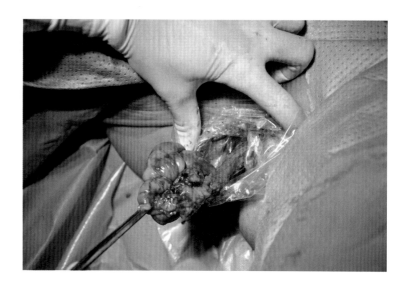

经验分享

　　在标本取出过程中切忌使用暴力牵拉，如遇到阻力，需要仔细寻找原因。

3. 消化道重建　经阴道将吻合器抵钉座送入腹腔，判定末端回肠至直肠残端距离，选择回肠吻合点。在回肠断端沿着缝合钉剪开 2cm 小口（**图 16-52**），将抵钉座置入回肠肠腔内（**图 16-53**），调整好位置，用直线切割器闭合回肠残端（**图 16-54**），切下残端可经阴道取出。在回肠预吻合点，打开一小孔，取出抵钉座连接杆（**图 16-55**），确认无误备用。助手经肛门置入环形吻合器，并在直肠残端的一角旋出穿刺针（**图 16-56**），完成抵钉座与吻合器对接（**图 16-57**），旋紧击发，完成回肠直肠的侧-端吻合，并对吻合口进行加固缝合（**图 16-58**）。检查吻合环上下切端是否完整。经肛注水注气试验，再次检查吻合口是否通畅，有无出血（**图 16-59**）。检查无误后，左右下腹部各放置一枚引流管于盆腔（**图 16-60**、**图 16-61**），排净气腹，缝合戳卡孔。

图 16-52　切开回肠断端

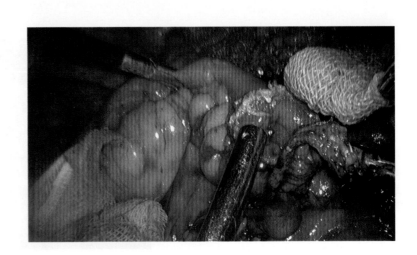

图 16-53　将抵钉座置入回肠

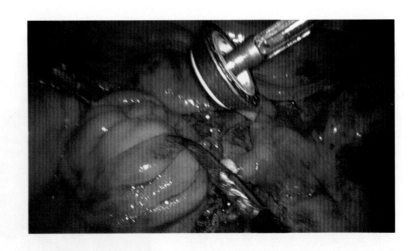

图 16-54　闭合回肠

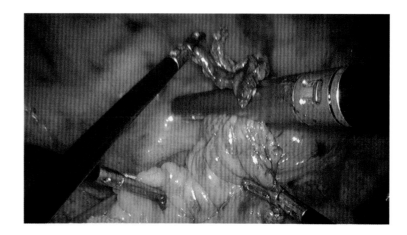

图 16-55　取出抵钉座连接杆

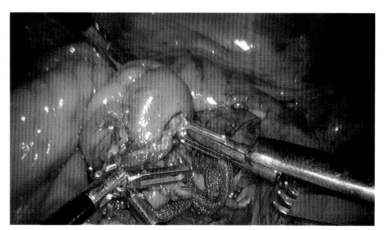

图 16-56　经肛门置入吻合器

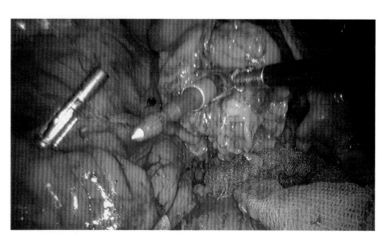

图 16-57　行回肠直肠侧 – 端吻合

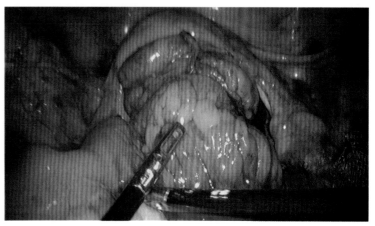

图 16-58 吻合口加固缝合

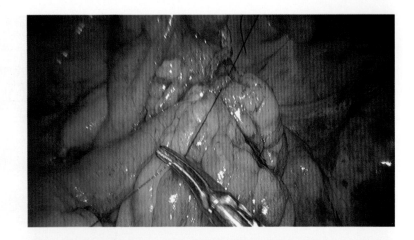

图 16-59 注气注水试验

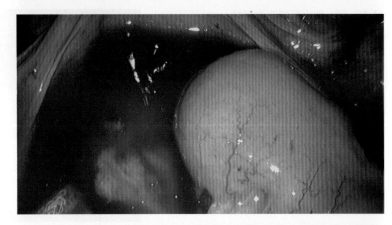

图 16-60 置入左侧腹腔引流管

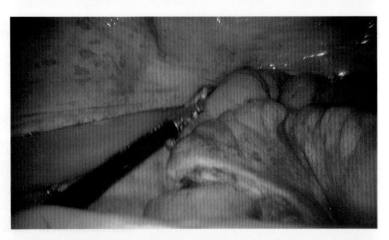

图 16-61 置入右侧腹腔引流管

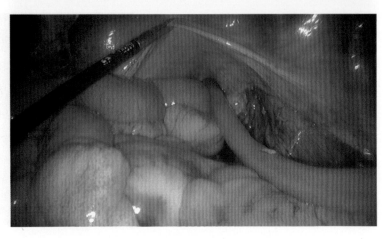

4. **阴道切口的缝合**　用小拉钩拉开阴道，用两把爱丽丝钳夹持住阴道切口的前后壁，充分暴露切口，用无损伤可吸收缝合线间断缝合（**图 16-62**），阴道切口检查确切无渗血后，用一碘附纱团置于阴道后穹隆，48 小时后取出，术毕。

图 16-62　间断缝合阴道切口

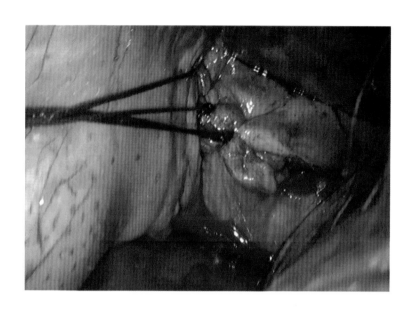

▶ 【**术后腹壁及标本展示**】（图 16-63、图 16-64）

图 16-63　标本展示

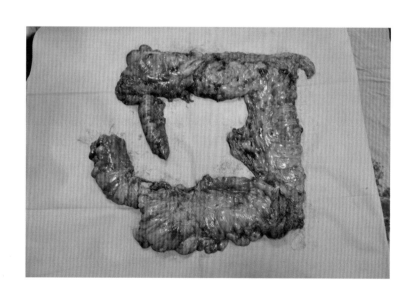

图 16-64　术后腹壁展示

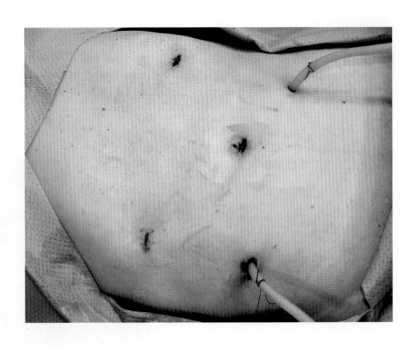

（王锡山　赵志勋）

第四节　手术相关要点、难点、热点剖析

▶▶ 【全结肠切除的游离顺序及操作要点】

　　全结肠切除手术，其手术切除范围广、操作复杂、手术创伤大、操作时间长，是结直肠手术中技术难度最大的手术之一。因此，想要完成 NOESE IX 和 X 式手术，术者必须要有开腹全结肠切除术的手术基础，并有熟练的腹腔镜操作经验，才可尝试开展该手术。在全结肠的游离顺序上，笔者认为，应按照从右向左的顺时针方向进行操作比较适合。同时按顺序分段进行游离，避免在同一个视野重复操作，有利于缩短手术时间，保证手术的连贯性。此外，每个阶段的操作也需按照内侧入路的方式进行。

　　对于全结肠的良性病变（如家族性腺瘤性息肉病，未发生癌变），可以不进行血管周围淋巴结的清扫。但对于这种情况仍有必要进行血管的高位结扎，如果只是贴近结肠壁处理系膜，会使整个过程更加繁琐，血管暴露不清晰，更加容易引起出血，游离层面错误。该术式中横结肠、结肠脾曲和结肠肝曲的游离是整个手术中难度最大的部分，组织器官结构复杂，毗邻脏器多，包括肝脏、十二指肠、胰腺、脾脏等，所有操作应小心谨慎进行，避免发生副损伤。

　　此外，腹腔镜视野下的优势表现为放大组织结构，使术野局部更加清晰，组织结构更容易辨认，但很容易忽视了手术的整体观和大局观，尤其是对于低年资的医生，会大大增加手术操作的难度。该手术恰恰又是更需要掌握大局观的一个复杂手术操作。要想克服此困难，一定要有扎实的解剖基础和立体的解剖学思维。

▶▶ 【保留直肠壶腹的全结肠切除术】

　　直肠壶腹是排便神经反射的感受器，在排便、控制排便的反射通路中占有非常重要的地位。在家族性腺瘤性息肉病和林奇综合征等疾病的治疗中，直肠壶腹常不会被保留，这也大大降低了患者术后的生活质量。因此，对于病变较轻的患者，可以采取个体化的治疗方式，即保留直肠壶腹的全结肠切除术。保留直肠壶腹的指征包括：①直肠壶腹无恶变病灶；②腺瘤数量少，可电灼处理。根据我团队的观察结果，此方法可明显改善患者术后的排便、控便能力，减少患者术后的排便次数。但对于保留直肠壶腹的患者，术后也需定期进行肠镜检查，发现病变后及时在肠镜下进行切除，防止其发生癌变。

▶▶【家族性腺瘤性息肉病的诊断与治疗】▷───────

家族性腺瘤性息肉病是一种常染色体显性遗传病，好发于青年，一般 15~25 岁开始出现症状，30 岁左右最为明显。其特点为结直肠内布满息肉状腺瘤，大小不等。如不及时治疗，至 40 岁几乎全部病例都会发生恶变。对于家族性腺瘤性息肉病的诊断相对容易，一般认为本病的诊断标准是结肠腺瘤性息肉超过 100 个，而对于腺瘤少于 100 个的患者，可结合家族史、结肠外病变和视网膜色素上皮层肥大等表现来协助诊断。

对于家族性腺瘤性息肉病的患者而言，早期进行手术是目前最佳的治疗选择，原则上应当施行结肠和直肠的全部切除，而在实际临床治疗中常采取下列几种手术方式进行干预：①结肠和直肠全部切除，回肠永久性造口；②全结肠切除，回肠直肠吻合；③保留直肠壶腹的全结肠切除术，即将全结肠和部分直肠切除，保留直肠壶腹，再将回肠与剩余直肠进行吻合。对于后两者来说，保留了肛门的排便功能，提高了患者的生存质量，使更多的医生和患者更加倾向于这两种方式。但是采用这两种手术方式的患者需要在术后定期随访，对于肠镜下发现的息肉要及时进行处理。

▶▶【林奇综合征的诊断标准】▷───────────

林奇综合征是指具有错配修复基因（*MMR*）突变导致易患结直肠癌和其他恶性肿瘤的个体，包括那些已经患有肿瘤和尚未发生肿瘤的人。在过去被称为遗传性非腺瘤性结直肠癌，但后来发现除了结直肠癌，林奇综合征的患者还易发生子宫内膜癌、胃癌、卵巢癌、尿道肿瘤等一系列林奇综合征相关性的肿瘤。与家族性腺瘤性息肉病相似，林奇综合征也是一种常染色体显性遗传病，因此发病年龄早，并且容易出现多原发肿瘤。林奇综合征的诊断标准最早在 1991 年被提出，即著名的阿姆斯特丹标准：①家族中至少有 3 例或 3 例以上的结直肠癌患者；②其中至少有 1 例患者为其他两例的一级亲属；③家族中至少在连续两代发生结直肠癌；④家族中至少有 1 例患者的发病年龄低于 50 岁；⑤排除家族性息肉病。后来又相继提出了阿姆斯特丹标准 Ⅱ（1999）和贝斯特标准修订版（2004）等一系列的标准，对林奇综合征的诊断进行修订。而随着近些年来分子诊断在肿瘤治疗中的应用，原有的一系列诊断标准仅作为林奇综合征对高危人群的筛选标准。就目前而言，*MMR* 基因检测是公认的对林奇综合征诊断最可靠的标准。此外，现在一些医疗机构先通过微卫星不稳定的检测、免疫组化和 *BRAF* 基因突变检测等方式对林奇综合征的患者进行初筛，然后针对性地对先证者的特异性 *MMR* 基因测序来进行诊断性的检测，在维持诊断准确性的同时，一定程度上减少了诊断的费用。

（王锡山　赵志勋）

第十七章 腹部无辅助切口经肛门取标本的腹腔镜下全胃切除术

（GC-NOSES Ⅶ式）

⟫【前言】⟩

　　腹部无辅助切口经肛门取标本的全腹腔镜胃癌根治术主要适用于肿瘤较小、分期较早的男性胃癌患者，同时，患者需有很强的美容意愿，或从事特殊职业者。与常规腹腔镜胃癌根治术一样，需严格遵循肿瘤根治、消化道重建的原则；除了取标本途径与传统腹腔镜手术有所区别，胃肠道切除、淋巴结的清扫范围、手术的游离层次等，与传统腹腔镜手术一致。按照《结直肠肿瘤经自然腔道取标本手术专家共识（2017）》的分类，该术式属于切除拖出式 NOSES。其主要操作包括全腹腔镜下胃癌根治性切除及消化道吻合，于直肠上段切开肠壁，经肛门取出标本。该术式主要特点：①全腹腔镜下完成胃癌根治性切除及消化道吻合；②经肛门拖出肿瘤标本，可避免腹壁的辅助切口，最大程度保留腹壁的功能，减少术后疼痛，便于患者早期离床活动，缩短康复时间；③有效避免了腹壁切口相关并发症，并表现出良好的美容效果。该术式采用了经直肠取标本的方式，增加了术后肠瘘的风险，也对无菌操作和无瘤操作提出了更严格的要求。因此，医生在选择该术式时一定要权衡损伤效益比，赢得患者的支持和认可，谨慎开展该术式。

第一节　适应证与禁忌证

⟫【适应证】⟩

1. 男性患者更加适合；
2. T1~3N0~1M0 期胃癌；
3. 肿瘤长径小于 4cm 为宜；
4. 患者及家属强烈要求，并能理解手术存在的风险。

▶▶【禁忌证】

　　1. 肿瘤体积过大，无法经肛门拖出；
　　2. 肿瘤浸透浆膜或累及邻近脏器；
　　3. 过于肥胖者（BMI>30kg/m^2）；
　　4. 有盆腔手术史或直肠、肛门畸形等。

第二节　麻醉、体位、戳卡位置与术者站位

▶▶【麻醉方式】

　　全身麻醉或全身联合硬膜外麻醉。

▶▶【手术体位】

　　患者首先取水平仰卧分腿位，行胃癌切除及消化道重建操作（图17-1），经直肠切开取标本时，更换为功能截石位（图17-2）。

图17-1　标本切除及消化道重建时患者体位

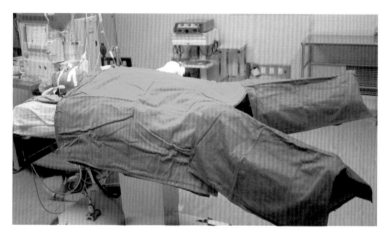

图17-2　标本取出时患者体位

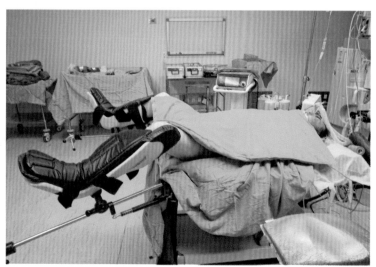

▶▶【戳卡位置】

1. 腹腔镜镜头戳卡孔（10mm 戳卡）　脐下 1cm 处；
2. 左侧主操作孔（12mm 戳卡）　在左侧腋前线肋缘下 2cm 处；胃癌切除及淋巴结清扫主操作孔。
3. 左侧辅助操作孔（5mm 戳卡）　左侧锁骨中线平脐；
4. 右侧辅助操作孔（5mm 戳卡）　右侧腋前线肋缘下；
5. 右侧主操作孔（12mm 戳卡）　右侧锁骨中线平脐，消化道吻合及标本取出时主操作孔（图 17-3）。

图 17-3　戳卡位置（五孔法）

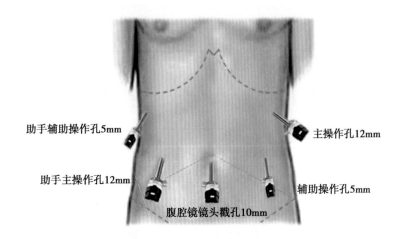

▶▶【术者站位】

1. **腹腔探查、解剖分离及淋巴结清扫阶段**　术者站位于患者左侧，助手站位于患者右侧，扶镜手站立于患者两腿之间（图 17-4）。消化道重建阶段：术者与助手交换位置。

图 17-4　胃癌切除时术者站位

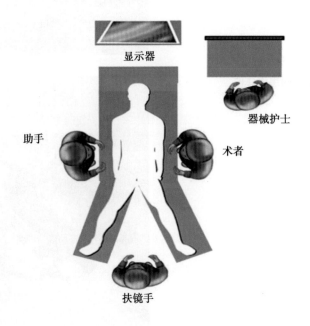

2. 取标本阶段 术者站位于患者右侧，助手站位于患者左侧，扶镜手站立于助手同侧（图 17-5）。此时显示器变换摆放位置，摆放在患者足侧。

图 17-5 取标本时术者站位

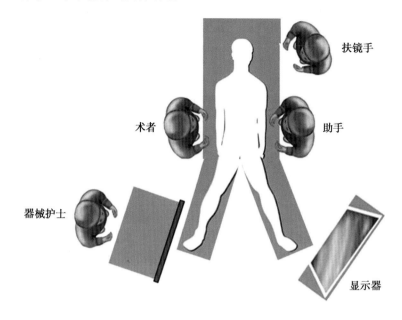

扶镜手

术者

助手

器械护士

显示器

▷▷ 【特殊手术器械】 ▷

超声刀、60mm 直线切割闭合器、3-0 倒刺线、4-0 可吸收线、无菌保护套。

第三节 手术操作步骤、技巧与要点

1. 腹腔探查 在详细术前检查的基础上，全面探查腹腔内有无腹腔积液，膈顶、结肠旁沟、腹膜、盆底、网膜、肠系膜等表面，有无种植结节。评估原发肿瘤情况及周围淋巴结肿大情况。必要时可调整体位以便彻底探查（图 17-6）。

图 17-6 全面探查下腹部及盆腔

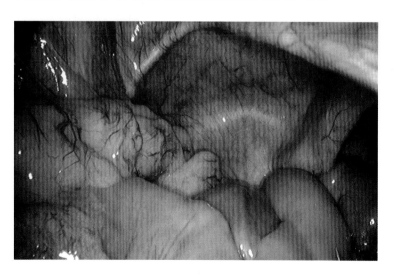

2. **肿瘤探查**　胃体肿瘤未侵及浆膜（图 17-7）。

图 17-7　肿瘤探查

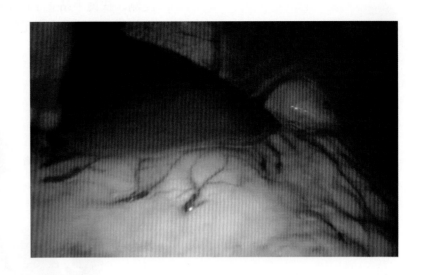

经验分享

　　对于腹腔镜下无法判定位置的胃癌，可术前纳米碳注射或联合术中胃镜进行肿瘤精确定位。

全腹腔镜根治性全胃切除术

▶▶ 【解剖与分离】 ▶

　　1. **剥离横结肠系膜前叶，分离胃结肠韧带**　将大网膜向头侧翻起，从横结肠偏左部离断大网膜，进入小网膜囊，向右侧至结肠肝曲，并在结肠系膜前叶后方分离，清除结肠系膜前叶。

图 17-8　离断大网膜

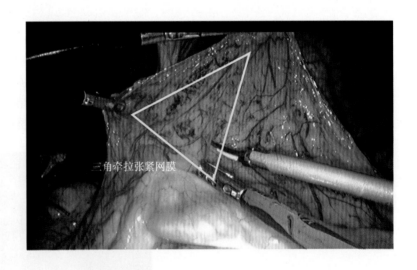

三角牵拉张紧网膜

配合技巧

　　助手可用两把无损伤钳将网膜提起，形成三角牵拉，便于判断游离范围和方向（图 17-8）。

　　2. **胃周淋巴清扫**
　　（1）清扫第 6 组淋巴结：显露胃结肠静脉干（Henle 干），根部离断胃网膜右静脉，沿胰头表面解剖，切开胰腺被膜，显露胃十二指肠动脉，裸化胃网膜右动脉，根部离断，彻底清扫第 6 组淋巴结（图 17-9）。

图 17-9　处理胃网膜右血管

　　以结肠中血管为标志，进入胃十二指肠和横结肠系膜之间的融合筋膜间隙，暴露胰十二指肠上前静脉，在其与胃网膜右静脉汇合处上方离断胃网膜右静脉。

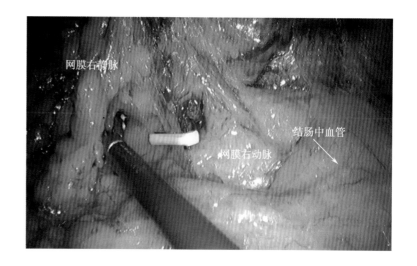

（2）清扫第 4、10 组淋巴结：松解结肠脾曲，显露胰尾，定位脾血管，在胃网膜左动、静脉根部离断，清扫第 4sb 组淋巴结。显露脾动脉分支，清扫第 4sa、10 组淋巴结（图 17-10，图 17-11）。

图 17-10　胃网膜左血管根部

　　松解结肠脾曲时，注意小心分离大网膜与脾中下极的粘连，避免脾脏撕裂；

　　以胰尾为标志，更容易定位、追踪胃网膜左血管。

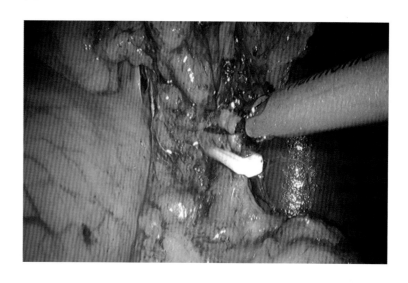

图 17-11　进一步清扫脾门区

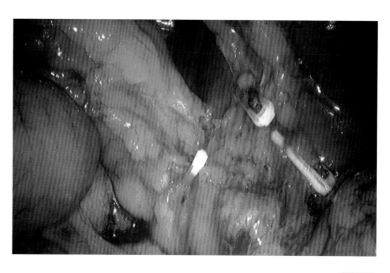

（3）清扫第 11、7、9 组淋巴结：紧贴胰腺上缘分离，显露脾动脉近端，清扫第 11p 组淋巴结，进一步沿脾动脉清扫 11d 组淋巴结。显露腹腔干，分离胃左动、静脉，在根部夹闭后离断，清扫第 7、9 组淋巴结（图 17-12，图 17-13）。

图 17-12　继续沿脾动脉清扫第 11 组淋巴结

经验分享

　　脾动脉起始段位置相对固定，解剖变异少，该处作为切入点。助手抓持胃胰皱襞，将胃牵向上方，以利显露。

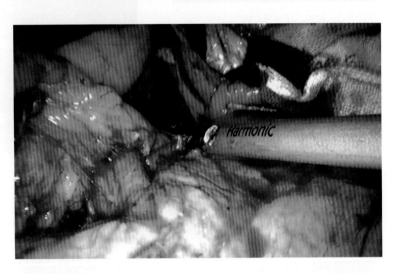

图 17-13　裸化胃左动脉，清扫第 7 组淋巴结

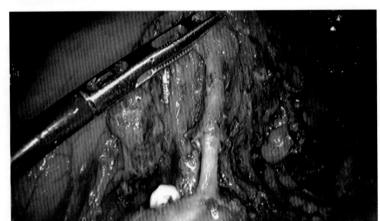

（4）于幽门远端 2cm 用切割闭合器切断十二指肠（图 17-14），清扫第 5 组淋巴结，离断胃右动脉根部（图 17-15）。裸化肝固有动脉，清扫第 12a 组淋巴结（图 17-16）。

图 17-14　于幽门远端 2cm 切断十二指肠

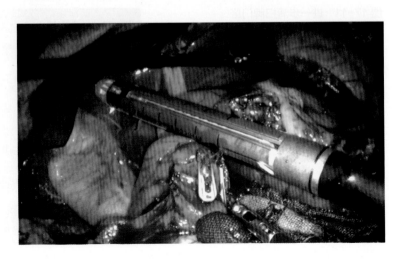

图 17-15　清扫淋巴结，离断胃右动脉
　　　　　根部

经验分享

　　先离断十二指肠，利于暴露胃右动脉及肝十二指肠韧带，使淋巴清扫更容易。

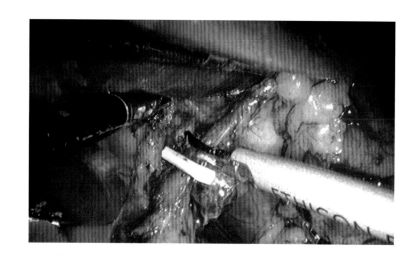

图 17-16　裸化肝固有动脉，清扫第
　　　　　12a 组淋巴结

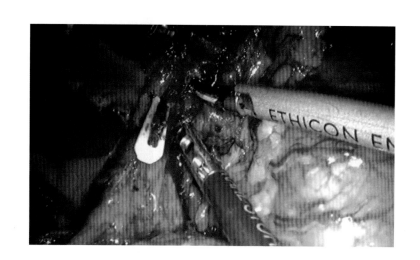

　　（5）清扫贲门周围淋巴结：沿膈肌脚前方向上方游离，切断迷走神经前、后干，清扫贲门周围淋巴脂肪组织（第1、2组淋巴结）（**图 17-17**）。

图 17-17　清扫第 1、2 组淋巴结

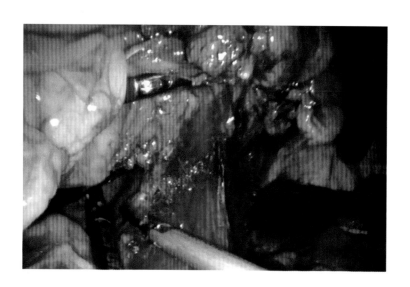

3. 消化道重建（全腹腔镜食管空肠 Roux-en-Y 吻合）

采用先吻合、后离断方式完成食管空肠吻合，避免食管回缩。将距 Treitz 韧带 25cm 空肠上提至食管裂孔处与食管后壁缝合 3 针固定。切开空肠对系膜缘及食管后壁行手工吻合（图17-18、图17-19）。后壁吻合采用 4-0 可吸收线间断全层缝合（图17-20）。前壁用 3-0 倒刺线连续缝合（图17-21）。完成食管–空肠吻合后距吻合口 3cm 离断近端空肠（图17-22）。距离食管空肠吻合口 40cm 处，在空肠对系膜缘开孔，近端空肠与远端空肠使用 60mm 直线切割闭合器行侧–侧吻合（图17-23），4-0 可吸收线间断缝合关闭共同开口。

图 17-18　食管后壁与空肠侧壁缝合 3 针固定

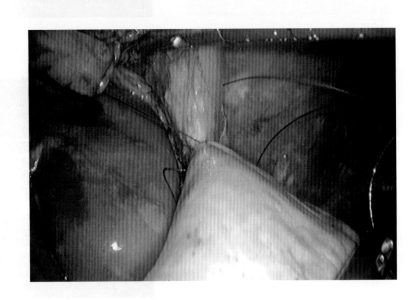

图 17-19　切开空肠前壁及食管后壁行手工吻合

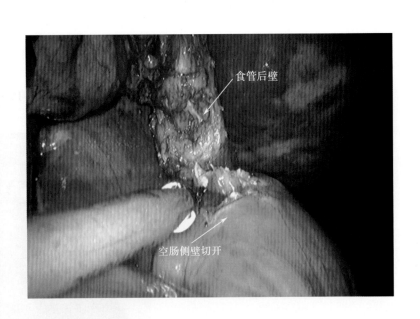

食管后壁

空肠侧壁切开

经验分享

食管后壁与空肠侧壁缝合 3 针固定，避免食管回缩。注意切开吻合处距离固定针大于 5mm，为全层缝合预留空间。

图 17-20 后壁吻合采用 4-0 可吸收线
间断全层缝合

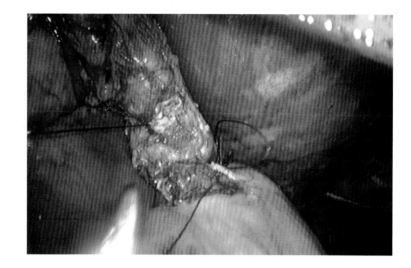

经验分享

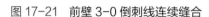

全层缝合进针针距 3mm，
边距 5mm 为宜。

图 17-21 前壁 3-0 倒刺线连续缝合

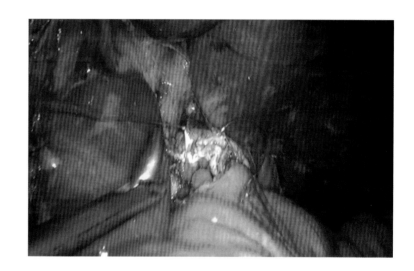

经验分享

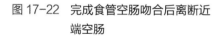

完成后壁吻合后可置入胃
管做支撑，以利显露，并防止
误缝吻合口后壁。

图 17-22 完成食管空肠吻合后离断近
端空肠

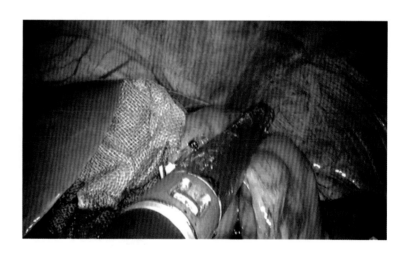

图 17-23　空肠侧 – 侧吻合

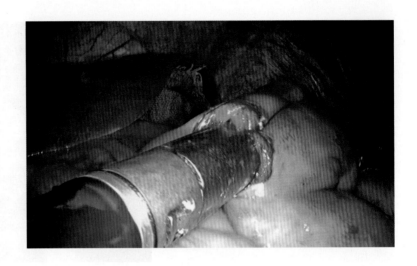

全腹腔镜下操作显露充分，有效避免吻合后肠管扭转、吻合口张力过大等失误。

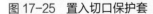

【经肛门取出标本】

完成胃癌根治性切除及消化道重建后，更换为功能截石位，取头低足高，碘附消毒会阴区及直肠肠腔，调整腹腔镜监视器至患者足侧，助手牵拉乙状结肠远端，充分显露直肠上段，于直肠上段前壁切开约 5~6cm（图 17-24）。稀碘附溶液反复消毒后置入切口保护套（图 17-25），经肛门取出标本（图 17-26、图 17-27），连续或间断原位缝合直肠壁（图 17-28、图 17-29）。

图 17-24　反复消毒肠腔后切开直肠上段前壁

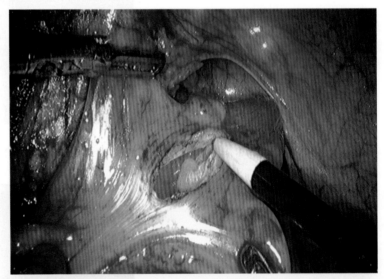

操作要点

1. 选择直肠上段切开，容易显露，缝合方便。

2. 沿直肠纵轴切开，切口不容易偏斜，切开后黏膜外翻少。

3. 切开需充分，长度达5~6cm，避免标本取出时肠壁撕裂。

图 17-25　置入切口保护套

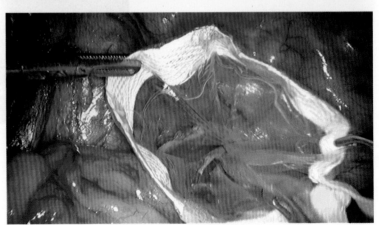

操作要点

1. 碘附纱布反复消毒肠腔。

2. 切口保护套长度要足够，避免标本接触切口、肠壁。

图 17-26　经切口保护套取出标本

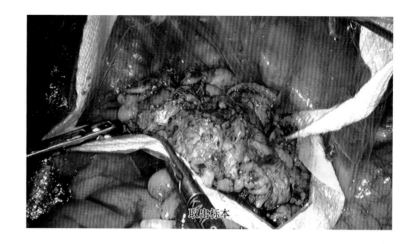

图 17-27　标本取出过程中肛门处外观

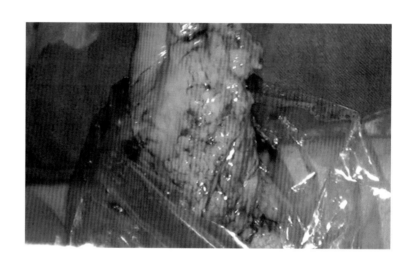

图 17-28　4-0 可吸收线间断缝合直肠切口

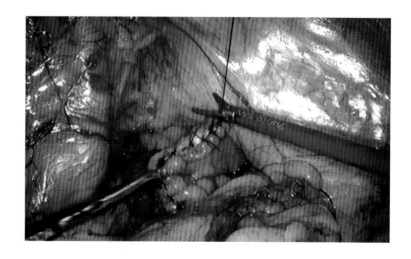

操作要点

　　确保缝合严密，可行直肠注气试验或术中肠镜检查。

图 17-29　3-0 倒刺线连续缝合直肠
　　　　　　切口

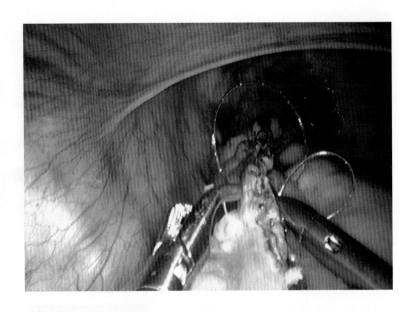

经验分享

　　理想的肠道准备，术中稀碘附溶液、生理盐水及蒸馏水反复冲洗，避免肠瘘、腹腔感染等严重并发症。

▶▶【术后腹壁及标本照片】（图 17-30、图 17-31）

图 17-30　术后腹壁外观

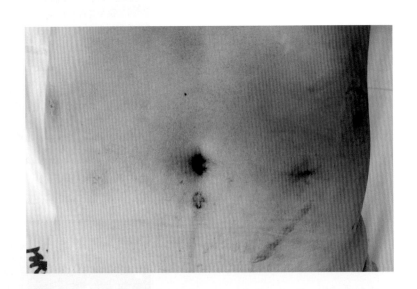

图 17-31　标本展示

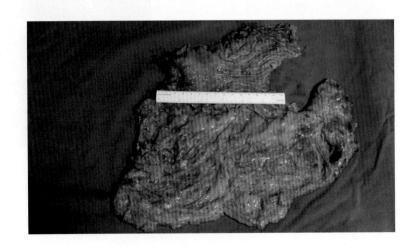

（于　刚）

第四节　手术相关要点、难点、热点剖析

▶ 【NOSES 理念与全腹腔镜胃癌手术】

随着腹腔镜技术的发展和微创外科理念的完善，腹腔镜手术已经作为一种常规术式用于早期胃癌的外科治疗，因其具有良好的近期效果和美容优势，已经得到广泛认可和全面推广，相应的腹腔镜胃癌手术操作指南、腹腔镜胃癌手术质量控制标准得到制定及更新。与此同时，在外科医生的不断探索中，一系列全新的手术方式应运而生。NOSES 是将腹腔镜技术与 NOTES 概念相结合的一种进步。随着全腹腔镜胃癌手术日趋成熟，使得胃癌的 NOSES 手术成为可能。

腹部无辅助切口经肛门取标本的全腹腔镜胃癌根治术在全腹腔镜下完成胃癌根治性切除及消化道重建，操作视野更加广阔，重建时更容易判断肠管远近端方向，可有效避免肠管扭转、吻合口张力过大等弊端，在手术的安全性方面有一定优势，但也存在一些难点及争议。

▶ 【胃肿瘤 NOSES 手术难点】

1. 全腹腔镜胃癌手术操作需一定的经验积累，全腹腔镜下吻合要求熟练的腹腔镜下缝合技术。
2. 经肛门取标本需良好的术前肠道准备，术中注意严格无瘤、无菌操作。
3. 开展初期需要胃肠外科、肛肠外科等相关科室协作，取出标本时要求取功能截石位，需术前预置或术中改变体位。
4. 取标本时需两组人员逆向操作，更考验团队配合。
5. 术中需要调整监视器位置，或者同时使用两套腹腔镜设备。

▶ 【经直肠标本取出的价值与争议】

1. **价值**　①最大程度地保留了腹壁的功能，减少术后疼痛。②降低切口的感染和肿瘤种植发生的可能。③避免了腹部辅助切口的不良心理暗示。

2. **争议**　①切开与原发病无关的器官——直肠。②可能增加腹腔感染、肿瘤细胞种植播散风险。③有出现肠瘘、出血、肠腔狭窄、排便功能异常等严重并发症的可能性。

（于　刚）

第十八章 腹部无辅助切口经阴道取标本的腹腔镜下远端胃切除术（毕Ⅱ式）

（GC-NOSES Ⅳ式）

▶【前言】

经阴道拖出标本的胃癌 NOSES 手术主要适用于肿瘤分期早，肿瘤环周径≤5cm 的女性病人。在严格遵守传统腹腔镜胃癌手术肿瘤根治、消化道重建的基础上，行全腹腔镜下操作，切开阴道后穹隆，经阴道取出标本，对腹腔镜手术操作及贯彻无菌、无瘤原则提出了更高的要求。操作特点表现为：①全腹腔镜下完成胃癌根治性切除、淋巴结清扫及消化道重建；②腹壁无辅助切口，最大程度地保留了腹壁的功能，减少术后疼痛。这样既能保证肿瘤根治效果，又能降低器官组织损伤，是符合功能外科要求的理想术式。按照《结直肠肿瘤经自然腔道取标本手术专家共识（2017）》，该术式属于切除拖出式。

第一节 适应证与禁忌证

▶【适应证】

1. 女性患者；
2. T1~3N0~1M0 期胃癌；
3. 肿瘤环周径≤5cm。

▶【禁忌证】

1. 未婚未育或已婚计划再育女性；
2. 肿瘤分期晚（T4N2~3M1）；
3. 肿瘤体积大，无法经阴道后穹隆拖出；
4. 过于肥胖者（BMI>30kg/m²）；
5. 盆腔手术史或存在阴道畸形等。

第二节　麻醉、体位、戳卡位置与术者站位

≫【麻醉方式】≫

全身麻醉或全身联合硬膜外麻醉。

≫【手术体位】≫

患者首先取水平仰卧分腿位（图 18-1），打开阴道后穹隆取标本时，更换为功能截石位（图 18-2）。

图 18-1　水平分腿位

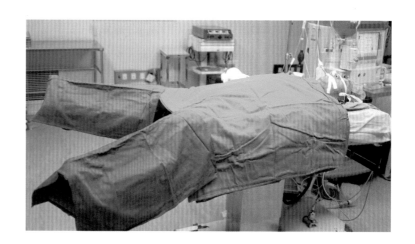

图 18-2　功能截石位

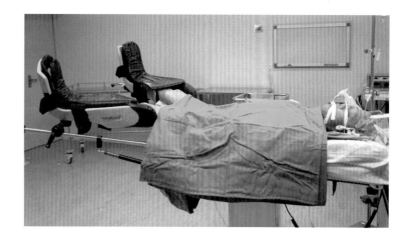

▶ 【戳卡位置】（图 18-3）

    1. 腹腔镜镜头戳卡孔（10mm 戳卡） 脐下 1cm 处；

    2. 术者主操作孔（12mm 戳卡） 左侧腋前线肋缘下 2cm 处；

    3. 术者辅助操作孔（5mm 戳卡） 左侧锁骨中线平脐；

    4. 助手辅助操作孔（5mm 戳卡） 右侧腋前线肋缘下；

    5. 助手主操作孔（12mm 戳卡） 右侧锁骨中线平脐。

图 18-3　戳卡位置（五孔法）

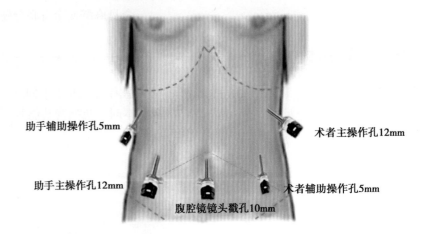

▶ 【术者站位】

    1. 腹腔探查、解剖分离及淋巴结清扫阶段　术者站于患者左侧，助手站于患者右侧，扶镜手站于患者两腿之间（图 18-4）。

图 18-4　术者站位

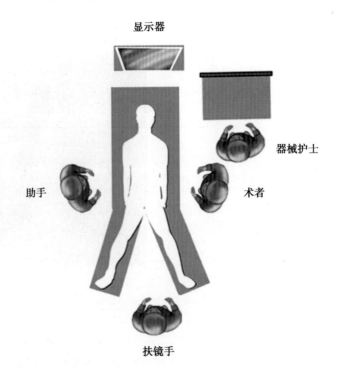

2. 消化道重建阶段　术者站于患者右侧，助手站于患者左侧，扶镜手站于患者两腿之间（图 18-5）。

图 18-5　术者站位

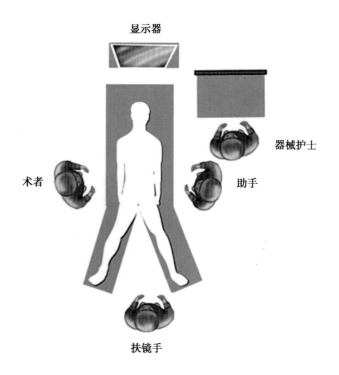

3. 经阴道拖出标本阶段　术者站于患者右侧，助手站于患者左侧，扶镜手站于助手同侧，此时显示器变换摆放位置（图 18-6）。

图 18-6　术者站位

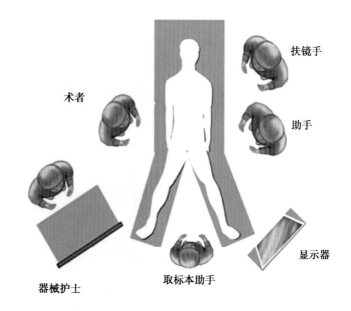

▶ 【特殊手术器械】

超声刀、60mm 腔内切割闭合器、3-0 倒刺线、4-0 可吸收线、无菌保护套。

第三节　手术操作步骤、技巧与要点

▶▶ 【探查与手术方案制订】

1. 常规探查　在详细进行术前检查的基础上，进镜观察肝脏、胆囊、脾脏、胰腺、大网膜、结肠、小肠及系膜表面和盆腔脏器有无种植转移及其它异常（图 18-7、图 18-8）。

图 18-7　探查腹腔

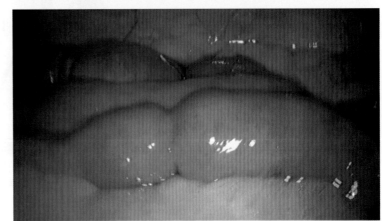

图 18-8　探查肝脏

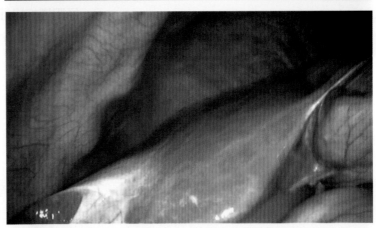

2. 肿瘤探查　肿瘤位于胃窦前壁（图 18-9）。

图 18-9　肿瘤探查

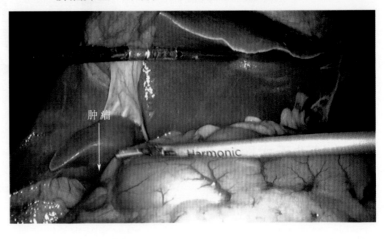

肿瘤

经验分享

　　对于肿瘤体积小、局部分期早者，可术前经胃镜注射纳米碳染色或术中胃镜协助定位。

▶▶【解剖与分离】

1. 分离大网膜 将大网膜向头侧翻起，从横结肠偏左部离断大网膜，进入小网膜囊，向右侧至结肠肝曲，并在结肠系膜前叶后方分离，清除结肠系膜前叶（图 18-10、图 18-11）。

图 18-10 离断大网膜，进入小网膜囊

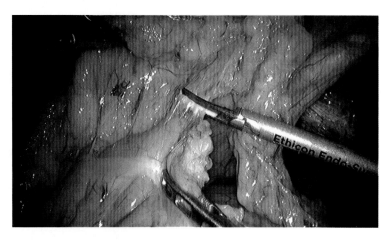

配合技巧

　　助手与术者配合形成三角牵拉，产生足够张力，利于组织分离。避免损伤结肠及系膜。

图 18-11 分离大网膜右侧至肝曲

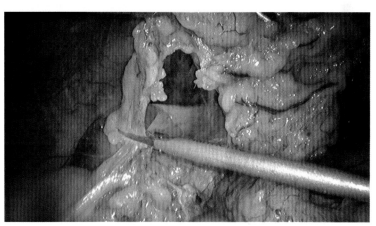

2. 清扫第 4sb 组淋巴结 进入网膜囊，显露胰尾，定位脾血管，松解结肠脾曲，分离大网膜与脾中下极的粘连，保护胰尾，根部显露，离断胃网膜左动、静脉，清扫第 4sb 组淋巴结。（图 18-12~ 图 18-14）。

图 18-12 游离裸化胃网膜左动脉

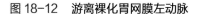

操作技巧

　　将游离的大网膜置于肝下，左手钳靠近胃大弯侧夹持胃脾韧带向上轻提，右手钳夹住大弯侧胃后壁向右上方牵引，使脾胃韧带展开，便于术者离断。动作应轻柔，避免引起脾损伤。

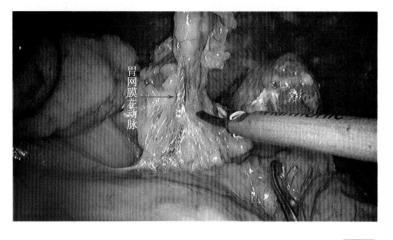

胃网膜左动脉

图 18-13　根部切断胃网膜左动脉

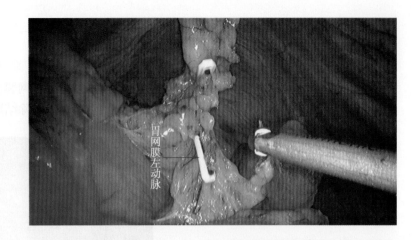

图 18-14　裸化胃大弯

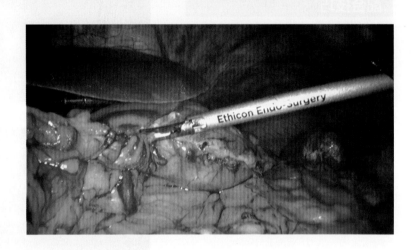

3. 清扫第 6 组淋巴结　进入胃十二指肠和横结肠系膜之间的融合筋膜间隙，离断胃网膜右静脉。继续沿胰头表面解剖，显露胃十二指肠动脉，裸化胃网膜右动脉，根部离断，清扫第 6 组淋巴结。（图 18-15~图 18-19）。

图 18-15　进入胃十二指肠和横结肠系膜之间的融合筋膜间隙

经验分享

大网膜和横结肠系膜之间的融合筋膜间隙，为无血管间隙，位于中结肠静脉前，沿该血管表面向横结肠系膜根部胰腺下缘分离过程中肠系膜上静脉和 Henle 干得以显露。

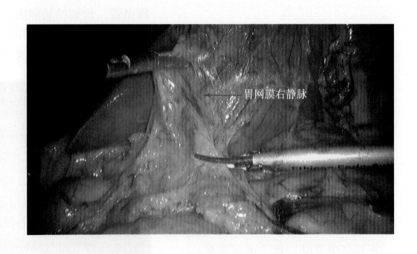

图 18-16　裸化胃网膜右静脉

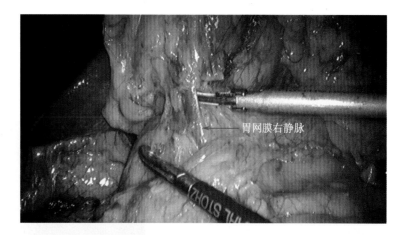

图 18-17　根部切断胃网膜右静脉

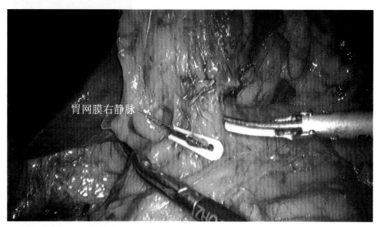

图 18-18　裸化胃网膜右动脉

经验分享

　　先充分游离幽门下区的左右两侧，后处理血管及其周围的淋巴结缔组织，容易进入胰前间隙。

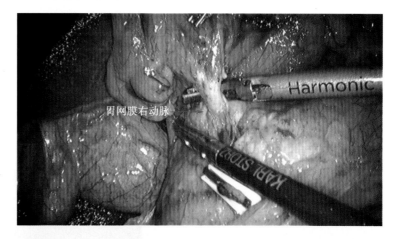

图 18-19　根部切断胃网膜右动脉，清扫第 6 组淋巴结

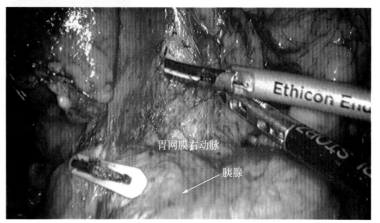

4. 切断十二指肠　十二指肠游离长度要足够，助手提拉全胃，保持直线切割缝合器与十二指肠垂直，注意勿损伤十二指肠后方组织（图 18-20）。同时，切割时避免张力过大，否则闭合后组织回缩，增加残端漏的风险。

图 18-20　切断十二指肠

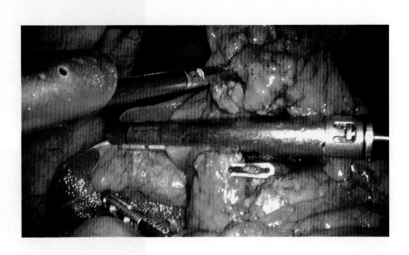

5. 清扫第 8a、12a 组淋巴结　显露肝总动脉，将胰腺向左下方牵拉，沿肝总动脉前方及上缘分离，清扫第 8a 组淋巴结。沿胃十二指肠动脉及肝总动脉充分显露胃右动脉及肝固有动脉，于肝总动脉、胃十二指肠动脉及胰腺上缘夹角处打开门静脉前方筋膜，显露门静脉。沿门静脉前方分离，清扫门静脉与肝固有动脉间淋巴结。沿门静脉内缘向上分离至肝门部。将肝总动脉向右下牵拉，清扫肝固有动脉内侧及门静脉内侧淋巴脂肪组织。打开肝十二指肠韧带被膜，继续裸化肝固有动脉前侧及左侧，清扫第 12a 组淋巴结。于胃右动、静脉根部夹闭后离断。（图 18-21~ 图 18-26）。

图 18-21　清扫第 8a 组淋巴结

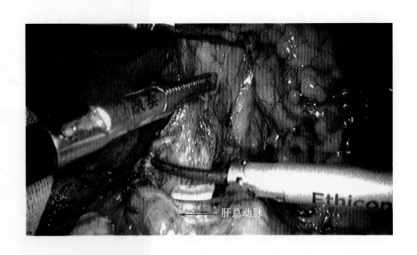

肝总动脉

图 18-22　裸化胃右静脉

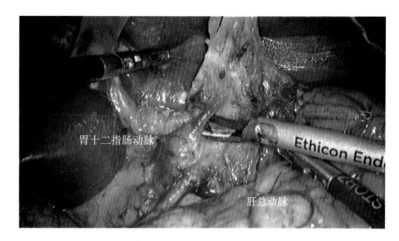

操作技巧

在胰腺前方胃十二指肠动脉是分离的主要标志，沿此血管向上分离，胰腺包膜随横结肠系膜前叶一并掀起，直至胰腺上缘区域。

图 18-23　根部切断胃右静脉

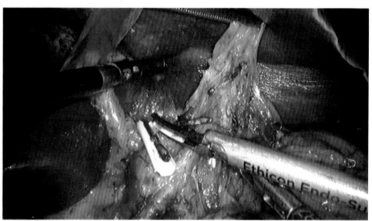

图 18-24　裸化胃右动脉

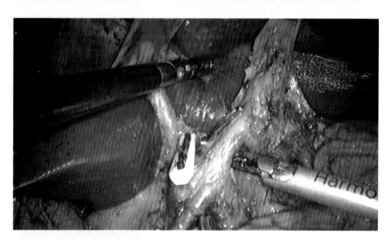

图 18-25　根部切断胃右动脉

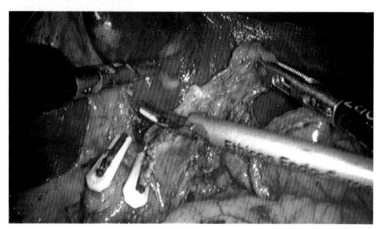

图 18-26　清扫 12a 组淋巴结

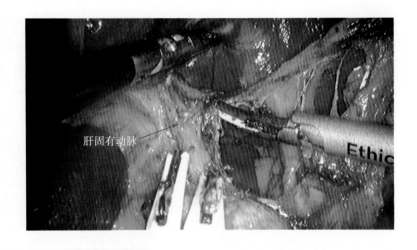

肝固有动脉

　　6. **清扫第 11p、7、9 组淋巴结**　切开胰腺被膜，紧贴胰腺上缘分离，显露脾动脉近端，清扫第 11p 组淋巴结。由左向右清扫，显露腹腔干，分离胃左动、静脉，在根部夹闭后离断，清扫第 7、9 组淋巴结（图 18-27~ 图 18-31 ）。

图 18-27　**裸化胃左静脉**

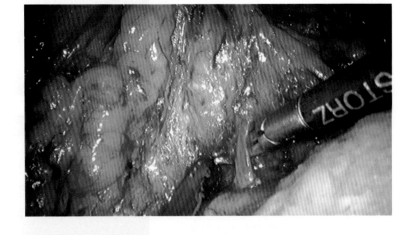

图 18-28　**根部结扎切断胃左静脉**

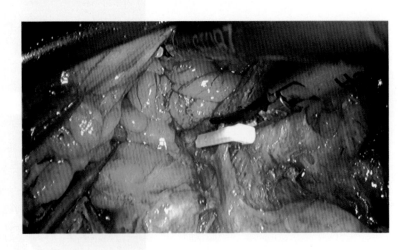

图 18-29　裸化胃左动脉，清扫第 7 组
　　　　　淋巴结

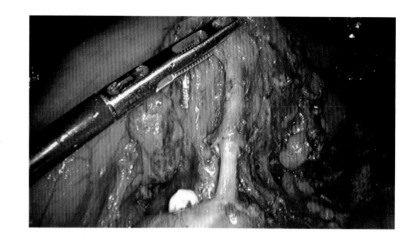

图 18-30　根部结扎切断胃左动脉

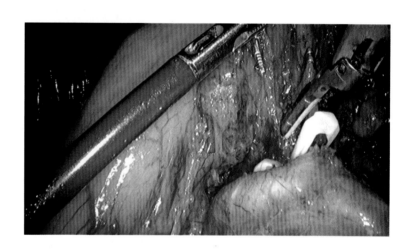

操作技巧

　　在胰前间隙内继续向头侧拓展，显露腹腔干和胃左动脉，于胃左动脉根部结扎切断，完成第 7、9 组淋巴结清扫。

图 18-31　清扫第 9 组、11p 组淋巴结

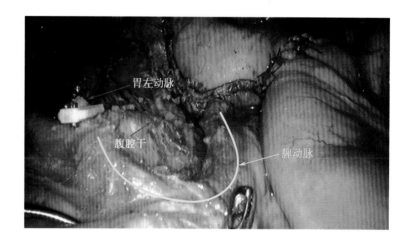

7. 清扫胃小弯及贲门右侧淋巴结　紧贴胃壁小弯侧，采用超声刀分层切开，清扫贲门右侧及胃小弯淋巴结（第1、3组淋巴结）（图18-32~图18-34）。第1、3组淋巴结清扫遵循从后向前，由远及近的顺序。

图18-32　清扫第1、3组淋巴结

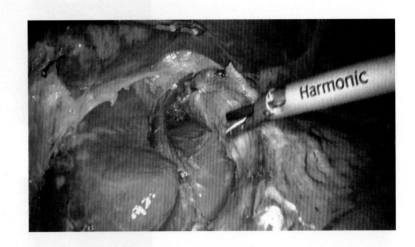

图18-33　清扫后概况

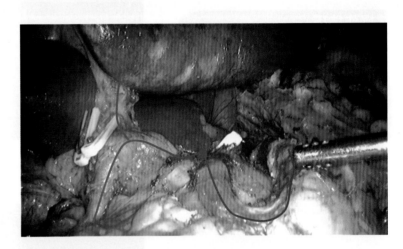

图18-34　清扫后概况

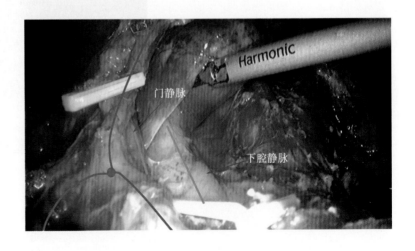

▶▶【标本切除与消化道重建】

1. 标本切除　肿瘤近端 5cm 断胃（图 18-35），注意根据胃壁厚度选择合适钉仓。使用 2D 腹腔镜镜鞘自制标本袋，将切除标本置入标本袋中（图 18-36），严格无瘤操作。

图 18-35　肿瘤近端 5cm 断胃

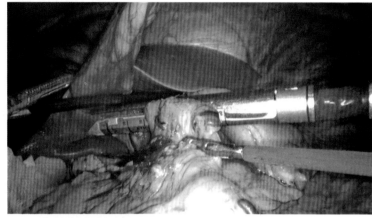

图 18-36　自制标本袋收纳标本后收紧袋口

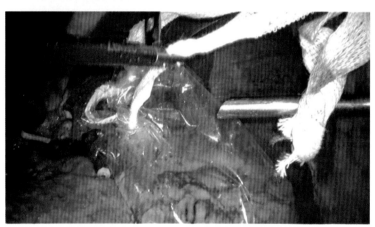

2. 消化道重建

（1）毕（Billroth）Ⅱ式吻合：距离 Treitz 韧带 15~20cm 空肠对系膜侧开孔，残胃断端与大弯交界处开孔，用直线切割闭合器于结肠前行胃空肠侧 - 侧吻合，4-0 可吸收线间断缝合关闭共同开口。（图 18-37~ 图 18-42）。

图 18-37　残胃断端与大弯交界处开孔

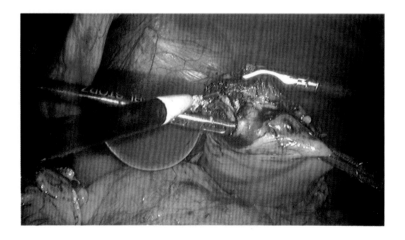

经验分享

残胃断端开孔长度要适宜，过小则切割闭合器置入困难，过大则增加关闭难度。

图 18-38　自 Treitz 韧带测量近端空肠 20cm

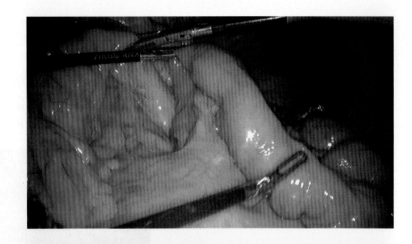

图 18-39　空肠对系膜缘开孔

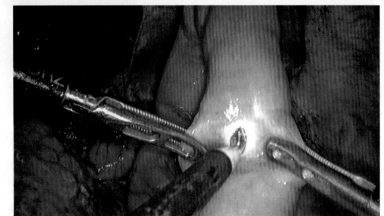

操作技巧

　　将空肠对系膜缘侧肠壁展平，电钩切开肠壁全层。

图 18-40　结肠前行胃空肠侧 – 侧吻合

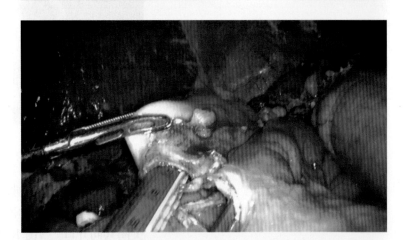

经验分享

　　毕Ⅱ式吻合操作方便，采用结肠前胃大弯与空肠行侧 - 侧吻合。

图 18-41　间断缝合关闭胃空肠共同开口

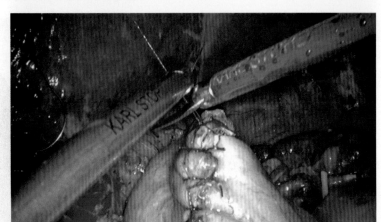

操作技巧

　　全层缝合针距 3mm，边距 5mm。特别注意共同开口两端勿漏针。

图 18-42　检查缝合质量

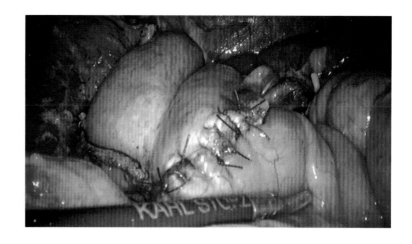

（2）远端胃空肠 Uncut Roux-en-Y 吻合：胃空肠侧 - 侧吻合及关闭共同开口同毕Ⅱ式吻合。近端空肠与远端空肠使用 60mm 直线切割闭合器行侧 - 侧吻合，输入袢吻合位置距 Treitz 韧带 7~10cm，输出袢吻合位置距胃空肠吻合口40~45cm。输入袢阻断位置距胃空肠吻合口约 3cm（图 18-43~图 18-45）。

图 18-43　近端空肠与远端空肠行侧 -
　　　　　侧吻合

吻合前注意肠管及系膜方向无扭转，切割位置位于对系膜缘，无其他组织夹入。

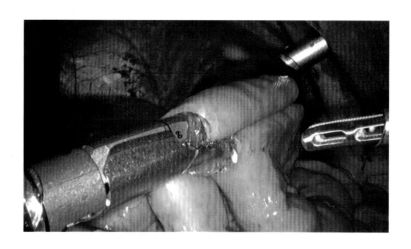

图 18-44　4-0 可吸收线间断缝合关闭
　　　　　空肠共同开口

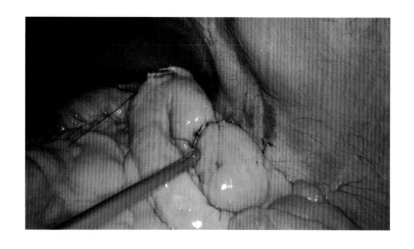

图 18-45　距胃空肠吻合口约 3cm 处结
　　　　　扎阻断输入袢

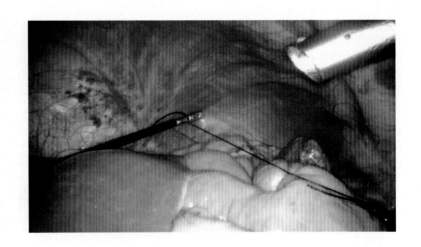

操作技巧

　　打结力度要适宜，过松有
再通的可能。

▶ 【经阴道取标本】

　　病人体位调整为足高头低位，并将子宫悬吊（图 18-46），进而充分暴露阴道后穹隆。体外助手将肠压板置入阴道后穹隆处进行指引（图 18-47）。术者横行切开阴道 3cm（图 18-48），助手用卵圆钳经阴道后穹隆切口将无菌塑料保护套送入腹腔（图 18-49）。术者与助手配合，撑开无菌套，将标本置入其中，助手从阴道拉出标本及保护套，至此标本移出体外（图 18-50、图 18-51）。标本取出后用蒸馏水和碘附水反复冲洗盆腔（图 18-52）。3-0 倒刺线连续缝合关闭阴道后穹隆切口（图 18-53）。

图 18-46　悬吊子宫

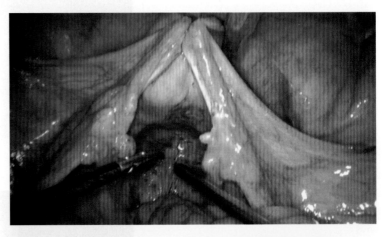

图 18-47　用压肠板顶起阴道后穹隆

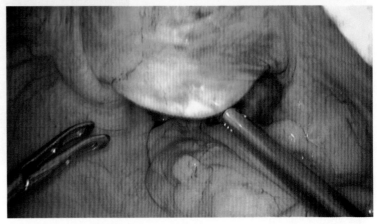

图 18-48　切开阴道后穹隆

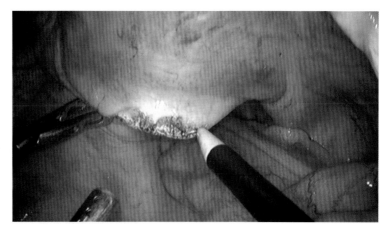

图 18-49　经阴道置入切口保护套

经验分享

　　使用 2D 腹腔镜镜鞘自制切口保护套，内面使用石蜡油充分润滑，降低取标本阻力；长度要足够，以防标本接触阴道切口及外阴。

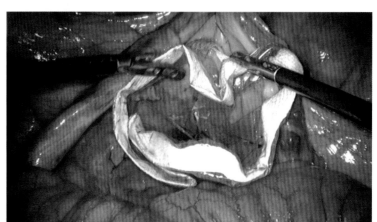

图 18-50　取出标本

经验分享

　　取标本时动作要轻柔，避免粗暴操作致标本破裂。

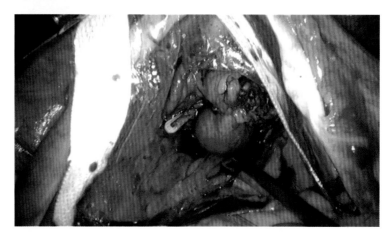

图 18-51　将标本自阴道取出

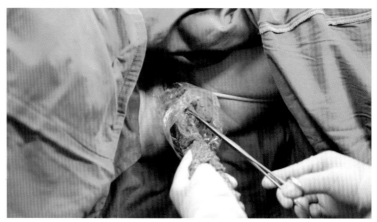

图 18-52　稀碘附溶液反复冲洗

操作技巧

蒸馏水、稀碘附溶液及生理盐水反复冲洗，严格遵守无菌、无瘤原则。

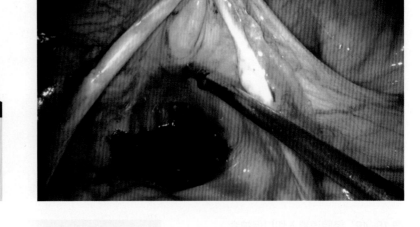

图 18-53　3-0 倒刺线连续缝合关闭阴道后穹隆切口

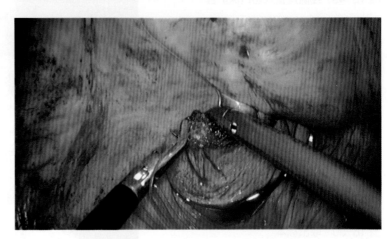

▶▶ 【术后腹壁及标本展示】（图 18-54，图 18-55）

图 18-54　切除标本

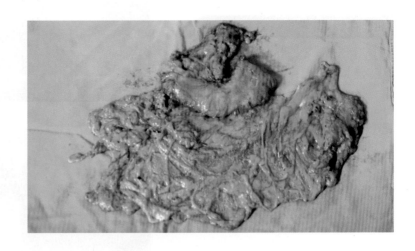

图 18-55　术后腹壁情况

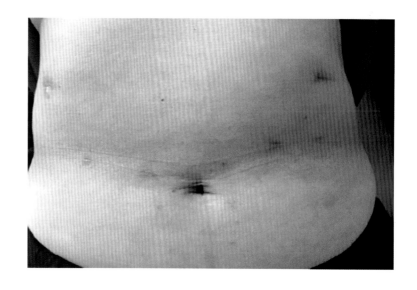

（于　刚）

第四节　手术相关要点、难点、热点剖析

本术式的操作要点及难点均体现在标本取出途径及消化道重建方式上。

1. 严格把握手术适应证。术前准确评估肿瘤位置、大小、浸润深度等，结合患者年龄、肥胖程度、婚育情况等选择适合病例。避免出现标本经阴道取出失败需再行腹部辅助切口这一尴尬局面。

2. 手术操作中无菌、无瘤原则需贯彻始终。在行腹腔内切开胃肠腔、切开阴道后穹隆、经狭小切口取出标本时可能增加腹腔污染、肿瘤种植播散风险，对此需做好肠道准备，术中助手操作吸引器密切配合，术中通过大量稀碘附溶液、生理盐水及蒸馏水反复冲洗，并使用自制标本袋及切口保护套，避免标本显露，降低肿瘤细胞种植的风险。

3. 有别于结直肠癌 NOSES 手术，胃癌 NOSES 手术切除、清扫、重建等操作均在上腹部，而打开阴道后穹隆并取出标本时，手术部位转换为下腹部，除术中需变化患者体位、重新摆放腹腔镜及显示器外，利用针对上腹部手术设计的辅助戳孔行下腹部的手术操作时，操作难度会相应增加，操作时间也有相应延长，术者需要与助手密切配合，利用熟练的镜下缝合打结等操作技术加以克服。

4. 对同时满足经阴道、经直肠取标本的女性胃癌患者，我们建议施行经阴道取标本的 NOSES。对女性胃癌患者无论切开直肠还是阴道后穹隆都是对"额外器官"的损伤，而阴道后穹隆在解剖上没有大的血管和神经通过，是妇科进行手术操作和取出标本常用的通道，也是腹腔穿刺常用的穿刺点，其作为取标本通道的安全性高于直肠，能避免经直肠取标本所致术后肠瘘、肠腔狭窄、腹腔感染等严重并发症。

（于　刚）

第十九章 腹部无辅助切口经口取标本的达芬奇机器人联合胃镜下胃间质瘤切除术

（GC-NOSES IX式）

▶ 【前言】

胃肠间质瘤（gastrointestinal stromal tumor，GIST）是常见的消化道间叶组织源性肿瘤，外科手术切除是首选治疗措施。随着对 GIST 认识的不断深入和微创技术的提高，目前治疗 GIST 的手术方式已由开放手术进入了微创手术时代，在保证手术安全性的同时，具有创伤小、恢复快的优点。目前开展的微创手术方法主要有内镜手术、腹腔镜手术、腹腔镜联合内镜手术等，均取得了良好的治疗效果。近年来，达芬奇机器人在国内逐渐推广，为外科手术带来了新的机遇和挑战。目前，南京军区南京总医院积累了千余例达芬奇机器人胃肠手术经验。在此，分享江志伟教授团队开展的 1 例达芬奇机器人联合胃镜治疗胃 GIST 的手术操作，供各位同道参考。本例患者为男性，50 岁，因上腹部不适 1 个月就诊，完善超声内镜、腹部 CT 检查后，发现胃体小弯前壁一大小约 $2cm \times 2cm$ 肿块（图 19-1、图 19-2），考虑胃 GIST 可能，患者要求手术治疗并希望腹部不要留明显手术瘢痕，排除手术禁忌证后拟行达芬奇机器人联合胃镜胃 GIST 切除术。

第一节 适应证与禁忌证

▶ 【适应证】（图 19-1，图 19-2）

1. 胃部肿瘤可进行局部切除者。
2. 病灶最大直径 <2.5cm 者。

▶ 【禁忌证】

1. 病灶最大直径 ≥ 2.5cm 者。
2. 存在或高度疑似有淋巴结转移者。
3. 存在食管静脉曲张等食管疾病者。
4. 患者不理解，无法接受该手术者。

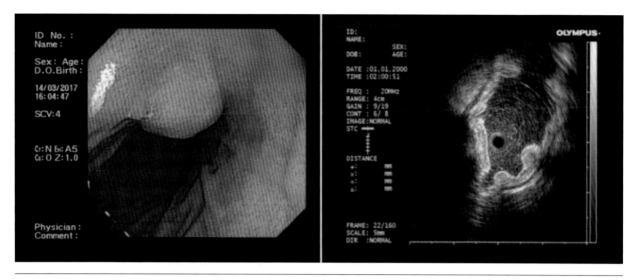

图 19-1　胃镜及超声内镜：胃体小弯前壁占位性病变，大小约 2cm×2cm

图 19-2　上腹增强 CT：胃体小弯前壁
　　　　 占位性病变，外膜完整，大小
　　　　 约 2cm×2cm

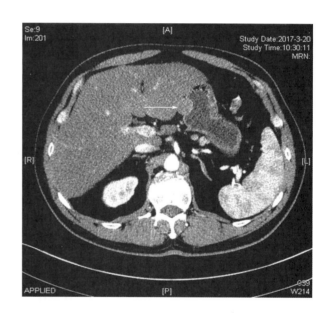

第二节　麻醉、体位、戳卡位置与术者站位

▶▶【麻醉方式】

全身麻醉或全身联合硬膜外麻醉。

▶▶ 【手术体位】

患者取头高足低仰卧位（图 19-3）。

图 19-3　患者体位

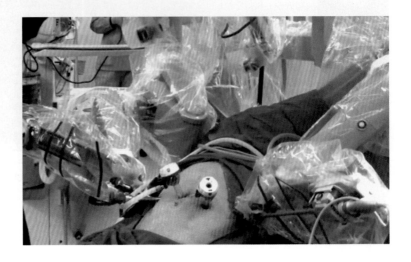

▶▶ 【戳卡位置】（图 19-4）

1. 腹腔镜镜头孔（12mm 戳卡）　脐下。
2. 助手辅助操作孔（12mm 戳卡）　左侧锁骨中线平脐处。
3. 器械孔 1（8mm 戳卡）　右侧锁骨中线平脐处。
4. 器械孔 2（8mm 戳卡）　左侧腋前线肋下 2cm。
5. 器械孔 3（8mm 戳卡）　右侧腋前线肋下 2cm。

图 19-4　戳卡位置（五孔法）

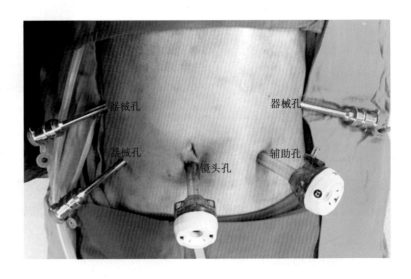

▶▶ 【术者站位】

术者位于达芬奇机器人操作平台前，助手站位于患者左侧（图 19-5、图 19-6）。

图 19-5 手术室布局示意图

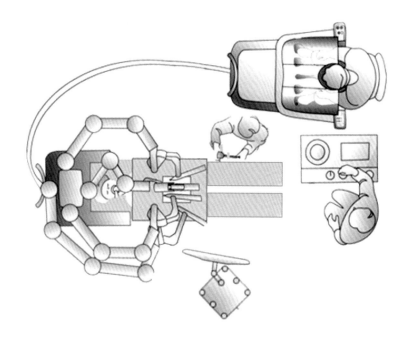

图 19-6 助手站于患者左侧

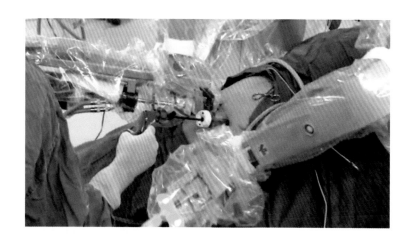

▶▶ 【特殊手术器械】

达芬奇机器人、胃镜。

第三节　手术操作步骤、技巧与要点

▶ 【探查与手术方案的制订】

达芬奇机器人设备组装后，开始进行手术探查及操作。

1. **常规探查**　进镜至腹腔，观察肝脏、胆囊、胃、脾脏、结肠、小肠、大网膜和盆腔有无肿瘤种植。

2. **肿瘤探查**　采用荷包线体外打结法悬吊肝脏暴露术野（图 19-7），机器人镜头联合胃镜探查发现胃肿瘤呈外生性生长，肿瘤位于胃体小弯侧前壁，大小 2cm×2cm（图 19-8），余腹无异常。

图 19-7　悬吊肝脏

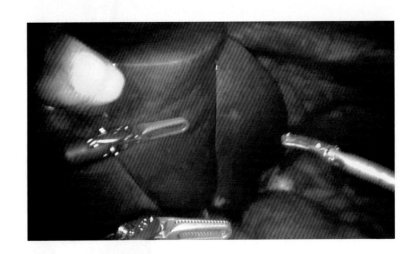

图 19-8　肿瘤位于胃体小弯侧前壁

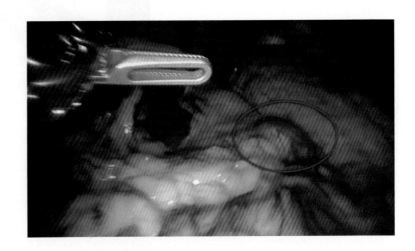

▶▶【肿瘤切除及标本取出】

资源十九　胃间质瘤切除

肿瘤完整切除：利用超声刀仔细裸化肿瘤周围的胃小弯侧胃壁（图 19-9），遇到大血管需要用钛夹进行夹闭（图 19-10），将胃小弯侧胃壁充分裸化（图 19-11）。用 3 号臂将预切除胃壁提起（图 19-12），术者用超声刀在肿瘤安全下缘打开胃壁全层（图 19-13），直视下环形完整切除肿瘤（图 19-14、图 19-15）。

图 19-9　裸化肿瘤周围胃壁

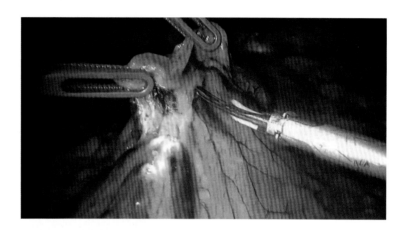

图 19-10　遇到大血管可用钛夹夹闭

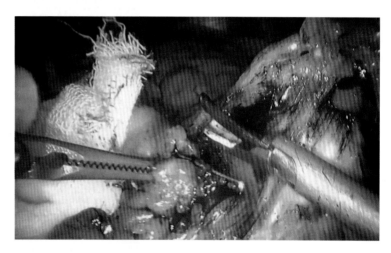

图 19-11　裸化后的小弯侧胃壁

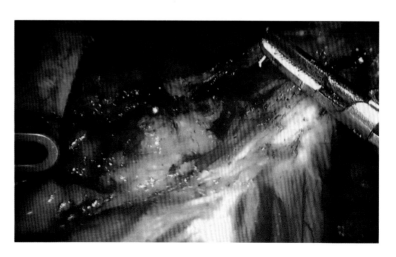

图 19-12　将肿瘤处胃壁提起

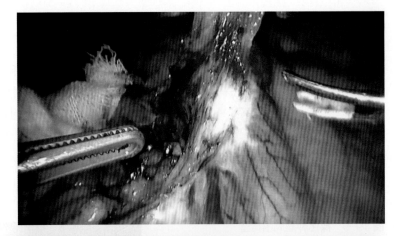

图 19-13　切开胃壁全层

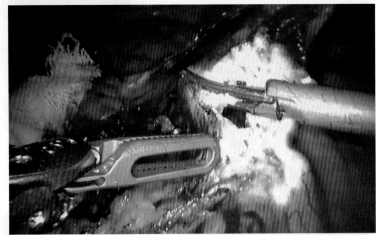

图 19-14　环形完整切除肿瘤

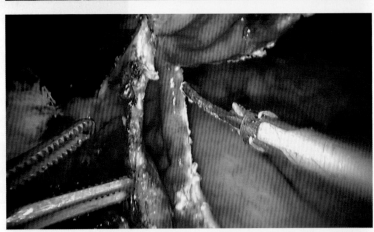

图 19-15　胃肿瘤完整切除

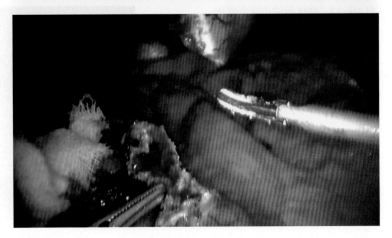

　　标本置入胃腔：首先将切除的肿瘤置入标本袋中（图19-16），并用0号线结扎袋口（图19-17），机器人镜下将结扎好的标本袋通过胃壁切口放入胃腔（图19-18）。

图 19-16　将肿瘤置入标本袋中

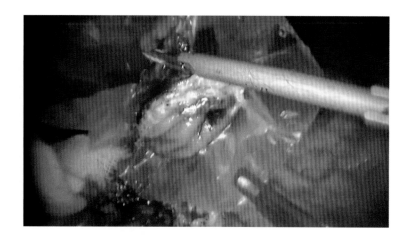

图 19-17　用 0 号线结扎袋口

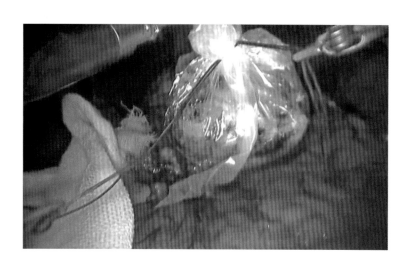

图 19-18　将标本袋放入胃腔

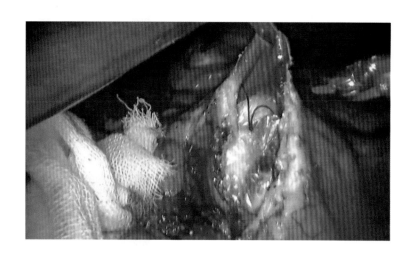

资源二十　胃壁
缝合

关闭胃壁切口：镜下利用 3-0 单针自固定免打结缝线自切口下方向上方全层缝合关闭胃壁切口（图 19-19），再利用同一根线自上而下浆肌层包埋胃壁切口（图 19-20），再用钛夹夹闭线尾，防止缝线脱落（图 19-21）。胃切口关闭后，于腹腔镜下仔细检查胃切口缝合确切（图 19-22）。

图 19-19　全层缝合胃壁切口

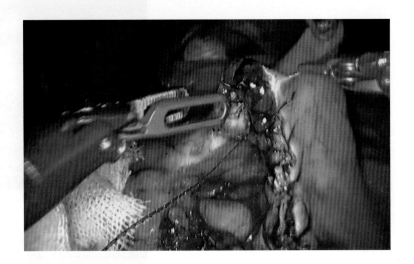

图 19-20　浆肌层包埋胃壁切口

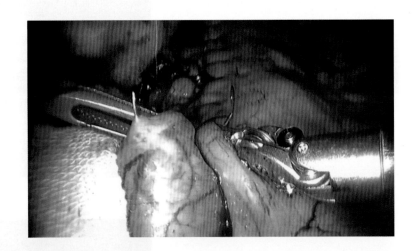

图 19-21　钛夹夹闭线尾，防止滑脱

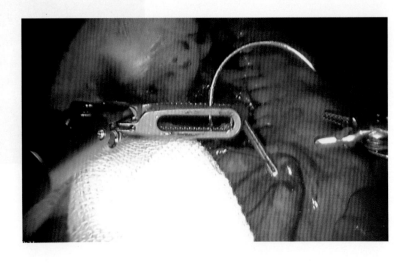

图 19-22　镜下检查胃壁切口

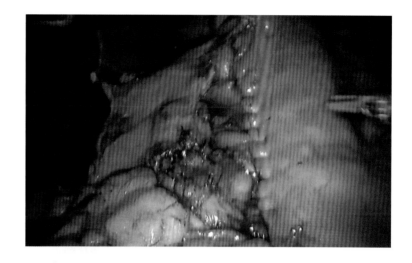

资源二十一　胃间
质瘤标本取出

　　胃镜辅助下取标本：达芬奇机器人操作结束，胃镜下检查胃壁缝合切口满意，无渗血（图 19-23）。利用异物钳抓住标本袋口结扎线，缓慢退镜，顺利取出标本（图 19-24）。检查标本：标本大小 2.5cm×3.0cm，切缘安全，送检，清点器械，缝合腹部戳孔，手术结束。

图 19-23　胃镜下检查胃壁切口

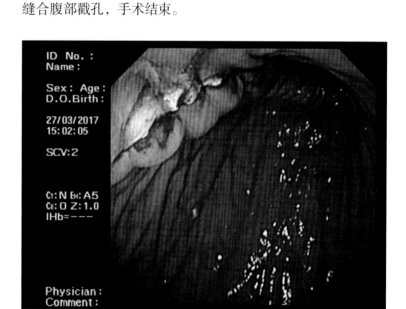

图 19-24　利用异物钳取出标本

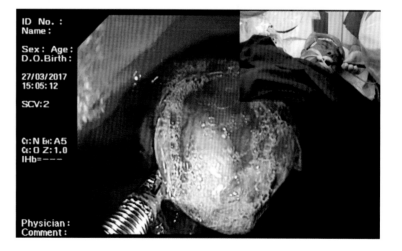

▶【术后腹壁及标本照片】（图 19-25、图 19-26）

图 19-25　术后腹壁照片

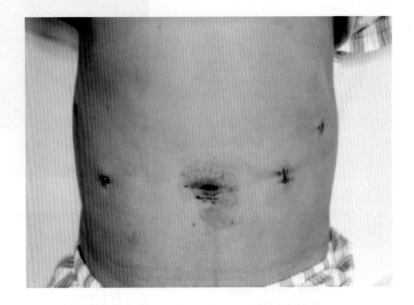

图 19-26　标本展示

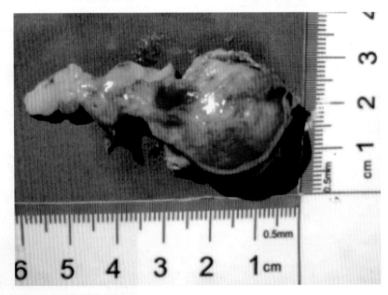

（江志伟　刘 江）

第四节　手术相关要点、难点、热点剖析

▶【经口取标本 NOSES 术注意事项】

　　随着微创理念的深入人心以及微创技术的快速发展，NOSES 术已从起步阶段逐渐走向成熟。在胃肠 NOSES 术中，取标本途径主要包括经肛门和经阴道两种，其中结直肠取标本途径多以经肛为主，胃

手术标本多以经阴道为主。除此两种常见取标本途径外，也有学者开始逐渐尝试开展经口取标本的NOSES术。目前，已有研究报道了经口取标本在活体动物模型及临床患者中的初步应用，其中包括袖状胃切除术、肝活检术、胆囊切除术、脾切除术等。

与经直肠和经阴道取标本手术相比，经口取标本手术减少了腹壁的辅助切口，表现出了NOSES术所具备的微创优势，包括腹壁功能障碍少、美容效果好、术后恢复快、切口并发症少、患者心理障碍小等优势。在经口NOSES术中，食管是取标本途径的必经之路，这也使经口NOSES术表现出了明显的特殊性。相比于直肠和阴道，食管的管腔更为狭长，加之食管管壁弹性差等因素，使取标本的操作难度大大增加，也对取标本的适应证提出了更高要求。同时，术者还要掌握食管的解剖结构特点，食管管腔共包括三处狭窄，分别位于食管的起始处（距离中切牙约15cm）、食管与左主支气管交点处（距离中切牙约25cm）、食管穿过膈的食管裂孔处（距离中切牙约40cm），在取标本过程中需要特殊注意食管的这几处狭窄。

此外，取标本过程中还有几点需要注意。第一，由于无法在食管管腔内预先置入标本保护装置，因此在经食管取标本之前，一定要将标本提前置入密闭的取物袋内，将标本完全与外界隔离，尤其是肿瘤标本，这一点对于无瘤操作至关重要。第二，在取标本过程中，如遇到阻力无法将标本顺利取出时，切忌暴力牵拉，防止损伤食管管壁，同时需使用胃镜来协助完成标本取出。此举既可以在直视下检查胃壁切口缝合是否确切、有无出血等情况，还可以在直视下将标本经食管经口取出，最大程度地保证了取标本操作的安全性。第三，术前还要明确食管是否存在静脉曲张、占位等容易引起食管出血、狭窄的病变，来综合判断经食管经口取标本操作的风险系数，对于风险较高者，不建议开展此术式。

经口取标本NOSES术同样表现出了良好的微创优势，同时这一技术更是对NOSES理论体系的补充和完善。但由于食管解剖结构的特殊性，术者在开展该术式时一定要严格把握手术适应证，也要掌握手术的操作技巧。只有在手术的安全性有了保证后，才能体现出这一技术的微创优势，才能使患者最大化受益。

（江志伟　刘 江）

第二十章　腹部无辅助切口经直肠拖出标本腹腔镜下直肠癌根治术 + 肝转移瘤切除术

▷ 【前言】

　　直肠癌及乙状结肠癌肝转移临床常见，其临床特点是病灶多发，并且转移瘤多位于肝脏表面，因而同期手术切除是有效可行的治疗方法。腹部无辅助切口经直肠拖出标本腹腔镜下直肠癌根治术 + 肝转移瘤切除术主要适用于肿瘤较小的直肠癌合并肝转移的患者。此类手术的操作特点：① NOSES 手术采用经自然腔道取标本的手术方式，减少了腹壁辅助切口；②一次微创手术同时切除直肠原发病灶 + 肝转移灶，损伤最小化。术前除了对原发病灶和肝脏转移灶进行充分评估外，还需要结合患者的全身状况、手术难易程度以及手术团队的经验等多方面因素，经多学科团队充分讨论后作出个性化的选择。术中需严格遵守全直肠系膜切除术原则，无论肛门括约肌保留与否，原发直肠癌均需达到根治性切除，同时肝脏转移病灶得到 R0 切除。由于腹腔镜技术，尤其是 3D 腹腔镜技术，给手术治疗策略带来了影响，在手术治疗时机的把握和方式的选择方面，需要临床医生结合患者和医生自身的情况做出个性化的安排。

第一节　适应证与禁忌证

▷ 【适应证】（图 20-1~ 图 20-4）

　　对于直肠原发病灶，一般要求：

　　1. 直肠、直肠与乙状结肠交界、乙状结肠、降结肠与乙状结肠交界处肿瘤；

　　2. 术中判断肠管连同系膜和瘤体的最大直径小于 7cm；

　　3. 肿瘤没有侵犯周围脏器，不侵出浆膜层为宜；

　　4. BMI<25kg/m^2。

　　对于肝脏转移瘤：

　　1. 原发病灶和肝转移灶均能达到 R0 切除，并且能保留足够的残肝功能（残存肝脏体积一般要求 >50%）；

　　2. 肝转移灶最大直径 ≤ 3cm、数目 ≤ 6 个；

3. 肿瘤位于第Ⅱ、Ⅲ、Ⅳb、Ⅴ和Ⅵ段肝脏表面或周边，与肝脏大血管及二级分支血管无密切关系；

4. 肝门淋巴结无需清扫。

【禁忌证】

对于直肠原发病灶：

1. 既往有肛管、肿瘤远侧直肠手术和外伤等导致的直肠肛管狭窄或缺乏扩张能力等；

2. 肿瘤远侧肠管合并有溃疡性结肠炎、克罗恩病、放射性直肠炎等；

3. 合并急性肠梗阻；

4. BMI>30kg/m²。

对于肝脏转移瘤：

1. 肝脏肿瘤位于肝实质内不易切除者；

2. 侵犯肝脏大血管及其二级分支血管。

图 20-1　适用的原发病灶肿瘤位置

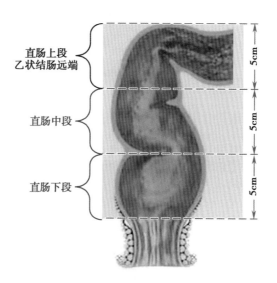

图 20-2　结肠镜：肿瘤距肛门约 6cm，
　　　　　最大径约 3cm

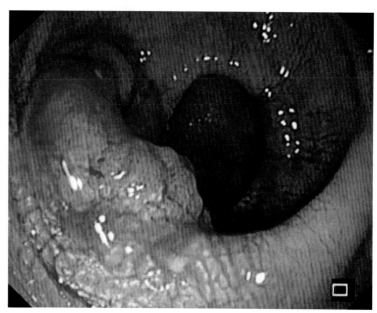

图 20-3　直肠 MRI：T2，肿瘤最大径
　　　　　5.3cm

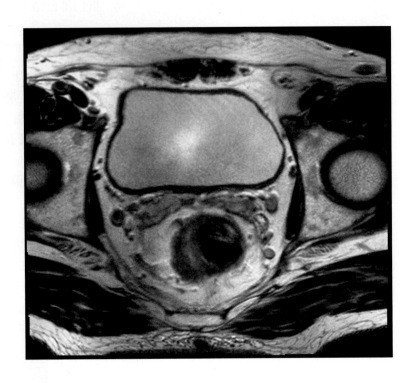

图 20-4　肝脏 CT：肿块位于表面

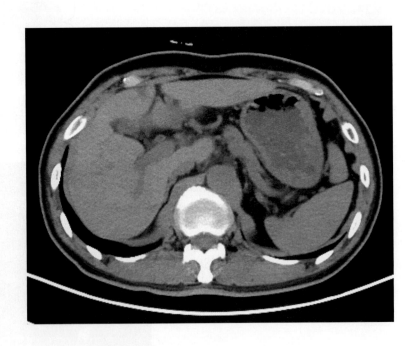

第二节　麻醉、体位、戳卡位置与术者站位

【麻醉方式】

全身麻醉。

【手术体位】

患者取截石位，右侧大腿稍低（图 20-5）。

图 20-5　患者体位

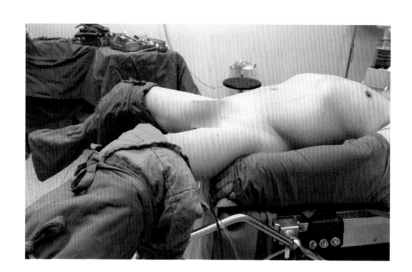

【戳卡位置】（图 20-6）

1. **腹腔镜观察孔（10mm）**　脐上 2cm；
2. **术者主操作孔（12mm）**　脐与右侧髂前上棘中外 1/3 为宜，超低位直肠手术时可稍偏内侧；
3. **术者辅助操作孔（5mm）**　脐旁右旁正中线上 5cm；
4. **助手辅助操作孔（5mm）**　左髂前上棘与脐连线中外 1/3 处；
5. **助手主操作孔（5mm）**　脐水平左腹直肌外缘。

图 20-6　Troca 位置（五孔法）

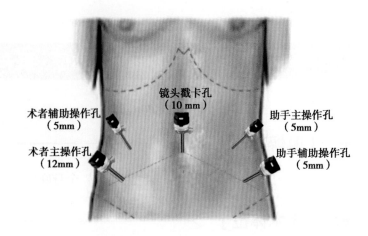

镜头戳卡孔
（10 mm）

术者辅助操作孔
（5mm）

助手主操作孔
（5mm）

术者主操作孔
（12mm）

助手辅助操作孔
（5mm）

▶【术者站位】

切除直肠肿瘤时，术者站位于患者右侧，助手站位于患者左侧，扶镜手站立于术者同侧（图 20-7）。切除肝脏肿瘤时，显示器置于患者的右前侧，术者站立于两腿之间，助手和扶镜手站立于患者的左侧。

图 20-7　术者站位

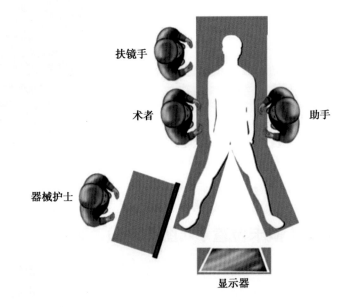

扶镜手

术者

助手

器械护士

显示器

▶【特殊手术器械】

超声刀、电铲、45/60mm 直线切割闭合器、28mm 环形吻合器、无菌保护套。

第三节　手术操作步骤、技巧与要点

》【探查与手术方案制订】》

　　1. **常规探查**　仔细观察肝脏、胆囊、胃、脾脏、大网膜、结肠、小肠及系膜表面和盆腔脏器有无种植转移（图20-8）。

图20-8　探查肝脏

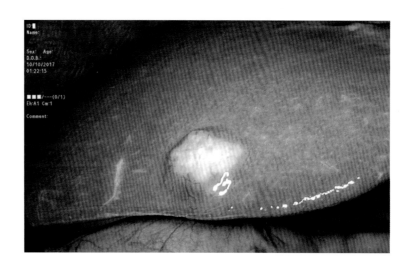

　　2. **探查肿瘤**　观察肿瘤的位置、大小、是否累及浆膜面，判定系膜肥厚程度、肿瘤及系膜最长径，能否经肛门拖出标本（图20-9）。

图20-9　探查直肠肿瘤

经验分享

　　肿瘤较小未侵犯浆膜层时不易定位，可钳夹肠管仔细感触，必要时术中肠镜定位。

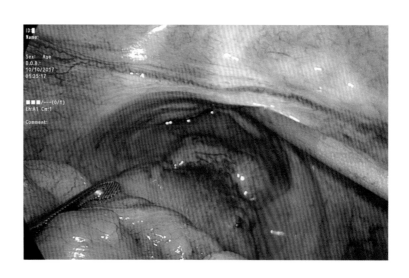

▶▶ 【解剖与分离】 ▷

　　1. 切开乙状结肠右侧系膜　采取中间入路，沿乙状结肠右侧"黄白交界线"纵行切开后腹膜，上至肠系膜下动脉根部上方，下至肿瘤远侧 5cm 或盆底腹膜处，进入 Toldts 间隙（图 20-10~ 图 20-12）。

图 20-10　辨认"黄白交界线"，于骶骨岬水平切开

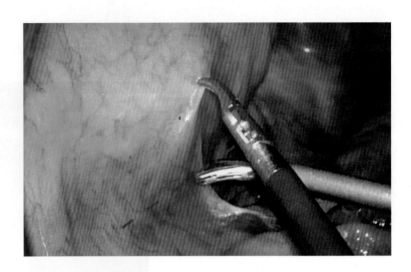

图 20-11　寻找并进入 Toldts 间隙

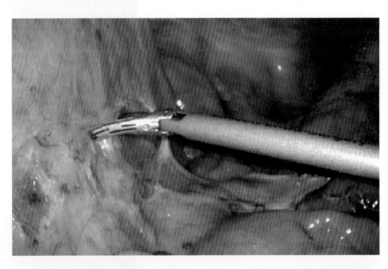

经验分享

　　助手将乙状结肠系膜充分展开，利用超声刀的气泡效应，很容易找到 Toldts 间隙。

图 20-12　拓展 Toldts 间隙

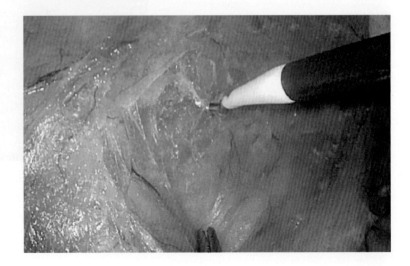

经验分享

　　正确地使用电铲能达到更好的分离，并且不容易走错层次。

2. 显露并离断肠系膜下动脉根部　向左侧、头侧拓展 Toldts 间隙，显露肠系膜下动脉根部，根部 Hemolock 闭合离断，一直游离至降结肠旁沟外侧，注意保护生殖血管及输尿管（图 20-13~ 图 20-15 ）。

图 20-13　离断肠系膜下动脉根部

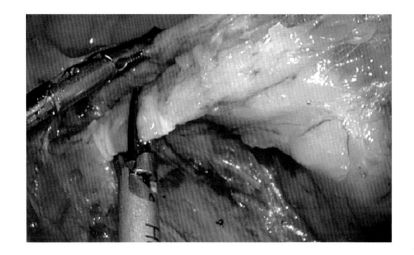

经验分享

　　距根部 2cm 处切断肠系膜下动脉为宜，注意勿损伤血管鞘周围的肠系膜下丛神经。

图 20-14　向头侧、外侧拓展 Toldts 间隙

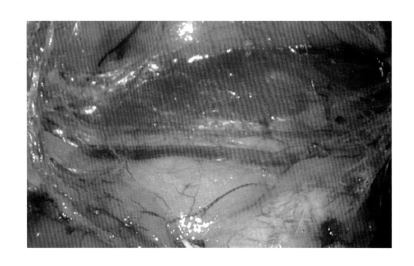

经验分享

　　始终顺 Toldts 间隙分离，保留输尿管前方的一层薄膜，可避免损伤输尿管。

图 20-15　离断肠系膜下静脉

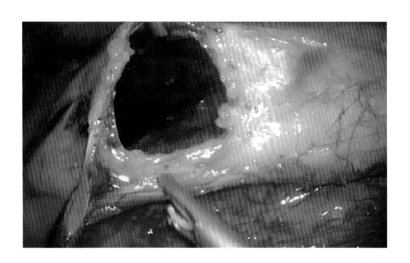

经验分享

　　不要急着离断肠系膜下静脉，否则不容易形成"帐篷"样结构，不利于拓展 Toldts 间隙。

3. 游离直肠　顺 Toldts 间隙向下方游离，依次分离直肠后壁、侧壁及直肠前壁，注意保护腹下神经及盆神经（图20-16~ 图 20-20）。游离前壁时，在腹膜返折上方 2cm 打开腹膜，离断邓氏筋膜，显露精囊腺或阴道壁。裁剪乙状结肠系膜后，在肿瘤下方 2cm 以上裸化直肠壁（图 20-21）。

图 20-16　游离直肠后壁

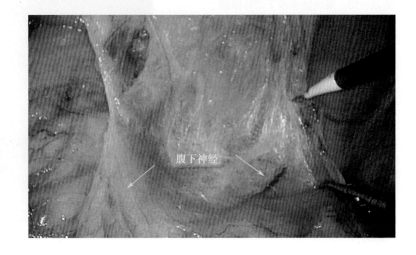

经验分享

　　注意保护双侧腹下神经及盆神经。

图 20-17　游离直肠后壁

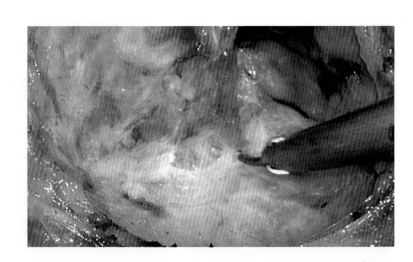

图 20-18　游离直肠右侧壁

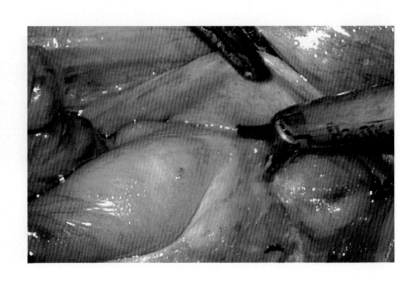

经验分享

　　显露精囊腺以后，需注意超声刀行进的方向始终与"精囊腺尾部和腹下神经连线"保持一致。当游离至精囊腺尾部时，分离的方向应偏向内侧，以免损伤泌尿生殖神经血管束。

图 20-19　游离直肠左侧壁

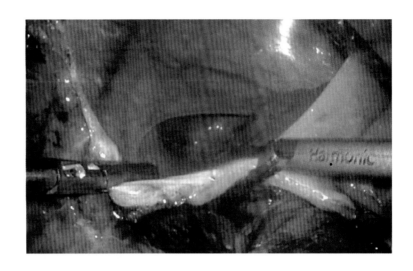

经验分享

当肿瘤位置较低时，左侧腹膜不宜切除过多，以免缝合盆底时张力过高。

图 20-20　游离直肠左侧壁

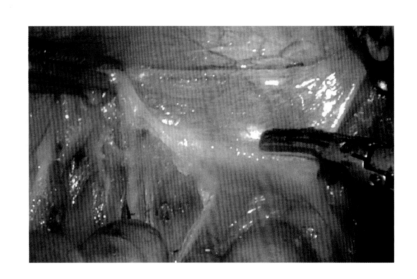

经验分享

精囊腺和 Denonvilliers 筋膜间有一疏松间隙，正确的解剖应在此间隙内前进。当直肠前间隙分离至双侧精囊腺完全显露后，要横断 Denonvilliers 筋膜，否则容易导致出血并损伤支配精囊腺的神经。

图 20-21　裁剪乙状结肠系膜

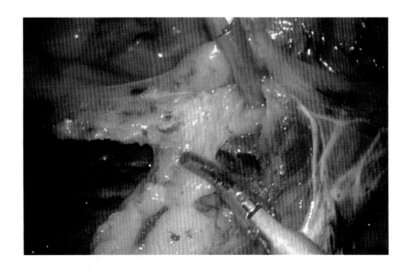

⫸ 【标本切除与消化道重建】 ⫸

1. **直肠标本切除及拖出**　肿瘤近侧约 10cm 处选择拟切断吻合部位，确保肠管足够的长度，可与远端直肠进行无张力吻合。裸化肠壁，腹腔镜切割闭合器切断闭合肠管。距离肿瘤下缘 2~4cm 处裸化肠管，纱线条结扎肠管（图 20-22）。肿瘤远端结扎线远侧约 1cm 处用超声刀横断远侧肠壁，碘附纱条局部消毒（图 20-23、图 20-24）。经右下腹主操作 Trocar 内置入长 25cm 的标本保护套（图 20-25、图 20-26）。

会阴组：会阴组医生充分扩肛至 4 指，生理盐水反复冲洗直肠肠腔，用干净纱布去除腔内多余的水分。经肛门插入带齿 Kock 钳至直肠残端上方 4~5cm，钳夹标本保护套结扎一端，从直肠腔内经肛门拖出，腹腔内直肠残端上方保留长 7~8 cm。

剪除经肛拖出保护套的结扎部分，用 Kock 钳钳夹 28mm 吻合器抵钉座，经保护套将其放入腹腔（图 20-27）。Kock 钳钳夹已切除游离的体积较细的近侧肠管残端，经标本保护套内向体外拖出（图 20-28~ 图 20-30）。

图 20-22　纱条结扎肿瘤远端肠管

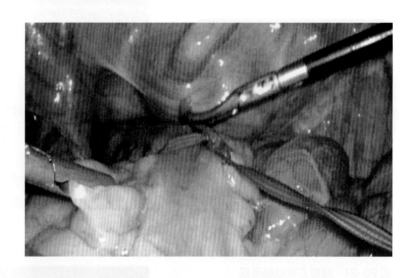

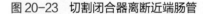

经验分享

　　纱条结扎牢靠，并可"节省"钉舱，一举两得。

图 20-23　切割闭合器离断近端肠管

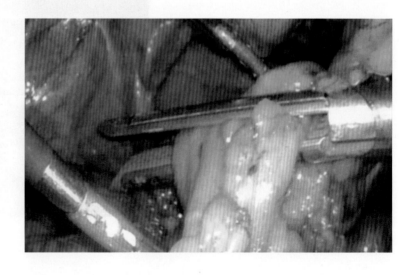

图 20-24　碘附纱条消毒切开的肠腔

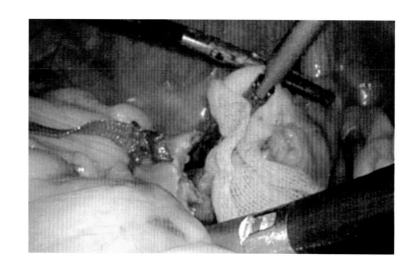

图 20-25　经主操作 Trocar 置入塑料保
护套

经验分享

　　无菌标本套自腹腔内进入，
再从直肠残端拖出肛门外，有
效避免了腹腔内的逆行污染。

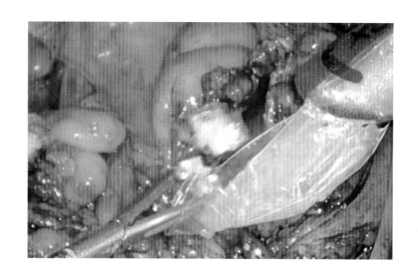

图 20-26　置入的腔镜保护套

经验分享

　　标本保护套采用腔镜保护
套剪裁而成，根据远侧直肠保
留的长度，截取保护套一端长
25~35 cm 制作而成；一端结扎，
一端为开放的带有结扎带的开
口；准备过程中袋内约 5 ml 石
蜡油冲洗润滑。

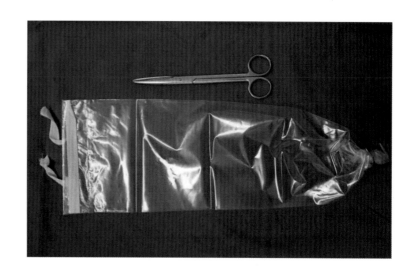

图 20-27　自肛门经保护套置入吻合器抵钉座

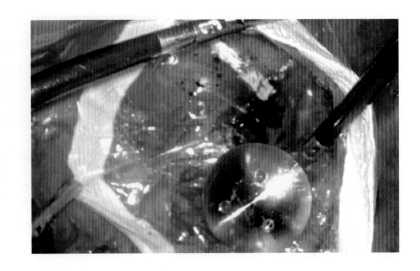

图 20-28　将切除的标本置入保护套

经验分享

　　Kock 钳钳夹已切除游离的体积较细的近侧肠管残端。术者和助手用钳夹钳向上方牵拉直肠残端的边缘，防止一起被翻入腔内，影响标本的拖出。

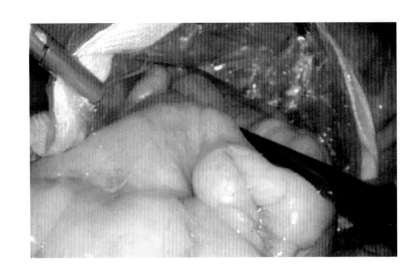

图 20-29　经肛门拖出标本和保护套

经验分享

　　标本完全进入保护套后，收紧近侧保护套开口处的结扎带，用大的 Hemolock 钳夹、闭合；保护套连同标本一起拖出。

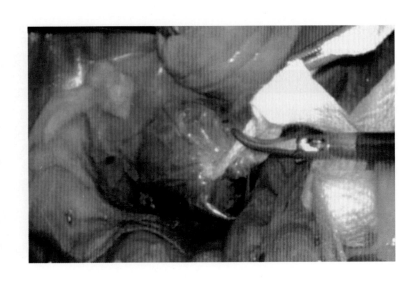

图 20-30　会阴组经肛门拖出标本及保
　　　　　护套

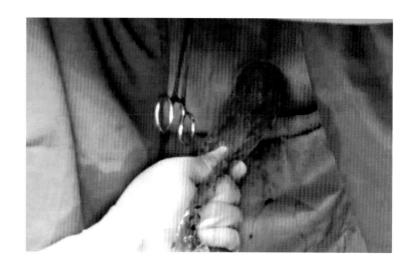

2. 消化道重建　盆腔彻底冲洗后，对于中、高位直肠癌，钳夹提起远侧直肠残端，腹腔镜切割闭合器闭合残端（图 20-31）。近端肠管残端下方放置干净纱布，剪除残端闭合缘，局部碘附消毒开放的残端肠腔（图 20-32）。将吻合器抵钉座置入残端肠腔，残端肠壁边缘 2~3 枚 Hemolock 闭合（图 20-33）。用圈套器将残端肠壁环形固定于抵钉座中心杆上，剪刀清除多余肠壁组织（图 20-34、图 20-35）。经肛门置入 28mm 管状吻合器，中心杆从远侧直肠残端中部穿出，与近端抵钉座合拢，完成吻合（图 20-36）。

对于低位直肠癌，尤其是吻合口距离齿状线 < 4cm 者，闭合器关闭残端存在困难，可用倒刺线连续荷包缝合法封闭远端（图 20-37、图 20-38），再以管型吻合器吻合。检查吻合圈是否完整，V-lock 倒刺线连续缝合吻合口后方远近侧系膜，以及前壁和两侧肠管的浆肌层。对于低位直肠，应缝合盆底腹膜（图 20-39）。

图 20-31　切割闭合器关闭直肠残端

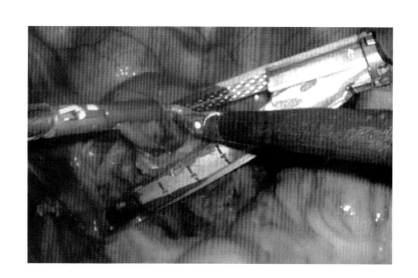

图 20-32　剪开近端残端

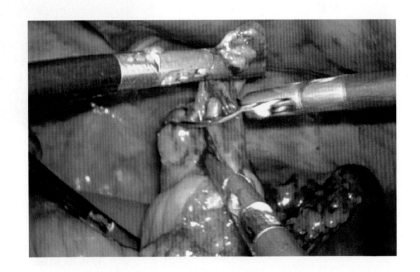

图 20-33　置入吻合器抵钉座

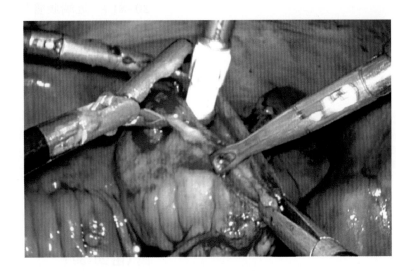

图 20-34　血管夹 + 圈套器固定抵钉座

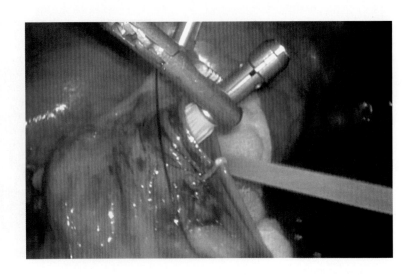

图 20-35　修剪多余组织

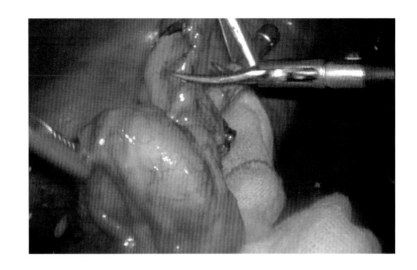

图 20-36　管型吻合器自肛门吻合

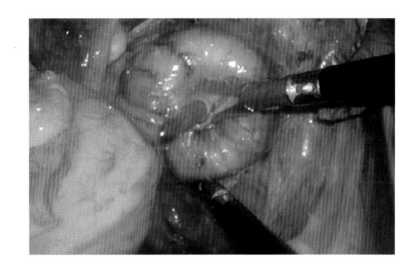

经验分享

　　对于中、高位直肠，若吻合不满意，可以用倒刺线连续浆肌层缝合加固吻合口。

图 20-37　倒刺线连续缝合直肠残端

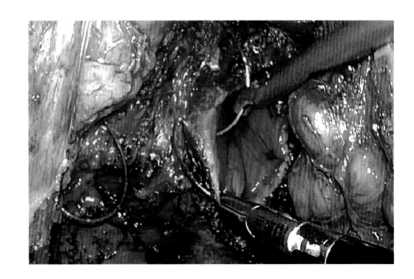

经验分享

　　若直肠远残端长度不够，切割闭合器关闭存在困难时，可以用倒刺线连续荷包缝合法封闭远端。

图 20-38 倒刺线连续缝合直肠残端

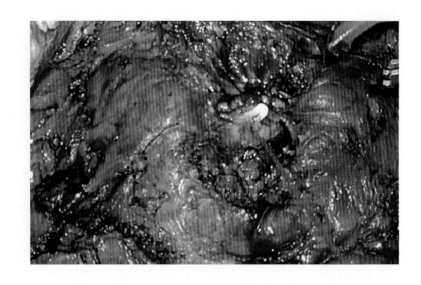

图 20-39 关闭盆底

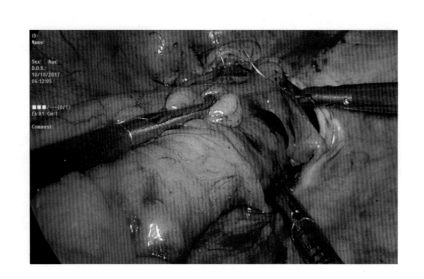

经验分享

对于腹膜返折以下肿瘤，应常规关闭盆底，预防术后盆底疝的发生，同时可以预防吻合口漏导致的腹腔感染。

▶▶ 【肝脏转移瘤切除】 ▶

超声刀离断肝圆韧带和镰状韧带，充分显露肝脏转移病灶（**图 20-40**、**图 20-41**）。对于肝肋缘的肿瘤，通过超声刀距离肿瘤边界 0.5cm 环形切开肝脏组织，先行逐一切除，置入取物袋中暂时置于上腹部（**图 20-42**、**图 20-43**）。切除分离过程中对于明显管道以钛夹或 Hemolock 夹闭，切除创面以双极电凝仔细止血，并填塞止血纱布（**图 20-44**）。

对于肝表面可见的肿瘤，可先用电凝钩或者电铲在肿瘤周边 0.5cm 电灼做好预切标记，再用超声刀挖除肿瘤（**图 20-45~图 20-47**）。对于多发的肝表面转移瘤，电铲烧灼"毁瘤"也可以达到很好的效果（**图 20-48**）。

图 20-40　离断镰状韧带

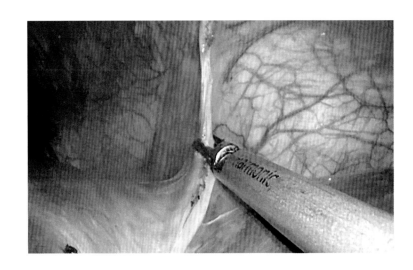

经验分享

　　肠癌合并肝转移，一般建议先行肝转移瘤切除，再更换显示器位置，切除肠道肿瘤。

图 20-41　离断肝圆韧带

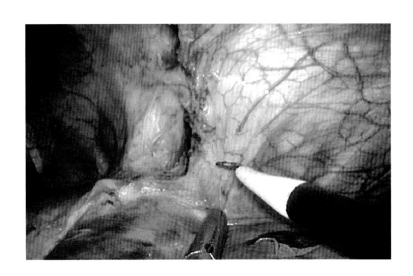

图 20-42　肿瘤边缘 0.5cm 做好标记

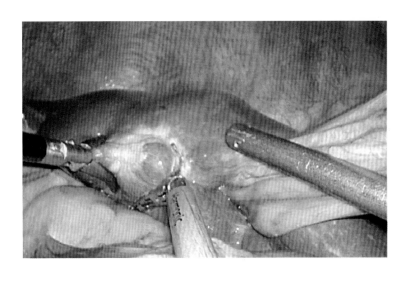

经验分享

　　超声刀保持半闭合姿势，边切边收紧。此外需注意尽量保证切缘阴性。

图 20-43 完整切除肿瘤

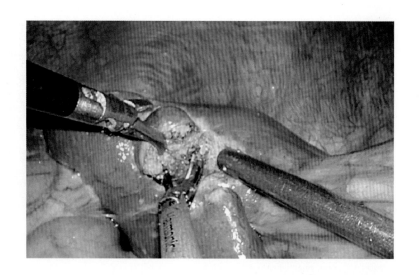

图 20-44 创面止血

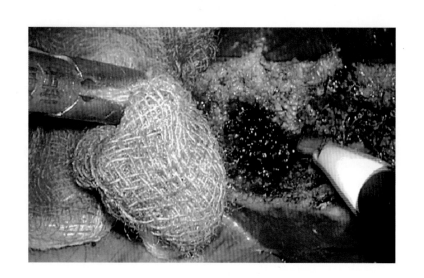

经验分享

对术前肝脏磁共振提示位于肝脏深部或者距离主要血管较近、直径 ≤ 3cm 的转移灶，采用腹腔镜联合术中射频消融的方式进行灭瘤。

图 20-45 位于肝脏表面的肿瘤

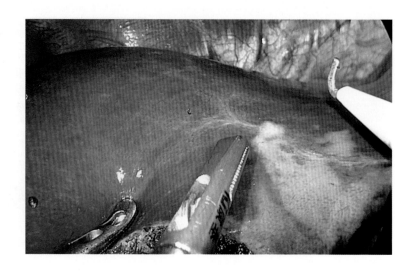

图 20-46　电凝标记预切范围

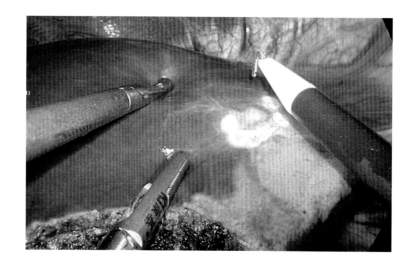

图 20-47　完整切除肿瘤

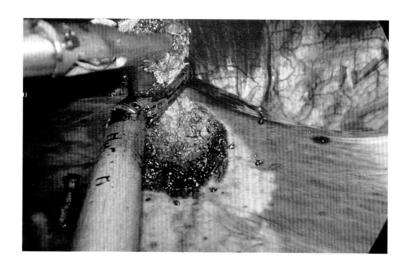

图 20-48　电铲烧灼毁瘤

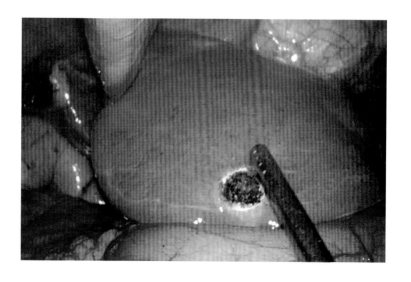

（傅传刚）

第四节　手术相关要点、难点、热点剖析

》【肠癌肝转移的手术策略】

　　对于直肠癌伴有同时性肝转移的患者，如果原发病灶和转移病灶均为可切除是同期切除还是分期切除尚存有一定的争议。通常包括 3 种策略：①经典的分期切除，即先切除直肠原发病灶，再行化疗后行肝转移灶切除；②同期手术切除；③"肝脏优先"原则，即先切除肝脏转移灶，再切除原发病灶。随着技术的进步，肝转移灶的大小、数目、部位、分布等已不再是影响判断结直肠癌肝转移患者是否适宜手术的单一决定因素。是否进行同时切除应当根据原发和转移病灶的特点、患者的全身状况、手术的难易程度以及手术团队的经验等多方面因素，经多学科团队充分讨论后作出个性化的选择。同期切除一般需要满足以下几个条件：①结直肠癌原发灶能够根治性切除。②根据肝脏解剖学基础和病灶范围，肝转移灶可 R0 切除，且要求保留足够的肝脏功能（剩余肝脏体积 ≥ 50%）。③患者全身状况允许，没有不可切除的肝外转移病变，或仅为肺部结节性病灶，但不影响肝转移灶切除决策的患者。

　　肠癌肝转移同期手术的方式包括以下几种：传统开腹手术、腹腔镜直肠癌切除联合开腹肝脏病灶切除、传统腹腔镜辅助直肠癌和肝脏转移灶联合切除以及 NOSES 术联合肝脏转移灶切除。对于合并肝转移的直肠癌患者行 NOSES 术应严格掌握适应证，尤其是肝脏转移瘤，一般要求肝脏肿瘤直径 ≤ 3cm、单发或少数几个、位于肝表面或周边且腹腔镜下易于操作，对需行解剖性肝切除、半肝切除或肝门淋巴结清扫者，应谨慎选择。此外，术中应注意切缘问题，尽量做到 R0 切除。

》【肝脏转移瘤切缘问题探讨】

　　对于肝脏转移病灶的切除，既往指南大多推荐切缘 > 1cm 作为标准。但近年研究发现，只要切缘阴性，即使距离肿瘤切缘 1cm 也不会增加局部复发风险。其总生存及无疾病生存时间与切缘 > 1cm 者并无差异。研究显示，即使是 R1 切除，其远期的疗效也优于单纯化疗的患者。尤其是腹腔镜肝脏转移病灶的切除主要采用超声刀等能量平台工具，不仅具有很好的术中止血作用，同时切缘的烧灼损毁组织可深达 1cm 以上，可以有效减少切缘阳性，更多地达到 R0 切除效果。

》【标本拖出技巧】

　　1. **钳夹近侧残端向外牵拉**　切除标本的远侧端为肿瘤一侧，切缘与肿瘤的距离较近，同时由于肿瘤的存在，又为直肠壶腹部，系膜脂肪较多，肠管的直径通常较近侧残端更大；如果钳夹这一侧向外牵拉往往比较困难，而且在牵拉的过程中很容易导致肿瘤的破损，影响病理检查的准确性。因此，向外牵拉时应当避开体积较大的一侧，选择钳夹近侧较细的肠管，先行经标本袋拉出体外。

　　2. 如果标本直径较粗，拖出有一定难度，可以用 Kock 钳横行钳夹已拖出体外的肠管，帮助用力；如果标本已经完全进入标本袋中，可以结扎近端的结扎带，会阴部标本和保护套一起牵拉，可以有助于标本的拖出，并保持肿瘤部位标本的完整。

　　3. 对于切除肠管较长、肠腔内尚有一些气体或液体的标本，部分拖出后留在体内的部分会出现肠管扩张而难以继续拖出。此时，可以在已拖出体外肠管的一侧切一小口，从中插入吸引器的外套管至扩张肠管部分，将气体和液体放出，塌瘪后的肠管即可顺利拖出。通过采取以上措施，既可有效地避免腹腔内的污染，降低术后感染机会；同时即使体积比较大的标本也可以顺利取出。

▶▶【神经保护】

1. **直肠后间隙的游离**　进入正确的直肠后间隙是保护此处神经的关键。如前所述，进入直肠后间隙后先游离直肠后壁，利用 3D 腹腔镜的可旋转摄像头深入盆底，仔细辨认层次，沿直肠后间隙隧道式分离后，转向两侧游离，在接近两侧直肠旁沟皱褶时，一般能见到相对粗大的双侧腹下神经，一般距离输尿管 1~2cm 并与其伴行。对于一些神经显露不明显的患者不推荐 "主动解剖" 腹下神经，容易造成 "人为性损伤"。正确的做法是：始终顺着直肠后间隙这一正确的解剖层面前进。

2. **Denonvilliers 筋膜的处理**　游离直肠前壁的技巧在于：遵循 "后壁 – 两侧 – 前壁" 的顺序，即先从直肠后间隙向下游离至直肠骶骨筋膜即 Waldyer 筋膜，然后继续游离直至肛提肌水平。需注意，在 S_4 水平以下直肠固有与骶前筋膜相互愈合，此处需调整 3D 腹腔镜的可旋转头在直视下仔细游离，勿损伤骶前筋膜后方的静脉丛及神经。由后方转向两侧时，沿两侧直肠旁沟切开腹膜返折部。显露精囊腺以后，需注意超声刀行进的方向始终与 "精囊腺尾部和腹下神经连线" 保持一致。当游离至精囊腺尾部时，分离的方向应偏向内侧，因为泌尿生殖神经血管束位于前列腺包膜之外、Denonvilliers 筋膜的外侧边缘，此处的神经损伤容易导致勃起功能障碍。另外，应尽量避免 2 点、10 点方向位置的暴力牵拉，也容易损伤神经。

（傅传刚）

第二十一章 腹部无辅助切口经直肠拖出标本的腹腔镜下右半结肠癌 + 直肠癌根治术

▶【前言】

目前，随着结直肠癌发病率的上升，结直肠多原发癌（multiple primary colorectal cancer，MPCRC）的发生率、确诊率也在逐步上升。右半结肠癌合并直肠癌的患者需要行右半结肠癌根治术和直肠癌根治术，涉及脏器多，加之右半结肠毗邻器官多、血管关系复杂、解剖变异大，因此该术式也是 NOSES 手术系列中难度很大的一种术式。单独行右半结肠 NOSES 术，标本的取出途径仅适用于阴道，但合并直肠癌时可借助肛门一并取出右半结肠标本和直肠标本。行右半结肠切除操作特点：在腹腔内完全游离切断右半结肠，再进行全腹腔镜下末端回肠与横结肠的功能性端-端吻合，经直肠或阴道将右半结肠标本取出体外。行直肠切除时根据肿瘤部位不同，取标本方式也不尽相同，但均需严格遵循 TME 原则，在正确的手术层面进行解剖和游离，这也是能够快速安全完成手术的先决条件。该术式的难点主要体现在三个方面：第一，腹腔镜手术的共性关键技术，包括正确的辨认解剖标识，合理的手术入路以及完整的系膜切除，系膜根部血管结扎和淋巴结清扫，以及重要组织器官的显露和保护。第二，右半结肠癌和直肠癌 NOSES 手术特有的操作步骤，即全腹腔镜下进行两次消化道重建，重建难度超过其它术式。第三，该术式对术者技术以及助手配合提出了更高要求，尤其在标本取出的过程中，无菌术、无瘤术的精准运用至关重要。

第一节 适应证与禁忌证

▶【适应证】（图 21-1）

1. 右半结肠肿瘤合并直肠肿瘤；
2. 最大肿瘤环周径小于 5cm（经阴道）；
3. 最大肿瘤环周径小于 3cm（经直肠）；
4. 肿瘤未侵出浆膜为宜。

▶▶ 【禁忌证】 ▷

1. 最大肿瘤环周径大于 5cm；
2. 肿瘤侵犯周围组织器官；
3. 患者过于肥胖（BMI > 35kg/m^2）。

图 21-1　结肠三维重建 CT：肿瘤位于
　　　　升结肠和直肠

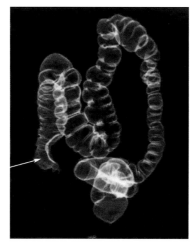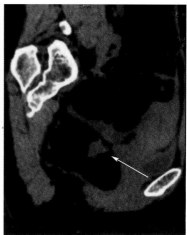

第二节　麻醉、体位、戳卡位置与术者站位

▶▶ 【麻醉方式】 ▷

全身麻醉或全身联合硬膜外麻醉。

▶▶ 【手术体位】 ▷

功能截石位（图 21-2）。

图 21-2　患者体位

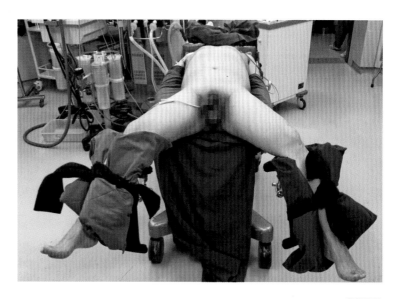

▶▶【戳卡位置】▶

　　1. 腹腔镜镜头戳卡孔（10mm 戳卡）　位于脐至脐下方 2cm 的范围内均可，这个要同时兼顾右半结肠和直肠的操作。

　　2. 术者主操作孔（12mm 戳卡）　位于左上腹中部，腹直肌外侧缘；

　　3. 术者辅助操作孔（5mm 戳卡）　位于左下腹，与腹腔镜镜头戳卡孔不在同一水平线；

　　4. 助手主操作孔（12mm 戳卡）　位于右下腹并尽量靠脐与髂前上棘连线中外 1/3 处，便于消化道重建时放入直线切割闭合器；

　　5. 助手辅助操作孔（5mm 戳卡）　位于右上腹，右锁骨中线与横结肠投影区交叉处（图 21-3）。

图 21-3　戳卡位置（五孔法）

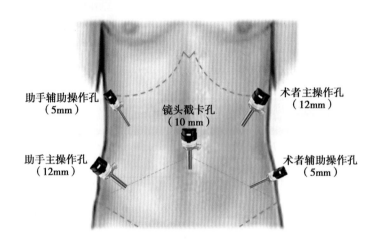

▶▶【术者站位】▶

　　右半结肠游离与切除：术者站位于患者左侧，助手站位于患者右侧，扶镜手站位于术者同侧或患者两腿之间（图 21-4a）；消化道重建：术者站位于患者右侧，助手站位于患者左侧，扶镜手站位于术者同侧。

　　直肠游离与切除：术者站位于患者右侧，助手站位于患者左侧，扶镜手站位于术者同侧（图 21-4b）；标本取出：站位同直肠游离与切除。

图 21-4　术者站位
a. 右半结肠切除；b. 直肠游离与切除及标本取出

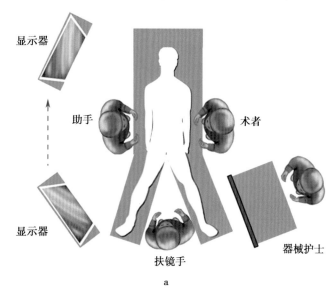

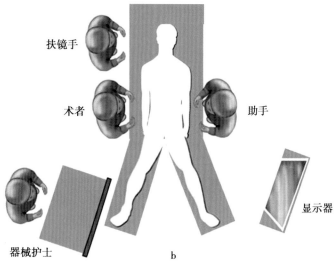

▶▶【特殊手术器械】

超声刀、60mm 直线切割闭合器、29mm 环形吻合器、阴道缝合线（经阴道取标本使用）、无菌保护套、举宫器（女性患者）。

第三节　手术操作步骤、技巧与要点

▶【探查与手术方案制订】▷

在详细的术前探查和手术评估的基础上，探查分三步。

1. **常规探查**　进镜至腹腔后，常规探查肝脏、胆囊、胃、脾脏、结肠、小肠、大网膜和盆腔有无肿瘤种植和腹水（图21-5）。

图21-5　探查胃及肝脏

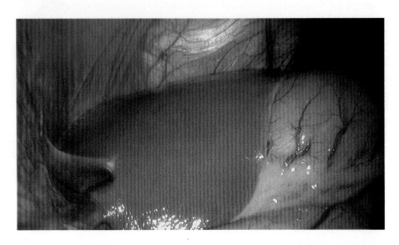

2. **肿瘤探查**　肿瘤位于右半结肠及直肠腹膜返折附近，两处肿瘤均未侵出浆膜，肿瘤环周径<5cm，可经肛门完成标本取出。

3. **解剖结构的判定**　右半结肠切除术较为复杂，毗邻脏器较多，需判定回结肠动静脉、右结肠动静脉、中结肠动静脉，尤其中结肠动静脉，血管分支较多，如果处理困难，建议在中结肠动静脉根部结扎切断。此外，还需判定横结肠游离后可否行镜下回肠横结肠功能性端－端吻合。因为目前设备、技术条件无法完成全腹腔镜下环形吻合器下的回肠横结肠端－端或端－侧吻合，如横结肠系膜过短，勿实施该手术。判定乙状结肠及其系膜血管长度，判定中段直肠系膜肥厚程度，能否经直肠或阴道取出。

▶【右半结肠解剖与分离】▷

1. **回结肠动静脉根部解剖与离断**　助手将小肠及大网膜推向左上腹，充分暴露术区。此时可见回结肠动静脉与肠系膜上静脉夹角有一凹陷薄弱处（图21-6），用超声刀打开此处系膜，慢慢分离裸化血管。沿Toldts间隙向上、向外侧分离，呈洞穴状，向上游离可见十二指肠，表明间隙正确。在回结肠动静脉根部尽量打开肠系膜上静脉鞘（图21-7），向上分离，在其右侧与后方相贯通。裸化回结肠动静脉根部，清扫淋巴脂肪组织，用血管夹双重结扎切断（图21-8，图21-9）。

图 21-6　肠系膜上静脉与回结肠血管交角处

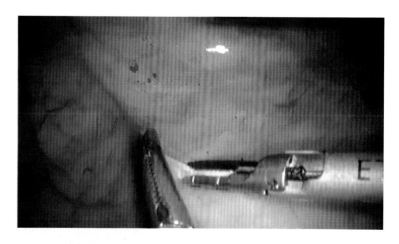

　　（1）采用内侧入路，回结肠动静脉的寻找至关重要。对于体型瘦弱的患者并不困难。但对于肥胖患者有一定难度。（2）这需要外科医生有立体的解剖思维，判定的标志有三点：①肠系膜上静脉走行有个"脊"。②十二指肠水平部往往能看到。③回结肠动静脉往往有个隆起的"脊"。

图 21-7　打开肠系膜上静脉鞘

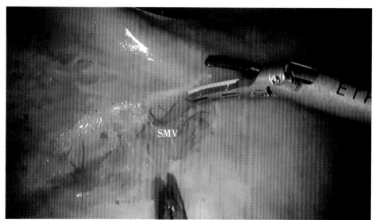

SMV

图 21-8　裸化回结肠血管根部

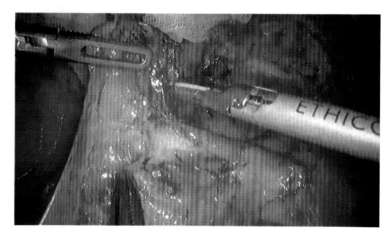

　　这个区域血管较多，必须谨慎细致地进行操作，也可在术野旁放置小纱布一块，如遇到出血等情况，可迅速进行压迫止血。

图 21-9　结扎切断回结肠血管

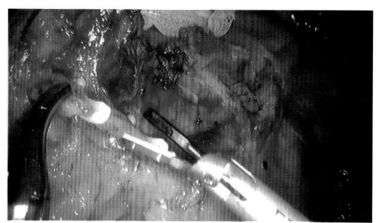

2. 右结肠动静脉根部的处理　沿着 Toldts 筋膜在十二指肠表面游离，仔细分离后可见右结肠静脉、胃网膜右静脉、Henle 干共同汇合进入肠系膜上静脉，结扎切断右结肠静脉，沿肠系膜上静脉向上分离可见右结肠动脉，在根部双重结扎切断（图 21-10，图 21-11）。可见右结肠动静脉周围血管毗邻较多（图 21-12）。

图 21-10　裸化右结肠动脉

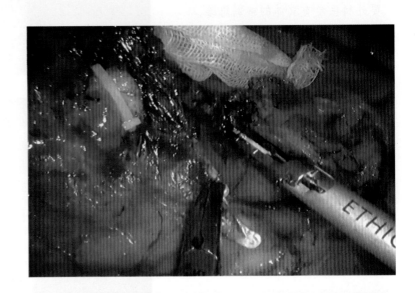

图 21-11　结扎右结肠动脉

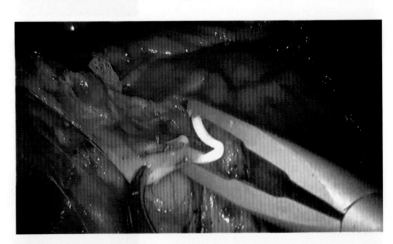

图 21-12　右结肠动静脉的血管毗邻关系

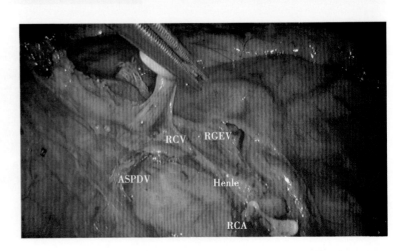

3．中结肠动静脉根部的处理　在分离完右结肠动静脉之后，继续向上分离。在胰颈表面透一层薄膜可见胃窦后壁即停止分离，随即垫一块小纱条。沿肠系膜上静脉向上分离，于胰腺下缘双重结扎切断中结肠动静脉。至此供应右半结肠的血管均解剖离断。

4．结肠系膜的游离　继续沿 Toldts 间隙进一步向外侧、上方及下方分离，可见整个游离的表面光滑、平整、干净（图 21-13）。

图 21-13　游离平面光滑、平整

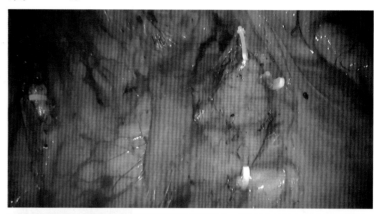

图 21-14　小纱布置于系膜下方

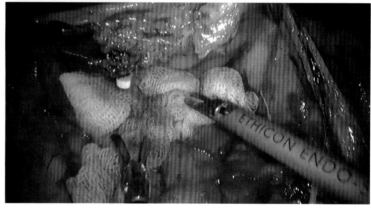

小纱布妙用

在游离的系膜下方，平行放置一纱布条，起到保护和标识作用（图 21-14）。

5．回肠系膜的处理　当盲肠下部腹膜打透贯穿后，其根部附着的筋膜尽量打开，使回肠的游离度变大一些，便于镜下肠管吻合（图 21-15）。助手提起末端回肠，术者用超声刀裁剪回肠系膜，注意系膜的血运走行与方向。切割至末端回肠壁，向近端裸化 2cm 肠管。

图 21-15　打开盲肠后方腹膜

经验分享

①小肠血运丰富，供血的节段性十分明显，裸化小肠壁后可清晰见到肠管的血运分界线。②末段回肠系膜的分离，游离度应大一些，提拉至上腹部便于吻合。

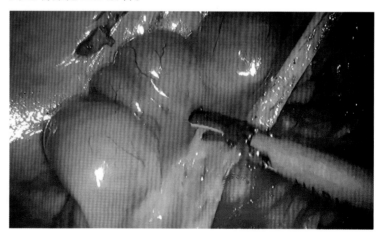

6. **大网膜及第 6 组淋巴结的处理**　判断横结肠预切定线，游离大网膜（图 21-16）。用超声刀裁剪右侧大网膜至横结肠壁。将其拉向右侧腹腔，助手左手持钳提起胃壁，可见胃网膜右动静脉走行。从横结肠向其分离切断胃结肠韧带进入网膜腔（图 21-17），沿胃网膜右动静脉血管弓外缘向右侧分离切断（图 21-18），分离至胰头可见胃网膜右静脉与 Henle 干，同时与下方游离间隙贯通。

图 21-16　游离大网膜

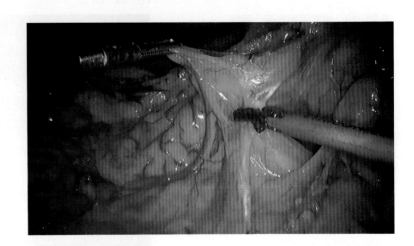

图 21-17　分离切断胃结肠韧带

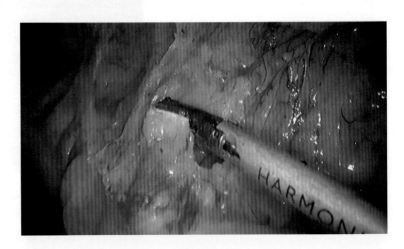

图 21-18　沿胃网膜右动静脉血管弓外缘向右侧分离

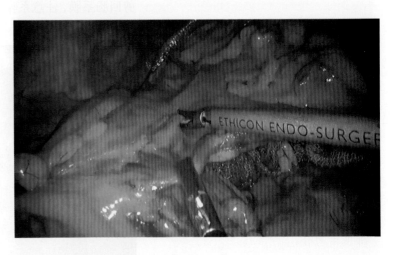

7．横结肠系膜的处理　在胃窦十二指肠胰头区离断后，可见垫于系膜后方的纱布条，将其横行切开，向横结肠系膜无血管方向分离。结扎离断边缘血管，进一步向横结肠预切定线分离，裸化肠壁 1cm（图 21-19）。

图 21-19　裁剪横结肠系膜，裸化横结肠

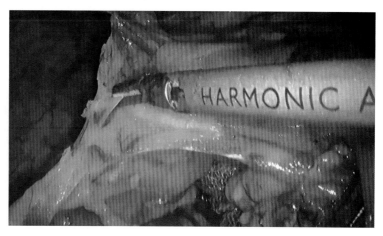

▶▶【右半结肠标本的切除与消化道重建】▶

1．标本的切除　用直线切割器在横结肠预切定线处缝合切割肠管（图 21-20），将近端翻向右下腹，此时其在右结肠旁沟及肝下的附着处清晰可见，并可见后方垫的纱布条。用超声刀在纱布条的指示和保护下沿右结肠旁沟向右髂窝分离，直至与下方贯通（图 21-21）。在回肠裸化区，血运分界线清晰可见，用直线切割闭合器在血运线内侧横断回肠。至此，右半结肠切除完成，将标本置于右上腹肝下。

图 21-20　闭合切断横结肠

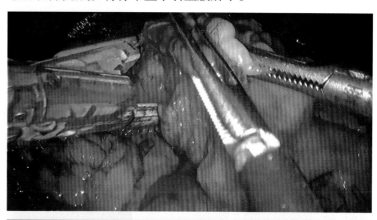

图 21-21　沿右结肠旁沟向下游离

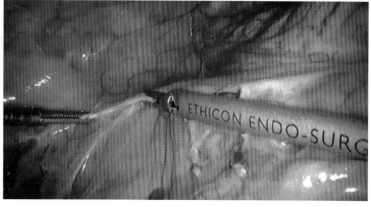

2. 消化道重建　将横结肠拉直摆放，并将末端回肠拉至上腹部与横结肠平行摆放。将回结肠末端一角用剪刀沿吻合钉剪开 5mm 小口（图 21-22），助手经右下腹 12mm 的戳卡置入 60mm 直线切割闭合器，将钉座侧置入回肠肠腔内并含住。同样在横结肠断端一角剪开约 10mm 小口，助手和术者将结肠提起，将直线切割闭合器钉仓侧套入结肠肠腔内（图 21-23），确认无误后击发，完成回肠横结肠侧 – 侧吻合（图 21-24）。

图 21-22　剪开末端回肠

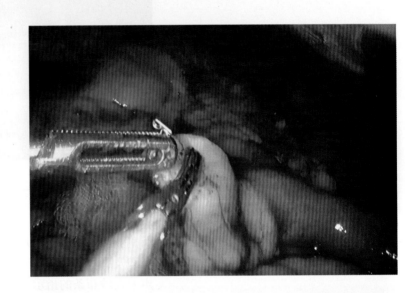

图 21-23　将直线切割闭合器钉仓侧置入横结肠

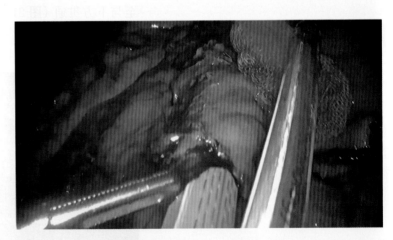

图 21-24　回肠横结肠侧 – 侧吻合

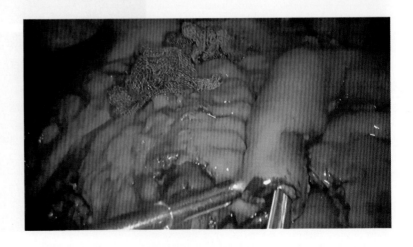

检查吻合口内腔有无明显出血，确认无出血后，提起断端，术者经左上腹 12mm 戳卡置入直线切割器，横行闭合残端，完成功能性端 – 端吻合（图 21-25），切下的残端组织用取物袋经 12mm 的戳卡取出。镜下浆肌层缝合回肠、横结肠吻合结合处，以减轻吻合口张力（图 21-26）。至此完成右半结肠切除后的消化道重建。将切除的右半结肠旷置在右上腹，继续进行直肠的游离与切除。

图 21-25　横行闭合残端

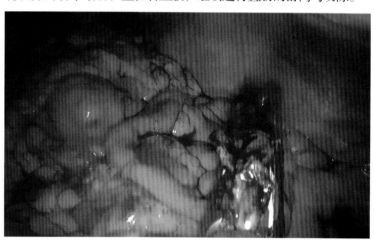

经验分享

①在进行回肠横结肠吻合前，需检查回肠横结肠侧面对合情况，勿夹入系膜和脂肪垂；②在进行回肠横结肠吻合时，需要术者和助手密切配合。

图 21-26　缝合加固吻合口

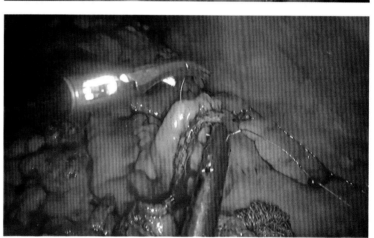

⏩【直肠解剖与分离】

1. 第一刀切入点　患者体位调至头低足高位，将小肠移至上腹部，充分显露整个盆腔及肠系膜下动静脉根部，术者在骶骨岬下方 3~5cm 直肠系膜薄弱处切割第一刀（图 21-27）。

图 21-27　第一刀切入点

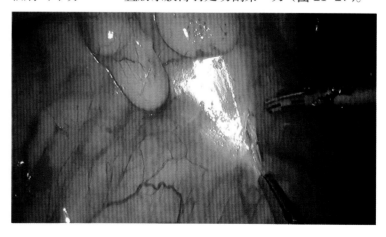

图 21-28 进入 Toldts 间隙

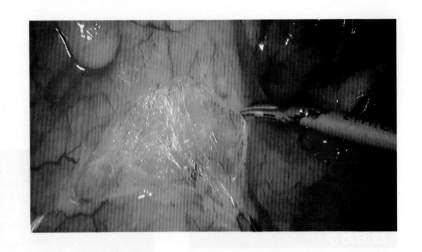

操作技巧

①超声刀热量可产生汽化，使系膜间隙分离。术者可沿骶前筋膜扩展，用刀头上下推动，可见白色蜂窝状组织，在此间隙分离一定范围，使系膜能提起有一定空间（图 21-28）；②助手提起上段直肠前壁和肠系膜下动脉根部，充分展示全盆腔及肠系膜下血管的全貌和走行。

2．肠系膜下动静脉根部游离与离断　提起直肠系膜向肠系膜下动静脉根部方向及左侧系膜游离，沿此 Toldts 筋膜上下游离扩展空间（图 21-29）。游离过程中可见左侧输尿管走行及蠕动，注意保护（图 21-30）。将小纱布团置于肠系膜下静脉后方及左外侧，此处往往是乙状结肠系膜无血管区。用超声刀在根部预切线逐层分离裸化肠系膜下动静脉，充分裸化后进行结扎切断（图 21-31）。

图 21-29 游离肠系膜下动脉根部

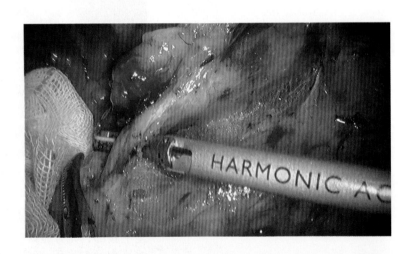

图 21-30 纱布条置于系膜左外侧

小纱布妙用

纱布可用于保护后方的输尿管。转动镜头，可见肠系膜下动静脉后方的纱布标识（图 21-30）。

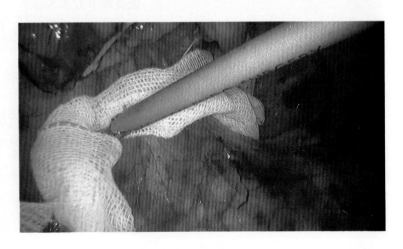

图 21-31 结扎切断肠系膜下动脉

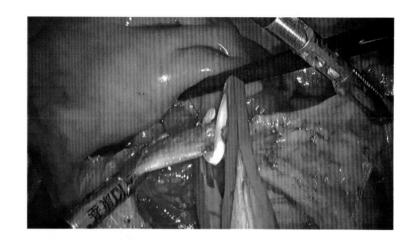

经验分享

①系膜根部淋巴结清扫应掌握整块切除技术；②血管裸化距离不应过长，够结扎即可。肠系膜下动静脉距离近时，可同时结扎动静脉，有间隙可分别结扎。

3. 直肠系膜的游离 当肠系膜下动静脉离断后，可部分打开乙状结肠系膜无血管区（**图 21-32**），操作过程中需找到左侧输尿管和左侧生殖血管，并注意保护（**图 21-33**）。向下向外游离至左侧髂总动脉分叉处。沿骶前间隙向下方分离，可见下腹下神经走行，在分叉处沿神经表面用超声刀匀速推行分离（**图 21-34、图 21-35**）。向下游离范围与直肠左右侧游离范围相结合，至肿瘤下方 5cm 左右。直肠右侧的分离与骶前分离相结合（**图 21-36**），注意游离的范围不宜过大。

图 21-32 打开乙状结肠系膜无血管区

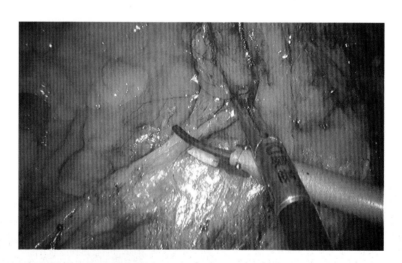

经验分享

此时乙状结肠系膜不宜过多游离，否则将导致乙状结肠活动度增大，影响后续操作。

图 21-33 显露、保护输尿管和生殖血管

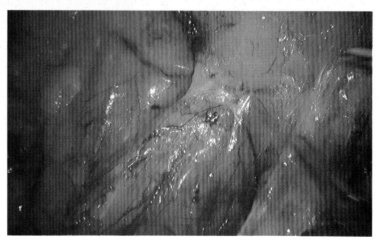

图 21-34　由骶前间隙向左游离

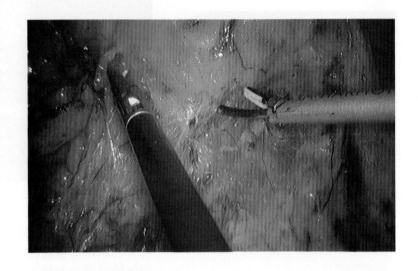

图 21-35　由骶前间隙向右游离

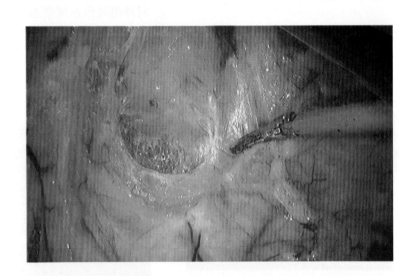

图 21-36　游离直肠右侧壁

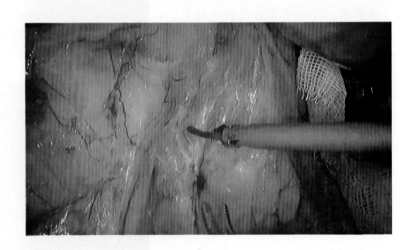

4.**乙状结肠及直肠左侧的游离**　切断乙状结肠粘连带（图21-37），沿 Toldts 筋膜向内侧游离，打开系膜（图21-38），向上继续分离，一般不需游离脾曲，向下游离直肠左侧至腹膜返折处与右侧会师（图21-39）。

图 21-37　游离乙状结肠与侧腹壁生理性粘连处

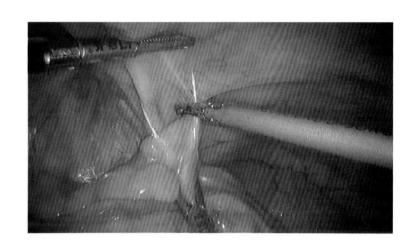

图 21-38　向内侧游离乙状结肠系膜

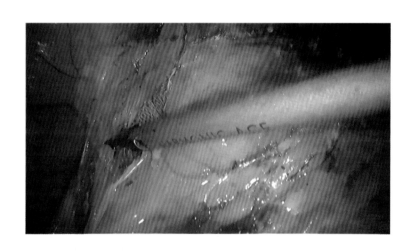

小纱布妙用

打开乙状结肠系膜时，可通过预先放置于系膜下方的纱布进行标识和保护，防止误损伤。

图 21-39　向下游离直肠左侧壁

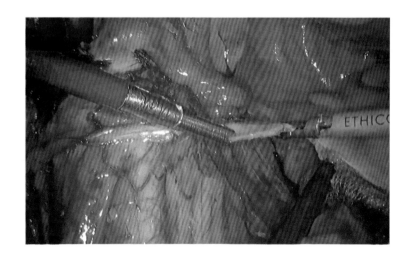

5．肿瘤下方肠管的裸化　确定肿瘤位置，在肿瘤下方5cm内进行肠壁裸化约3cm范围。在腹膜返折处继续向下沿邓氏筋膜分离，显露精囊（男性）（图21-40），向右侧裸化肠壁（图21-41），同时向后方横断系膜。再进行左侧肠壁裸化（图21-42），并与右侧相通。

图 21-40　游离直肠前壁

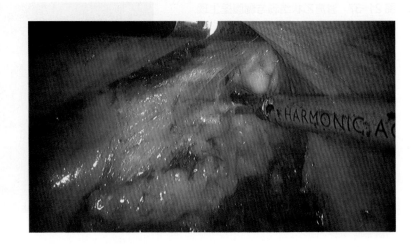

图 21-41　裸化直肠右侧壁

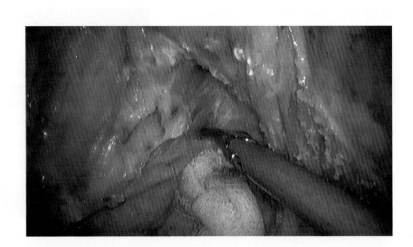

图 21-42　裸化直肠左侧壁

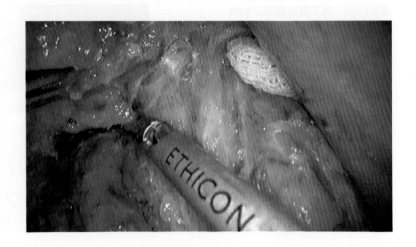

6．**乙状结肠系膜的裁剪**　将乙状结肠翻向左侧，可见系膜后方纱布条，目测裁剪范围，确定吻合预切定线（图21-43）。将系膜提起，可见肠系膜下动静脉走行，沿其走行进行裁剪，分别结扎切断几支乙状结肠动静脉（图21-44），逐渐向预切定线分离至肠壁裸化2cm范围（图21-45），预判其游离长度是否可从肛门拉出体外。

图 21-43　裁剪乙状结肠系膜

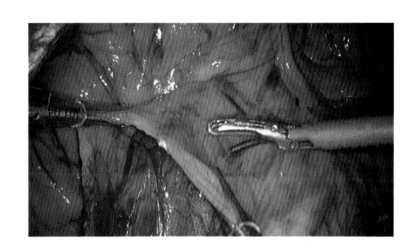

经验分享

　　乙状结肠系膜游离的长度要长一些，即直肠残端的长约5~7cm，才可拉出肛门外。

图 21-44　游离、结扎切断乙状结肠系膜血管

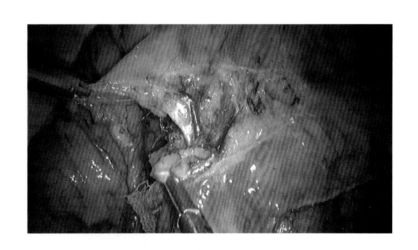

图 21-45　裸化乙状结肠肠壁

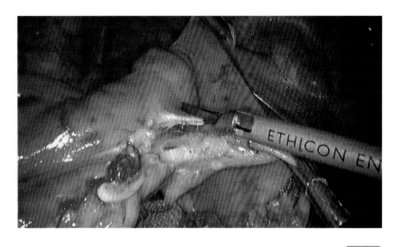

▷▷ 【标本取出与消化道重建】 ━━━━━━━

1. 标本取出（经肛门）　助手充分扩肛冲洗后，可经肛置一碘附纱团于肿瘤下方。助手右手持吸引器，于肿瘤下方约2cm处，当横行切开肠管时，及时吸尽肠内容物。术者用超声刀在肿瘤下方约2cm，肠腔内纱布团指引下横行切开肠管（图21-46）。助手经肛置卵圆钳，取出碘附纱团，随后置入无菌塑料套进入腹腔（图21-47），将游离的右半结肠标本置入套内，助手用卵圆钳缓慢经肛门拉出（图21-48）。然后术者与助手将直肠断端及游离的直肠置入套内（图21-49），助手经肛用卵圆钳夹住直肠断端，缓慢经肛拉出。分离的标本拉出肛门，在肛门外乙状结肠预切线处上荷包钳，切断直肠移去标本。

图 21-46　横行切开直肠

图 21-47　经肛置入无菌塑料保护套

图 21-48　经肛门取出右半结肠标本

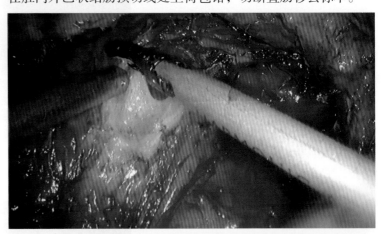

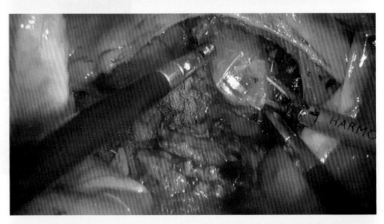

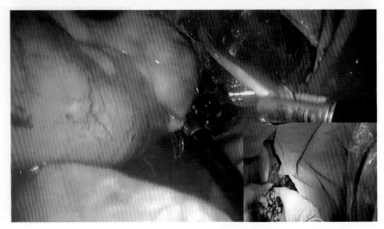

图 21-49　经肛门将直肠标本拉出体外

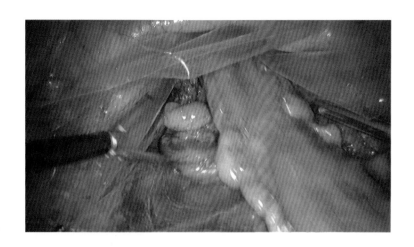

2. **消化道重建**　将抵钉座置入乙状结肠断端，收紧荷包，冲洗消毒后，用卵圆钳将其送回腹腔。向腹腔内注入 1000ml 碘附盐水冲洗盆腔并扩肛。用直线切割闭合器闭合直肠残端（图 21-50）。经肛门置入环形吻合器，将抵钉座与机身对接，完成端－端吻合（图 21-51，图 21-52）。注水注气试验检查吻合口有无出血、渗漏、是否通畅确切（图 21-53）。于盆腔放置两枚引流管（图 21-54）。

图 21-50　闭合直肠断端

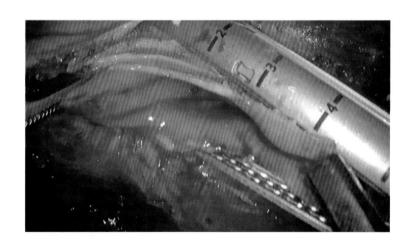

图 21-51　于直肠断端一角旋出吻合器穿刺针

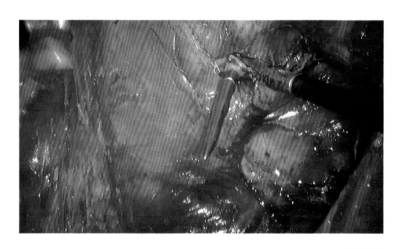

图 21-52 乙状结肠直肠端 - 端吻合

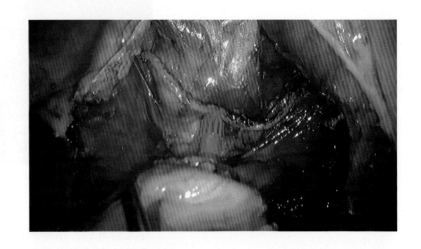

经验分享

　　注气注水试验在本术式中十分必要，如出现吻合口渗漏可在腹腔镜下进行 8 字缝合加固。

图 21-53 注气注水试验

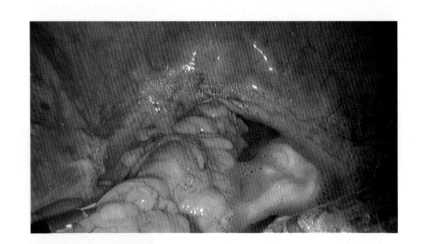

图 21-54 置入引流管

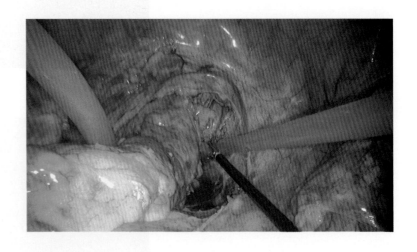

【术后腹壁及标本展示】（图 21-55、图 21-56 ）

图 21-55　腹壁展示

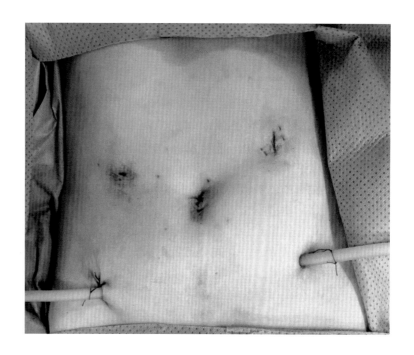

图 21-56　标本展示

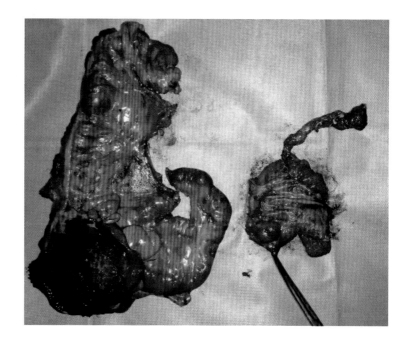

（王贵玉　张　骞）

第四节　手术相关要点、难点、热点剖析

▶ 【微创治疗在 MPCRC 中的应用】

对于非同一肠段 MPCRC，传统开腹手术带给患者的创伤较大，需要贯穿上下腹部的"通天口"才能完成双病灶或多病灶的同期根治。腹腔镜手术的普及，给 MPCRC 的治疗带来新的方式。腹腔镜手术在达到根治的同时，带给患者的创伤更小，但是传统的腹腔镜手术除了戳卡孔之外还需要 5~8cm 左右的切口。经自然腔道取标本手术从自然腔道肛门和阴道取出标本，是一种创伤更小、效果更好的微创手术方式，真正实现了从小切口到无切口的转变。

多原发结直肠癌术后辅助治疗缺乏统一标准。MPCRC 的病理类型与单发结直肠癌类似，以腺癌为主。最终疾病分期参照 AJCC 第八版结直肠癌分期标准，以该患者多个病灶中最高 TNM 分期作为标准。因此在选择化疗方案时，以 TNM 分期最高的病灶为主。结合我们的临床经验，考虑多原发癌患者肿瘤负荷较单原发癌患者大，且同一患者不同癌灶存在病理类型和分化程度不同等情况，因此，在 II 期无高危因素的患者术后是否行辅助化疗的问题上，我们倾向于推荐使用化疗。研究表明，MPCRC 与单发结直肠癌病理分期相同且均实施根治性切除术的情况下，预后无明显差异。

▶ 【联合脏器切除与多脏器切除的区别】

想要对联合脏器切除与多脏器切除概念进行准确定义，首先要明确晚期肠癌应包含局部晚期和全身晚期 2 种类型，对于全身晚期患者即 IV 期患者，想要达到手术根治的目的，须行多脏器切除，如直肠癌根治术联合肝转移灶切除术等；而对于局部晚期（概念如上述），在根治目的的前提下须切除肿瘤侵犯的周围脏器，进而实施联合脏器切除，如结肠肝曲癌侵犯部分肝脏的手术。也就是说，多脏器切除指因肿瘤转移至远隔脏器，因根治需求，行 2 个或 2 个以上脏器的切除术；而联合脏器切除指因肿瘤侵犯（炎性或癌性）周围脏器，完整切除需行 2 个或 2 个以上相邻脏器的切除术。

明确联合脏器切除与多脏器切除概念，可以避免临床上医学词汇的使用混乱，也使手术方式的描述更加规范统一。在临床工作中，随着亚专科的细化，越来越多的多脏器切除手术需要结直肠肿瘤外科医师联合肝胆外科、胸外科医师协同完成，这也符合多学科团队协作的原则与趋势。相对于此，联合脏器切除则通常由结直肠肿瘤外科医师独立完成。然而，由于专科细化越来越明显，对于多数年轻医师来说主观判定肿瘤可切除抑或不可切除的确存在困难。此外，在目前的医疗现状下施行较大的手术，其潜在的风险不言而喻。

（王贵玉　张　骞）

第二十二章 胃肠肿瘤 NOSES 术常见并发症与处理措施

NOSES 术作为一种手术技术，在标本取出方式以及消化道重建方式上具有特殊性，但在手术并发症方面与开腹手术、常规腹腔镜手术类似。以下列举了胃肠手术相关并发症的原因、临床表现及处理原则。

第一节 腹腔感染

胃肠手术导致的腹腔感染致病菌多来自胃肠道，以大肠杆菌为主的革兰阴性杆菌占主导地位。NOSES 发生腹腔感染的原因主要包括以下几点：术前肠道准备不充分、术中无菌操作不规范、术后吻合口漏、腹腔引流不充分、患者状态差、伴发糖尿病、高龄、营养不良等因素。因此，腹腔感染的预防也必须防范上述几个危险因素，降低腹腔感染的概率。

腹腔感染的临床表现以发热、腹痛、腹膜炎体征为主，常伴有恶心、呕吐、腹胀、低血压、脉速、气急、白细胞增多等中毒现象。晚期则全身衰竭，出现重度失水、代谢性酸中毒或感染性休克。

腹腔感染的诊断除依据病史、临床表现，更需根据引流液的性状及辅助检查加以确诊。如患者出现发热、腹痛等症状，需密切观察引流液的性状。如引流液呈黄色，多为脓性，考虑腹腔感染可能。如为吻合口漏导致的腹腔感染，引流液中可见粪便沉渣，引流液多伴臭味。辅助检查包括实验室检查（白细胞计数及中性粒细胞比例、生化检查等），影像学检查（X 线、彩超或者 CT），取引流液行腹水分析、细菌培养等检查，明确积液的性质（如患者无引流管或引流管已脱离，可腹穿抽液）。

治疗原则包括一般治疗、全身支持治疗、抗感染治疗、腹腔引流治疗和手术治疗。

一般治疗可卧床休息，宜取 $30° \sim 45°$ 的半卧位，这样有利于腹内渗出液积聚在盆腔而便于引流，并能使腹肌松弛，膈肌免受压迫，有利于呼吸、循环的改善。禁食及胃肠减压：减轻肠胀气，改善肠壁血液循环，减少肠穿孔时肠内容物的渗出，亦可促进肠蠕动的恢复。

全身支持治疗：若全身症状明显，必要时可输血、补液，纠正电解质酸碱平衡紊乱，给予肠外、肠内营养治疗，以改善患者的全身状态，增强免疫力。

抗感染治疗主要针对革兰阴性肠道杆菌，可选用 β - 内酰胺类、氨基糖苷类药物，并根据细菌培养及药敏试验结果作必要调整。

有吻合口漏存在时腹腔引流极为关键，开放式引流容易逆行性或外源性感染，可用庆大霉素及生理盐水定期冲洗引流管。也可通过负压作用将蓄积的液体吸出，使得包裹区域迅速缩小。如腹腔感染症状较重或有腹腔脓肿形成，经保守治疗无效或症状持续无好转，需行手术治疗。

目前，根据我国 79 家中心共同开展的 NOSES 回顾性研究结果表明，仅有 0.8% 的患者术后出现了腹腔感染。这一结果也能证明，只要做好充分的准备，熟练掌握手术技巧，NOSES 术完全可以做到无菌操作原则。

第二节　吻合口出血

吻合口出血是术后早期并发症之一，腹腔镜手术一般采用机械吻合，造成吻合口出血最主要原因是吻合口所在肠系膜裸化不全而存在血管，吻合钉未能有效闭合血管导致出血。吻合区域出血通常在术后 48 小时内出现，盆腔血肿经吻合口后壁破入出血通常在术后 7 天以后出现。根据我国 79 家中心开展的 NOSES 回顾性研究结果表明，0.9% 的 NOSES 术后出现了吻合口出血。

吻合口出血关键在于预防，术中吻合消化道时，需仔细检查吻合口有无出血，可行充气注水试验检查吻合确切与否。有条件的医院可于术中用内窥镜检查吻合口情况，必要时可对吻合口，尤其是吻合部位的"危险三角"进行加固缝合。

多数患者术后早期表现为无明显诱因出现持续性便血，颜色鲜红或暗红，便血的颜色取决于吻合口与肛门的距离及出血量。查体可发现引流液呈淡粉色或红色。部分患者可伴局部有压痛。如吻合口出血较重或继发感染，引起吻合口漏的发生，患者可出现寒战高热、腹痛、腹膜刺激征等吻合口漏的临床表现。

吻合口出血绝大多数能自行停止，少部分患者需要采取干预措施。干预措施主要包括药物治疗、内镜治疗和手术治疗。药物治疗包括口服或肌注止血药，当出血量较大时，可在内镜下找到出血点并用止血夹钳夹止血。若内镜治疗不成功，最后可选取手术治疗，结扎出血点及加固缝合吻合口。此外，对于低位、超低位保肛吻合口出血，可采用经肛加固缝合，进行止血。

第三节　腹腔出血

NOSES 术后腹腔出血通常是由于手术时止血或血管结扎不牢固，或者患者有血液系统或其他系统疾病造成凝血功能障碍，未采取有效措施，还包括各种原因造成的组织坏死或血管结扎部位脱落发生自发性大出血。

腹腔出血的预防关键在于术中仔细认真操作，切勿追求手术的速度而忽略质量，确保血管结扎确切可靠，对于高龄或动脉硬化者，切忌过度裸化血管，同时避免高血压患者术中、术后血压波动过大。

腹腔出血的临床表现取决于出血部位、出血量及出血时间。患者可有腹部不适，轻度腹胀的表现。出血部位有局限性隆起，可伴轻度压痛，局部浊音区扩大。出血量较大时，叩诊移动性浊音阳性，伴有生命体征不稳定，脉搏细速、呼吸频率加快，血压下降，腹腔出血后引流液多呈鲜红色，引流量持续不减少或增加。一般情况下，引流管内出现血性液体，往往提示存在活动性出血的可能。根据腹腔出血的临床表现，不难诊断。

术后少量出血可口服或肌注止血药物，密切观察病情变化。大量出血应密切关注血压、脉搏等生命体征，并作好随时手术探查的准备。一旦发现腹腔内活动性出血且出血量较大，应及时二次手术探查并止血。进入腹腔后尽快吸尽积血及血块，在原手术部位探查，寻找出血点予以钳夹或缝扎止血，再检查原手术部位。二次手术的患者中约 60%~70% 找不到明确的出血点，但是应彻底清除积血，冲洗观察后关腹。

第四节　吻合口漏

吻合口漏的发生包括局部因素、全身因素及技术因素，全身因素有营养状态不良、长期应用糖皮质激素类药物、术前行放化疗、伴发糖尿病等慢性疾病。局部因素包括吻合口血运障碍、吻合口张力大、吻合口周围感染、吻合口区域肠管水肿等，吻合技术相关因素包括缝合不严密、机械压榨强度较大、吻合器械本身（钉针高度）的问题等。因此预防吻合口漏需做好上述几点，还需通过注水注气试验来检查吻合口通畅，有无出血和渗漏。有条件的医院应进行行术中肠镜检查，更为安全可靠。

多数吻合口漏患者以发热或腹痛为首发症状，可伴有腹膜刺激征，腹腔感染较重者可出现中毒性休克及多器官脏器衰竭。发热可以出现在吻合口漏的任何时期，有的吻合口漏表现为术后体温一直不退或持续升高。腹痛早期可表现为下腹坠胀不适，也可为突发剧烈腹痛，并伴有压痛、反跳痛等急性腹膜炎的症状和体征。如腹腔炎症局限，可呈局限性腹膜炎或可触及肿大包块。如有引流管，肠内容物可从引流管流出，引流液突然增多、浑浊，有粪样物及腐臭味，引流口周围红肿，有时可有气泡出现。

吻合口漏确诊后，应尽早治疗。局部通畅引流、控制感染是早期治疗的关键。大多数吻合口漏通过引流冲洗能达到自行愈合。如较长时间不能自愈应考虑手术治疗，可行粪便转流术或再次行肠切除吻合，合理的治疗可使其转化为可控性漏或者局限性漏，直至痊愈。

目前，我国 79 家中心开展的 NOSES 研究结果显示，NOSES 术后吻合口漏的发生率为 3.5%。虽然 NOSES 术不增加吻合口漏的发生，但术者需要做好预防，关键是要保证吻合口无张力、无感染、良好血运，还需注意肠蠕动时产生的"蠕动张力"。笔者并不提倡对所有直肠患者均给予预防性造口，预防性造口并不降低术后吻合口漏的发生，而且会带来一系列问题。但对于以下情况不反对进行预防性造口：术前肠道准备不佳，合并不全梗阻；高龄体弱，合并如糖尿病等相关基础疾病；合并重度贫血，营养不良；术前施行新辅助放化疗；骨盆狭小手术不易操作或肥胖等特殊高危体质；肿瘤位置低，行超低位吻合保肛手术。

第五节　直肠阴道瘘

经阴道取标本手术方式在腹腔镜手术中早已有之，在早期的研究中，腹部尚需要辅助切口。笔者的团队经过两年多的实践和随访，已经验证了经阴道取标本的可行性和安全性。

标本从阴道取出主要受以下两个因素影响：①患者阴道的延展性；②标本的环周径，标本的环周径主要由肿物的横径、肠壁、肠管外脂肪等构成，因此，不应单纯从肿物直径大小来衡量是否容易取出标本。术中切断肠管时很可能有部分肠内容物流出，增加腹腔内感染的机会。取出标本时，肠管受挤压导致肠腔内液体流入腹腔，可增加腹腔内感染机率。如在此基础上出现吻合口漏，同时阴道切口的存在，可增加直肠阴道瘘的风险。

直肠阴道瘘的原因可分为医源性和患者自身因素，而医源性因素，尤其是手术操作，与直肠阴道瘘的发生有重要的关系。一般由于直肠癌病变位置较低，手术牵拉以及视野不清，导致阴道后壁被闭合在吻合口内或者对阴道后壁造成挤压型损伤。因此良好的术野显露和吻合器击发之前对于阴道后壁关系的确认，对于预防直肠阴道瘘的发生尤为关键。此外，加固缝合时也要注意勿将阴道后壁与吻合口一同缝合。

虽然直肠阴道瘘的发生率不高，但不可小视这一复杂并发症，对于术后直肠阴道瘘，特别是医源性直肠阴道瘘者应慎重选择手术时机，切勿因患者迫切要求而立即手术。手术应等待局部及全身炎症消退、瘢痕软化，在受伤或已行修补术 3 个月后进行。

第六节　肠　梗　阻

　　肠梗阻是腹部手术后的常见并发症，术后的粘连、内疝、扭曲及感染等因素均有导致肠梗阻的可能。术后早期肠梗阻：多为麻痹性肠梗阻，还与全身状态不良、腹腔内感染、水电解质酸碱平衡紊乱等有关。术后晚期肠梗阻常由肠粘连或粘连带所致，多表现为机械性肠梗阻。少数患者也可由于肠扭转、肠套叠导致机械性肠梗阻。根据我国 NOSES 多中心研究结果显示，NOSES 术后肠梗阻的发生率为 0.6%。

　　主要表现为腹痛、腹胀、呕吐、停止排气排便等症状。由于肠梗阻的病因、类型、部位和程度各不相同，临床表现上各有特点。如为绞窄性肠梗阻，病情进展迅速，可出现休克症状，因此，早期监测患者症状及体征可为梗阻治疗提供重要依据。

　　关于术后肠梗阻的预防，在技术层面上应尽量避免肠内容物外溢，若术中出现污染，应彻底清洗腹腔。关腹时仔细检查腹腔有无异物残留，并且将小肠按照正常的生理顺序和位置进行排序，并用大网膜进行覆盖。应鼓励患者早期下床活动，减少术后肠粘连的发生。此外，也有研究报道了肠襻疝入戳卡孔而导致的肠梗阻病例，因此关闭缝合戳卡孔也至关重要。

　　肠梗阻作为结直肠外科的常见术后并发症，其临床诊治并不难。治疗原则是解除梗阻的同时纠正内环境紊乱，治疗方法的选择要根据肠梗阻的原因、性质、部位以及全身情况和病情严重程度而定，在此不再赘述。

第七节　肠　扭　转

　　肠扭转既可发生在术后早期，也可发生于术后晚期，通常是一段肠管甚至全部小肠及其系膜沿系膜轴扭转 360° 至 720°。因此既有肠管梗阻，更有肠系膜血液循环受阻，该并发症发病凶险、进展迅速，是最严重的术后并发症之一。

　　如术后肠管发生粘连，肠内容物较多，均是形成肠扭转的潜在因素，在强烈肠蠕动或体位改变的刺激下，肠襻产生不同步的运动，进而引起肠襻的扭转。肠扭转的预防应重视术后的宣教，叮嘱患者术后相关事项，避免因腹压突然增大而导致肠扭转的发生。

　　肠扭转可在短期内发生肠绞窄、坏死，因此及时手术治疗，将扭转的肠襻复位可降低死亡率，更可减少小肠大量切除后短肠综合征的发生。对于腹膜炎体征不明显、无结肠坏死，且在纤维结肠镜下检查无肠壁坏死的患者，可通过肠镜的引导使软导管缓慢经过梗阻部位，进入扭转肠襻，排出大量气体和粪便，使扭转自行恢复。如肠壁已部分坏死，则需手术治疗。如腹膜炎体征明显，考虑结肠坏死者，也应果断进行手术治疗。手术方式为肠粘连松解，切除坏死结肠及部分冗长的结肠，恢复结肠的正常解剖位置。

第八节　腹　内　疝

　　内疝多为小肠进入了腹腔先天或继发脏层腹膜孔道形成所致，内疝多缺乏显著的临床表现，故极易造成误诊。内疝通常以腹胀、腹痛、腹部不适为主要表现，部分伴有慢性肠梗阻症状。故术前选择合适的影像技术科学诊断是提高确诊率，为医生提供手术依据的关键。可考虑在术中关闭系膜内孔来预防腹内疝的发生。

X线片检查仅显示液气平面、肠管扩张等肠梗阻征象，一般推荐CT检查，可协助判断内疝的部位、范围、大小，即使内疝的部位较为隐蔽，也能为诊断提供准确的参考依据。一旦诊断明确，往往需要及时的手术治疗，避免肠缺血、坏死。腹内疝的预防在于精细操作，尽可能关闭系膜裂孔，不能过于"自信"，操作完成后要仔细检查，排除危险因素，及早处理。

第九节　戳卡孔和阴道切口肿瘤种植

NOSES术由于腹部无辅助切口，戳卡孔和阴道切口变成可能造成肿瘤种植的位置，一般认为二氧化碳气腹可造成肿瘤细胞雾化状态，促进肿瘤转移。预防措施在于术中注意无瘤操作，取标本的过程中应用无菌保护套隔离肿瘤，在术中排烟时，应从戳卡阀门外接的排气管缓慢排烟。手术结束时，待腹腔内气体排尽后再将戳卡拔出，避免通过戳卡孔直接排气而造成的"烟囱效应"。所有戳卡均应避免在腹壁上来回移动，应尽量使用带有螺纹的防脱戳卡，术中如发现戳卡密封圈损坏出现漏气现象，应及时更换，确保整个气腹的密闭性。此外，为了减少腹腔种植发生，对于T4期肿瘤患者不建议采用本手术方式。笔者在术中通常采用碘附水和蒸馏水冲洗腹腔和阴道，蒸馏水为低渗性，冲洗腹腔可使肿瘤细胞肿胀破裂而失活，同时肿瘤组织受热形成微小血管栓塞，导致癌细胞因缺氧、酸中毒及代谢障碍而裂解，而正常组织细胞可通过血管扩张、散热等保持正常。严格实施无瘤操作是NOSES术的基本要求，也是改善患者预后的关键点之一。

第十节　十二指肠残端漏

十二指肠残端漏发生于胃癌NOSES手术行Billroth Ⅱ式吻合或全胃切除术的患者。十二指肠残端漏是影响患者术后恢复甚至导致死亡的主要因素之一。其发生的可能原因除贫血、营养不良等全身因素外，在胃癌NOSES手术中残端缝合钉的脱落、超声刀对十二指肠的热损伤、输入袢不全梗阻以及张力过大等均可造成十二指肠残端漏。术中对于十二指肠残端的正确处理，是预防十二指肠残端瘘的关键因素之一，技术熟练的医师在腹腔镜下采用倒刺线进行十二指肠残端大荷包包埋是简单、有效的方法。十二指肠残端漏多发生在术后3~8天，突发上腹部剧烈疼痛或者胀痛，伴有体温升高和心率增快，右上腹有压痛和腹肌紧张，白细胞升高。有腹腔引流管的患者可引流出含胆汁的肠液，或者超声检查可见腹腔积液，腹腔穿刺抽出黄色胆汁、脓液。在治疗上，大部分可采用充分腹腔引流、肠外营养等保守治疗治愈。如为输入袢梗阻导致的十二指肠残端漏，需再次手术行Roux-en-Y吻合。

第十一节　输入袢梗阻

胃癌术后输入袢梗阻较罕见，是胃癌术后特有的高位肠梗阻，主要由胆汁、胰液、肠液淤积在吻合口以上的肠腔内所致，是一种闭袢机械性肠梗阻，易发生肠绞窄，需要手术才能解除梗阻。典型症状是上腹部突然发生剧烈疼痛，频繁出现恶心、呕吐，吐出少量不含胆汁的胃内容物，右上腹有压痛，有可能扪及包块。消化道造影检查可见造影剂能顺利通过吻合口进入输出袢空肠，而不能进入输入袢空肠，或者仅有少量造影剂缓慢进入输入袢，并呈现明显扩张改变，超声检查可发现十二指肠扩张，呈液性暗区。未发生肠绞窄者，手术原则是去除病因，解除梗阻并建立符合生理的通道；已发生肠绞窄者，手术须去除病灶、解除梗阻、加强引流，若十二指肠第二、三段坏死者，则不可避免行胰十二指肠切除术。

第十二节　输出袢梗阻

胃癌术后输出袢梗阻不多见，其发生可能是腹腔粘连造成输出袢成角或者粘连带压迫肠管，输出袢逆行性套叠，输出袢肠段和吻合口成角，输出袢内疝等。主要表现为高位小肠梗阻的征象，上腹部饱胀，伴恶心、呕吐，呕吐物为食物及胆汁，诊断主要依靠上消化道造影，CT 可显示扩展的肠管。可先行保守治疗，经保守治疗无好转或者不能排除机械性肠梗阻者，可考虑手术探查，手术原则是去除肠梗阻原因，切除坏死肠段，恢复肠道通畅。

第十三节　术后胰腺炎及胰瘘

随着胃癌腹腔镜 D2 根治术在国内的广泛开展及推广，高频电刀和超声刀在胃癌 NOSES 手术的应用，术后胰瘘及胰腺炎的发生率似乎呈上升趋势，文献报道腹腔镜胃癌术后胰瘘的发生率为 0.9%。胰瘘的腐蚀可导致脏器穿孔、出血及严重感染等并发症。胃癌术后胰腺炎诊断困难，延误治疗可导致患者病情加重或者死亡。胃癌手术区域的解剖特点和手术本身医源性的机械损伤可能导致术后胰瘘、胰腺炎的发生。术后胰腺炎及胰瘘的临床症状缺乏特异性，多发生于术后第 3~10 天，常以上腹痛为主要表现，但疼痛位置模糊，常伴有腰背部放射性疼痛，无其它原因可解释的恶心、呕吐、腹胀；胃肠功能恢复缓慢，与病程恢复进度不相符；持续性发热或者白细胞增高，严重者甚至出现败血症或者多器官功能衰竭。胰瘘的诊断主要依据腹腔淀粉酶、血尿淀粉酶及临床症状确诊，腹腔引流液淀粉酶升高定义为术后 3 天及以上，腹腔引流液淀粉酶高于正常血清淀粉酶测定值上限的 3 倍。动态增强 CT 是临床诊断胃癌术后胰腺炎有无坏死及判断坏死程度的金标准。一旦出现胰瘘，应保持腹腔引流通畅、禁食、胃肠减压，并及时使用抑制胰腺分泌的药物，必要时实施外科手术引流和灌洗。

第十四节　术后淋巴漏

胃癌手术后，淋巴管主要分支破损引起的乳糜液溢出，称为淋巴漏，亦称乳糜漏。由于胃癌 NOSES 手术采用超声刀进行切割、分离，理论上较传统手术发生淋巴漏的几率更低。淋巴漏的发生与术中对淋巴管的处理密切相关，因此，最主要的是术中预防。患者术后开始进食时，如出现腹腔乳白色引流物增加，且无伴随症状（如发热、疼痛），且引流液乳糜试验阳性，即可确诊。治疗方面以非手术方法为主，包括全肠外营养、内环境维持、补充白蛋白以及尝试性夹管观察。绝大多数淋巴漏经保守治疗在 2 周内愈合，很少需要手术治疗。

第十五节　术 后 胃 瘫

　　术后胃排空延迟是胃肠手术后以胃排空障碍为主的综合征，主要见于胃手术外，也见于肠道、胰腺和其它腹部及妇科手术。由于手术方式、手术切除的范围等因素不同，术后胃排空延迟的发生率不尽相同，国外文献报道为0.6%~7.4%，国内为5.0%~10.0%。术后胃排空延迟的发病机制尚未完全明确，可能与手术改变正常神经激素和肌源性因素对胃排空的调控有关。通常发生在术后 2~3 天，多发生在饮食由禁食改为流质或流质改半流质时。患者出现恶心、呕吐，呕吐物多为残胃内容物。术后胃瘫的诊断标准尚未统一，但核心的条件是排除残胃流出道的机械性梗阻。治疗上多采用禁食、持续胃肠减压、促进胃肠蠕动、加强肠外营养等措施，并做好与患者的沟通，树立信心，经保守治疗可以治愈。近年来，中医药在术后胃排空延迟治疗方面取得了一定的成功，针灸、艾灸、中药敷贴可尝试应用，加快术后胃瘫的康复。

（陈瑛罡　田艳涛　刘　骞）

第二十三章　NOSES 专家经验集锦

NOSES 结直肠癌根治术是应用常规腹腔镜、TEM 等器械完成腹部无辅助切口的腹腔镜下的手术。虽然具有便于各层级医院及医师在现有腹腔镜基础上广泛开展的优点，但是 NOSES 手术同时也对外科医生腹腔镜下操作技巧提出了更高的要求。王锡山教授带领团队在创新 NOSES 系列结直肠癌根治术的过程中对主刀、助手、扶镜手的操作和相互配合技巧等多方面都做了充分的探索和总结。其中，纱布的使用技巧在 NOSES 系列手术中具有鲜明的特点和重要的实战意义。根据纱布的不同用途和具体的操作方式，现将纱布的使用技巧总结为以下的十个动作。

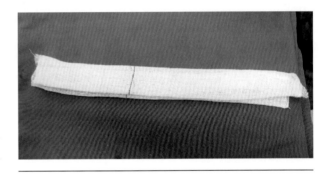

图 23-1　小纱布条

小纱布条准备：将小纱布裁剪成 1/2 或 1/4 大小，需要将带毛刺的边缘卷入纱布条内侧，避免纱布线脱落影响操作或残留腹腔内（图 23-1）。

动作一——"挡"：

适用场景：①腹腔镜探查后开始行 NOSES 术前，应用 1/2 纱布条将小肠和大网膜及附件等组织推挡至手术非操作区，充分暴露主操作术野；② NOSES 术进行过程中，由于体位或系膜肥厚等原因小肠或大网膜滑入术野时，利用 1/2 纱布条可增加局部摩擦的特点进行临时的推挡暴露（图 23-2）。

操作方法：推挡小肠和大网膜时，术者和助手配合将小肠系膜充分翻转至非术野的方向，经主操作孔置入纱布条，呈线型展开纱布条，向小肠和大网膜所在的方向以面的形式整体推挡，有时也可以将纱布条卷曲进行某一点的局部推挡。

动作二——"垫"

适用场景：①在对易被刺破的组织，如在直肠系膜后方，进行顶、撑等操作时，应用纱布垫在器械操作端与组织之间进行相应操作，可避免尖锐的器械端刺穿薄弱的组织；②对小出血点进行止血后将小纱布垫于局部，可以达到进一步纱布止血的作用，也可以作为再次检查止血效果的标记。

操作方法：镜下术者与助手将纱布条卷成纱布卷，应用无损伤钳钳夹垫在拟支撑或牵拉的组织处以增加局部接触面积，从而降低局部压强，避免刺伤组织（图23-3）。

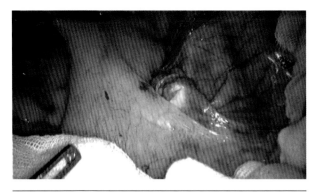

图23-2　NOSES直肠癌根治术中应用纱布条推挡小肠至上腹

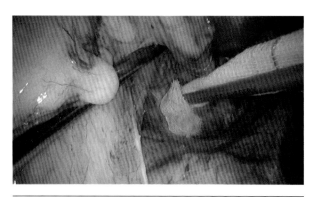

图23-3　应用纱布垫于直肠后壁

动作三——"压"

适用场景： 在对一些质地较脆，易被钳夹器械损伤的组织进行牵拉时，如Toldts间隙拓展时，牵拉内侧结缔组织及自主神经表面时应轻柔，可以采用钳夹纱布压迫组织进行牵拉的方式增加分离间隙的张力。

操作方法： 将纱布条卷曲成团，应用抓钳钳夹并利用摩擦力建立与对侧的张力，暴露间隙进行分离（图23-4）。

动作四——"固"

适用场景： 在NOSES术中，将提前留置在近端肠管内的吻合器钉座穿刺出的过程中需要助手应用纱布条将钉座与肠管钳夹固定在局部，保持肠管和钉座位置稳定以便术者将钉座顺利穿出。

操作方法： 例如在NOSES-Ⅰ式及NOSES-Ⅳ式中，助手左手持长嘴无损伤抓钳将纱布条绕在钉座后方钳夹，将钉座所在肠管处固定在左侧结肠旁沟低点或髂窝，右手协助术者将钉座穿刺端调整至乙状结肠闭合端拟穿刺位置并保持一定张力，术者应用超声刀打孔将钉座穿出备吻合（图23-5）。

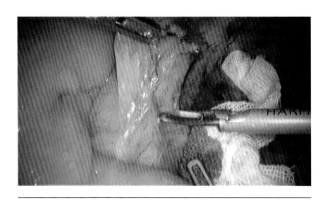

图23-4　钳夹小纱布压住组织向右侧牵拉形成张力

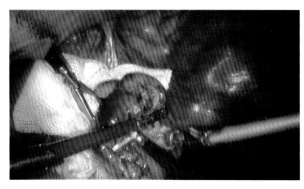

图23-5　助手应用纱布固定钉座辅助穿刺

动作五——"撑"

适用场景：①在直肠癌NOSES术中处理直肠系膜血管时，为保护系膜背侧组织或滑入的肠管，可用纱布铺垫于操作系膜背侧作为支撑，既便于血管游离的操作又可保护背侧组织（图23-6）；②在NOSES右半结肠癌根治术内侧入路处理血管之后，将纱布条留置在升结肠后方和胰腺表面起到支撑的作用，便于在打开结肠旁沟时与内侧会合，以及在横结肠后间隙处理系膜根部血管时与下方会合。

操作方法：术者与助手将小纱布条在镜下展开，置于游离充分的间隙平面最低点，或卷曲成团置于局部充分支撑。在对侧操作切开前可判断背侧纱布位置，在切开的同时也可依据纱布位置再次定位调整方向，并注意保护纱布背侧的其他组织。

动作六——"捻"

适用场景：在自然组织间隙无血管区如Toldts间隙进行分离时，可采用钝性分离或钝锐结合的方式进行分离，可应用纱布增加接触面积将组织捻向操作侧，既达到钝性分离的目的，又可降低组织损伤。

操作方法：将小纱布条卷曲成团，抓钳钳夹纱布团形成圆形钝性分离端，在组织间隙利用纱布端摩擦力进行钝性分离（图23-7），纱布接触面较大可降低直接应用器械造成组织划伤的可能性。

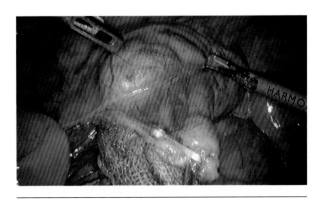

图 23-6　将纱布撑于乙状结肠系膜无血管区

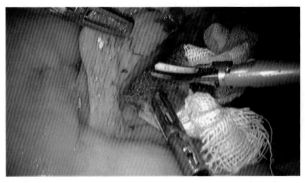

图 23-7　钳夹纱布团在 Toldts 间隙以捻的方式进行钝性分离

动作七——"护"

适用场景：在NOSES结直肠癌根治手术时，显露输尿管并保护是很重要的，可用纱布置于游离侧输尿管表面起到保护作用，在进行对侧操作时可以准确定位并避免损伤。

操作方法：NOSES术中以输尿管表面屈曲的滋养血管及输尿管蠕动为标志准确定位输尿管，沿Toldts间隙向上向下充分游离系膜，将纱布条展开成线，置于系膜间隙游离的最低点覆盖输尿管走行的表面，从而达到标记的作用，在对侧打开系膜时准确寻找纱布所在位置并确定输尿管走行位置，切开后腹膜时在输尿管内侧操作，从而达到保护输尿管的作用（图23-8）。

动作八——"标"

适用场景：①在NOSES直肠癌根治术中，直肠系膜环形裸化时可使用纱布条进行标记，可以准确定位系膜裁剪在同一个平面；②在NOSES结肠癌根治术中，可以在胰腺表面留置纱布作为标记；③将纱布条垫于乙状结肠系膜后方，切开乙状结肠外侧系膜可见下方纱布标记（图23-9）。

操作方法：裸化一侧直肠系膜至肠壁边界后，将纱条沿同一平面环绕肠壁至对侧，在对侧寻找纱布确定标记平面后继续修剪对侧系膜。

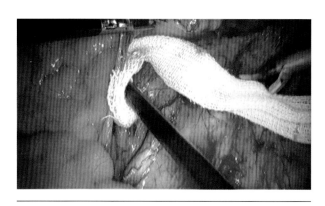

图 23-8　将纱布置于输尿管表面进行保护

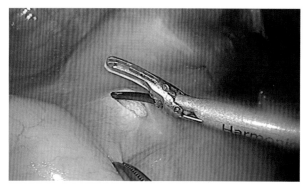

图 23-9　切开乙状结肠外侧系膜可见下方纱布标记

动作九——"消"

适用场景：NOSES 手术最大的特点是避免了腹部的辅助切口，将自然腔道作为处理标本的途径，因此 NOSES 系列手术应更关注无菌术操作规范，在不同 NOSES 术式中切开自然腔道时应及时应用碘附纱布条进行确切的消毒操作。在 NOSES 术中常用的几种情况包括：切割离断近端肠管置入吻合器钉座之前；切割直肠远端或阴道后穹隆置入自然腔道保护膜之前。

操作方法：切开肠管进行操作时应将碘附纱布送入近端和远端肠腔，助手持吸引器及时清理肠内分泌物避免流入腹腔内；NOSES 经阴道处理标本的手术应该在术前重点消毒阴道，术中切开阴道后穹隆时术者将碘附纱布送入阴道腔内（图 23-10），助手指诊经阴道将纱布取出体外。

动作十——"吸"

适用场景：在 NOSES 术中及结束后冲洗腹腔时，为避免气腹损失影响操作，以及避免吸引器吸住肠脂垂、系膜、大网膜等组织造成的组织损伤，可应用纱布团引导下吸引的方法。

操作方法：例如在 NOSES 直肠癌根治术完成吻合后，将纱布卷曲成团置入盆底，术者经主操作孔清洁冲洗，助手持吸引器垫着纱布将液体吸出，术者与助手再将纱布移至左、右结肠旁沟、系膜根等自然凹陷处将冲洗液从纱布中吸出，同时达到吸引过程中保持气腹和保护组织的目的（图 23-11）。

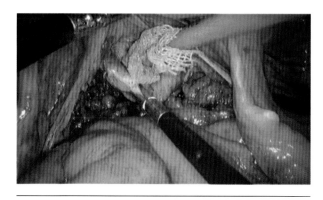

图 23-10　应用碘附小纱布消毒阴道后穹隆切口

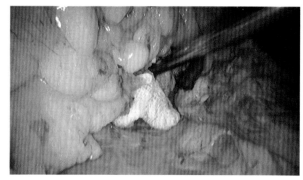

图 23-11　吸引器在纱布表面将冲洗液体吸引出

　　综上，纱布在 NOSES 系列手术中应用广泛且方式多样，国内开展 NOSES 手术的多家医院均有所长，不一而足，以上是将其中较为常用的十种操作动作进行了系统的总结，希望本章能为广大开展 NOSES 手术的医生提供思路并为促进 NOSES 手术推广和规范化有所助益。

（王锡山　汤庆超）

第二节　直肠癌 NOSES 手术中无菌
无瘤术的操作要点

NOSES 的直肠癌手术日渐成熟，目前的手术方式有多种，根据标本取出方式可以分为拖出式和翻出式；根据取出途径可分为经直肠、经肛门和经阴道等。NOSES 的核心问题是如何将切除的标本完整取出，并在此过程中避免因肠腔内容物溢出带来的腹腔内细菌污染和肿瘤细胞散落。虽然文献中已有多种方法的报道，但均难以很好地达到上述要求。笔者团队于 2014 年 10 月开始进行直肠、乙状结肠 NOSES 手术，本文就手术中的无菌无瘤操作要点总结如下。

1. **充分冲洗直肠远端**　肿瘤上方封闭肠管后，会阴组使用洗必泰（0.05% 醋酸氯己定）反复冲洗直肠，干纱条蘸干，可有效减少吻合时肠腔污染。

2. **采用自制标本套取出标本**　标本保护套采用我国 3L 公司生产的腹腔镜保护套剪裁而成，根据远侧直肠保留的长度，截取保护套一端长 25~35cm 制作而成；一端结扎，一端为开放的带有结扎带的开口（图 23-12）；准备过程中袋内用约 5ml 石蜡油冲洗润滑。自制标本套简单、经济，可有效减少远端肠壁损伤和肠内容物腹腔内污染的机会。此外一端带有结扎带，收紧后可避免拖出时挤压肠腔导致的污染。

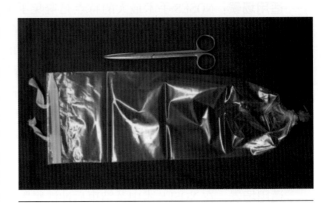

图 23-12　自制标本保护套

3. **切开肠腔时充分消毒**　腹腔内切开肠腔前先用干净纱条保护周围，切开后立即用稀碘附纱条消毒肠腔。

4. **标本套及吻合器钉砧置入方式**　经右下腹主操作 Trocar 内置入标本保护套，然后从肛门拖出，建立无菌通道，然后从肛门置入吻合器钉砧。操作全程符合无菌、无瘤原则，有效减少污染。

5. **取出标本时从近端肠管开始拖出**　切除标本的远侧端为肿瘤一侧，切缘与肿瘤的距离较近，同时由于肿瘤的存在，又为直肠壶腹部，系膜脂肪较多，肠管的直径通常较近侧残端更大；如果钳夹这一侧向外牵拉往往比较困难，而且在牵拉的过程中很容易导致肿瘤的破损，影响病理检查的准确性。因此，向外牵拉时应当避开体积较大的一侧，选择钳夹近侧较细的肠管，先行经标本袋拉出体外。

6. **必要时切开肠腔吸引**　对于切除肠管较长、肠腔内尚有一些气体或液体的标本，部分拖出后留在体内的部分会出现肠管扩张而难以继续拖出。此时，可以在已拖出体外肠管的一侧切一小口，从中插入吸引器的外套管至扩张肠管部分，将气体和液体放出，塌瘪后的肠管即可顺利拖出。

7. **取出标本后充分冲洗腹腔**　取出标本后，大量蒸馏水冲洗腹腔，可减少细菌污染。我们对 48 例 NOSES 手术患者取腹腔内最后一次冲洗液行细菌培养，均为阴性。

（傅传刚）

第三节　蔡氏套管器在 NOSES 左半结直肠癌根治术中的应用经验

本文以蔡氏套管器在 NOSES 左半结直肠癌根治术的应用经验为切入点，意在探讨当病变位于左半结直肠（肿瘤下缘距离肛缘≥8cm 的直肠癌、乙状结肠癌、降结肠癌、左半横结肠癌）时，本中心的手术心得体会。

由于标本保护器械和经验的缺乏，NOSES 术中存在的腔内肿瘤种植和细菌污染成为发展制约瓶颈。最早开展 NOSES 左结直肠癌根治术的 Franklin 和 Darzi，未采取任何保护装置直接经直肠取出标本，受到较大争议；Wolthusis 等采用经肛门置入标本袋取标本，但标本在袋中因折叠、胀气导致体积增大，取出过程易挤压而损伤直肠黏膜及肛门括约肌；为克服这一弊端，Knol 等将改良直肠管镜应用于 NOSES，该器械质地偏硬、短，柔软度较差；Cheung 等采用 TEM 器械管镜，其缺点在于费用昂贵，余同直肠管镜；Nishimura 等采用切口保护固定牵开器：只适于肿瘤位于距肛缘 6~10cm 处，且对直肠无支撑作用；Saad 等将 McCarteny 套管器（器械材质改良为硅胶）应用于 NOSES，由于材质柔软，其管径扩大约为 4.5cm，但缺乏改良直肠管镜中圆钝的引导管，直接将较锋利的尾端插入肛门，容易损伤直肠黏膜及肛门括约肌。笔者总结前人经验，设计适合应用于左结直肠癌根治术的蔡氏套管器，其外径大小与肛门可扩张度一致，具体见图 23-13。

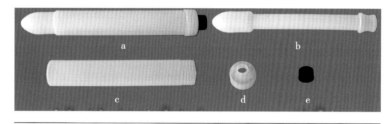

图 23-13　蔡氏套管器

a. 组合图；b. 引导管：将外套管从肛门送入结直肠；c. 外套管：扩大肠管取标本（术中置入吻合器和抵钉座）；d 后盖和 e 器械孔：后盖后端所设的器械孔，必要时可用于手术器械的伸入和取出

现就该术式中的无瘤、无菌和抵钉座置入近端肠管这两个难点做深入分析：

1. 无瘤、无菌原则　这是 NOSES 开展最受质疑的地方。本中心相关研究结果表明：若按照本中心采取的相关措施，可有效避免腹腔肿瘤种植和腹腔感染。

（1）经蔡氏套管器送入抵钉座和取标本，本身就是最重要的措施。

（2）术前机械性肠道准备（mechanical bowel preparation，MBP）：笔者认为在 NOSES 术前、术中基于以下两点，仍需采用 MBP：①目前欧洲等相关临床数据主要基于结直肠开腹和腹腔镜手术，上述手术方式均已开展较久，技术成熟，且都是在体外切开近端肠管放置抵钉座，易控制肠液或粪液。而 NOSES 作为新兴技术，最大的技术难点就是腹腔内切开近端肠管放置抵钉座，若在这一操作过程中还需控制肠液或粪液（以免其污染腹腔），则显著增加 NOSES 难度；②有别于传统开腹手术和腹腔镜手术，NOSES 需要在腹腔内切开直肠（自然腔道）取标本，也需要 MBP。

（3）全腹腔镜下切开肠壁及放置抵钉座时要点（图 23-14）：消毒扩肛四指后，用 36℃的 500ml 稀碘附水经肛门灌肠；送入抹石蜡油的蔡氏套管器至肿瘤下缘 5cm 处，作为支撑和标志。在肿瘤下缘和

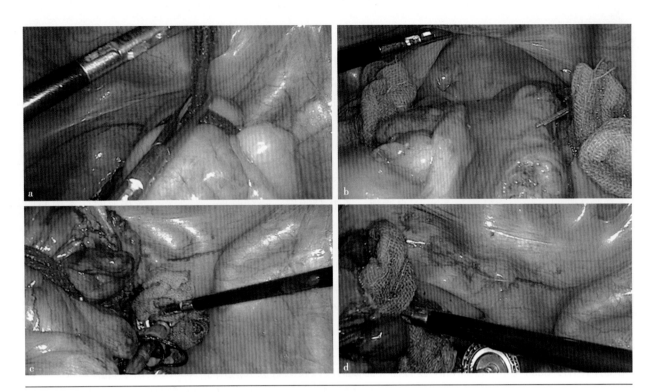

图 23-14　全腹腔镜下切开肠壁及放置抵钉座时无菌无瘤操作要点

a. 用自制简易蓝色显影纱条结扎该处，防止肠液流出；b. 放置两条碘附三角纱于两侧，防止肠液流出；c. 将抵钉座经该处送入腹腔；d. 用碘附纱填塞盖住切口，防止肠液流出

蔡氏套管器中间肠管处，用自制的简易蓝色显影纱条结扎该处，防止肠液流出（图 23-14a）；而后放置两条碘附三角纱于该处两侧，防止肠液流出（图 23-14b）；再取出引导管，经蔡氏套管器送入抵钉座，盖上后盖，利用蔡氏套管器的支撑作用，用超声刀横行切开该处肠壁约 2cm，然后将抵钉座经该处送入腹腔，立即用另一碘附三角纱消毒抵钉座后（图 23-14c）；将抵钉座放置于盆腔备吻合。再用两条碘附三角纱，其一消毒直肠壁切口，其一填塞盖住该切口，防止肠液流出（图 23-14d）；同样的方法应用在肿瘤上缘 10cm 和肿瘤上缘中间肠管处，再次用自制的简易蓝色显影纱条结扎该处；放置两条碘附三角纱于该处两侧，防止肠液流出；再用超声刀在该处的近端切开肠壁约 2cm。

（4）用一个无菌标本袋将直肠残端取出。

（5）在吻合完成后视肠壁切开后腹腔污染情况，用 500~1000ml 稀碘附水冲洗腹腔。

2. 抵钉座置入近端肠管　这是 NOSES 开展所遇的技术难点。笔者在总结前人既往全腹腔镜手术经验基础上，总结出取线法、推挤法、缝针法、尖端穿出法及夹线穿出法五种方法置入抵钉座于近端肠管（图 23-15），效果满意，未出现肠管黏膜、肌层撕裂或吻合口漏等并发症，且节约了手术时间，降低了手术难度。

（1）取线法：在体外将抵钉座尖端孔内穿入两根长 4cm 的 7 号丝线，打结后使之成为 4 个线头（图 23-15a），经蔡氏套管器送入腹腔。在送入肠腔内，未断近端肠管前，留取其中 1 根丝线在肠管外；当腔内直线切割闭合器闭合切断后，在闭合线的吻合钉上可见明显的黑色线头（图 23-15b），在线头的近端切开约 0.5cm 的小口，腔镜分离钳抓取丝线拉出整个抵钉座尖端。

（2）推挤法（图 23-15c）：超声刀在近端肠管断端切开一长约 0.5cm 的小口，将近端肠管与身体纵轴方向平行牵拉固定，腔内肠钳辅助将抵钉座尖端向切开的肠管 0.5cm 小口处抵近，调整方向将尖端推出肠壁。

（3）缝针法（图 23-15d）：在体外将抵钉座尖端孔内穿入一根长 4cm 的带针缝线，在近端肠管预断离处用超声刀切开一 2cm 大小横切口，针从切口处进入肠腔内后，穿出肠壁外，将抵钉座尖端带出肠壁。

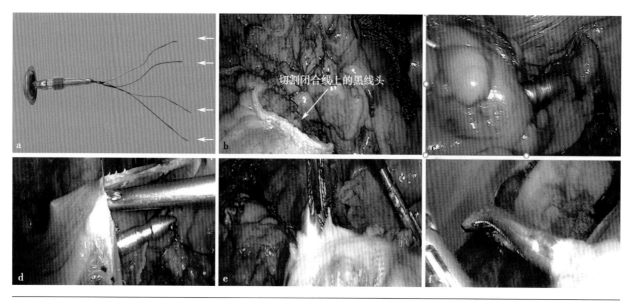

图 23-15　五种置入抵钉座方法

a.多线头方便抵钉座从近端肠管拉出；b.闭合线的吻合钉上可见明显线头；c.推挤法；d.缝针法；e.尖端穿出法；f.夹线穿出法

（4）尖端穿出法（图 23-15e）：在近端肠管预断离处用超声刀切开一 2cm 大小横行切口，在这一切口前壁切开一长约 0.5cm 的小口，将抵钉座尖端从这一 0.5cm 小口穿出肠壁直到抵钉座尖端完全穿出。

（5）夹线穿出法（图 23-15f）：在体外将抵钉座尖端孔内穿入两根长 4cm 的 7 号丝线，在近端肠管预断离处用超声刀切开一 2cm 大小横行切口，腔内分离钳夹持丝线从肠腔内向外钝性分离穿刺，待穿出肠壁后，助手钳持丝线将尖端拉出。

最后，上述五种方法必须依赖于成熟的腹腔镜技术和专业的 NOSES 技术。

蔡氏套管器 NOSES 左结直肠癌根治术也存在一定局限性，主要体现在其适应证的选择。除了 NOSES 手术所明确规定的适应证，包括：符合常规腹腔镜手术的要求、肿瘤浸润深度以 T2~T3 为宜以及肿瘤最大横径（由肿瘤的横径、肠壁、肠管外脂肪等构成）小于 4cm 且无局部广泛浸润。最后特别指出，蔡氏套管器所应用的左结直肠癌包括范围为：肿瘤下缘距离肛缘 ≥ 8cm 的直肠癌、乙状结肠癌、降结肠癌、左半横结肠癌。若低于 8cm 以下的下段直肠癌，往往因为必须达到 TME 而必须分离到肛管交界处，则不必使用蔡氏套管器；若超过左半横结肠，则蔡氏套管器无法取标本。

综上，蔡氏套管器用于 NOSES 左结直肠癌根治术是安全可行的，是对 NOSES 手术辅助器械的有效探索。经过三年多不断的探索和总结，本中心已积累了丰富的手术经验及技巧。可以预见采用蔡氏套管器的 NOSES 左结直肠癌根治术有望成为 NOSES 手术的重要组成部分。

（蔡建春）

第四节　结直肠肿瘤 NOSES 经验技巧分享

一、术前肿瘤位置的判定方法

术前肿瘤位置对于采取何种 NOSES 方式至关重要。难于判断肿瘤位置的主要是肿瘤较小的患者，术中在腹腔镜下很难触及明显实体肿块，因此需要术前采取一定措施来协助术中判定肿瘤位置，从而做到精准外科。对于中低位直肠肿瘤，瘤体较小的，主要根据术前的直肠指诊及 MRI 影像学评估肿瘤距肛缘距离以及位于直肠的哪一侧肠壁，术中可以根据腹腔镜下肠钳指引联合指诊的方式明确肿瘤部位。对于腹膜返折以上的小肿瘤，术前 1 小时可通过肠镜寻找后黏膜下注射亚甲蓝染料，并在肿瘤上方及下方分别留置一枚金属夹以做标识。如遇各种原因，患者不能术前再行肠镜检查的，可于第一次肠镜检查时于肿瘤上下留置金属夹标记，之后行腹平片观察金属夹位置，基本也可判断肿瘤投影的大体部位。

二、无菌、无瘤手术操作

目前，结直肠癌 NOSES 手术由于在密闭的腹腔中切开肠管，肠腔开放暴露于腹腔中，因此是否会增加腹腔感染一直受到学者的关注甚至质疑。既往已有前瞻性对比研究分析了结直肠 NOSES 手术与常规腹腔镜手术腹水细菌污染情况，结果显示 NOSES 手术组及常规腹腔镜手术组腹水细菌培养均可出现阳性结果，但并无明显腹腔感染的临床症状及实际腹腔脓肿等情况的发生，两组术后并发症无显著差异。实际上，为减少腹腔感染风险，术前及术中应做到以下几点：①围术期规范应用抗生素，术前预防性使用抗生素；②术前进行充分的肠道准备，手术当天清晨再次灌肠；③术中注意严格无菌操作，减少标本及抵钉座在腹腔停留的时间，减少结直肠在腹腔内开放的时间；④对于经肛门拖出标本的术式，术中切开肠管前，应用稀释碘附水 200ml 灌洗直肠，对于经阴道拖出标本的术式，切开阴道后穹隆前，应用碘附纱布消毒阴道；⑤术中注意吸引器的使用，在打开肠壁时，提前准备好吸引器，肠壁切开小口后，迅速置入吸引器，吸尽可能存在的肠内容物及分泌的黏液，吸引过程避免固定一点强力吸引以免损伤肠黏膜；⑥术中注意碘附小纱条的应用，打开肠壁并经吸引器吸引后，放置碘附纱条于近端肠管，既可以起消毒作用同时也可以阻挡肠液向外溢出。另外，对于乙状结肠及直肠肿瘤，尤其是在行 NOSES Ⅳ式时，切断肿瘤远端肠管后，经腹腔戳孔放入碘附纱条，自上而下经直肠肛门拽出，充分消毒并可将残留于远端肠腔内的分泌物一并经肛门带出；⑦手术操作完毕，重视冲洗引流环节。可应用稀释碘附水冲洗，引流管放置原则应能保证通畅引流，引流不畅致腹盆腔积液是引起感染的重要原因。另外，关于 NOSES Ⅳ式塑料保护套的放置顺序，塑料无菌保护套按一定方向折叠后经戳孔放入，自上而下经肛门拉出，避免了经肛门放置塑料保护套可能将肠内污染物带入盆腔的嫌疑。在无瘤操作方面，目前无取标本自然腔道肿瘤种植的报道。另外，在肿瘤远端及近端可分别应用纱布条或粗丝线结扎肠管，防止肿瘤脱落种植。其余同开放手术。

三、吻合器抵钉座置入与取出

如何在无腹部辅助切口的条件下将吻合器抵钉座置入近端肠管并固定是结直肠癌 NOSES 手术的一大技术难点。需要置入吻合抵钉座的主要是直肠肿瘤、乙状结肠肿瘤及需行全结肠切除的患者。置入抵钉座的途径包括：经肛门置入、经阴道置入、经右下腹主戳孔置入三种方式，但第三种方式往往要扩大戳孔，仍然增加了切口相关并发症，因此一般不受推崇。根据抵钉座在体内还是体外置入肠管，又分为经直肠或阴道置入体内固定以及体外置入固定两种方式。体外置入固定要求乙状结肠较长或有充足的近端肠管，部分患者需游离脾曲，使得近端肠管能够经肛门或阴道拖出，在体外完成荷包固定抵钉座。

抵钉座在腹腔内固定于近端肠管也是 NOSES 手术的技术难点。固定抵钉座的方式很多，大体可以归纳为三种：①手工荷包缝合；②借助直线切割闭合器完成固定；③借助结扎圈套器（endoloop）固定。手工荷包缝合因减少一把闭合器的使用，无论从经济上还是从发生吻合口漏的风险上都具有一定优势，且具有一定腹腔镜缝合经验后，在耗时方面并非劣势。但需要注意的是，腹腔镜下手工缝合荷包应避免带入过多组织，打结时应确保线结牢固，否则在后续吻合过程中可能出现近端肠壁挤出吻合环的可能。目前，多数学者更青睐于借助直线切割闭合器完成固定，其优势在于方便、快捷，安全性也能经受考验。借助切割闭合器完成抵钉座固定的操作方式也有多种，较常用的如：将抵钉座置入近端肠管后，在肠管内由里往外借助超声刀顶出，再将肠管断端闭合；在抵钉座上系上圆针进行引导，抵钉座置入近端肠管后，圆针从肠管断端附近由肠管内侧向外侧穿出，切割闭合器靠近穿刺点闭合近端肠管断端，往外提拉抵钉座完成固定；目前应用较多的另一种方法，首先纵行切开近端肠管，置入抵钉座（尖端预先系好丝线），牵引丝线并在贴近丝线处闭合切断肠管，提拉丝线将抵钉座拉出固定，此法方便快捷且可达到端－端吻合的效果。另外，结扎圈套器（Endoloop）方法将抵钉座固定于近端结肠也属于端－端吻合，且不存在多个闭合端问题，也被认为安全可行。

四、经阴道标本取出技巧

自 1910 年起就有关于妇科手术标本经阴道取出的报道，此后妇科手术将阴道作为手术入路或标本取出的主要途径。1993 年有学者报道了腹腔镜胆囊切除手术标本经阴道取出，是首例非妇科手术利用阴道作为标本取出途径的手术，之后又有关于经阴道取出结肠、肾脏、脾脏的报道。经阴道标本取出的结直肠 NOSES 手术受到一定限制，主要由于在直肠手术操作过程中需额外切开阴道后穹窿，增加健康脏器创伤，可能存在阴道瘘的风险，且受患者性别和伦理限制。然而，标本经阴道取出也有其独特优势，一方面标本不经过肛管直肠环从而避免损伤肛门括约肌，且因阴道组织扩张性良好，可以取出较大体积的肿瘤标本，另一方面在手术过程中可以同期完成妇科手术如子宫切除或卵巢切除等。

阴道切开约 2cm 小口即可放入保护套，扩张后阴道可取出直径 6~8cm 肿瘤标本。缝合我们采用倒刺线连续缝合，最后一针锁边，不需打结，术后保证盆腔通畅引流，阴道愈合能力很强。缝合时建议术者转至患者左侧，由下向上进针缝合，既方便操作同时可以避免针头损伤后方直肠。

五、取标本辅助装置的应用

一般选用切口保护套即可，如剩余直肠肠管较长，建议使用自制塑料无菌切口保护套，避免损伤肠黏膜。

（熊治国　胡俊杰）

第五节　NOSES 手术中抵钉座应用技巧和三角吻合

关于消化道重建，体外切除标本的操作比较简单，此处略过，体内切除标本经自然腔道取出后，凡是近侧肠管和直肠以及大多数乙状结肠吻合的时候，大都采取吻合器吻合，那么如何处理抵钉座就是技术关键，我们采取抵钉座绑线反穿法来重建消化道，抵钉座杆尖端有孔和无孔以及平头的绑线方式如图 23-16。

吻合器抵钉座置入肠管操作过程：把已经绑线的抵钉座从保护套或 TEM 中经肛门送入腹腔（图23-17a），腹腔镜下切开肠管，把抵钉座送进近侧肠管（图 23-17b），绑线留在肠管外（图 23-17c），然后把留在肠管外的丝线沿着肠壁纵轴向近侧轻拉，同时把远侧结肠向远侧拉直，让肠壁切口变成一条线，用镜下切割器紧靠丝线切断结肠（图 23-17d），这样保留的结肠残端就剩下一个很小的针眼大小的小孔，内有丝线通过，提拉丝线（图 23-17e），将抵钉座钉针拉出肠腔，然后修剪残端脂肪，腹腔镜下关闭直肠残端就可以吻合了（图 23-17f）。

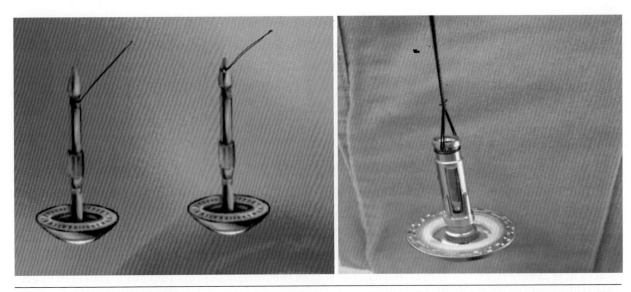

图23-16 抵钉座杆尖端绑线方式

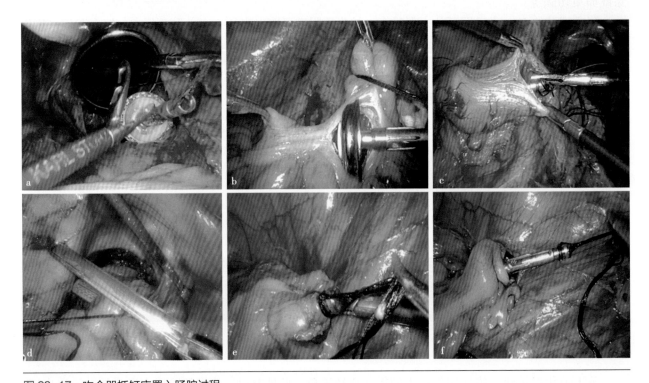

图23-17 吻合器抵钉座置入肠腔过程

a.把抵钉座送入腹腔；b.把抵钉座送入肠管内；c.绑线留在肠管外侧；d.闭合乙状结肠；e.提拉抵钉座绑线；f.将抵钉座杆完全取出吻合待用

以上操作以平头抵钉座杆为例，尖头的操作相对更容易不再赘述，可能有人依然会提出这么做是否符合无菌原则，个人觉得只要把握好几个环节就没问题：第一，术前彻底清洁肠道，如果肠道不干净，术中切开必有很多内容物流出，污染腹腔。第二，切开肠管要马上用吸引器吸净肠腔，然后用碘附消毒肠腔，抵钉座进出肠腔也需反复消毒，吻合后腹腔内大量盐水冲洗，这么做就不存在残余感染问题，我们几百例经验也支持这一观点。

对于保留的乙状结肠过长或降结肠手术，吻合器够不到远侧结肠残端的，可以采取腹腔镜下三角吻合，切除标本经直肠取出后，保留的结肠两侧残端对位缝合两针，间距3~5cm，然后提起缝线，用镜下切割器切除0.5cm左右边缘肠壁，连续三次，完成环周切除吻合（图23-18）。

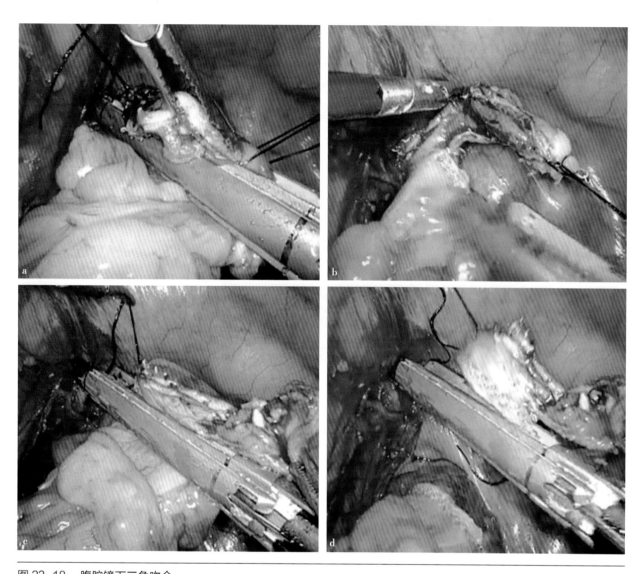

图 23-18　腹腔镜下三角吻合

a. 第一次切除边缘肠壁；b. 检查闭合口；c. 第二次切除边缘肠壁；d. 第三次切除边缘肠壁

切除的肠壁是细条状，可以经戳卡孔取出，这样吻合可能有出现吻合口狭窄和漏的风险，我们可以术中用充气注水试验检测吻合口的完整性，也可在肠镜下检查吻合口，如图 23-19。

小结：抵钉座绑线反穿法简单快捷，安全可靠，是一种把复杂工作简单化的技术操作，尤其是对初学者帮助甚大，可明显缩短手术时间。其它方式，如镜下手工缝荷包等都相对难度大。在进行腹腔镜下三角吻合时，第一次切割闭合应选择最方便操作处进行，然后连续切割三次就完成端端吻合。

（孙东辉）

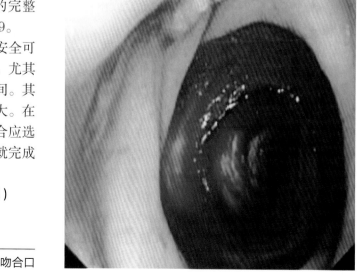

图 23-19　肠镜下检查吻合口

第六节　结直肠 NOSES 经肛门取标本的实用技巧和经验

　　关于取标本，最初我们采取拖出法和翻出法比较多，在没有断绝肿瘤部分肠管血供的前提下拖出或翻出带有肿瘤的肠管都可能受到质疑：是否会挤压肿瘤细胞回流入血？传统腹腔镜手术也可能存在这一问题，因为经腹部一个 4cm 切口取标本和利用 TEM 内镜（内径 4cm）经肛门取标本是没有本质区别的，很多经腹部切口（图 23-20a）能取出的标本都可以用 TEM 内镜经肛门取出（图 23-20b、图 23-20c）。

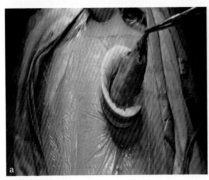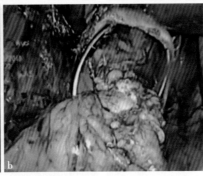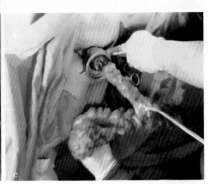

图 23-20
a. 标本经腹壁切口取出；b. 标本用 TEM 内镜经肛门取出（腹腔镜下观）；c. 标本用 TEM 内镜经肛门取出（体外观）；

　　所以，体外切除标本的 NOSES 手术只是把腹部切口转移到肛门，这种操作方式和传统腹腔镜手术操作所涉及的问题基本一致。拖出法不仅要拖出拟切除的标本，还要拖出一部分正常肠管，所以要游离更多肠管。而采取体内完全切除标本，再经自然腔道取出的操作就不涉及挤压肿瘤引起细胞回流入血问题，也不会出现保留端肠管系膜血运受损，导致血运障碍的危险。所以，体内切除后取出标本比拖出法更安全和更少争议（图 23-21）。

　　取出标本的方式主要取决于肿瘤的位置、大小、侵犯程度等因素，小的早期未突破外膜的肿瘤可以不用保护措施直接从肠腔经直肠肛门取出，我们曾经肛门取出过早期结肠脾曲癌标本。大的肿瘤标本

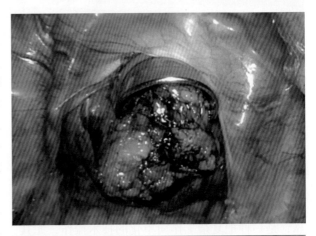

图 23-21　体内切除标本后，经肛门拖出

大多需要有保护措施取出，除了用 TEM 内镜取标本外，还可以用塑料保护套取标本。个人认为，用塑料保护套取标本要更困难些，因为在整个取标本过程中保留的远侧肠管和肛门处于闭合状态，要不断克服阻力，不断变换牵拉肠管角度，取标本路径越长越难以操作，比如乙状结肠或降结肠肿瘤标本就难以取出，如果遇到太大的肿瘤的时候无论过度牵拉肠管还是牵拉保护套都有危险：肠管破损或塑料保护套撕裂。而 TEM 内镜取标本是经过全程扩张的通道取标本，相对容易操作，无需过度牵拉，标本不易破损，但如果肿瘤太大也就无法拖进 TEM 内镜，无法取出。也就是说，用塑料保护套取标本相对

困难，用 TEM 内镜取标本虽然相对容易，但遇到太大肿瘤标本也就不适合。单独采取两种手段都有局限性。所以，我们采取了 TEM 内镜加保护套的做法基本上可以取出绝大多数标本，包括肿瘤横径超过5cm 的结直肠标本，具体操作如下：先用 TEM 内镜进入腹腔，再把塑料保护套经过内镜送进腹腔，把标本送入保护套内（图 23-22a），先把肠管在保护套内拖进 TEM 内镜里直到拉出体外拖不动为止（图23-22b），也就是肿瘤卡在 TEM 内镜入口处了，腹腔镜下把保护套入口夹闭严密或把保护套口的绑带打结收紧（图 23-22c），腹腔内的保护套尽量保留足够长度，这样在标本被牵拉过程中受压也不会反向被挤出保护套，保证标本组织和腹腔隔绝。

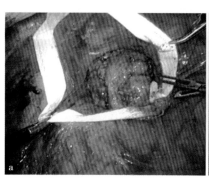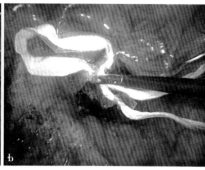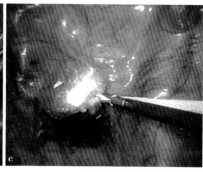

图 23-22

a.把标本送入保护套内；b.先把肠管在保护套内拖进 TEM 内镜里直到拉出体外拖不动为止；c.腹腔镜下把保护套入口夹闭收紧

以上操作完成后，巨大肿瘤卡在 TEM 内镜口无法继续拖出时，把 TEM 和有保护套的肿瘤一同拖出肛门（图 23-23），这样可以取出绝大多数肿瘤的大标本。

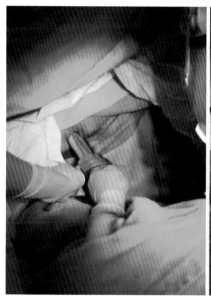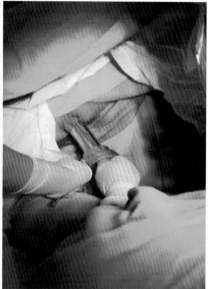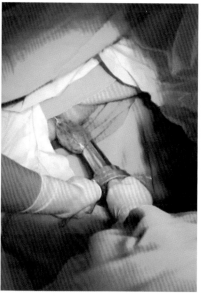

图 23-23 巨大肿瘤经肛门取出体外

取出的肿瘤横径超过 5cm，病理医生测量结果为 5.5cm×5.0 cm×1.8 cm，大体标本见图 23-24。此外，系膜脂肪等最大横径可能超过 6cm，因为病理医生测量虽然是精准的，但是离体后好几个小时后的标本，失去血液供应和组织收缩等因素，所以当时取标本时的肠管横径还要更大（上海中山医院切除胃巨大间质瘤经验：超过 5cm 不能当时取出，放在胃里 24 小时后，肿瘤缺血萎缩后可以经口取出）所以说，从上面的操作过程和大体标本乃至术后病理诊断来看，TEM 加保护套可以取出绝大多数肿瘤标本，而且增加了保护措施，更加安全可靠。

TEM 内镜加塑料保护套取标本之所以更加容易，是因为在取标本过程中，从里到外，前面有 TEM 内镜扩张肛门，后有保护套保护下隔绝腹腔的肿瘤标本随后通过已经扩张的直肠肛门，所以比较容易被拉出体外，即使标本受到挤压也不会破损到腹腔，所以 TEM 加塑料保护套取标本不仅是难度降低了，而且安全系数增加了。

但是，TEM 内镜加保护套取巨大肿瘤标本也不是万能的，主要适合直肠癌，也就是保留的远侧肠管是直肠壶腹部分，如果保留的远侧肠管是高位直肠或乙状结肠，那么无论采取什么方式都难以取出巨大肿瘤，具体阐述如下：很多人存在误区，认为经肛门取标本最关键问题就是肿瘤大小和能否通过肛门，其实不是这样，可以说，如果肿瘤位置在直肠中低位，体内切除后几乎全部可以用 TEM 加塑料保护套方式取出，因为直肠壶腹足够宽，肛门可以扩张很大程度，举个例子就可以一下子明白：很多肛肠外科医生都取过直肠异物，大的有啤酒瓶子，甚至有更粗大的玻璃瓶子（图 23-25）。

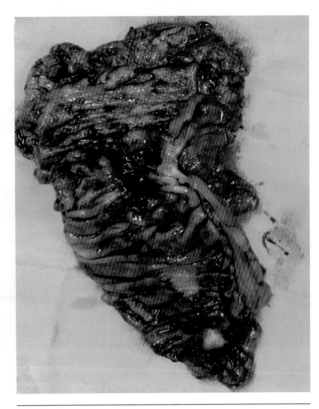

图 23-24　标本大体观

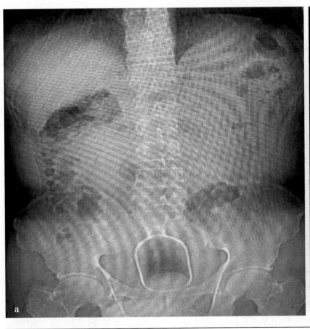
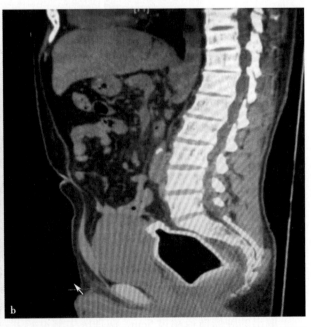

图 23-25　直肠异物

a. 正面观；b. 侧面观

这些大而粗的异物可比 TEM 内镜粗大很多，恐怕超过其一倍多，但它们被送进直肠壶腹却大都没有造成直肠穿孔或肛门严重损伤，依然可以从肛门取出而没有太大损害，那么如果标本到了直肠壶腹这里，离体外就剩下这一小段距离的时候几乎没理由取不出来，因为直肠癌标本不太可能比以上异物更粗大更硬，更难取，所以，肿瘤在这个位置就基本可以确定能经肛门取出，即使肿瘤巨大也没太大问题，但高位直肠和乙状结肠就没那么宽了，也不能扩张太大范围了，取标本的路径也明显加长，巨大肿瘤标本就难以经肛门取出了，所以标本能否经肛门取出的第一要素不是肿瘤大小，而是肿瘤位置。

影响取标本的第二要素是肿瘤侵出范围和淋巴转移情况，也就是说肿瘤本身大小不是最重要的，特别是左侧结肠肿瘤大都是浸润性生长，不是膨胀性生长，肿瘤本身也难以长太大，而右半结肠也没太大必要经直肠取标本，大都经阴道或腹部切口。我们所说的肿瘤横径无论几公分，都不是实心的圆柱状态，依然是中间空的，否则就急性梗阻了，就该做结肠支架或急诊手术了，不存在做 NOSES 的机会了，标本通过直肠壶腹和肛门时依然有被压缩的空间，也不会撑破直肠肛门，但是，如果肿瘤侵出外膜和周围组织侵犯成一整块或系膜被侵犯变硬以及淋巴广泛转移融合，这些情况会使得标本切除后是一个很硬的一大块组织，没有弹性，不能被压缩。这样的标本就难以经肛门取出，即使中低位直肠癌也困难，如果是乙状结肠癌就几乎没机会取，当然，这么晚期的肿瘤是否适合腹腔镜手术也就值得商榷了。

经肛门取标本的第三个要素是肿瘤原发灶大小，这个大家都知道，不必详细说明。对于一些良性疾病，比如慢传输便秘、溃疡性结肠炎以及家族性息肉病等需要做结肠全切和次全切除 NOSES 手术，这些手术取标本就更容易，无论用 TEM 内镜和保护套都不难，关键问题只有一个：就是先经肛门拖出很多肠管后，最后留在腹腔内的肠管会残留气体和液体，甚至个别患者有残存粪便导致取出困难，可以把体外已经取出的肠管切开，经此切口把镜下吸引器伸入腹腔内肠管（图 23-26），吸干净液体气体，也可以反复冲洗让腹腔内肠管空虚，就可以轻松取出。

取标本问题小结：中低位直肠癌经肛门取出最容易，体内切除后严密保护下基本都可以取出，TEM 内镜加保护套可以降低取标本难度和增加安全性；高位直肠癌、乙状结肠癌以及降结肠癌标本横径超出 4cm 难以经肛门取出；良性疾病经肛门取标本方法得当基本都可以成功。

特别推荐的是如果医院有条件，能用 TEM 加保护套联合取标本就尽量用，这样做时标本保护隔离腹腔更严密，标本不易损坏，更容易克服肠管和肛门收缩阻力，或经 TEM 内镜取出，或跟随 TEM 内镜序贯而出都相对容易些。

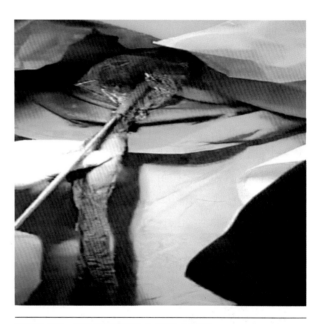

图 23-26　镜下吸引器伸入腹腔内肠管

（孙东辉）

第七节　南京总医院机器人 NOSES 在胃肠癌中的应用经验

南京总医院是全国率先开展达芬奇手术机器人手术的医院，笔者团队与时俱进，积极开展机器人胃肠癌手术，在实践中不断学习新理念、新技术，创新手术思路，总结经验教训，完成了包括全腹腔内胃肠道重建（手工吻合）、NOSES 等在内的一系列临床突破。

我院 NOSES 最早开展于 2012 年 2 月，此前笔者团队已经常规开展全机器人下重建工作，无需腹部辅助大切口，但出于取出标本的需要，仍需扩大脐部 trocar 切口至适当长度，实属可惜。温故而知新，再次受益于 NOTES 理念的启发，我们开始尝试经肛门取出直肠标本。为保证研究平稳、顺利的开展，初期制订了相对严格的入选标准：①有术前肠镜及腹部 CT 明确诊断，评估分期；②患者有强烈美容诉求；③无任何腹部既往手术史（包括腹腔或脏器穿刺）；④无炎性肠病病史；⑤无痔疮、肛周脓肿等会阴部并存疾病；⑥无糖尿病；⑦无明显心、肝、肺等重要脏器功能损害，术前 ASA 评分Ⅰ~Ⅱ级。

经过筛选，2012 年 2—5 月间，共有 15 例直肠癌志愿者入组，男 9 例，女 6 例，年龄 39~75（61.5±9.2）岁，体质量指数 21~27（23.1+1.7）kg/m^2。所选病例均在术前经肠镜及腹部 CT 检查得到明确诊断。术前临床分期为 T1~3N0~1M0，肿瘤高分化 8 例，中分化 3 例，低分化 4 例。肿瘤直径（2.7±0.8）cm，肿瘤距离肛缘（8.7±3.0）cm。告知患者及其家属采用达芬奇手术机器人系统进行手术的详情并征得同意后，限期行手术治疗。

患者围术期处理严格遵循加速康复外科原则。Trocar 位置及机器人臂分布如图所示（图 23-27）。直肠癌根治术要点如下：①头低足高位；②向左上牵拉乙状结肠，沿直肠上血管走行右侧打开被膜（大约在骶岬平面上方约 3cm 处）进入 Toldts 间隙，向上至直肠上血管根部（夹闭后切断），向下进入骶前间隙（注意保护下腹下神经），分离直肠后系膜至肿瘤下方约 2cm 处；③分离直肠右侧系膜；④向右上牵拉乙状结肠，打开乙状结肠左侧腹膜，贴系膜侧分离，进入 Toldt 间隙，进一步分离，与之前的间隙贯通，进一步游离直肠左侧系膜；⑤游离直肠前壁，于肿瘤下 2cm 处做预横断处理；⑥于肿瘤近端 10cm 及远端 2cm 处，分别以腔镜下 60mm 切割闭合器切断，完整切除标本后随即放入标本袋；⑦经肛取出标本（图 23-28a）；⑧镜下完成手工缝合重建（图 23-28b），缝合穿刺孔（图 23-28c）。

经肛门取标本步骤：台下助手反复碘附球消毒会阴部及肛门直肠，充分扩肛后，手术者以超声刀或电钩打开直肠残端。台上助手再取一只标本袋，将其底部封闭端剪除，由辅助孔置入腹腔。自肛门置入无菌卵圆钳至直肠残端，将空标本袋一端拖出肛门，再经此标本袋内插入卵圆钳至腹腔。手术者将装有标本的标本袋移至直肠残端处，找出标本近端，卵圆钳夹持标本近端及标本袋后缓慢拖出。机器人镜下行直肠 - 结肠连续缝合，浆肌层包埋。3000ml 蒸馏水冲洗腹腔。

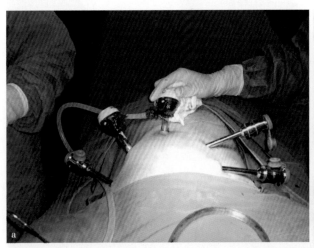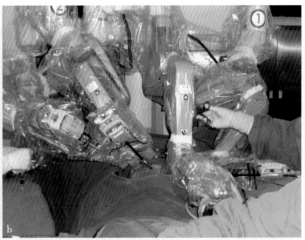

图 23-27

a.Trocar 置放位置；b.机器人臂与 trocar 绑定，置入器械

结果显示：15 例患者均顺利完成手术，无一例中转。手术时间（154.7±10.6）分钟，术中出血

（17.3±6.5）ml，术后肛门排气时间（2.3±0.8）天，术后住院时间（3.3±0.6）天。标本内获取的淋巴结（15.0±1.2）枚 / 例，切缘均为阴性。术后所有患者均接受了 4~8 周的随访，2 例主诉有便秘症状，给予口服乳果糖 2 天后，排便正常。无术后感染、吻合口漏及切口疝等并发症，无近期死亡病例。

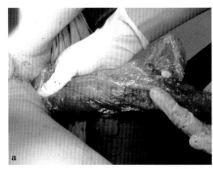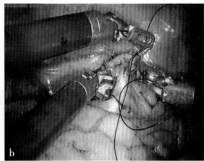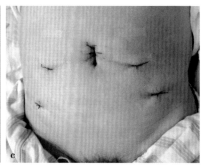

图 23-28

a. 经肛门直肠取出直肠标本；b. 镜下缝合重建；c. 缝合 trocar 穿刺孔

　　总结此研究心得体会如下：①年龄不宜过大。虽然年老的患者盆底肌肉松弛，利于经肛门拖出标本，但年龄过大，不可控因素增多，意外的可能性增加，故权衡利弊后，暂时将年龄上限设置为 75 岁；② BMI ≤ 27kg/m²。肥胖或者非常肥胖的患者操作难度较大，无论是腹腔内打开直肠残端、传送标本，还是台下助手扩撑肛门、置放卵圆钳钳夹标本袋，都相对繁琐困难；③术前临床分期 T1~3。侵犯浆膜甚至浆膜外组织器官的标本在取出过程中，有造成肿瘤细胞人为播散的潜在可能；④隆起型瘤体横向直径 ≤ 3cm。以肛门直径为参考，3cm 的肿瘤横向直径上限相对适宜。尽管经充分扩缸后，肛门直径可>3cm，但尚需考虑直肠壁及系膜厚度，因此若瘤体过大，可能引起肛门或直肠撕裂；⑤肿瘤下缘距离肛缘 ≤ 15cm，即直肠长度，故一般限用于直肠癌。若过远，达至结肠，一方面会增加台下助手经肛取出标本的难度（如卵圆钳长度不足、难以通过生理性弧度等），另一方面，因远端肠管较长，标本需通过一段游离的"隧道"，极易人为造成肠套叠，损伤肠管；⑥因手术机器人缺乏触觉反馈体系，因此若瘤体较小，可预先行肠镜定位；对于肿瘤位置较低的患者可通过台下助手指诊提示；若术中不能通过上述方法判断肿瘤位置时，需术中联合肠镜定位。

　　2014 年 7—11 月，笔者团队再次填补了 NOSES 另一项空白——机器人胃癌根治术后经阴道拖出标本。此次入组研究的共有 8 名女性胃癌患者，入选标准如下：①胃镜病理明确诊断；②肿瘤能行一期 R0 切除；③研究对象局限于经产妇；④没有严重的脏器功能障碍；⑤术前未接受放化疗。根据术式不同，8 名志愿者分成机器人全胃切除术和机器人远端胃切除术两组。

　　两组患者的围术期处理常规遵循快速康复外科原则。机器人胃癌根治术要点如下：①于脐下、双侧脐旁上 10cm、双侧腋前线肋下 2cm 分别置入 trocar；②自胃体中部，以超声刀紧贴胃壁向近端离断大网膜，清扫 No.1 淋巴结；③自胃体中部，紧贴胃壁向远端离断大网膜，提起胃壁，显露幽门环，并向下分离出胃十二指肠动脉，沿此血管走行分离暴露右网膜动脉，于根部夹闭切断此血管。清扫 No.4d、6、14v 淋巴结；④夹持胃大弯向足侧牵拉，打开肝胃韧带及肝十二指肠韧带，分离暴露肝总动脉，沿此血管走行进一步分离肝固有动脉、胃右动脉，于根部夹闭切断胃右动脉，清扫 No.2、3、5、8a、12a 淋巴结；⑤于幽门下 3cm 以腔镜下 60mm 切割闭合器切断胃远端，向头侧提起残端，清扫胰包膜，分离暴露胃左动脉及脾动脉，夹闭切断，清扫 No.7、9、11p 淋巴结（全胃切除需再清扫 No.10、11d），于胃中上 1/3 区交界线附近切断，置入标本袋，镜下将标本装入标本袋；⑥提起大网膜，沿横结肠完全游离大网膜及横结肠系膜前叶，至脾结肠韧带时，提起此处网膜，分离左网膜动脉，脾门附近将其仔细分离，于根部夹闭切断，清扫 No4sb 淋巴结。游离的大网膜装入标本带；⑦置入镜下持针钳，以 3-0 可吸收线（留取 20cm 长度），镜下行残胃 – 十二指肠吻合（全胃行食管 – 空肠 Roux-en-Y 吻合）；⑧经阴道取出标本；⑨蒸馏水冲洗腹腔，缝合穿刺孔。

经阴道取出标本：在完成标本切除及全机器人下重建工作（手工吻合）后，需将机器人由头侧转移至足侧，并需在下腹新建两个 trocar 孔（**图 23-29a**），完成标本取出工作。先于耻骨联合上 2 指位置刺入荷包针进腹腔，穿刺子宫顶后再出针于腹腔外，持续牵拉子宫（**图 23-29b**），暴露阴道后穹隆。台下助手以碘附棉球反复消毒会阴部及阴道后，手术者以超声刀切开后阴道后穹隆约 4cm（**图 23-29c**），自阴道置放切口保护套至腹腔。手术者将装有标本的标本袋移至阴道后穹隆切口处，台下助手置入卵圆钳，夹持标本近端及标本袋，缓慢自阴道拖出（**图 23-29d**）。镜下可吸收缝线关闭阴道后穹隆（**图 23-29e**）。1000ml 温蒸馏水冲洗盆腔，置放腹腔引流管。

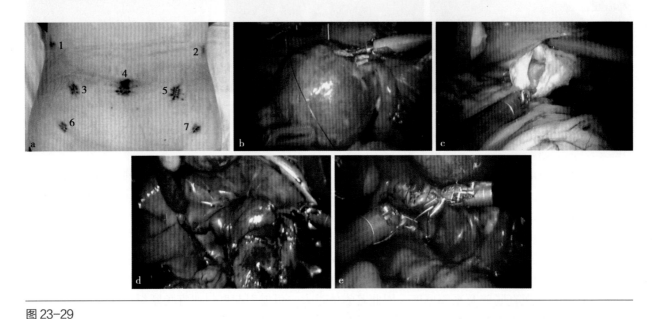

图 23-29
a.Trocar 分布位置；b.荷包针穿刺、悬吊子宫；c.打开阴道后穹隆；d.经阴道拖出标本；e.缝合阴道后穹隆

结果显示 8 名患者均顺利完成手术。平均年龄 55.34（42~69）岁，平均 BMI23.2（21.6~26.0）kg/m^2。术后病理均为低分化腺癌。平均清扫淋巴结 23.6（17~27）枚。平均手术时间 224（200~298）分钟，平均失血量 62.5（50~150）ml。平均术后住院天数 3.6（3~5）天。首次通气时间术后 28.5（24~33）小时。出院 30 天随访无吻合口漏发生，无手术部位感染。

胃标本的取出有别于直肠标本。胃标本，尤其是全胃切除的标本，体积往往较大，若在不破坏标本的前提下取出，则需要选择一个容量相对较大的自然腔道。常用的经自然腔道取出途径包括经食管、经直肠、经阴道和经尿道。食管有一定的弹性，国外也有过报道经食管取出胃标本，但缺点明显。首先，食管的生理性狭窄，很大程度上限制了标本的体积；其次，血液、胃液与脏器的混合物会产生持久的、令人厌恶的气味，影响患者术后情绪；再者，强行拖拉标本很容易造成食管损伤。因此我们并未考虑食管途径。经直肠途径理论可能，但需切开肠壁，缝合后肠漏的风险很高，造成的腹腔感染会增加术后死亡率，因此尽量避免。尿道延展性有限，无法接纳像全胃这样的大体积标本。阴道是女性特有的自然腔道，延展性很好，充分扩撑后容纳体积较大，后穹隆切口缝合后，愈合效果理想，瘘及感染的发生率较直肠低，且并发症的处理也较直肠容易，因此经阴道取出标本无疑是最佳选择。此研究也初步证实了机器人经阴道取标本在女性胃癌患者中的可行性，优势体现在更小的切口、更轻微的疼痛、更小的创伤以及更低的术后吻合口漏、狭窄和出血发生率。

微创技术的进步离不开外科医生的不忘初心、励志前行，离不开科技的革故鼎新、日新月异，也离不开患者的健康诉求、殷切期盼。期盼同行能有更多的交流与合作，分享彼此的经验与心得，不断丰富和完善 NOSES 理念，发现并解决实践中存在的问题，让 NOSES 更好地为更多的患者提供更优质的治疗。

（江志伟）

第八节　结肠癌 NOSES 手术消化道重建技巧

消化道重建是结直肠癌 NOSES 手术中最为关键的步骤之一。直肠癌以及部分乙状结肠癌多采用管型吻合器重建消化道，而大部分结肠癌 NOSES 手术无法使用管型吻合器，以往多采用手工缝合方法，但其操作难度高，手术耗时长，往往导致结肠癌 NOSES 手术的失败。笔者借鉴完全腹腔镜下胃癌根治术中三角吻合的方法，采用三角吻合技术及重叠三角吻合技术进行结肠癌 NOSES 手术的消化道重建，大大降低手术难度，节省手术时间，并且吻合更为确切。

一、三角吻合技术手术步骤

1. 按照 CME 原则完成肠管及其系膜的游离，裁剪系膜，于肿瘤上、下各 10cm 处裸化肠管，并以切割闭合器离断（图 23-30a），将标本经肛或者经阴道取出。

2. 拉拢两侧肠管，并将两侧肠管距断端 8cm 处缝合固定（图 23-30b），检查两侧肠管血运，估计两侧吻合口张力。

3. 分别于两侧肠管断端对系膜侧闭合处作 5mm 切口（图 23-30c），酒精纱布消毒肠腔。

4. 先在一侧肠腔内置入直线切割闭合器钉仓，暂时关闭钳口，然后抓取另一侧肠腔，松开钳口，将肠管套上钉砧，进行必要的调整后闭合对系膜侧肠管（图 23-30d）。

5. 酒精棉球擦拭肠腔，检查无出血后，将两侧肠管断端缺口缝合 3 针固定，用直线切割闭合器闭合两侧肠管共同开口（图 23-30e）。

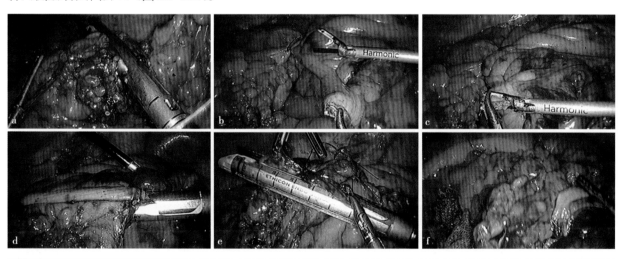

图 23-30

a. 以切割闭合器离断肠管；b. 将两侧肠管距断端 8cm 处缝合固定；c. 于两侧肠管断端对系膜侧闭合处作 5mm 切口；d. 将两侧肠腔置入切割闭合器内；e. 用直线切割闭合器闭合两侧肠管共同开口；f. 完成吻合

6. 完成吻合（图 23-30f）。模式图见图 23-31。

二、重叠三角吻合技术手术步骤

1. 按照 CME 原则完成肠管及其系膜的游离，裁剪系膜，于肿瘤上、下各 10cm 处裸化肠管，并以切割闭合器离断（图 23-32a），将标本经肛或者经阴道取出。

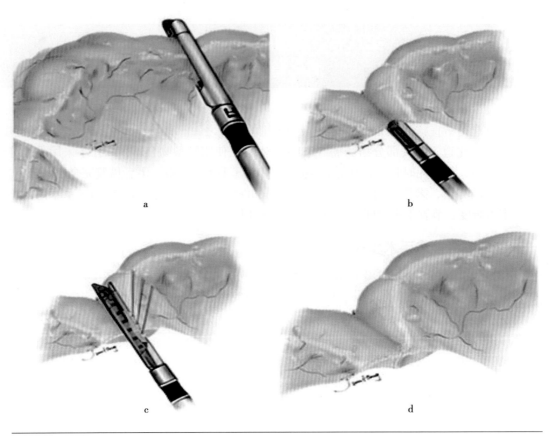

图 23-31　结肠癌 NOSES 手术中三角吻合模式图

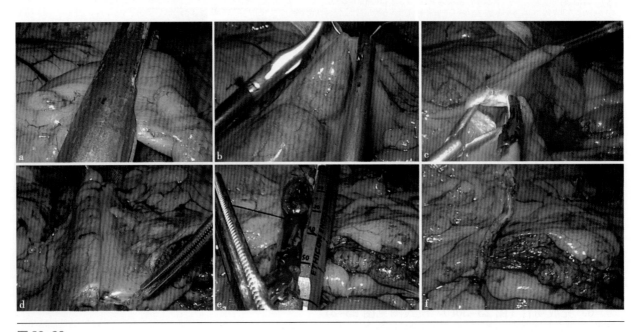

图 23-32

a. 切割闭合器离断肠管；b. 将一侧断端与另一侧断端肠管缝合固定；c. 分别于一侧断端对系膜侧闭合处及另一侧断端对系膜侧做切口；d. 将直线切割闭合器钉仓与钉砧分别置入两侧肠管切口；e. 用直线切割闭合器闭合两侧肠管共同开口；f. 完成吻合

2. 拉拢两侧肠管，并将一侧断端与距离另一侧断端约 8cm 处肠管缝合固定（图 23-32b），检查两侧肠管血运，估计两侧吻合口张力。

3. 分别于一侧断端对系膜侧闭合处及相对应位置的另一侧断端对系膜侧做 5mm 切口（图 23-32c），酒精纱布消毒肠腔。

4. 将直线切割闭合器钉仓与钉砧分别置入两侧肠管切口（图 23-32d），进行必要的调整后闭合对系膜侧肠管。

5. 酒精棉球擦拭肠腔，检查无出血后，将两侧肠管共同开口处缝合 3 针固定，用直线切割闭合器闭合两侧肠管共同开口（图 23-32e）。

6. 完成吻合（图 23-32f）。模式图见图 23-33。

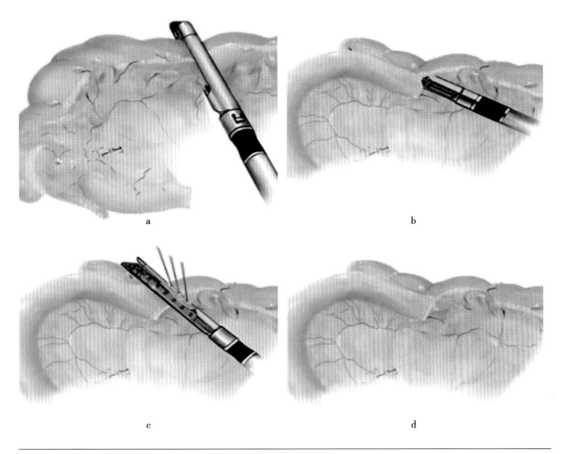

图 23-33　结肠癌 NOSES 手术中重叠三角吻合模式图

三、手术相关要点

1. 三角吻合技术需要熟练的腹腔镜操作技术，完善的器械设备以及默契的术者和持镜医师之间的配合。

2. 选择合适的人群，通常认为术前影像学检查肿瘤分期 T1~T3、身高体重指数（BMI）≤ 30kg/m^2、经评估可耐受常规腹腔镜手术的患者方可选择此手术。如经直肠取标本，因直肠与乙状结肠交界处肠管相对狭窄，应选择肿瘤较小、BMI 较小患者为宜。

3. 良好的肠道准备及术中无菌、无瘤操作，比如酒精棉球消毒肠腔、肿瘤切除后立即经塑料保护套取出等。

4. 准确判断预切除部位，游离合适长度的肠管，裸化结肠血管时，注意保留血管弓，保证吻合口的血运，避免吻合口漏的发生。

5. 不要试图将两端肠管并拢后同时置入直线切割闭合器的钉仓和钉砧，可先在一侧肠腔内置入钉仓，暂时关闭钳口，然后抓取另一侧肠腔，松开钳口，将肠管套上钉砧，最后进行必要的调整。

6. 肠壁吻合应对系膜侧吻合，吻合口无需常规缝合加固，仅当切割闭合后，残端有出血时，可行镜下缝合止血。

7. 吻合完成后应评估吻合口张力，对于吻合有张力的患者，可通过游离两端肠管或吻合口减张缝合等方法解决。

（周海涛）

第九节　拖出式 NOSES 消化道重建技巧及经验分享

笔者根据多年经验，针对直肠切除拖出式 NOSES 采用以下方式保证无菌及无瘤操作：当肿瘤游离步骤完成后，用 Endo-GIA 离断肿瘤下缘。助手予以扩肛后，经肛门行稀碘附冲洗直肠残端。经主操作孔置入保护膜，切开直肠残端，经肛门置入卵圆钳（图 23-34a），将保护套经残端拖至肛门外（图 23-34b），经肛门自保护套内置入吻合器抵钉座（抵钉座前端置入丝线，打结，预留 2cm 线尾）（图 23-34c）。经主操作孔置入碘附纱布，于肿瘤上缘近段 10cm 处切开肠壁，碘附纱布消毒肠腔，将抵钉座完全置入肠道内，用分离钳牵引线尾（图 23-34d），用 Endo-GIA 离断肿瘤上缘，预留 0.5cm 左右肠壁缺口（图 23-34e），将抵钉座自缺口处拖出（图 23-34f）。经肛门于保护套内再次置入卵圆钳，夹住标本下缘，助手于腹腔内外翻保护套，经肛门将标本拖出体外，同时将保护套拖出体外；用 Endo-GIA 夹闭直肠残端，经肛门置入吻合器，行结肠直肠端－端吻合。

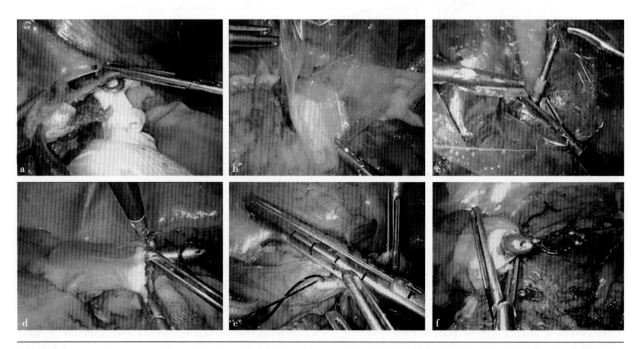

图 23-34
a. 经肛门置入卵圆钳；　b. 将腹腔内保护套自直肠残端拖出肛门；c. 经肛门置入吻合器抵钉座；d. 肿瘤上缘约 10cm 切开肠壁，置入抵钉座；e. 离断直肠，预留破口；f. 自预留破口拖出抵钉座

（鲍传庆　许炳华）

第十节　末端回肠悬吊术在中低位直肠癌 NOSES 手术中的应用

在 2010 版中国结直肠癌诊疗规范中，吻合口漏在低位直肠癌根治术后发生率高达 6%~22%，尤其是术前新辅助放化疗患者吻合口漏的发生率会更高。肠造口术能够减少肠腔粪便对吻合口或闭合口的污染，有利于其愈合，能够避免因肠内容物泄露导致的腹腔感染，成为了术中较为常用的一种预防肠瘘的术式。但是该术式给患者带来了造口护理的不便、生活质量的下降以及回纳造口所带来的二次手术伤害。

Vaxman 等提出不切开的结肠造口术，该方式将结肠预防性造口数量降低一半，吻合口漏发生率并没有增加。同时将未切开的结肠回纳至腹腔并不复杂，减少因结肠造口关闭带来的并发症。笔者早期亦采取该方式以降低吻合口漏发生，但术后患者多出现阵发性腹痛、腹胀等不适，影响患者生活质量。故而我们对其进行改良，行末端回肠悬吊术。该操作使回肠仍置于腹腔内，术后采用生长抑素以减少胃肠液分泌，使胃肠道充分休息，延迟肠内容物对吻合口作用时间，为吻合口愈合提供更多时间。研究结果表明，回肠悬吊组排气时间要晚于回肠造口组，而患者术后出现腹痛、腹胀等症状，同回肠造口组无明显差异，该方法同样起到延缓肠内容物通过吻合口的时间作用，且避免患者腹痛、腹胀等不适症状。

末端回肠悬吊术及回肠造口术具体操作如下：在腹腔镜下于末端回肠约 15cm 处系膜戳孔，用乳胶管穿过后，经右下腹主操作孔引出（图 23-35a），延长右下腹主操作孔切口至 2cm，腹壁深筋膜及皮肤预置缝线，牵拉乳胶管，将回肠悬吊于右下腹壁下，紧贴腹膜，并将乳胶管固定于右下腹皮肤处（图 23-35b）。术后予以生长抑素应用。若术后未出现吻合口漏，病房内局部消毒铺巾（图 23-36a），利多卡因局部麻醉后，予以移除乳胶管，预置缝线依次结扎即可（图 23-36b）。若出现吻合口漏，进行局部麻醉（图 23-37a），钝性分离右下腹切口，提拉乳胶管，将回肠自右下腹切口提出（图 23-37b），切开小肠壁，边缘和皮肤连续全层缝合（图 23-37c）。

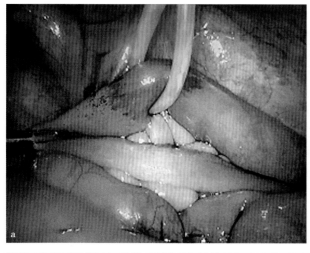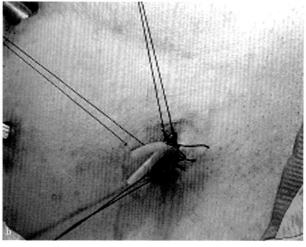

图 23-35　末端回肠悬吊术

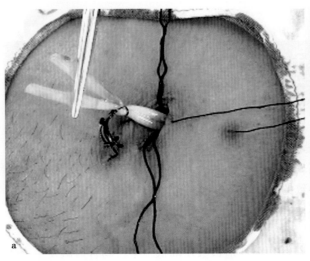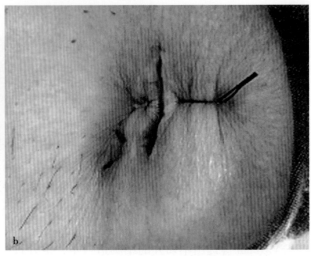

图 23-36　末端回肠还纳

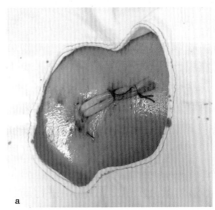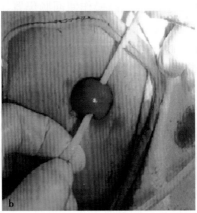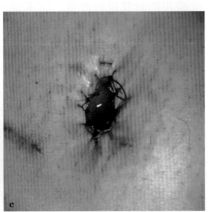

图 23-37　末端回肠造口

（鲍传庆　许炳华）

第十一节　NOSES 手术中的电外科应用

局部进展期直肠癌术前新辅助放化疗已成为直肠癌综合治疗不可或缺的重要组成部分。然而，经过术前新辅助放化疗后，组织充血、水肿、纤维化严重，明显增加手术难度。围绕着合理保护神经、输尿管与实现肿瘤根治原则等核心内容，低位直肠癌保肛手术是腹腔镜直肠癌手术的一个热点也是难点。现就腹腔镜低位直肠癌手术，尤其是术前新辅助放化疗后行腹腔镜直肠癌手术，能量器械的选择、合理应用结合自身临床工作经验进行介绍。

一、不同能量器械的工作特性

超声刀的工作原理是通过超声频率发生器将电能转换为机械能，使金属刀头产生 55.5kHz 的机械振荡，接触组织蛋白，带动组织振动，产生空化作用，继而使组织内水分子汽化、蛋白质氢键断裂、细胞崩解，起到组织被切开或凝固、血管闭合等作用（图 23-38）。

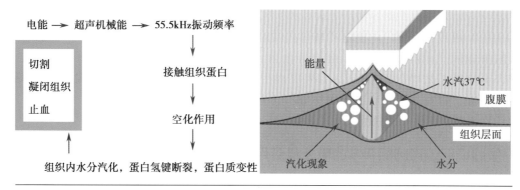

图 23-38 超声刀工作特性

电刀的原理是将高频发生器产生的 50~500kHz 的高频电流通过人体,电子束摆动形成正弦波,使组织内离子高速移动产生热效应,使组织变性坏死、炭化,形成焦痂,达到切割、凝固的目的。温度小于 100℃时形成电凝,胶原纤维收缩,蛋白质凝固、组织脱水;温度大于 100℃时形成电切,细胞内水分蒸发、细胞汽化破裂(图 23-39)。

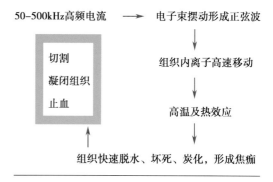

图 23-39 电外科器械工作特性

超声刀与电能量器械具有不同的工作特性,因此具有特色分明的优缺点。超声刀的优点在于:①烟雾少,手术视野清晰;②无电流通过人体,安全性高;③能完全和永久闭合直径小于 5mm 的血管;④对大血管及大束组织的切除较稳妥;⑤能量传播不超过 0.5mm,可较安全地应用于重要脏器、大血管旁进行分离切割。而缺点则是:①切割速度慢,操作迟缓;②解剖精细度欠佳;③切割分离基础均需咬合一定数量组织;④刀头前方的组织因热效应而凝固成致密团状组织,影响解剖层次及后续分离。电能量器械优点在于:①切割速度快,止血效果明确;②体积细小,转向灵活,对术野影响小;③对于疏松组织,使用短暂电凝和钝性分离,解剖层次更为清晰,避免直接切割或能量传导的损伤;④分离组织间隙无需咬合,兼具推剥分离作用。缺点则是:①无张力状态下热效应、热损伤范围大;②术中烟雾大。

超声刀是目前腹腔镜手术的主流能量器械,而电能量器械在开放手术中应用广泛,要实现在腹腔镜手术中取长补短,则必须通过以下方法来克服电能量器械的两大缺陷:①保持良好张力,分离为主,切割为辅,减少切割时间来减少热损伤;②控制气腹流量,并使用自带吸烟功能的电能量器械来减少术中烟雾。

二、放化疗对低位直肠手术的影响

术前放化疗将对低位直肠癌保肛手术产生以下不利影响:①水肿与纤维化导致术中难以判断正确的游离层面;②产生大量的水雾影响腹腔镜视野;③产生的渗出增加了游离的困难。因此,在充分了解术前放化疗对低位直肠手术的影响后,合理应用能量器械显得尤为重要。

(1)术前放化疗的肿瘤通常体积大,粘连紧。超声刀接触面大,依赖机械振荡,故分离间隙时,与周围组织距离近,组织分隔少,副损伤大,电能量器械前端细小可灵活转向,容易进入粘连的间隙,通过推剥分离后再切割,副损伤相对减少。

(2)放化疗后的盆腔组织水肿或纤维化,不易咬合。超声刀切割分离基础均需咬合,对放化疗后的盆腔组织强行咬合容易造成损伤或出血。电能量器械不咬合组织,通过推剥分离后再电凝、电切间隙内的纤维膜状物,相对安全。

(3)放化疗后的盆壁组织容易渗血。超声刀止血需要咬合组织,故在光滑的盆壁组织上不易止血。电能量器械在清扫盆腔淋巴结及脂肪组织时,凝血效果好,适合含有细小血管的组织切割。

（4）放化疗后切割组织时容易产生水雾和泡沫。超声刀在放化疗后切割组织容易产生水雾和泡沫，容易在刀头凝结成致密组织。电能量器械每次仅对少量组织切割，产生少许烟雾，解剖清晰，可联合吸引功能减少烟雾。

（5）不同区域组织特点各有不同。超声刀对于 3~5mm 以上血管、血管神经端、较宽厚的脂肪结缔组织可直接切断，且在大血管周围应用安全。电能量对于筋膜、疏松结缔组织、细小血管及神经应先电凝，再锐性切断，应用于疏松组织间隙方便。

三、腹腔镜低位直肠癌手术的电外科应用要点

（1）保持张力，行走于正确的层次。无论使用何种能量器械，术中张力的保持，将有助行走于正确的膜层次水平。而这一要点，在使用电能量器械时尤为突出。日本国立癌症中心医院 Yuji Nishizawa 提出：在使用能量器械时，组织张力和对敏感组织的损伤是密切相关的。在组织张力增加的情况下，比起其他能量器械，电能量器械具有更小的组织损伤范围，但组织张力的增加对超声刀的组织损伤范围影响却不明显。在使用电能量器械时，随着组织张力增加，切割时间明显缩短，从而降低了不可预知的损伤热量，这就是在使用电能量器械时再三强调组织张力的原因。除此之外，当组织张力增加后，组织病理结果还显示电能量器械比超声刀具有更浅的损伤深度。因此，当进行直肠手术时，保持张力并使用电能量器械可以达到对神经损伤最小的效果。反过来说，如果在手术中难以维持良好张力的情况下，使用超声刀是更好的选择。在维持良好张力情况下，电能量器械在筋膜间隙中分离切割组织的速度一般均在 1~2 秒以内，周围坏死发白的距离很短，不会产生所谓的"黑痂"。而超声刀切割速度明显慢于电刀，在张力不好的情况下，切断组织的时间常常超过 10 秒，在这种情况下也经常导致周围组织皱缩，组织坏死"发白"距离甚至可超过 5mm。

（2）钝性推剥，分离为主，切割为辅。腹腔镜低位直肠癌手术中，当行走于在正确层次内时，遇到的几乎均为细小的疏松结缔组织条索及疏松结缔组织的片状膜样结构，使用电能量器械非常利于神经血管的精细解剖。辨识解剖间隙后，在推剥分离过程中，将需要保护的组织按压向下，与切除组织分离。每次仅对少量组织切割。沿组织间隙进行快速轻滑并尽量形成一个较大的工作面，当组织被切开时即刻向两侧滑开显露深层组织，可最大限度避免重要组织损伤，同时把热传导的范围减少到最低，有效减少"热趋化效应"导致周围组织迟发性坏死的可能性（图 23-40）。切开盆脏壁层交界处筋膜后，由于气腹压力的作用使 CO_2 迅速扩散至筋膜后疏松结缔组织间隙内并不断扩展。随着视野近处组织的切开，游离 CO_2 气体会向更远处扩散，加之术者适当的牵引，新的组织间隙继续形成。在处理侧韧带前，先在直肠后方切断 Waldeyer 筋膜，进入肛管直肠间隙后再由后向前，向两侧盆侧壁尽量分离，再于 Denoviller 筋膜与精囊腺间或阴道后方尽量向外分离，这样处理之后侧韧带变得较为菲薄，电能量器械可直接电凝切断直肠侧韧带。

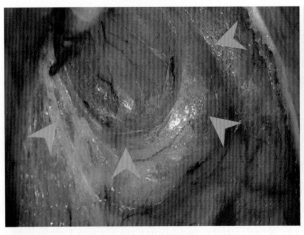
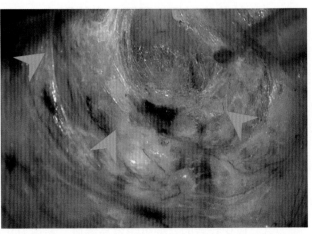

图 23-40　利用电能量器械游离直肠系膜间隙

（3）根据区域特点，电能量器械联合超声刀应用。根据腹腔镜低位直肠手术时不同区域的组织特点及电刀、超声刀的不同工作特性，于不同组织区域使用不同器械进行游离，并根据实际情况灵活变化。对于筋膜、疏松结缔组织、细小血管及神经用电能量器械先电凝，再锐性切断，以避免出血。而对于 3~5mm 以上血管、血管神经端、较宽厚的脂肪结缔组织使用超声刀锐性切断。在肠系膜下动脉根部区域清扫中，为实现淋巴结清扫完整性以及避免对肠系膜下动脉、肠系膜下神经丛的误损伤，利用超声刀工作面特性的分离更为合适。而在左 Toldt 间隙、直肠侧方间隙、骶前间隙的分离过程中，组织结构易于辨认，通过电外科应用实现分离为主，切割为辅的膜层次解剖，减少出血损伤。

综上所述：①超声刀对大血管及大束组织切割较稳妥。②腹腔镜低位直肠癌手术中，电外科应用要点在于保持张力，行走于正确的膜层次水平，分离为主，切割为辅。③放化疗导致组织水肿与纤维化，超声刀使用易产生大量水雾，电刀切割速度快，产生烟雾、泡沫、渗出少，对疏松组织解剖层次更为精细，损伤范围小。④电刀及超声刀具有不同的工作特性，应根据区域特点，必要时联合应用。

（陈路川　叶再生）

第十二节　术前结直肠肿瘤精准定位的判定方法

对于临床外科医生而言，目前有许多检查方法可用于结直肠癌的术前定位，应用较多的定位方法有结肠镜、CT 结肠成像、内镜注射标记、金属夹联合腹部 X 线等。然而每一种方法仅仅只能提供患者的部分评价，因此要综合起来分析判断。现就结直肠癌常见的几种检查方法进行分享。

一、直肠指检

直肠指检是临床上最常用的筛查与肿瘤定位方法，但其检查结果会受到检查者的临床经验及受检者的配合程度的影响，其仅能对肿瘤下缘距离肛门 7~12cm 以内的直肠癌起到作用，对中上段的结直肠癌无法明确诊断。

二、影像定位

1. 钡剂造影　该方法定位结直肠肿瘤的敏感度只有 48%~90%，对体积较大的肿瘤定位诊断比较准确，而对于早期扁平、较小的病灶，如息肉癌变者，定位准确率较低，对于早期病变更是容易漏诊。

2. 金属夹联合腹部 X 线定位　内镜下钛夹定位联合腹平片是一种简单实用的定位方法（图 23-41）。结肠镜检查发现病灶后，在病灶的肛侧或肛口两侧分别行钛夹钳夹定位，并立即行卧位腹平片以确定金属夹的体表投影位置，为腹腔镜下手术切除定位病灶。对于乙状结肠冗长的患者，因肠管易移位或盘曲，金属夹定位则相对不准确。

3. 结肠 CT　肠道 CT，特别是高分辨薄层 CT 对肠道肿瘤的检出率约为 82%，高于钡剂造影，

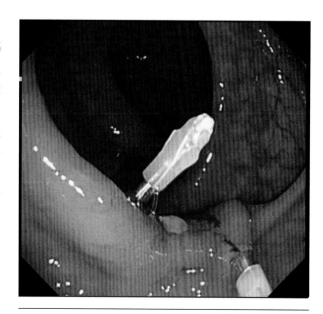

图 23-41　肠镜下结直肠病灶的钛夹定位

但 CT 定位肠道肿瘤病变的诊断错误率仍约为 10.5%，而且其对直径 < 10mm 的病变定位较差。CT 对于了解结直肠肿瘤的浸润情况及是否腹腔转移具有不可替代的地位，是结直肠肿瘤术前评估不可或缺的检查。

4. 虚拟结肠镜　是一项新建立的探测结肠癌和结肠息肉的技术，已逐渐用于 CRC 筛查、诊断定位中。它的诊断效能潜力可以与专业光学结肠镜相媲美，对大息肉（最大径 >10mm）的敏感性超过 90%，对癌的敏感性达 96%，但是它缺乏对息肉的活检和切除能力。

三、内镜定位

1. 术前肠镜常规定位　结肠镜检查是目前发现肠道肿瘤病变最常用的方法，且可以同时取得病变组织标本行病理检查，有助于判断肿瘤良恶性及预后。虽然临床上结肠镜常规作为结直肠疾病诊断及定位的方法，但因其单独定位存在较高的不准确性，一般需要联合其他方法进行术前定位。

2. 术中肠镜检查定位　术中结肠镜定位可作为术前定位失败的补救措施，结肠镜检查发现病灶后关闭外界光源，利用肠镜前端的光源定位，腹腔镜通过寻找肠镜的光源而定位病灶所在部位。找到病灶后肠镜探头轻轻点在肠壁上，外科医生通过观察内镜光线明确病灶位置，用缝线、金属夹等进行定位。

3. 内镜注射标记定位　目前应用较多的注射染料有印度墨水、SPOT、纳米碳、吲哚青绿等。印度墨是目前运用最为广泛的染色剂，是由直径 0.2μm 的炭粒子胶体悬浮液溶解在稳定稀释剂中形成的炭染料，制剂含乙二醇、苯酚、虫胶、明胶等。印度墨定位简单、长效且对人体的危害小而在临床广泛运用，其准确率高达 97%。纳米碳混悬液应用于各种肿瘤引流区域淋巴结的示踪。在手术前的 24 小时通过内镜注射在病灶周围的 1~2cm 处（图 23-42），在标识之后的 14 天内很容易在腹腔镜下寻找到纳米碳颗粒定位的病灶。术中靠肉眼或者触摸判定淋巴结是否有转移，决定淋巴结廓清和切除范围是相对困难和盲目的，需要一定的临床经验。若有效地采用淋巴结示踪剂，可能提高淋巴组织与周围组织的识别度，使肉眼更易识别，更直观准确地检取区域淋巴结（图 23-43）。

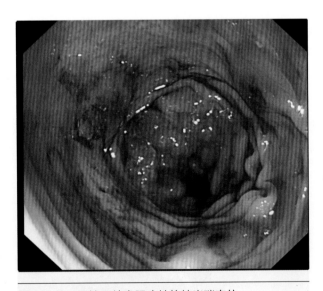

图 23-42　肠镜下结直肠病灶的纳米碳定位

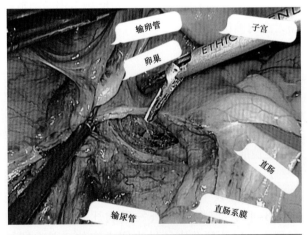

图 23-43　纳米碳定位指导术中精准解剖层面

（陈路川　魏晟宏）

第十三节　改良抵钉座体外置入法在 NOSES Ⅰ式 A、B 法中的应用

　　经肛门外翻切除标本的腹部无辅助切口低位直肠癌根治术是一种常见的 NOSES 术式，根据抵钉座置入方式的不同，分为 A、B 法。由于采用经肛门置入抵钉座，尽管有一定优势，但不可否认亦存在一定局限性。经过不断总结探索，我们采用改良抵钉座体外置入法，具有更佳疗效。

　　具体操作方法如下：腹腔操作部分遵循 TME 的原则进行；充分游离近端乙状结肠系膜，确保乙状结肠残端有足够长度拉出体外进行抵钉座置入；用直线切割闭合器在肿瘤近端预切割线处切断乙状结肠（图 23-44a）；经肛门置入卵圆钳夹取直肠断端将直肠外翻于体外（图 23-44b）；更换手套进行会阴部操作，先用络合碘冲洗直肠（图 23-44c），并在肿瘤下缘 1cm 处用荷包钳夹闭切断直肠；用卵圆钳将乙状结肠远端经肛门拉出体外，置入抵钉座后收紧荷包（图 23-44d）；将乙状结肠近端送回腹腔（图 23-44e）；荷包缝合直肠残端后进行吻合（图 23-44f）。

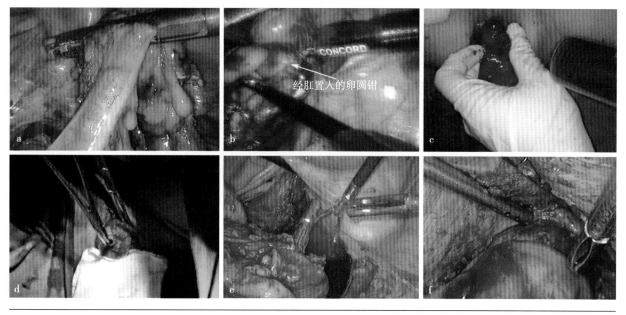

图 23-44
a. 肿瘤上方预切断处离断肠管；b. 将直肠外翻于体外；c. 更换手套，络合碘冲洗直肠；d. 将抵钉座置入乙状结肠近端，荷包缝合；e. 将乙状结肠远端送回腹腔；f. 行直肠乙状结肠端 - 端吻合

　　该操作方法的优点如下：①避免腹腔内切开肠管置入抵钉座过程中造成腹腔感染的可能；②避免保护套和抵钉座置入过程中接触肿瘤组织造成肿瘤细胞经肠腔播散种植的可能；③消除吻合时枪钉重叠形成的危险三角，降低吻合口漏的发生率；④减少切割闭合器的使用，降低了患者的住院费用。

（胡军红）

第十四节　术前胃肠肿瘤位置的判断方法

　　对于目前腹腔镜胃肠肿瘤手术，由于术中肿瘤定位错误，导致手术误切、术后标本不存在肿瘤或

者改为开腹手术的病例时有发生，在临床实践中，准确判断肿瘤位置、大小及浸润深度，对于手术方式的选择尤为重要，然而术前准确评估胃肠肿瘤病灶的位置是 NOSES 术成败的决定性因素。目前笔者应用较多的定位方法有术中胃肠镜定位、术前胃肠镜黏膜下注射纳米碳、金属夹联合腹部 X 线、结肠气钡双重造影、结肠三维重建 CT、多种方法组合等。

1. **术中胃肠镜定位**　术中胃肠镜是最可靠准确的定位方法，主要作为术前定位失败的补救措施。建议将腹腔镜光源调低减少干扰，探查到病灶后胃肠镜探头轻轻点在胃肠壁上，外科医生通过观察内镜光线明确病灶位置，用缝线或者金属夹等进行定位。但肠镜中肠管充气会缩小手术空间，增加手术难度，因此建议借助器械夹闭末端回肠，定位后吸净肠腔气体，可减少肠管胀气、手术时间。

2. **术前胃肠镜黏膜下注射纳米碳**　术前胃肠镜可直视下观察病变，可以进行病理活检，目前是诊断胃肠癌最主要的检查方法。纳米碳淋巴结示踪剂不仅有着良好的淋巴示踪性，更具有组织渗透性、滞留性、明显的黑染效果。注射部位与病灶保持 1~2cm 的距离，采用周围四象限注射法，进入黏膜下层后注入 1ml 生理盐水，可见黏膜抬高，形成小隆起，确认未穿透至肠壁（图 23-45a）。随后，更换已抽取纳米碳的注射针注入 0.1ml 剂量，再次换此前的生理盐水注射针注入 1ml 生理盐水。注射针进针时应以 45° 以避免穿透肠壁使纳米碳进入腹腔，腹腔镜下见病灶部位黑染（图 23-45b）。

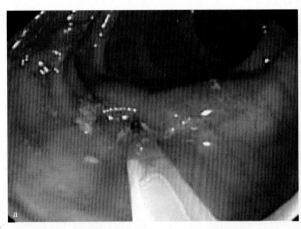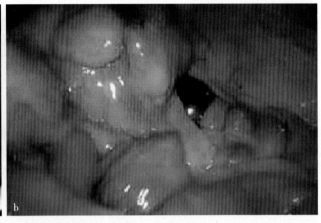

图 23-45
a.术前内镜下标记；b.腹腔镜下见病灶部位黑染

3. **金属夹联合腹部 X 线定位**　术前肠镜下在病灶近远端进行金属夹标记，同时记录肿瘤距肛门的长度，在放置金属夹后的半小时内完成 X 线，以免随后夹子脱落，利用金属不透光性明确肿瘤位置，根据 X 线片上钛夹的位置于体表对应部位作标记。

4. **结肠气钡双重造影**　其造影效果好、并发症少，广泛用于肠道肿瘤诊断及定位。行肠道准备后，检查前 5 分钟肌注山莨菪碱 20mg，并经肛门注入硫酸钡混悬液 400ml，当钡剂首至横结肠脾曲时再注入空气 600ml，同时改变体位使钡剂首到达回盲部，再使患者充分变换体位，使肠壁钡剂扩散均匀，建立气钡双重对比，观察肠腔情况（图 23-46）。此方法尤其适用于胃肠镜无法耐受或因狭窄使镜身无法通过者，但若狭窄过度导致钡剂不能通过，则亦需其他方法定位。

5. **结肠三维重建 CT**　通过 CT 采集容积数据、计算机图像后处理技术重建结肠二维、三维图像，多角度观察病变，明确肿瘤具体位置，肠管有无狭窄、狭窄程度以及病变局部侵犯范围及转移情况（图 23-47）。此外，其在结肠多原发癌和微小病变的诊断方面也有明显优势。除了完全梗阻导致不能进行满意肠道准备的患者之外，肠镜定位失败或不全梗阻的结直肠癌被认为是结肠三维重建 CT 的绝对适应证，但该检查容易受呼吸、肠腔残留粪便、充气程度等多种因素影响，导致检查结果出现假阴性或假阳性。

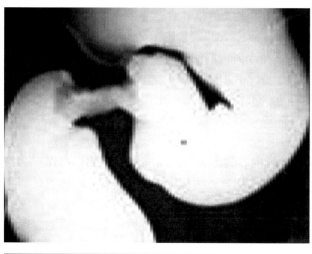
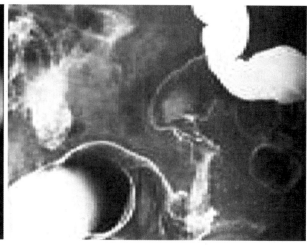

图 23-46　结肠气钡双重造影

6. 定位方法的组合　由于病灶大小不同，肠道的活动性，决定了单一的定位方法不能达到定位的高准确率，因此结合上述多种方法的组合定位不可或缺，在应用单一定位方法效果不佳的患者的定位中起着至关重要的作用，总之腹腔镜术前定位需根据患者情况而选择合适的单一或多种方法进行定位。

（李蜀华）

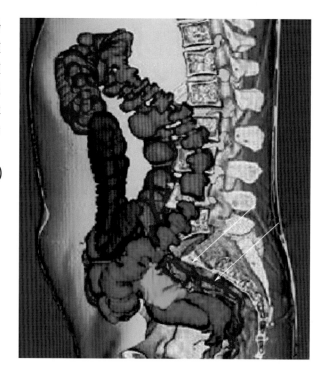

图 23-47　结肠三维重建 CT 判断肿瘤侵犯情况

第十五节　结直肠肿瘤 NOSES 术无菌无瘤操作及检测

针对 NOSES 结直肠癌手术术中无菌、无瘤的预防和检测，我们通过 50 例临床病例研究，得出初步结论：只要严格遵守无菌、无瘤操作规程，NOSES 结直肠癌手术可以达到常规腹腔镜结直肠癌手术同等的无菌、无瘤效果，不会增加腹腔感染和肿瘤种植转移的几率。

一、术前做好充分的肠道准备

良好的肠道准备是结直肠手术前的一项重要准备工作，充分的肠道准备不仅有利于手术操作，并能降低术后腹腔感染和吻合口漏等并发症的发生率。肠道准备主要包括饮食准备和药物准备两个方面。①饮食准备：术前一天进食流质饮食，避免进食高纤维素如蔬菜、水果等食物。②药物准备：口服复方聚乙二醇电解质散或磷酸钠盐口服液及 2000~3000ml 温开水，半小时内服用完毕，并适当活动，有利于粪水排出。此外，由于很多结直肠癌患者术前已存在进食减少、营养不良等情况，同时，口服泻药后会导致部分电解质的丢失，因此，在肠道准备的同时可给予静脉补液。③术前晚上再用生理盐水清洁灌肠 1 次。

二、术中操作注意事项

1. 术中肿瘤两端肠管采用切割闭合器离断，避免肠道内容物流入腹腔。将塑料透明标本保护套涂抹石蜡油，从腹腔镜主操作孔置入腹腔，并将切除的标本放入塑料透明标本保护套，两端收紧关闭。

2. 会阴部操作医师将会阴部再次充分消毒，并用稀释碘附从肛门灌洗远端肠管 3 次。

3. 切开远端肠管时用络合碘纱布条擦洗消毒，并用抽吸器吸净残液。再将另一个塑料透明标本保护套从腹腔镜主操作孔置入腹腔，会阴部操作医师从肛门伸入抓钳，将标本保护套的一端拉出肛门外，然后，将管型吻合器的抵钉座涂抹石蜡油，从保护套内塞入腹腔，放到左侧髂窝。

4. **标本取出**　会阴部操作医师从肛门外的塑料透明标本保护套内伸入抓钳，进入腹腔，抓住装有肠管标本的保护套一端，连同保护套内的一端肠管，经远端肠管肛门内的另一个保护套内往外轻缓拉出肛门外。然后，将远端肠管肛门内的保护套从肛门拉出。

5. 腹腔镜下将远端肠管用切割闭合器关闭，残端用小标本袋装下，经主操作孔取出。或者腹腔镜下荷包缝合，稍收紧打结。

6. 腹腔镜下切开近端结肠肠管，络合碘纱布条擦洗消毒，并用抽吸器吸净残液。将管型吻合器的抵钉座置入肠管，腹腔镜下荷包缝合，收紧打结，或者腹腔镜切割闭合器关闭，拉出抵钉座的针芯。

7. 会阴部操作医师将管型吻合器从肛门伸入，小心旋出穿刺杆，与近端肠管内的吻合器抵钉座对合，收紧，击发，完成肠管吻合。

8. 吻合后用稀释碘附和灭菌高渗盐水浸泡冲洗，然后生理盐水冲洗三遍，最后一次留取冲洗液分装两管，分别做细菌培养和细胞学检测（图 23-48）。

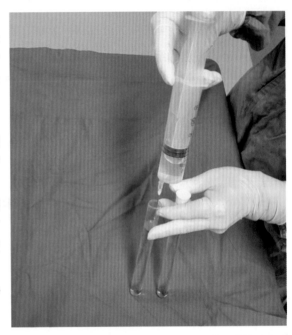

图 23-48　冲洗液留取分装两管，分别做细菌培养和细胞学检测

9. 本中心 30 例行 NOSES 术患者留取冲洗液细胞学检测均未见肿瘤细胞，细菌培养阳性率为 33.30%，与开腹和常规腹腔镜结直肠癌手术腹腔冲洗液细胞学检测和细菌培养结果接近，未出现盆腔、腹腔感染和种植转移，符合无菌、无瘤原则。

（彭　健）

第十六节　改良法腹部无辅助切口的腹腔镜直肠癌根治术（改良 NOSES Ⅱ式）

基于我们的分析总结，我们对 NOSES Ⅱ式进行了改良，具体消化道重建方式如下：距肿瘤远侧

2cm 直线切割闭合器切断闭合肠管（图 23-49a）。充分扩肛后在腹腔镜引导下用卵圆钳或组织钳夹抓住远端直肠残端中部，将游离的远端直肠经肛门小心外翻拖出（图 23-49b），碘附消毒直肠黏膜，体外敞开肠管后置入保护套，用卵圆钳将近端结直肠经保护套从肛门拖出，距肿瘤近端约 10cm 处离断肠管（图 23-49c），乙状结肠系膜较短时，可通过充分游离结肠脾曲，让左半结肠处于游离状态。荷包缝合近端结肠残端置入吻合器抵钉座后送入盆腔（图 23-49d）。远端直肠用直线型切割闭合器紧贴直肠残端切割闭合（图 23-49e），残端切缘送冷冻病理检查确定无肿瘤残留后还纳盆腔。若远端直肠过短，可以荷包缝合后置入吻合器（图 23-49f）。通过肛门口插入圆形吻合器，于腹腔镜引导下完成吻合（图 23-49g），自左下腹 Trocar 口送入引流管，置于骶前间隙吻合口处，本组吻合过程顺利，术后检查吻合口切环均完整。术后腹壁仅有几处 Trocar 瘢痕（图 23-49h）。

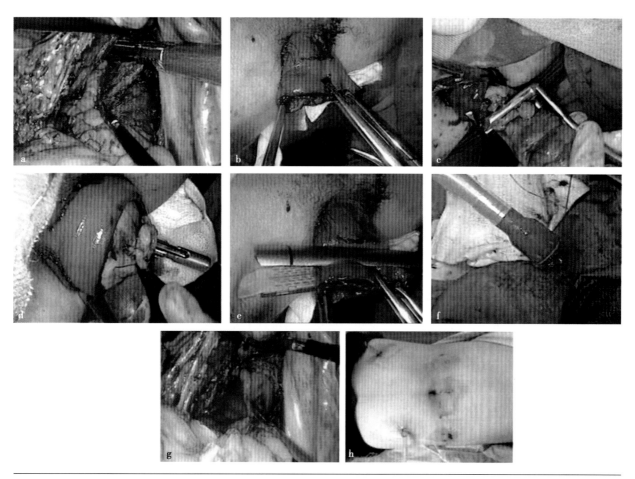

图 23-49 改良 NOSES Ⅱ式手术过程

a. 切断闭合肠管；b. 经肛门将直肠外翻；c. 经肛门拖出标本并于体外切除；d. 荷包缝合近端结肠残端并置入抵钉座；e. 闭合直肠残端；f. 若远端直肠过短，可以荷包缝合后置入吻合器；g. 腹腔镜引导下体内完成吻合；h. 术后腹壁情况

改良 NOSES Ⅱ式有以下几点注意事项：

1. 距肿瘤远侧 2cm 直线切割闭合器切断闭合肠管，然后把远端直肠外翻至肛门，于体外敞开肠管，可有效地避免肠内容物溢入盆腔，减少腹腔污染机会。本组病例术后均无腹腔感染的发生。

2. 体外一次完成闭合远端直肠或荷包缝合，避免腹腔内多次地切割直肠远端造成的成角，消除"猫耳朵"，使"无成角吻合技术"简化，可减少吻合口漏风险。

3. 下切缘可在直视下完成，确保切缘无肿瘤，提高了低位直肠癌前切除的机会。若术中快速病理示切缘癌细胞残留，可通过切割闭合器切除远端直肠残端 2cm 以保证手术根治性，即可最大限度地保留远端直肠，避免过度治疗。

4. 经过细致的扩肛，可使肛门直肠直径达到 6cm 左右，从肛门送入一保护套，先在保护套内夹住标本一端肠管取出标本，再拉出保护套，保证无瘤化操作，避免了肿瘤细胞局部种植的可能。

5. 充分游离远端直肠至肛提肌平面，扩肛后用卵圆钳或者组织钳抓住远端直肠残端中部，在腹腔镜引导下经肛门小心外翻拖出，这样可避免撕裂宝贵的直肠远端，操作相对简单，能完成腹腔镜 TME 者经简单培训即能完成。既保证了传统腹腔镜技术的优点，又避免了腹部切口带来的并发症，术后康复快，达到更加微创与美容效果。

我们认为，该术式适用于瘤体直径不大于 5cm、肿瘤下缘距齿状线至少 5 cm 者；对于肠系膜短者可充分松解脾曲，让左半结肠处于游离状态；对于肿瘤巨大、肠系膜肥厚者，经肛门外翻拖出存在一定的技术难度和风险。目前我们从 2011 年 1 月起开展了改良 NOSES Ⅱ 式腹腔镜直肠癌根治术共 56 例，其中患者男性 21 例，女性 35 例；年龄 33~76（57.8±15.6）岁。肿瘤大小 1.3~5cm，肿瘤下缘距肛缘 5~10 cm。所有患者均经腹腔镜顺利完成，无中转开腹。所有患者远端切缘均未发现癌细胞，2 例患者出现吻合口漏，经保守治疗后痊愈，1 例患者术后吻合口出血，经输血、应用止血药物等保守治疗后缓解，余患者术后恢复顺利。我们的初步结果显示，改良 NOSES Ⅱ 式术符合肿瘤根治原则和无菌原则，并可实现更高程度微创化和美容效果。该术式顺应了微创发展趋势，随着更深入的临床实践，其手术适应证范围有望进一步扩大。

（秦长江）

第十七节　结直肠肿瘤 NOSES 手术经验及技巧分享

一、术前肿瘤的判断方法

1. **中低位直肠癌**　直肠指检对于中低位直肠癌判断位置十分必要，不能局限于术前直肠镜和 MR 结果，指诊对具体手术方式的选择提供有力参考证据。

2. **高位直肠癌及结肠癌**　对于高位直肠癌和结肠癌，术前通过 CT、MR 影像学仔细定位肿瘤部位尤其必要，因为肠镜所提供的数据要受患者肠道长度个体差异、检查者检查方法、检查时患者肠道状态的影响，在没有 CT、MR 影像学定位的情况下，时有术中发现肿瘤与术前肠镜结果相距甚远的情况。此时因为打孔的不同，造成手术操作别扭、难度加大，手术时间延长、副损伤增加。

二、无菌手术操作

肛门、阴道是 NOSES 手术取出标本的途径，这两个途径也是 NOSES 手术造成腹腔污染的来源。在我们的手术中，首先进行会阴部、臀部常规消毒，然后在臀下垫一张脑外科手术薄膜，最后再次消毒会阴部、臀部。解决术中阴道及肛门污染的主要方法如下：

1. **阴道途径无菌操作**　用碘附进行阴道反复冲洗消毒。取出标本后先以注射用水冲洗阴道、碘附消毒后方缝合阴道后壁通道，然后放置碘附纱块一张于阴道中，手术 3 天后取出。

2. **直肠途径无菌操作**　在肿瘤远端预切断处结扎（或切割），以封闭肿瘤远端直肠。扩肛后，以注射用水 500ml 冲洗远段直肠，然后以饱和碘附纱球消毒远段直肠腔。在远段直肠近端开口时，助手持吸引器以及时清除切口可能溢出的肠内容物，避免污染腹腔。

对于需要在腹腔内切除标本并安置抵钉座的患者，在操作前将纱块置于肠袢将要切开部位下方，避免肠内容物污染腹腔。主刀医生在切开近端结肠、回肠置入抵钉座时，助手持吸引器及时清除从近端肠道可能溢出的肠内容物。切开后可以碘附纱球消毒操作肠段。尽快缝合荷包或完成"反穿刺"法置入抵钉座以减少或避免肠内容溢出。

三、吻合器抵钉座置入与取出

吻合器抵钉座置入与取出主要在左半结肠根治术和直肠根治性切除术中应用。如果近端肠袢较长可以拖出肛门或阴道切除标本并安置抵钉座时，尽量选择体外置入抵钉座，以减少肠内容物溢出造成腹腔污染的机会。如果在腹腔内置入抵钉座，除了注意前述无菌操作外，置入抵钉座自身的方法也值得关注。以钳子插入抵钉座内芯中，在腹腔镜直视下缓慢置入腹腔，注意不要造成损伤，同时以吸引器及时去除抵钉座置入时从远端肠腔挤压出的"肠液"。通常采用两种方法安置抵钉座：直接缝合荷包：以荷包缝合或连续缝合方法均可完成；反穿刺安置抵钉座：以缝线连接抵钉座，在预切除点穿出缝针（一般选择在对系膜缘）并将连接抵钉座的缝线带出拉紧，用切割缝合器仅靠着缝线切断标本；拉缝线带出抵钉座。

无论采取哪种方式安置抵钉座，均要注意在预吻合的吻合面最好不要见到明显的血管以避免术后吻合口出血。吻合后，缓慢逆时针旋转约 360°~540°，左右上下轻柔摇动吻合器，使吻合器抵钉座脱离吻合部位，然后同样方法缓慢退出。退出后仔细观察吻合口近远端切除肠段，确保均系完整一圈方可。

四、经肛门取出标本技巧

基本上只要系膜不是太肥厚的标本均可自肛门取出，尤其是仅保留远端直肠的情况下。

1. 充分扩肛　充分扩张肛门，以利于标本顺利拖出，并尽量减少对标本的挤压，以免造成瘤细胞脱落或肠内容物溢出。当肿瘤部位或标本最大体积处到达肛门口时，注意左右上下轻柔牵拉晃动标本，以利标本"侧身"挤出肛门。

2. 三点牵拉　自肛门取标本时，注意保持"三点牵拉"，这样可以有效地使取出之标本"纳入"远段肠腔（图 23-50）。尤其是背侧牵拉尤为重要，因为一旦标本开始进入肠腔后，背侧的牵拉钳容易脱落；一旦脱落另外点牵拉即会对标本形成"卡压"。当系膜比较肥厚或者肿瘤较大时，这种"卡压"效益就更明显，甚而会因过度牵拉造成撕裂或"撑破"远端通道肠袢。

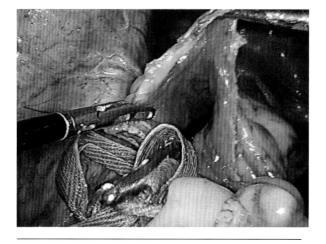

图 23-50　三点牵拉方法

3. 适度润滑　在标本置入远端肠管前，以无菌石蜡油注入远端肠管以起润滑作用。我们的经验是石蜡油和注射用水以 1：1 的比例混合，从吸引器自腹腔内注入远端肠管；助手扩肛，以见到石蜡油自肛门溢出为度。

4. 持续轻柔、缓慢牵拉　牵拉标本采用持续轻柔、缓慢牵拉的方式，以保持持续的牵引力，让标本慢慢地"拓张"肠管，以使体积相对较大的标本可以通过貌似直径较小的肠管。

5. 送一程　当标本进入远端肠管后，主刀医生可用一把钳子轻轻地推送标本，以协助标本最大体积部位慢慢地进入远端肠管，并逐渐远去。

五、经阴道取出标本技巧

阴道的容受性扩张的功能很强，但是操作过程中还是要注意动作轻柔，避免撕裂阴道，特别是在扩张阴道时更应注意。

1. 选择阴道切开部位　一个理想的阴道切开部位基本要满足：扩张性好，最大限度地有利于容纳大体积标本；便于缝合关闭标本取出口，可有效避免缝合时缝住或损伤直肠。因此，在选择阴道切开口时，应在腹腔镜直视下以长平镊头顶起阴道后壁，观察预切开口的位置及其与直肠的相对位置关系；不要太靠近直肠，以免关闭缝合时缝住直肠。但是，为了取出标本和缝合，开口不要太靠近宫颈（后穹隆），该部位既不利于取出标本也不利于后期的关闭缝合。有时候，甚而需要分离部分直肠前间隙以充分保障手术安全。

2. **选择阴道切口及牵拉**　因为在标本取出的过程中容易将纵切口继续向下撕裂，使切口加大，以及关闭切口时易伤及直肠，故通常采用横切口，去标本时采用引导拉钩或者小 S 拉钩撑起阴道前壁，长平镊压住阴道横切口及后壁。常规悬吊子宫。

3. **顺滑、牵拉基本同经直肠取标本。**

4. **缝合阴道开口**　0/3 倒刺线或可吸收缝线全程缝合关闭阴道开口，缝合过程中注意缝合可靠，避免伤及直肠。缝合完毕后，腹腔镜下仔细检查是否缝及直肠。低位直肠吻合时，注意先关闭阴道开口后吻合。先吻合后缝阴道开口时，容易伤及吻合的肠段。

（吴　淼）

第十八节　NOSES 术 I 式 C 法
技术注意事项

一、NOSES 术 I 式 C 法术中操作

1. 腹腔镜操作遵循 TME 原则，分离平面要到肛提肌。直肠后壁分离要打开直肠后方的 Waldyer 筋膜，进入肛管直肠环。对于直肠前壁的操作，女性在肛管与阴道之间进行，男性在肛管与前列腺被膜之间进行。

2. 保留左结肠动脉或确保左结肠动脉与结肠中动脉左支组成的边缘动脉网良好至关重要。

3. 乙状结肠或系膜过短，分离后有血管供血不确定情况，必须用超声刀游离结肠脾曲。

4. 首先置入腹腔镜探查，主操作孔在右下腹位置不变，探查乙状结肠有上述情况，右上、左上、左下 Trocar 孔要适当上移，方便游离结肠脾曲。

5. 确保吻合口无张力，必要时要游离降结肠、结肠脾曲到横结肠右半部，近端结肠的下端下拉超过耻骨联合至少 5cm。

6. 用腹腔镜切割闭合器在预定位置切断乙状结肠，可以多预留部分。残端碘附消毒。避免分离肿瘤时出现种植转移或挤压血行转移。

7. 肛门部手术前，充分扩肛 4~6 指（根据肿瘤大小），用碘附水消毒肛管及直肠下端。在齿状线上 0.5~1cm，用弯头电刀切开直肠黏膜一周，环形缝扎直肠黏膜，向上分离 1~1.5cm 后，约达肛管直肠环上缘，用电刀环形切开内括约肌，进入内外括约肌之间，并向上分离与盆腔相通。先打通直肠后壁，再拓展侧壁及前壁。

8. 完全离断直肠远端后，自主操作孔置入取标本保护套，自肛门引出，将标本置入保护套内一并取出。

9. 部分患者操作困难，在打通直肠后壁，拓展侧壁后，也可以自后壁用卵圆钳拖出直肠近端，再分离前壁，以免伤及阴道或前列腺，但有挤压肿瘤的风险。

10. 移除标本后立即做快速冷冻切片病理检查，了解残端及环周切缘情况，确保阴性切缘，方可保肛。

11. 行结肠肛管吻合前，应再次用消毒液和温蒸馏水充分冲洗盆腔与肛管，冲洗脱落的癌细胞，避免血块残留，检查止血。

12. 将近端结肠牵拉到肛管吻合时，应注意轻柔操作，结肠系膜朝向截石位 7 点，不要扭转系膜。下拉的近端结肠下段套入肛管部分要清理肠管周围过多的脂肪组织，但注意不能超过 1cm，用剪刀剪开残端，观察血运情况，一定要有鲜血流出，方可吻合，否则要拖出肛管延期吻合，观察一周后，再做吻合。

13. 吻合前先在结肠吻合口上方 2~3cm，用 1 号丝线，间断缝合 3~5 针（避开 6~8 点结肠系膜缘），固定在肛管直肠环上，防止术后结肠回缩 1~2cm 造成吻合口裂开或瘘。

14. 用 3-0 可吸收线间断缝合近端结肠与肛管，缝合针距 0.3~0.5cm，缝针应依次穿过结肠全层、肛门内括约肌和肛管黏膜断端，全层缝合。

15. 再次冲洗腹腔，化疗药物灌注，骶前放置黎氏引流管，自腹壁引出固定。依据情况重建盆底或不重建盆底。一般不必行预防性结肠造口。

16. 肛门内置入裹以凡士林纱布的软管，达吻合口以上并固定，减少肛管张力。

二、术中意外与处理措施

1. **术中出血**　常见原因①分离结肠脾曲时，撕裂脾被膜、脾门部静脉导致大出血。术中操作不要牵拉太用力，远离脾被膜超声刀切开，距离结肠边缘 1~2cm 切开，沿降结肠外侧向上游离至脾曲，再沿横结肠系膜向脾曲游离，两侧会师较为安全。②骶前静脉丛大出血。手术沿直肠后间隙进行，多数不需要进入骶前间隙。③闭孔静脉分支破裂出血。仔细分离，及时向肛管直肠环方向弧形分离。

2. **输尿管损伤**　分离乙状结肠及降结肠系膜时，一定要沿 Toldt 间隙进行，用纱布团钝性分离为主，超声刀切割为辅。

3. **肛管黏膜分离不完整或黏膜残留**　用电刀切开，边切边止血，先从后正中切开逐渐向两侧及前壁拓展。

4. **结肠残端血运不良**　检查肠系膜有无扭曲，肠系膜组织是否过多，肛管狭窄，挤压缺血，逐一矫正。肠管长度不足，游离横结肠胃结肠韧带。

三、术后并发症的预防及处理措施

1. **吻合口漏或裂开**　多发生在术后 3~7 天。原因可能为①近端结肠回缩，吻合口张力增大。研究表明，Parks 术后结肠回缩 1~2cm。②拖出时结肠近端扭转。③结肠近端血供不良。④吻合口缝合不确切。⑤骶前积血、感染。术中的正确处理是预防吻合口漏的关键。①充分游离左半结肠，确保近端结肠的下端下拉能超过耻骨联合 5~8cm。②下拉近端结肠肠管轻柔，系膜朝向 7 点，不能扭转。③确保结肠末端血运。④一定要固定结肠壁于肛管直肠环上缘。⑤彻底冲洗，仔细止血，术中严格无菌操作，充分引流，以防盆腔感染。⑥严密缝合，针距 0.3~0.5cm。⑦改善营养状况，纠正贫血和低蛋白血症。⑧对结肠末端血运可疑者，不要一期吻合，保留足够的结肠，术后一周观察血运边缘，二期吻合。吻合口漏的处理，要早发现，早处理，有怀疑时及时行直肠碘普罗胺造影或亚甲蓝造影。对较轻的吻合口漏，一般通过禁食、输液、加强营养支持、应用抗生素、局部冲洗、盆腔灌洗得到控制。对较重的吻合口漏，应及时行横结肠造口分流，并行盆腔清洗与引流。

2. **盆腔感染**　原因①吻合口漏；②骶前引流不畅，发生积血、积液；③肛管直肠下段冲洗不彻底；④肠道准备不良。表现为发热、会阴部疼痛及盆腔引流出污浊液。需充分引流，应用有效抗生素，严重时应行转流性肠造口术。

3. **吻合口出血**　原因①缝合针距过大或结扎不牢；②肛管黏膜剥离过大；③止血不彻底；④全身凝血机制障碍。要缝合严密，止血彻底。

4. **吻合口狭窄**　吻合口漏往往导致吻合口狭窄，因此吻合口操作时要轻柔细致。术后 7~10 天行肛门指诊检查，了解吻合口情况，必要时定期肛门扩张。

5. **肛门功能不良**　大多数患者术后 6 个月便频、便急、残便感、排便时间延长得到明显改善，但少数有直肠前切除综合征。吻合口漏导致狭窄，造成肛门功能不良。

（于周满）

第十九节　NOSES Ⅲ式、Ⅳ式经验分享

一、术前肿瘤位置的判定办法

术前对大肠肿瘤的位置、浸润深度、淋巴结转移、远处转移及周围器官侵犯情况进行详细检查。选择最佳治疗方案、选择手术方式、推演手术过程，是取得手术成功的关键。

1. **直肠指诊**　对于中下段直肠癌，直肠指诊是最基本而简便的方法，可获得肿瘤的位置、大小、活动度及浸润深度等诸多信息。以示指进行全周触诊，确认前列腺以及子宫阴道的位置，明确它们与肿瘤的关系。浸润深度局限于黏膜层（m）及黏膜下层（sm）的肿瘤质地柔软，活动度好。浸润深度超过固有肌层（MP）的肿瘤，有一定的活动度。但随肿瘤浸润深度增加，浸润骨盆壁的肿瘤活跃度受限。

2. **超声内镜检查（EUS）及经直肠超声检查（TRUS）**　EUS 与消化内镜同时检查，可直接定位与分期。如为 sm 的表面型大肠癌可考虑内镜下切除。TRUS 是了解直肠癌的浸润深度及肠旁淋巴结转移的有效手段，可作为确定最佳术式的全面评价手段之一。

3. **MRI 及 CT 检查**　MRI 对肿瘤局部扩散范围的诊断较有价值，可以显示肿瘤肠道壁的结构，故可诊断肿瘤浸润深度。特别是对于直肠癌，从直肠周围的脂肪层的形态，可以了解肿瘤与周围脏器的关系。如脂肪层消失，则应高度怀疑肠管外浸润的可能性。对淋巴结转移的诊断可以通过观察任意断面图像，提高淋巴结转移的诊断准确率。盆腔侧壁的矢状图像对直肠癌的定位诊断更具价值。同样 CT 检查也用于浸润深度及淋巴结转移的诊断，尤其是 MDCT 可以观察任意断面图像。

4. **钡剂灌肠造影检查**　是必不可少的术前检查手段，可以观察到大肠的走行、位置、形态异常、充盈缺损、狭窄等表现。最大的优点在于明确肿瘤存在的部位，特别对矢状位图像的直肠癌，可通过测量肿瘤距肛缘的距离，从而判断保肛的可能性。

5. **结肠三维重建 CT**　这种检查方法在结直肠肿瘤定位方面更显其独特优势，可以通过任意角度观察病变，明确肿瘤的具体位置、肠管有无狭窄、病变局部侵犯范围及转移情况，为制订手术方案提供可靠依据。同时可观察乙状结肠走行、长短，有利于术前评估标本经自然腔道拉出体外的难易程度。

6. **内镜下染色标记定位**　现在常用亚甲蓝与纳米碳定位，亚甲蓝在组织存留时间短，一般不会超过 24 小时，故术前一日应做肠镜注射。纳米碳颗粒由 150~200nm 无菌颗粒组成，在手术前的 24 小时前通过内镜注射在病灶周围的 1~2cm 处，在标识之后的 14 天内很容易在腹腔镜下寻找到纳米碳颗粒定位的病灶。有研究报告，应用纳米碳可准确定位病变组织，还可示踪淋巴结。

二、无菌手术操作

尽管 ERAS 观点不提倡对结直肠手术的患者进行常规肠道准备，但 NOSES 手术的标本取出途径，与腹腔内肠道开放操作，需要严格的无菌把控。因此 NOSES 手术肠道准备是 NOSES 无菌手术操作的基础。

饮食调整与肠道准备：①饮食调整：术前 2~3 天，口服营养液，加果汁、米汤、蛋白粉，能量 1500kg/d；术前一天停用营养液，但不禁饮水及果汁，用静脉营养支持；手术当日，术前两小时，口服碳水化合物 400~800ml。②缓泻剂应用：术前一日用乳果糖口服液导泄。如果肿瘤较小，需术中肠镜定位，术前肠道准备是必须的。我们用聚乙二醇一次服药方法。③术中预防性使用抗生素。

阴道准备：对于准备从阴道取标本的患者，严格的阴道消毒和准备是必须要做的。①术前 3 日使用 3‰碘附或 1% 新洁尔灭冲洗阴道，一天一次。②手术开始前先冲洗阴道，3‰碘附消毒宫颈，用纱布棉球擦干阴道黏膜及宫颈，然后留置导尿管。③手术区消毒时，外阴阴道及肛门周围部位需要在原消毒基础上再消毒两次。

术中无菌技术操作细节：①肠管闭合断端，用碘附纱布条消毒（图 23-51a）；②腹腔内肠管开放即刻吸引器吸引肠内容物，配合碘附纱布消毒（图 23-51b、图 23-51c）；③对反穿刺抵钉座杆要用碘附纱布消毒；④近端肠管拖出肛门或阴道外，术区位于会阴区，确保无菌手术野；⑤准备吻合前应用大量碘附盐水冲洗腹盆腔部；⑥经肛门或阴道取标本，无菌套袋与切口保护圈的应用（图 23-51d~f）；⑦离断远端吻合前要用碘附冲洗直肠远端。

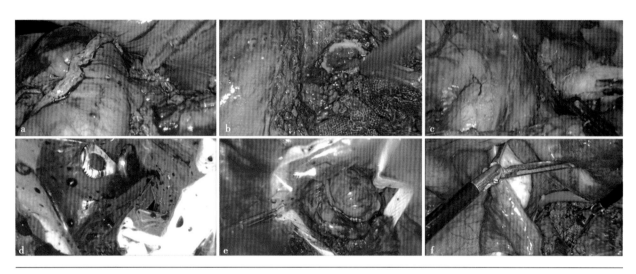

图 23-51

a. 碘附纱条消毒肠管闭合断端；b. 吸引器及时吸引；c. 碘附纱条消毒肠腔切口；d. 经肛门于保护套内置入卵圆钳；e. 将标本拉出体外；f. 经肛门于切口保护圈内将标本拉出体外

三、无瘤手术操作细节

①术中操作不挤压、触碰、切割肿瘤；②从肛门或阴道取标本前，先用无菌保护套或切口保护圈保护肿瘤，不与直肠下段或阴道接触（图 23-52）；③我们采用将标本完全离断后再从自然腔道取出的方法，先将远切端用切割器闭合（图 23-53a），系膜裁剪至肿瘤近侧 10cm，裸化肠管，闭合离断（图 23-53b）。这样可以避免因肿瘤取出时候挤压导致肿瘤播散；④消化道重建前反复用碘附液冲洗。

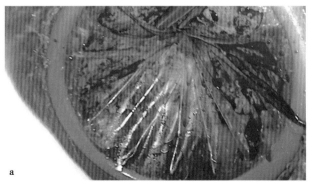
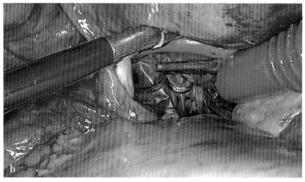

图 23-52 经肛门置入切口保护圈

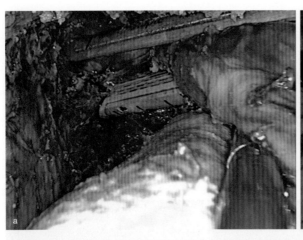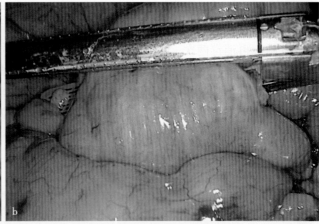

图 23-53

a. 闭合远端肠管；b. 闭合近端肠管

四、吻合器抵钉座的置入与取出

抵钉座的送入途径是直肠与阴道，都需要无菌保护套或切口保护圈，抵钉座置入近侧结肠有以下几种办法：①腹腔镜下荷包缝合，将抵钉座送入后荷包线结扎，对腹腔镜下缝合技术要求高，但是节约了闭合器。②钉座反穿刺法。一种为钉座绑线法的反穿刺法较简单，手术时间短，穿刺位最易确定，初学者易学；另一种不需要绑线的穿刺法要求术者操作熟练，手术组人员配合密切。③将结肠近侧经肛门或阴道提出，体外做荷包缝合后送入腹腔（图23-54）。

五、经肛门标本取出技巧

除了 NOSES Ⅰ式外翻直肠切除标本外，标本无论从直肠或阴道拉出或拖出，在放入辅助装置充分

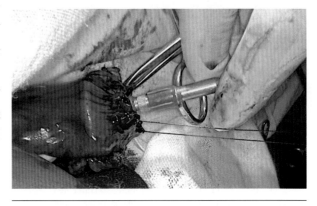

图 23-54　将抵钉座置入近端结肠，并做荷包缝合

扩肛后，都需要无菌保护套或切口保护圈，中低位直肠癌经肛门取出较易，我们采用体内切除后严密保护取出，高位直肠癌或乙状结肠癌较大者（＞5cm）取出困难。女性可考虑从阴道途径取标本。经阴道取标本时，先在助手帮助下经阴道用拉钩将阴道穹隆抬高，用超声刀横行切开阴道3cm后，纵行扩大5~6cm，放入无菌保护套，或切口保护圈。此时可将抵钉座经辅助装置进入腹腔。从阴道保护装置内将标本取出，一般肿瘤直径＜5cm，太大难以取出。取出完成后，用吸收线或 V-LOCK 线，连续缝合关闭阴道切口。

六、取标本辅助装置的应用

直肠癌无论从肛门或阴道取出均要用无菌保护套或切口保护圈，一要遵循无瘤原则，二要遵循无菌原则。无菌保护套价廉物美，易取得。但是气体泄漏，影响了腹腔镜下腹盆腔视野。这就要求助手会阴部取标本操作熟练，与主刀医生密切配合，顺利取出标本，减少漏气。切口保护圈应用方便，有扩大切口的作用，取标本容易。

（谢光伟）

第二十节　极低位直肠癌适形保肛手术之经肛适形切除术 NOSES Ⅰ（TaCR NOSES Ⅰ）

近年来，随着经括约肌间切除术（ISR）的出现和推广，极低位直肠癌患者的保肛率得到了很大的提高。但是 ISR 术后患者肛门功能较差，这与该术式经括约肌间分离、切断括约肌间神经并切除部分或全部内括约肌有密切关系。2012 年起，我们结合肛管部位的解剖特点，提出了极低位直肠癌适形保肛手术（conformal sphincter-preserving operation，CSPO），具体包括两种术式：拖出式适形切除术（pull-through conformal resection，PTCR）和经肛适形切除术（transanal conformal resection，TaCR）。这是一项结合全直肠系膜切除游离技术、经肛吻合技术、外翻拖出切除技术、肛管解剖剥离技术、肿瘤局部切除技术以及 NOSES 技术等的新型低位保肛术式。这一创新型术式的特点可概括为：①在腹部按 TME 标准游离直肠直至盆底肌裂隙水平；②直视下在肿瘤远端切开肠管，并根据肿瘤形状斜行向上设计切除线，使肿瘤对侧的正常肠管得以最大限度的保留；③边切边缝合保留下来的肠管，并在保留较多的肠管一侧进行吻合，使吻合线尽量远离齿状线。拖出式适形切除术已逐渐得到国内同行的认可和推广，但 TaCR 由于开展条件和技术平台、无菌操作和无瘤操作的技术要求以及并发症的预防和处理等问题，仍然没有达到统一的共识和标准，本篇针对极低位直肠癌 TaCR 相关问题进行笔者中心的工作体会介绍，也希望能为同行提供参考。

一、适应证与禁忌证

TaCR 手术主要是适形切除技术结合 NOSES 技术经肛切除、移除肿瘤并经肛吻合。其它手术步骤，包括肠管切除、淋巴结清扫、系膜游离等，均与极低位直肠癌腹腔镜手术一致。因此，TaCR 手术的适应证首先要符合常规腹腔镜手术的要求。此外，TaCR 术式本身也有其特殊的适应证要求，主要包括：①肿瘤距离齿状线 2cm 以内；②肿瘤分化良好（中 - 高分化）；③肿瘤直径不超过 3cm 或不超过 1/3 圈肠壁；④浸润深度以 T1~T2 为宜。此外，应具备术中冷冻病理检查条件，以便术中明确远切缘情况。除极低位直肠癌外，位于近齿状线的直肠间质瘤、巨大绒毛状腺瘤等也可行该术式。TaCR 术的禁忌证包括分化差、肿瘤侵犯肛提肌或外括约肌、术前患者肛门功能差、肿瘤局部病期较晚、病灶较大等。但需要提出的是，随着医疗技术和治疗水平的不断提高，TaCR 适应证也在不断完善，比如局部进展期的极低位直肠癌，经过术前新辅助治疗后肿瘤降期、降级十分明显，甚至达到临床完全缓解，对于这部分患者，也可以选择性进行 TaCR 手术。

二、术前评估

除了常规结直肠手术前评估外，笔者认为，下列术前评估是选择最佳手术方案的前提和基础。

1. **直肠指诊**　术前进行直肠指诊，了解肿瘤部位、大小、活动。笔者体会，直肠指诊对是否能够进行 TaCR 手术的术前判断具有十分重要的意义。

2. **肠镜**　肠镜不仅可以了解肿瘤的部位、大小、形态，同时还可进行活检，明确病理性质。此外，还可以明确有无同时合并息肉或大肠同时性多原发癌。

3. **盆腔高分辨率 MRI**　MRI 可以清晰显示直肠肿瘤部位、大小、形态、病灶浸润深度、周围淋巴结转移情况以及病灶与周围脏器的关系。T2 加权相和弥散相对病灶的判断尤为重要。此外，通过测量骨盆坐骨棘间径、骨盆入口前后径、骶尾间距等指标可以进行手术难易度及保肛机会的判断。

4. **直肠腔内 B 超**　该检查也能够清晰显示肠壁各层次结构，对病灶浸润深度也具有很高的敏感性，尤其是对 T1、T2 期肿瘤的判断。

三、手术步骤

（一）腹腔镜戳卡数目以及位置布局

全身麻醉成功后患者取膀胱截石位，采用腹腔镜 5 孔法。在脐上 1cm 放置直径 10mm 或 12mm（3D 腹腔镜）戳卡，充气后置入腹腔镜作为观察孔；腹腔镜直视下右下腹（右髂前上棘内 2 横指）置一 12mm 套管作为主操作孔；在右锁骨中线平脐点置一 5mm 套管作为辅助操作孔。如患者较矮，可将该点上移 3~4cm，以便操作；在右髂前上棘与脐连线中点置入一 10mm 套管为助手主操作孔；于耻骨联合上 2 横指置入一 5mm 套管作为助手辅助操作孔。

（二）术中探查

常规探查，按顺时针探查：回盲部、阑尾、升结肠、结肠肝曲、肝脏、胆囊、横结肠、大网膜、降结肠、乙状结肠、膀胱顶、膀胱直肠陷窝或子宫直肠陷窝、子宫及双侧附件、空肠及回肠。探查时需特别注意粘连、充血、水肿、脓液及包块；肿瘤探查完毕后需定位肿瘤位置，若直肠肿瘤位置较低，术前可用电子肛门镜或指诊确定肿瘤位置；解剖结构判定：在助手配合下充分暴露术野，观察结肠及其系膜血管长度、走行，以及直肠系膜的肥厚程度，判断标本能否经肛门拉出体外。

（三）游离和重建

腹部组：骨骼化并高位结扎肠系膜下动、静脉，清扫周围淋巴结。按照全直肠系膜切除术（total mesorectal excision，TME）原则，在直视下沿着脏层和壁层两层之间的疏松结缔组织间隙锐性分离，保持直肠系膜的完整性，并保留自主神经丛。肛提肌裂孔以上的直肠分离同腹腔镜直肠癌根治术。只是分离到肛提肌裂孔水平之后，在后方切断 Hiatal 韧带，但一般不需进入括约肌间隙进行分离。

会阴组：当完成腹部游离后，开始会阴组手术。首先用可吸收缝线（VCP359）在 2 点、4 点、7 点和 10 点的肛缘和肛周皮肤位置上各缝合一针并打结，起到牵拉肛门暴露术野的作用。观察肿瘤后根据肿瘤的位置设计切口，肿瘤侧切口更低，对侧正常肠壁切口的位置高一些，这样就可以保留更多肠管和黏膜。肿瘤侧在肿瘤远端 1cm 左右做切除线，然后弧形切向肿瘤对侧，侧切缘 1cm 左右，尽可能地保留肿瘤对侧正常远端直肠肠壁和齿状线。必要时行术中冷冻切片以保证下切缘阴性。

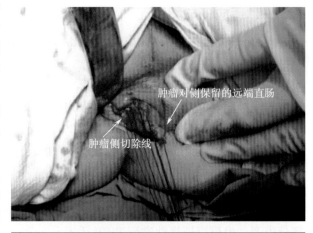

图 23-55　间断缝合直肠残端，用 25# 吻合器进行吻合

重建肠道可以采取器械吻合法，也可采取手工缝合吻合法。器械吻合法（图 23-55）：切除肿瘤移除标本后，于乙状结肠吻合部位放置抵钉座并推回腹腔，远端直肠残端用可吸收线间断缝合，并用温注射用水冲洗，选用直径为 25mm 的圆形吻合器，行肛管 – 乙状结肠端 – 端吻合。手工缝合吻合法（图 23-56）：经肛门切除标本后，用可吸收线间断缝合直肠残端与近端乙状结肠肠壁。我们常规行预防性末端回肠袢式造口术，从左下腹 Trocar 孔放入引流管接负压球（图 23-57）。

四、并发症预防及处理

TaCR 术作为一项新提出的手术技术，在消化道重建方式方面具有特殊性，还包括以下几个并发症，需要格外注意。

（一）吻合口漏 / 瘘

吻合口漏 / 瘘的发生包括局部因素、全身因素及技术因素。全身因素有营养状态不良、新辅助放疗、糖尿病等情况。局部因素包括吻合口血供不良、吻合口存在张力、肠管水肿等，吻合技术相关因素包括吻合器选择不当导致吻合不严密、吻合口裸化不充分导致组织嵌入吻合口等问题。此外，随着近年

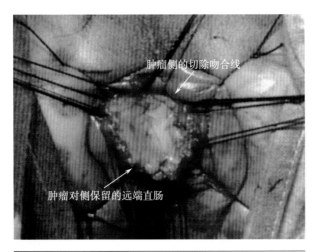

图 23-56　手工间断缝合完成吻合

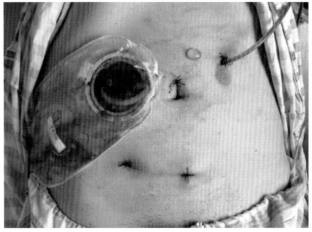

图 23-57　术后腹部无辅助切口

来肿瘤分子病理的不断进展，我们发现，*K-RAS* 基因突变是术后吻合口漏 / 瘘发生的独立危险因素。因此预防吻合口漏 / 瘘应注意上述危险因素，必要时可在术中进行注气试验，根据患者条件和术中情况，还应考虑通过吻合口加固、留置肛管、进行预防性造口等措施降低吻合口漏的发生率。目前，我们共施行了 5 例 TaCR+ 预防性回肠造口的极低位直肠癌切除术，其中 1 例术后发生吻合口漏，经保守治疗痊愈。

（二）腹腔感染

与传统双吻合器法不同，TaCR 手术由直肠去除标本，因此，会导致肠腔内残留肠液和细菌感染腹腔的几率明显增加，因此，行本术式前，应进行充分的术前肠道准备，同时切开直肠前应用洗必泰溶液反复冲洗肠腔，降低污染几率。此外，我们在骶前常规放置 2 根硅胶引流管进行充分引流，一旦发生吻合口漏，可利用 2 根引流管分别进行冲洗和吸引。特别要提出的是，预防性造口可以降低吻合口漏发生后盆腹腔感染的严重程度，但这并不等同于吻合口漏发生后就无需手术治疗。与开腹手术不同，我们术后并不常规关闭盆底，一旦发生吻合口漏，特别是术后早期的吻合口漏，感染有可能会从盆底进入腹腔导致弥漫性腹膜炎甚至引起感染性休克。因此，即使进行了预防性造口，一旦发生吻合口漏，应严密观察腹部体征，一旦发现弥漫性腹膜炎征象应积极手术。

（三）吻合口出血

吻合口出血是术后早期并发症之一，造成吻合口出血最主要原因是吻合口所在肠系膜裸化不全而存在血管或者由于新辅助治疗后肠壁水肿等原因导致吻合钉未能有效闭合血管导致出血。吻合区域出血通常在术后 24 小时内出现。我们常规在手术结束时进行直肠指诊观察有无血凝块流出。必要时可以使用术中肠镜检查吻合口情况，若发现出血，可以采取肠镜下钛夹止血，也可以经肛加固缝合止血。

（张　卫　楼　征）

第二十一节　减孔右半结肠切除术及功能性侧 - 侧吻合术在 NOSES Ⅷ中的应用

一、手术操作过程

右半结肠切除过程与常规手术无区别，此处略。腔内功能性侧 - 侧吻合术：①用 Endo-GIA 离断回肠（图 23-58a）；②用另一把 Endo-GIA 离断横结肠（图 23-58b）；③将标本放在盆腔或肝脏膈面后，进行消化道重建。按照系膜方向摆顺肠管（图 23-58c）；④缝两针牵引线，第一针距肠管残端 1~2cm

（图 23-58d），第二针距第一针 6~7cm（图 23-58e）；⑤提拉第二针牵引线，在其下方将回肠及横结肠肠壁开口；⑥将 Endo-GIA 的两臂经肠壁开口处分别置入回肠及横结肠（图 23-58f），调整两针牵引线，使远端回肠及横结肠顺畅紧密对拢排列，完成击发，退枪；⑦提拉第二针牵引线，进行全层连续缝合（图 23-58g），方向：由底端向牵引端进行（图 23-58h）；⑧至第二针牵引线处时，肠壁已完全闭合，于牵引线残端打结后进行回缝，连续浆肌层包埋，直至底端（图 23-58i）；⑨检查无渗漏和出血后，吻合口下方回肠及横结肠浆肌层间断加固两针，完成吻合。

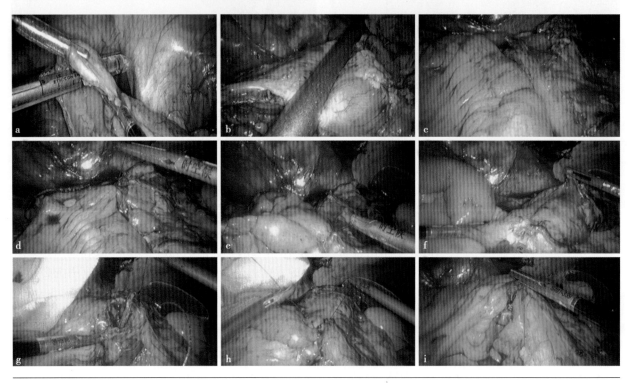

图 23-58

a. 离断回肠；b. 离断横结肠；c. 按照系膜方向摆顺肠管；d. 距肠管残端 1~2cm 缝合第一针；e. 距肠管残端 6~7cm 缝合第二针；f. 将 Endo-GIA（60）的两臂经肠壁开口处分别置入回肠及横结肠；g. 提拉第二针牵引线，进行全层连续缝合；h. 由底端向牵引端进行缝合；i. 连续浆肌层包埋

二、个人经验体会

1. 两人即可完成手术。Trendelenburg 体位利用肠管本身的重力，使得术野显露良好。主刀与助手位于患者同侧（左侧），助手左手持镜，右手进行辅助，显示器位于手术者对侧。

2. 两针牵引线在本吻合方法中作用明显，要注意以下几个方面：①浆肌层缝合；②入针点和出针点不是位于对系膜缘正中，横结肠侧在近右 1/3 处，回肠侧在近左 1/3 处，这样有利于给吻合提供足够的面积，避免将系膜钉入吻合口；③剪线时可以预留一长一短，提拉长头，有利于牵引。

3. 肠道开口可使用超声刀或电钳，电钳更为方便快捷。开口不要过大，能置入吻合器的臂即可。

4. 吻合时一定要提拉调整牵引线，务必使肠壁顺畅对拢。

5. 关闭肠壁开口时，倒刺线可以加快缝合速度，由于开口较小，所以一根倒刺线足够完成回缝，最后回缝至底端时，注意要将底端进针处包埋。

6. 不关闭系膜裂孔。

7. 可视情况和个人习惯放置或不放置引流管。

8. 由于减孔，要经阴道行后穹隆缝合，具体方法略。

（赵紫罡）

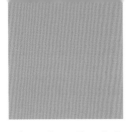

参考文献

1. 王锡山.结直肠肿瘤经自然腔道取标本手术专家共识(2017).中华结直肠疾病电子杂志,2017,6(4):266-272.

2. 关旭，王贵玉，周主青等.79家医院718例结直肠肿瘤经自然腔道取标本手术回顾性研究.中华结直肠疾病电子杂志, 2017,6(6):469-477.

3. 王锡山.结直肠肿瘤类-NOTES术之现状及展望.中华结直肠疾病电子杂志,2015,4(4):11-16.

4. 王锡山.结直肠肿瘤类-NOTES手术实践与关键技术.中华普外科手术学杂志(电子版),2016,(02):94-96.

5. 赵志勋，姜争，陈瑛罡，等.腹部无切口经直肠肛门外翻切除标本的腹腔镜下低位直肠癌根治术.中华结直肠疾病电子杂志,2014,2(4):202-203.

6. 刘正，王贵玉，王锡山.腹部无切口经直肠拖出肛门外切除标本的腹腔镜下中位直肠癌根治术.中华结直肠疾病电子杂志,2013,2(6):331-332.

7. 刘正，王贵玉，王锡山.腹部无切口经直肠肛门拖出标本的腹腔镜下直肠癌根治术(附视频).中华结直肠疾病电子杂志,2013,2(5):265-266.

8. 关旭，王锡山.结肠癌术前定位手段及其意义.中国实用外科杂志,2014,34(4):369-371.

9. 王锡山.低位及超低位吻合保肛手术及功能评价.中华胃肠外科杂志,2011,14(1):19-20.

10. 王锡山.经自然腔道内镜外科手术.中华胃肠外科杂志,2011,14(5):317-318.

11. 王锡山.低位超低位吻合保肛手术标准建立的意义与思考.中华胃肠外科杂志,2013,16(7):613-615.

12. 王锡山.直肠癌保肛手术的理念.外科理论与实践,2012,17(3):209-211.

13. 关旭，姜争，王贵玉，等.结肠癌行完整结肠系膜切除研究进展与展望.中国实用外科杂志,2012,32(9):787-789.

14. 董新舒，崔滨滨，王锡山，等.侧方淋巴结清除在直肠癌治疗中的意义.中华外科杂志,1998,12:39.

15. 徐惠绵.中低位直肠癌手术中吻合器械的合理使用及评价.中国实用外科杂志,2009,29(4):359-361.

16. 赵禹博，陈瑛罡，王锡山.横结肠预防性造口术后直肠吻合口狭窄闭合一例.中华结直肠疾病电子杂志,2015,4(6):667-668.

17. 胡三元.我国经自然腔道内镜手术的发展现状.山东大学学报(医学版),2011,49(10):51-54.

18. 刘晓波，童卫东.直肠前切除综合征的研究进展.中华结直肠疾病电子杂志,2015,4(2):46-49.

19. 张泽，王亚楠，李国新.经自然孔道内镜手术临床研究现状及展望.中国实用外科杂志,2015,35(12):1363-1366.

20. 李增耀.经自然腔道内镜手术临床研究进展.医学研究生报,2014,27(2):216-220.

21. 应敏刚，杨春康.腹腔镜下全结肠切除术的技术要点及评价.微创医学,2012,7(2):97-98.

22. 杜燕夫.腹腔镜全结肠切除术.中国实用外科杂志,2011,31(9):852-854.

23. 郑民华.腹腔镜左半结肠癌根治术.中国实用外科杂志,2011,31(9):858-860.

24. 池畔，陈致奋.腹腔镜TME术中直肠前间隙的解剖分离技巧.中华结直肠疾病电子杂志,2015,4(6):591-595.

25. 王锡山.3D腹腔镜技术在微创外科中的现状与思考.中华结直肠疾病电子杂志,2014,3(3):177-179.

26. 王锡山.快速康复外科的现状与展望.中华结直肠疾病电子杂志,2014,3(2):79-83.

27. 陈竟文，韦烨，许剑民.机器人技术在结直肠肿瘤外科中的应用.中华结直肠疾病电子杂志,2014,3(1):31-34.

28. 耿长辉，李鑫磊，张靖岩，等.快速康复外科技术在老年结直肠癌患者围手术期应用效果的临床研究.中华结直肠疾病电子杂志,2014,3(03):189-191.

29. 许平平，韦烨 . 直肠癌的微创治疗进展 . 中华结直肠疾病电子杂志 ,2014,3(2):115–117.

30. 李会晨，付文政，张锡朋 . 经肛门全直肠系膜切除术治疗低位直肠癌 . 中华结直肠疾病电子杂志 ,2014,3(2):141–142.

31. 刘维波，邹德龄，王怀帅，等 . 直肠癌前切除术吻合口瘘术中预防策略 . 中华结直肠疾病电子杂志 ,2014,3(3):198–199.

32. 房学东 .3D 腹腔镜的研究进展 . 中华结直肠疾病电子杂志 ,2014,3(4):234–236.

33. 王颢，赵权权 . 结直肠手术后吻合口出血诊治进展 . 中华结直肠疾病电子杂志 ,2014,3(5):16–18.

34. 苗大壮，王锡山 . 肛门及结直肠疾病治疗的创新和进展 . 中华结直肠疾病电子杂志 ,2014,3(5):47–49.

35. 王锡山 . 关于结直肠功能外科与类 NOTES 技术的思考 . 中华结直肠疾病电子杂志 ,2014,3(4):231–233.

36. 崔龙 . 低位直肠癌保留括约肌手术方式的选择 . 中华结直肠疾病电子杂志 ,2014,3(4):244–247.

37. 赵保玉，陈智，徐钧，等 . 腹腔镜右半结肠癌 CME 与 D3 根治质量对照研究 . 中华结直肠疾病电子杂志 ,2014,3(4):261–266.

38. 蒋来，李德川 .Lynch 综合征的临床诊治进展 . 中华结直肠疾病电子杂志 ,2014,3(4):280–282.

39. 赵青川，李纪鹏，洪流 . 结直肠手术中微创技术和理念的进展 . 中华结直肠疾病电子杂志 ,2014,3(5):4–7.

40. 陈瑛罡，夏立建 . 经肛门内镜下微创手术治疗直肠肛管疾病 . 中华结直肠疾病电子杂志 ,2014,3(5):12–15.

41. 刘忠臣 . 腹腔镜辅助右半完整结肠系膜切除术 (附视频). 中华结直肠疾病电子杂志 ,2014,3(5):68–70.

42. 王猛，刘正，王锡山，等 . 腹部无切口经阴道拖出标本的腹腔镜下高位直肠癌根治术 (附视频). 中华结直肠疾病电子杂志 ,2014,3(5):71–72.

43. 郑民华，马君俊 . 微创外科在结直肠肿瘤手术的新进展 . 中华结直肠疾病电子杂志 ,2015,4(5):6–10.

44. 王锡山 . 保肛手术的理想愿望与现实 . 中华结直肠疾病电子杂志 ,2015,4(1):20–25.

45. 于健春 . 结直肠肿瘤患者围手术期营养支持 . 中华结直肠疾病电子杂志 ,2013,2(2):58–62.

46. 李晓芬，袁瑛 . 中国 Lynch 综合征的过去、现在和将来 . 中华结直肠疾病电子杂志 ,2015,4(3):244–249.

47. 王锡山 . 结直肠肿瘤治疗的微创和功能外科理念在实践与探索中前行 . 中华结直肠疾病电子杂志 ,2013,2(3):106–108.

48. 江志伟，黎介寿 . 机器人系统在结直肠手术中的应用现状与展望 . 中华结直肠疾病电子杂志 ,2015,4(3):226–229.

49. 任辉，宫路路，刘晶晶，等 . 经肛门内镜下手术治疗直肠腺瘤和早期直肠癌 . 中华结直肠疾病电子杂志 ,2013,2(3):119–122.

50. 林国乐，邱辉忠，周皎琳，等 . 经肛门内镜微创手术的适应证与并发症 . 中华结直肠疾病电子杂志 ,2015,4(5):63–67.

51. 牛洪欣，徐忠法 . 低位肠癌恶性梗阻微创治疗进展 . 中华结直肠疾病电子杂志 ,2013,2(3):127–129.

52. 张秋雷，江从庆，钱群 . 家族性腺瘤性息肉病的预防性外科治疗 . 中华结直肠疾病电子杂志 ,2015,4(3):311–313.

53. 许剑民 . 机器人结直肠癌手术 . 中华结直肠疾病电子杂志 ,2012,1(1):12–15.

54. 王鸿鹄，徐昊，王振宁，等 . 低位直肠癌保肛患者行预防性回肠末端造瘘的优缺点 . 中华结直肠疾病电子杂志 ,2015,4(1):78–80.

55. 龚龙波，吕孝鹏，孟良，等 . 快速康复外科理念指导下的结直肠癌围手术期处理 . 中华结直肠疾病电子杂志 ,2013,2(5):224–227.

56. 姜泊 . 结直肠早癌的内镜诊断进展 . 中华结直肠疾病电子杂志 ,2015,4(1):65–66.

57. 吴国聪，张忠涛 . 完全腹腔镜技术在根治性右半结肠切除术中的应用 . 中华结直肠疾病电子杂志 ,2015,4(3):285–288.

58. 李政昌 . 低位直肠癌的治疗 . 中华结直肠疾病电子杂志 ,2013,2(5):214–216.

59. 马天翼，黄睿，汤庆超，等 .3D 腹腔镜下逆时针全结直肠切除术治疗 FAP 患者一例 (附视频). 中华结直肠疾病电子杂志 ,2015,4(6):682–685.

60. 马国龙，王毅，梁小波 . 盆腔植物神经解剖学研究及其在临床中的应用 . 中华结直肠疾病电子杂志 ,2013,2(5):234–237.

61. 梁建伟，周志祥，刘骞，等 . 经预防性造口标本取出的腹腔镜直肠癌前切除术———一种新的类 NOTES 方法 . 中华结直肠疾病电子杂志 ,2015,4(3):280–284.

62. 任辉，刘晶晶，张国锋，等 . 低位及超低位直肠癌腹腔镜下经肛拖出式全直肠系膜切除手术 . 中华结直肠疾病电子杂志 ,2013,2(5):251–252.

63. 乔天宇，王贵玉 . 腹部无辅助切口的腹腔镜下右半结肠癌根治术 + 直肠癌 Miles 术患者 1 例 (附视频). 中华结直肠疾病电子杂志 ,2015,4(5):109–111.

64. 王雁军，肖建安，王青兵 . 双吻合器技术下直肠前切除术后吻合口出血临床分析 . 中华结直肠疾病电子杂志 ,2015,4

(6):641-644.

65. 时强，钟芸诗.隧道内镜技术的新进展.中华结直肠疾病电子杂志,2014,3(6):469-471.

66. 王勉，李前进，郑建勇，等.达芬奇机器人与腹腔镜手术在直肠癌根治术中的病例对比研究.中华结直肠疾病电子杂志,2015,4(1):40-44.

67. 邢洁，李鹏，张澍田.重视消化道早期癌的内镜诊治.中华结直肠疾病电子杂志,2014,3(6):419-422.

68. 赵志勋，王贵玉，陈瑛罡，等.腹部无辅助切口经阴道拖出标本的腹腔镜下右半结肠癌根治术.中华结直肠疾病电子杂志,2015,4(1):97-98.

69. 楼征，张卫.超低位直肠癌手术的挑战与创新.中华结直肠疾病电子杂志,2014,3(6):480-483.

70. 王振宁.结直肠癌 TNM 分期的现状及发展方向.中华结直肠疾病电子杂志,2015,4(1):5-7.

71. 马飞霞，张苏展.经自然腔道标本取出结直肠肿瘤手术 [J].中华结直肠疾病电子杂志,2016,(06):507-511.

72. 赵兴旺，刘正，乔天宇，等.腹部无辅助切口经阴道拖出标本的腹腔镜下左半结肠癌根治术 (附视频).中华结直肠疾病电子杂志,2014,3(6):499-500.

73. 夏立建.经肛门直肠镜下的微创外科技术在直肠癌治疗中的应用.中华结直肠疾病电子杂志,2015,4(1):15-19.

74. 才保加，张成武，王晓龙，等.经自然腔道腹腔镜下低位直肠癌根治术 3 例体会.中华结直肠疾病电子杂志,2015,4(2):59-61.

75. 李宗林，夏冬，刘庆.腹腔镜直肠癌术后吻合口漏防治策略.中华结直肠疾病电子杂志,2015,4(1):73-75.

76. 张冠南，肖毅，邱辉忠.完整系膜切除原则下的腹腔镜降结肠癌根治术.中华结直肠疾病电子杂志,2015,4(3):230-233.

77. 闫峰，白利平，王振发等.腹腔镜辅助经自然腔道取出标本的结肠次全切除术治疗结肠冗长症.中华胃肠外科杂志,2016,19(8):952-955.

78. 张诗峰，丁志杰，邱兴烽等.采用自制套管器经肛门取出标本的腹腔镜结直肠癌根治术的可行性研究.中华胃肠外科杂志,2015,(6):577-580.

79. 张焕标，俞金龙，崔春晖等.经自然腔道取出标本手术联合加速康复理念在结直肠癌治疗中的应用.中华胃肠外科杂志,2016,19(12):1419-1421.

80. 曾冬竹，张超，唐波，等.达芬奇机器人在超低位直肠癌保肛手术中的应用.中华结直肠疾病电子杂志,2015,4(3):272-274.

81. 郁雷，王锡山.2014 日本大肠癌规约更新内容解析.中华结直肠疾病电子杂志,2015,4(3):240-243.

82. 李德川.结直肠癌外科治疗新进展.中华结直肠疾病电子杂志,2015,4(4):5-7.

83. 江志伟，李宁.结直肠手术应用加速康复外科中国专家共识 (2015 版).中华结直肠疾病电子杂志,2015,4(5):2-5.

84. 邹振玉，宁宁，刘海亮，等.体重指数与结直肠癌预后的相关性研究.中华结直肠疾病电子杂志,2015,4(3):289-295.

85. 姜争.中低位直肠癌的诊治策略.中华结直肠疾病电子杂志,2015,4(5):32-34.

86. 汪天时，刘铜军.3D 腹腔镜手术的优势与应用前景.中华结直肠疾病电子杂志,2015,4(5):28-31.

87. 龚建平.右半结肠癌根治术的外科膜解剖.中华结直肠疾病电子杂志,2015,4(6):600-601.

88. 董新舒，崔滨滨，王锡山，等.侧方淋巴转移及其清扫在直肠癌治疗中的意义.腹部外科,2000,02:70-71.

89. 赵志勋，陈瑛罡，王锡山.经肛切除标本的直肠癌腔镜手术临床应用价值探讨 [J].中华肿瘤防治杂志,2015,22(21):1700-1702.

90. S.D. Wexner, Y. Edden. NOTES/NOSE/NOSCAR/LATAS: What does it all mean? Tech Coloproctol,2009,13:1-3.

91. Albert M Wolthuis, Anthony de Buck van Overstraeten, André D'Hoore. Laparoscopic natural orifice specimen extraction-colectomy: A systematic review. World J Gastroenterol,2014,36:12981-12992.

92. Ziad T. Awad, Reginald Griffin. Laparoscopic right hemicolectomy: a comparison of natural orifice versus transabdominal specimen extraction. Surg Endosc, 2014,28:2871-2876.

93. Whiteford MH, Denk PM, Swanström LL. Feasibility of radical sigmoid colectomy performed as natural orifice translumenal endoscopic surgery (NOTES) using transanal endoscopic microsurgery. Surg Endosc,2007,21:1870-1874.

94. Sylla P, Willingham FF, Sohn DK,et al. NOTES rectosigmoid resection using transanal endoscopic microsurgery (TEM) with transgastric endoscopic assistance: a pilot study in swine. J Gastrointest Surg, 2008,12:1717-1723.

95. Leroy J, Cahill RA, Perretta S,et al. Natural orifice translumenal endoscopic surgery (NOTES) applied totally to sigmoidectomy: an original technique with survival in a porcine model.Surg Endosc, 2009, 23:24–30.

96. Sng KK, Hara M, Shin JW,et al. The multiphasic learning curve for robot–assisted rectal surgery. Surg Endosc,2013,27:3297–3307.

97. Kang J, Min BS, Hur H et al. Transanal specimen extraction in robotic rectal cancer surgery. Br J Surg,2012,99:133–136.

98. Stipa F, Giaccaglia V, Santini E,et al. Totally double laparoscopic colon resection with intracorporeal anastomosis and transvaginal specimens extraction. Int J Colorectal Dis 2011,26:815–816.

99. Rattner DW, Hawes R, Schwaitzberg S,et al. The Second SAGES /ASGE White Paper on natural orifice transluminal endoscopic surgery: 5 years of progress. Surg Endosc,2011,25:2441–2448.

100. Nau P,Anderson J,Happel L,et al. Safe alternative transgastric peritoneal access in humans: NOTES. Surgery,2011, 149:147–152.

101. Leung AL,Cheung HY,Fok BK,et al. Prospective randomized trial of hybrid NOTES colectomy versus conventional laparoscopic colectomy for left–sided colonic tumors. World J Surg,2013,37:2678–2682.

102. Fuchs KH,Meining A,von Renteln D,et al. Euro–NOTES Status Paper: from the concept to clinical practice. Surg Endosc, 2013,27(5):1456–1467.

103. Moris DN,Bramis KJ,Mantonakis EI,et al. Surgery via natural orifices in human beings : yesterday,today,tomorrow. Am J Surg,2012,204:93–102.

附　录　结直肠肿瘤经自然腔道取标本手术专家共识（2017版）

中国医师协会结直肠肿瘤专业委员会 NOSES 专委会

中国 NOSES 联盟

【摘要】近年来，经自然腔道取标本手术（NOSES）在治疗结直肠肿瘤中的应用价值越来越大，并引起了外科医生的广泛关注。但由于该技术仍处于起步阶段，很多问题并没有达成一致。因此，目前亟待一部专家共识作为行业内标准，规范 NOSES 术的实施和开展，这对我国 NOSES 术的长期发展也具有重大意义。

随着微创理念的深入人心以及微创技术的迅猛发展，外科手术正在发生一场重要的革命，微创手术也已毫无争议地成为了当下外科舞台的主要角色[1]。腹腔镜手术已成为当今的微创治疗的主流式式，也有越来越多的循证医学证据表明，腹腔镜手术治疗结直肠疾病的近期疗效优于开腹手术，而远期疗效与开腹手术也并无差异[2-4]。

创伤、疼痛、瘢痕以及不良心理暗示一直被认为是外科手术的必然产物。近年来，经自然腔道内镜手术（natural orifice translumenal endoscopic surgery，NOTES）的出现彻底转变了人们对外科治疗的传统理念，NOTES 作为微创时代的先锋，成为人们追求的新的目标。但由于 NOTES 目前仍面临很多问题，导致其很难在临床中广泛开展。恰逢此时，经自然腔道取标本手术（natural orifice specimen extraction surgery，NOSES）的出现打破了目前腹腔镜技术有待提升，而 NOTES 又无法推广的僵局，这也为微创治疗寻找到了新的方向[5]。然而，NOSES 术仍处于起步阶段，NOSES 术的具体命名、开展条件和技术平台、适应证与禁忌证、无菌操作和无瘤操作的技术要求以及并发症的预防和处理等问题，仍然没有达到统一的共识和标准，多种多样的手术操作方法以及标准存在于临床工作中。现本共识就结直肠肿瘤 NOSES 术中各个理论技术层面的问题作一介绍，也希望该共识能为 NOSES 术在国内开展普及提供可靠依据。

一、NOSES 命名的演变

近年来，在 NOTES 提出的基础之上，通过结合不同的器械设备和不同的操作方法，一系列与 NOTES 相关的概念也逐渐被提出，例如 pre-NOTES、hybird-NOTES，也包括王锡山教授提出的类-NOTES 等。虽然命名的方法各有不同，但所有技术都是为了达到一个共同的目标，即最大程度追求保证微创效果，避免腹壁辅助切口，减少腹壁功能障碍。但由于目前经自然腔道取标本手术的命名复杂多样，可能导致在文献检索和学术交流时出现混乱。结合国际通用的表述方式以及中文语言习惯，建议在国内将该技术称为"经自然腔道取标本手术"，英文表述为"Natural orifice specimen extraction surgery"，英文缩写为"NOSES"。建议在国内外期刊发表有关经自然腔道取标本手术相关论文时，应使用统一命名，以便文献检索和学术交流。

二、NOSES 定义

NOSES 的定义是使用腹腔镜器械、TEM 或软质内镜等设备完成腹腔内手术操作，经自然腔道（直肠或阴道）取标本的腹壁无辅助切口手术。该手术与常规腔镜手术最大的区别就在于标本经自然腔道取出，避免了腹壁取标本的辅助切口，术后腹壁仅存留几处微小的戳卡瘢痕。目前，可以开展 NOSES 术的组织器官主要涉及结直肠、胃、小肠、肝胆、胰腺以及妇科肿瘤等。

三、结直肠 NOSES 分类

对于结直肠良恶性疾病，根据取标本的不同途径，NOSES 术主要分为两大类，即经肛门取标本的 NOSES 术和经阴道取标本的 NOSES 术。大量研究文献和临床实践也充分证实，肛门是结直肠标本取出的最实用、最理想的自然腔道，也可以避免取标本对阴道的额外损伤，更符合微创手术的基本要求。阴道后穹隆是盆腔的最低处，解剖上没有大的血管和神经通过，是妇科进行手术操作和取出标本常用的通道，也是腹腔穿刺常用的穿刺点，其作为结直肠手术取标本通道的安全性能够得到充分保障，因此阴道也逐渐成为结直肠标本取出的主要途径之一。然而，经阴道取标本也存在多种限制因素：经阴道取标本仅适用于女性患者，此外还需要将阴道后穹隆切开，这也导致额外脏器的损伤，并可能增加手术时间以及术后相关并发症的发生率。但目前尚缺少相关研究对这一问题进行论证。取标本途径的选择主要依据肿瘤大小以及系膜的肥厚程度。经肛门取标本的 NOSES 术主要适用于肿瘤较小、标本容易取出的患者；而经阴道取标本的 NOSES 术主要适用于肿瘤体积较大，肠系膜肥厚，标本无法经肛门取出的女性患者。

根据取标本和消化道重建的不同方式，NOSES 术又可归为三类，分别是将标本经直肠外翻至体外，并在体外将标本切除（外翻切除式）；将标本经自然腔道拉出至体外，并在体外将标本切除（拉出切除式）；标本在体内完全切除，并经自然腔道拖出体外（切除拖出式）。不同的手术方式都有其各自的操作特点和技巧，但术式选择中起决定性因素的就是肿瘤的位置。外翻切除式主要适用于低位直肠切除，拉出切除式主要适用于中位直肠切除，而切除拖出式的适应范围最为广泛，包括高位直肠、乙状结肠、左半结肠、右半结肠以及全结肠切除。

四、NOSES 具体术式命名

目前，有关结直肠 NOSES 术的具体术式命名十分复杂，很多外科医生习惯将 NOSES 术按照常规腹腔镜手术命名，在术式的名称中无法体现出经自然腔道取标本的手术特点以及操作方式。因此，将结直肠 NOSES 术的具体术式命名进行规范和统一十分重要，这对文献检索和学术交流也具有重要意义。根据长期的探索和总结，结直肠 NOSES 术可分为十种手术方式，手术适应范围遍及结直肠各个部位。其中直肠手术包括五种方式，分别针对高、中、低位直肠；结肠手术包括五种式，主要适用于左半结肠、右半结肠以及全结肠。每个术式的命名可以清晰完整地反映出手术部位、手术方式以及标本取出的途径。为了便于书写，每个术式均对应一个英文简称，具体手术命名及简称详见**表1**。建议今后 NOSES 相关的学术论文以及手术记录均使用统一命名。

表 1 结直肠 NOSES 术具体术式命名

术式简称	手术名称	取标本途径	肿瘤位置
NOSES Ⅰ 式	腹部无辅助切口经肛门外翻切除标本的腹腔镜下低位直肠前切除术（癌根治术）	直肠	低位直肠
NOSES Ⅱ 式	腹部无辅助切口经直肠拉出切除标本的腹腔镜下中位直肠前切除术（癌根治术）	直肠	中位直肠
NOSES Ⅲ 式	腹部无辅助切口经阴道拉出切除标本的腹腔镜下中位直肠前切除术（癌根治术）	阴道	中位直肠
NOSES Ⅳ 式	腹部无辅助切口经直肠拖出标本的腹腔镜下高位直肠前切除术（癌根治术）	直肠	高位直肠 / 乙状结肠远端

续表

术式简称	手术名称	取标本途径	肿瘤位置
NOSES V式	腹部无辅助切口经阴道拖出标本的腹腔镜下高位直肠前切除术（癌根治术）	阴道	高位直肠 / 乙状结肠远端
NOSES VI式	腹部无辅助切口经肛门拖出标本的腹腔镜下左半结肠切除术（癌根治术）	直肠	左半结肠 / 乙状结肠近端
NOSES VII式	腹部无辅助切口经阴道拖出标本的腹腔镜下左半结肠切除术（癌根治术）	阴道	左半结肠 / 乙状结肠近端
NOSES VIII式	腹部无辅助切口经阴道拖出标本的腹腔镜下右半结肠切除术（癌根治术）	阴道	右半结肠
NOSES IX式	腹部无辅助切口经肛门拖出标本的腹腔镜下全结肠切除术（癌根治术）	直肠	全结肠
NOSES X式	腹部无辅助切口经阴道拖出标本的腹腔镜下全结肠切除术（癌根治术）	阴道	全结肠

五、NOSES 设备基础与技术要求

NOSES 虽然是一项新兴技术，但这一技术的创新性除了体现在标本取出途径和消化道重建方式上，更重要的是理念上的更新。NOSES 依赖的设备主要是 2D 腹腔镜等常规器械设备平台[6]。因此，只要有腹腔镜设备的中心均可以开展结直肠 NOSES 术。对于有腹腔镜手术经验的外科医生来说，NOSES 术的学习曲线将明显缩短，操作难度也将相对变小。对于没有腹腔镜手术经验的外科医生，不建议直接开展 NOSES 术。除 2D 腹腔镜设备以外，3D 腹腔镜、达芬奇机器人、单孔腹腔镜、腹腔镜和肠镜双镜联合、腹腔镜和 TEM 镜双镜联合等也均可完成 NOSES 术，但不同方式各有优劣势，比如 3D 腹腔镜使操作视野更加清晰逼真，有助于外科医生完成各种高难度手术操作；达芬奇机器人机械手更稳定，避免人手的细微抖动，使操作更加灵活。

此外，相比常规腹腔镜手术，NOSES 术需要一个经自然腔道取标本的辅助工具，其主要用途表现在避免标本与自然腔道接触，最大程度确保无菌操作与无瘤操作的实施。根据检索文献及临床实践可知，用于辅助取标本的工具包括切口保护套、超声刀保护套、无菌标本袋、自制塑料套管以及经肛内镜等[7、8]。而至于这些工具孰优孰劣，仍缺少相关研究对比。但不管使用哪种工具，一定要遵循"实用有效、简便经济"的原则。

六、NOSES 适应证与禁忌证

与常规腹腔镜手术比较，NOSES 术主要区别在于取标本途径和消化道重建方式。其它手术步骤，包括肠管切除、淋巴结清扫、系膜游离等，均与常规腹腔镜手术一致。因此，NOSES 术的适应证首先要符合常规腹腔镜手术的要求。此外，NOSES 术式本身也有其特殊的适应证要求，主要包括：肿瘤浸润深度以 T2~T3 为宜，经直肠 NOSES 术的标本环周直径 <3cm 为宜，经阴道 NOSES 术的标本环周直径 3~5cm 为宜。但在临床工作中，还需结合患者的实际情况，根据患者肠系膜肥厚程度、自然腔道解剖结构等情况，适当扩大手术的适应人群。对于良性肿瘤、Tis、T1 期肿瘤病灶较大，无法经肛门切除，或局切失败者，也可行 NOSES 术。NOSES 的相对禁忌证包括肿瘤局部病期较晚、病灶较大、肥胖患者（BMI ≥ 30kg/m^2）。此外，由于目前尚无法证实阴道切口是否会影响女性生育功能，不建议对未婚未育或已婚计划再育的女性开展 NOSES 术。

当然，随着技术水平和认识的不断提高，NOSES 术适应证也在不断完善，包括局部晚期结直肠癌、

多原发癌、联合脏器切除、多脏器切除病人均有开展 NOSES 术的报道。但并不是所有人都适合开展这些技术，因为 NOSES 术无菌无瘤操作十分严格，而且这些病人的远期预后也不得而知。由于没有足够的证据支持，所以对于这部分病人，建议有经验的中心团队可以选择性开展，但目前仍不建议广泛推广。

此外，也有必要再强调一下直肠分段的意义，因为直肠分段对于直肠 NOSES 手术方式的选择至关重要。因此，本共识建议直肠的分段的判断标准以"齿状线"作为标志，"齿状线"作为一个恒定的解剖标志，是胚胎期原始直肠的内胚叶与原始直肠的外胚叶交接的地方，齿状线及其上方约 1.5cm 范围对控便功能有重要意义。这样不仅便于测量，而且统一判断标准也便于各医院协作总结统计分析数据。具体直肠分段建议如下：距齿状线 5cm 以内为下段直肠，距离齿状线 5~10cm 为中段直肠，距离齿状线 10cm 以上称为上段直肠。以此为依据对直肠进行分段，并根据不同肿瘤部位和分段来选择 NOSES 术式。

七、NOSES 术前评估

在临床实践中，准确判断肿瘤位置、大小及浸润深度，是选择最佳手术方案的前提和基础。目前，用于直肠肿瘤术前分期的检查方法主要包括直肠 MRI 以及直肠超声。其中，直肠 MRI 对软组织具有较高的分辨率，并能够从不同角度观察病变部位，清晰显示直肠肿瘤部位、大小、形态、病灶浸润深度以及病灶与周围脏器的关系，尤其是对 T3、T4 期肿瘤诊断具有很高的敏感性[9]。直肠超声检查也能够清晰显示肠壁各层次结构，对病灶浸润深度也具有很高的敏感性，尤其是对 T1、T2 期肿瘤的判断[10]。因此，建议直肠肿瘤患者要联合直肠 MRI 和直肠超声检查，充分评估直肠病灶的分期，评估进行 NOSES 术的可能性。

结肠三维重建 CT 在结直肠肿瘤定位方面更显现其独特优势，其可以通过任意角度观察病变，明确肿瘤具体位置，肠管有无狭窄，病变局部侵犯范围以及转移情况，为制订手术方案提供可靠依据[11, 12]。此外，结肠三维重建 CT 可以清晰观察乙状结肠的走行和长短，有利于术前评估标本经自然腔道拉出体外的难易度。因此，对于有条件的医院，建议术前完善该检查。

八、NOSES 手术入路选择

腹腔镜戳卡数目以及位置布局对 NOSES 的实施具有重要意义，这也是 NOSES 术成功开展的关键因素。目前，常见的手术入路有五孔法、四孔法[13-15]。这些方法都已有报道用于 NOSES 术，并取得了良好的手术效果，但目前仍缺乏更深入的对比研究，因此也无法判断哪种手术入路具有更明显的优势。戳卡数目以及位置的选择主要还是基于术者在常规腹腔镜手术采用的操作习惯。观察孔主要位于脐上、脐下或脐窗内，术者操作孔位置由病灶所处位置而定，一般情况下病灶与术者的左右手操作孔位置间遵循三角形原则，切勿置于同一水平线。

由于戳卡孔数目对手术操作会产生很大影响，包括对术野暴露，组织牵拉，尤其是在消化道重建以及标本取出过程中，术者与助手的密切配合均有重要作用，这也是 NOSES 术无菌操作和无瘤操作的重要保障。此外，腹壁的戳卡孔，尤其是 5mm 戳卡孔，并不会对腹壁功能产生明显损伤，也不会影响腹壁的美容效果。因此，对于 NOSES 术，尤其是刚开展该技术的团队，建议使用五孔法进行手术操作（NOSES Ⅰ式 ~ Ⅶ式需要使用 1 个 12mm 戳卡、1 个 10mm 戳卡和 3 个 5mm 戳卡；NOSES Ⅷ式 ~ Ⅹ式需要使用 2 个 12mm 戳卡、1 个 10mm 戳卡和 2 个 5mm 戳卡）。充分发挥助手的配合作用，进而确保手术能够安全顺利进行。对于单孔腹腔镜手术联合 NOSES 术需要有一定腹腔镜手术经验的团队选择性开展，不建议进行广泛推广。

九、NOSES 术中探查

对于进行 NOSES 术的患者，除了进行充分的术前评估以外，术中探查也至关重要。探查主要包括三个步骤：①常规探查，包括对肝脏、胆囊、胃、脾脏、大网膜、结肠、小肠及系膜表面和盆腔脏器有无种植转移进行仔细检查；②肿瘤探查，术中进一步明确肿瘤大小、位置以及浸润深度，来评估取标本的途径以及手术方式，对于中低位直肠肿瘤，建议术中联合指诊检查；③解剖结构判定，在助手配合下充分暴露术野，观察结肠及其系膜血管长度、走行，以及直肠系膜的肥厚程度，判断标本能否经肛门或阴道拉出体外。

十、NOSES 无菌操作与无瘤操作

目前 NOSES 术最受关注和质疑的问题就是无菌术、无瘤术的把控。一些术中操作，比如腹腔内剖开肠管、吻合器抵钉座经肛置入腹腔等操作，确实有违无菌操作原则之嫌。但随着外科医生不断地实践和总结，这一问题已经得到了很好的解决。术前充分的肠道准备、术中助手吸引器密切配合、术中通过大量碘附盐水冲洗肠腔、腹腔内碘附纱布条的妙用等，都可以有效避免术后腹腔感染。此外，也有研究数据显示，与常规腹腔镜手术比较，NOSES 术后患者出现腹腔感染的概率并没有明显增加[16]。这一结果也能证明，只要充分做好术前准备，熟练掌握术中操作技巧，NOSES 术是完全符合无菌术要求的。

此外，对于结直肠肿瘤患者，NOSES 术对无瘤操作也提出了很高要求。在临床实践中，也有很多临床经验技巧被总结，来防止肿瘤发生医源性播散。包括取标本时无菌保护装置的使用，取标本过程中避免过度牵拉压迫病灶等。此外，根据目前文献检索结果显示，NOSES 术后患者的肿瘤局部复发率并没有高于常规腹腔镜手术，也并没有文献报道 NOSES 术后患者出现肿瘤在自然腔道发生种植的情况。这也表明只要严格掌握手术适应证，NOSES 术是完全可以达到无瘤技术要求的。

十一、NOSES 术后评价指标

与常规腹腔镜手术比较，NOSES 术存在一定的特殊性。掌握 NOSES 术后患者的恢复时间、术后并发症发生的发生率、肛门或阴道功能损伤情况等，具有相当重要的意义，这些指标也是评价 NOSES 术可行性的重要参考依据。因此，本共识建议对所有进行 NOSES 术的患者进行详细的评估。术后在院期间相关指标具体包括：①术后疼痛的评价：主要采用疼痛评分（VAS 评分），另外需要记录患者术后镇痛药物的使用情况，包括使用药物种类；②首次排气时间（需记录患者术后首次自感排气时间，需精确到小时，并于术后每日定时进行肠鸣音的听诊）；③首次离床活动时间；④首次进食时间；⑤首次排便时间；⑥住院天数；⑦术后并发症（吻合口漏、腹腔感染、出血、切口感染、切口种植、肠梗阻、直肠阴道瘘等）；⑧围术期死亡率。NOSES 术后功能性指标包括（用于术后在院期间的评价和远期随访）：①排便功能评价（Wexner 评分量表和 LARS 评分量表）；②排尿功能评价（EORTC QLQ–CR38 量表）；③性功能评价（IPSS 评分量表和 QLQ–CR38 量表）。

十二、NOSES 并发症预防及处理

NOSES 术作为一项手术技术，在消化道重建方面具有特殊性，但在手术并发症方面与常规腹腔镜手术类似。以下列举了结直肠手术最常见的几种手术相关并发症的原因、预防及处理原则。

（一）吻合口漏

吻合口漏的发生包括局部因素、全身因素及技术因素，全身因素有营养状态不良、术前行放化疗、伴发糖尿病、长期服用激素等情况。局部因素包括吻合口血运障碍、吻合口张力大、吻合口周围感染、吻合口区域肠管水肿等，吻合技术相关因素包括缝合不严密、机械压榨强度较大等问题。因此预防吻合口漏须做好上述几点，还需通过注水注气试验来检查吻合口通畅，有无出血和渗漏。有条件的医院应进行术中肠镜检查，更为安全可靠。

吻合口漏确诊后应尽早治疗。局部通畅引流、控制感染是早期治疗的关键。大多数吻合口漏通过引流冲洗能达到自行愈合。如较长时间不能自愈应考虑手术治疗，可行粪便转流术或再次行肠切除吻合，合理的治疗可使其转化为可控性漏或者局限性漏，直至痊愈。虽然 NOSES 术不增加吻合口漏的发生，但术者需要做好预防，关键是要保证吻合口无张力、无感染、良好血运，还需注意肠蠕动时产生的"蠕动张力"。

（二）腹腔感染

结直肠手术导致的腹腔感染致病菌多来自胃肠道，以大肠杆菌为主的革兰阴性杆菌占主导地位。

NOSES 发生腹腔感染的原因主要包括以下几点：术前肠道准备不充分、术中无菌操作不规范、术后吻合口漏、腹腔引流不充分等因素。因此，腹腔感染的预防也必须防范上述几个危险因素。

腹腔感染治疗原则包括一般治疗、全身支持治疗、抗感染治疗、腹腔引流治疗和手术治疗。一般治疗可卧床休息，宜取 30°~45° 的半卧位，这样有利于腹内渗出液积聚在盆腔而便于引流，并能使腹肌松弛，膈肌免受压迫，有利于呼吸、循环的改善。禁食及胃肠减压：减轻肠胀气，改善肠壁血液循环，减少肠穿孔时肠内容物的渗出，亦可促进肠蠕动的恢复。有吻合口漏存在时腹腔引流极为关键，开放式引流容易导致逆行性或外源性感染，可用庆大霉素及生理盐水定期冲洗引流管。也可通过负压作用将蓄积的液体吸出，使得包裹区域迅速缩小。如腹腔感染症状较重或有腹腔脓肿形成，经保守治疗无效或症状持续无好转，需行手术治疗。

（三）吻合口出血

吻合口出血是术后早期并发症之一，腹腔镜手术一般采用机械吻合，造成吻合口出血最主要原因是吻合口所在肠系膜裸化不全而存在血管，吻合钉未能有效闭合血管导致出血。吻合区域出血通常在术后 48 小时出现。吻合口出血关键在于预防，术中吻合肠管时，需仔细检查吻合口有无出血，可行充气注水试验检查吻合确切与否。有条件的医院可于术中用腹腔镜联合内镜检查吻合口情况，必要时可对吻合口，尤其是吻合部位的"危险三角"进行加固缝合。如吻合口位置较低，可经肛加固缝合，如吻合口位置高，可于腹腔镜下进行加固缝合。

（四）腹腔出血

NOSES 术后腹腔出血通常是由于手术止血或血管结扎不牢固，或者患者有血液系统或其他系统疾病造成凝血功能障碍，未采取有效措施。腹腔出血的预防关键在于术中仔细认真操作，确保血管结扎确切可靠，对于高龄或动脉硬化者，切忌过度裸化血管。术后少量出血可口服或肌注止血药物，密切观察病情变化。大量出血应密切关注血压、脉搏等生命体征，并作好随时手术探查的准备。

（五）直肠阴道瘘

标本经自然腔道取出时，肠管受挤压导致肠腔内液体流入腹腔，可增加腹腔内感染机率。如在此基础上出现吻合口漏，同时阴道切口的存在，可增加直肠阴道瘘的风险。直肠阴道瘘的原因可分为医源性和患者自身因素，而医源性因素，尤其是手术操作，与直肠阴道瘘的发生有重要的关系。一般由于直肠癌病变位置较低，手术牵拉以及视野不清，导致阴道后壁被闭合在吻合口内或者对阴道后壁造成挤压型损伤。因此良好的术野显露和吻合器击发之前对于阴道后壁关系的确认，对于预防直肠阴道瘘的发生尤为关键。此外，加固缝合时也要注意勿将阴道后壁与吻合口一同缝合。

虽然很少有直肠阴道瘘的报道，但不可小视这一复杂并发症，对于术后直肠阴道瘘，特别是医源性直肠阴道瘘者应慎重选择手术时机，切勿因患者迫切要求而立即手术。

十三、NOSES 临床研究开展

目前，有关 NOSES 术的研究多为单中心回顾性研究、病例报道或者系统综述等，虽然多数研究结果均支持 NOSES 术用于结直肠手术，但仍需要大样本、多中心的前瞻性研究，来进一步探讨 NOSES 术的可行性以及近期、远期疗效，得出更加科学可信的结论[17, 18]。因此，NOSES 专委会及中国 NOSES 联盟建议各个中心应该开展前瞻性随机对照临床研究，尤其是多中心参与的临床研究，进而得出更加合理准确的循证医学证据，来支持 NOSES 术在临床中的应用和开展。这一点十分必要，也是大势所趋。

前景与展望

目前，由于腹腔镜技术的广泛开展和普及，多数外科医师均具有腹腔镜手术经验，这也为 NOSES 的开展提供了有利的前提条件和基础。在此，我们也呼吁全国致力于开展 NOSES 术的各位外科同道，能够遵守并贯彻 NOSES 共识中的具体要求，谨慎合理选择 NOSES 术适应人群，严格保证 NOSES 术的规范性和合理性，并将 NOSES 这一微创技术在全国范围内进行同质化。这将对我国 NOSES 术的发展、提高具有重大意义，这也是我国 NOSES 微创外科站在世界至高点的必要前提条件和要求。

执笔人：王锡山

秘　书：关　旭

结直肠肿瘤经自然腔道取标本手术专家共识（2017）

讨论专家（按拼音排序）：

蔡建春	曹鸿峰	陈洪生	陈瑛罡	陈泽华
崔海涛	冯　毅	符炜徐	傅传刚	高　浩
宫红彦	龚旭晨	胡军红	胡清林	贾文焯
江　波	江志伟	姜　争	蒋嘉睿	金伟森
金志明	李德钢	李金锁	李蜀华	梁建伟
梁晓波	梁逸超	刘　超	刘　骞	刘　正
刘奎杰	刘瑞廷	刘雁军	柳俊刚	马　丹
莫显伟	秦长江	饶贵安	任　柯	石　骏
孙东辉	覃宇周	佟立权	佟伟华	汤　东
汤庆超	王贵玉	王曙逢	王文渊	王锡山
韦　烨	吴国举	吴建波	吴万庆	谢　铭
谢光伟	熊德海	熊治国	徐　庆	许剑民
许淑镇	严　俊	杨　丰	杨国山	杨明睿
姚坤厚	苑国强	张　宏	张安平	张诗峰
张兴宏	赵　磊	郑朝旭	郑阳春	钟晓刚
周　雷	周海涛	周主青	朱　平	朱　旭
朱　州	朱国民	朱洪波	朱玉萍	

参考文献（略）

索 引